한국 응급구조학 표준교재 ❶

응급구조학 총론

Paramedicine Introduction
in Prehospital Emergency Care

한국 응급구조학 표준교재편찬위원회

총괄 편찬위원장 | 조병준 강원대학교 응급구조학과
왕순주 한림대학교 동탄성심병원 응급의학과

총론분과 편찬위원장 | 윤종근 호남대학교 응급구조학과

군자출판사

응급구조학 총론

첫째판 1쇄 인쇄 | 2024년 2월 19일
첫째판 1쇄 발행 | 2024년 3월 11일
첫째판 2쇄 발행 | 2024년 7월 15일
첫째판 3쇄 발행 | 2025년 3월 4일
첫째판 4쇄 발행 | 2025년 3월 26일

지 은 이 한국 응급구조학 표준교재편찬위원회
발 행 인 장주연
출 판 기 획 최준호
책 임 편 집 최다은
표지디자인 김재욱
편집디자인 강미란
일 러 스 트 김경열 김제도 유학영
발 행 처 군자출판사(주)
등록 제4-139호(1991. 6. 24)
본사(10881) **파주출판단지** 경기도 파주시 회동길 338(서패동 474-1)
전화(031) 943-1888 팩스(031) 955-9545
홈페이지 | www.koonja.co.kr

ISBN 979-11-7068-096-3
정가 40,000원

About the Authors

집필진

편찬위원

위원장 **윤종근** 호남대학교 응급구조학과

간 사 **안주영** 마산대학교 응급구조과

집 필 진

강인혜 대원대학교 응급구조과

김근영 전주기전대학 응급구조과

김병용 선린대학교 응급구조과

김선휴 울산대학교 의과대학 울산대학교병원 응급의학과

김성호 분당서울대학교병원 응급구조사

김영민 충북대학교병원 응급의학과

김형태 연세대원주세브란스기독병원 응급구조사

문준영 남부대학교 응급구조학과

박관진 충북대학교병원 응급의학과

박윤택 경북소방본부

박제성 경기도소방재난본부 구조구급과

배성주 마산대학교 응급구조과

서아람 서울소방학교

서지원 서울대학교병원 응급구조사

안재윤 경북대학교 의과대학 경북대학교병원 응급의학과

안주영 마산대학교 응급구조과

양진철 대전소방본부

윤종근 호남대학교 응급구조학과

윤형완 전주비전대학교 응급구조학과

이재민 광주보건대학교 응급구조학과

장윤덕 인제대학교 부산백병원 응급구조사

정지연 호원대학교 응급구조학과

정화윤 서울대학교병원 응급구조사

조병준 강원대학교 응급구조학과

피혜영 전) 대원대학교 응급구조학과

한승태 특수전학교

서문

국내 응급구조학의 학문이 처음 도입되면서 30여 년이라는 많은 시간이 흘렀습니다.

그동안 응급구조사는 응급환자가 발생한 현장, 응급환자 이송 중, 의료기관 안에서 신속하고 적절한 응급처치를 제공하여 국민의 생명을 보호하는 파수꾼의 역할을 수행하고 있었습니다.

하지만 이런 중요한 역할을 담당하는 응급구조사에게 근거 중심의 이론과 역량을 국내 현실을 반영한 교재 편찬에는 많은 어려움이 있었기에 외국 교재를 번역하여 학습함으로써 국내 실정과 다른 면이 존재하고, 실제 현장에서 적용하지 못한 부분이 있었습니다.

이러한 이유로 몇 차례 국내 실정에 맞는 응급구조학 총론의 교재 집필을 시도하였으나 빈번히 무산되었고, 많은 시간이 지나 비로소 국내 실정을 반영한 교재를 편찬하게 되었습니다.

응급구조사는 전문지식, 빠른 사고, 빠르게 변화하는 현장 상황에 적응이 필요한 중요한 활동을 하는 전문 직종입니다. 현장에서 여러분은 생명이 위태로운 위기의 순간에 펼쳐지는 경우가 많으며, 여러분의 모든 결정이 생존과 비극을 가를 수 있습니다.

이러한 역동적인 환경에서 기본 원칙, 전략 및 기술에 대한 포괄적인 이해의 필요성은 아무리 강조해도 지나치지 않습니다.

응급구조학 총론은 사회 안전망 구축에 필요한 인력인 응급구조사의 업무, 응급구조사의 권리와 의무, 기본 및 전문응급처치 소개와 응급의료체계의 제도 행정을 소개하는 학문이기 때문에 현장에서 활동하는 응급구조사에게는 필수적인 학문입니다.

PREFACE

본 교재는 응급구조학 총론의 영역인 응급구조와 응급처치, 응급의료체계, 응급구조사의 역할과 책임 그리고 안녕, 스트레스 관리, 질병과 손상의 예방, 응급의료 통신, 기록, 의료법적 고찰 및 응급구조사의 윤리에 대한 내용으로 구성되어 있습니다.

기술 발전, 기후 변화, 글로벌 상호 연결성으로 인해 응급 상황이 진화함에 따라 강력한 이론적 틀의 필요성이 점점 더 분명해지고 있습니다. 이 교과서는 응급구조사들이 다양한 문제에 적응하고 접근 방식을 혁신하여 궁극적으로 생명을 구할 수 있도록 지원하는 개념적 로드맵을 제공하고자 합니다.

바쁘신 일정에도 국내 실정에 맞게 집필해 주신 모든 집필진분께 진심으로 감사의 말씀을 드리며, 이번 교재가 끝이 아닌 시작의 계기가 되었으면 합니다.

다시 한번 모든 집필진 여러분과 관계자 여러분께 진심으로 감사드립니다.

2024년 1월

한국 응급구조학 표준교재편찬위원회 총론분과 편찬위원장
前) 대한응급구조사협회장
호남대학교 응급구조학과
윤 종 근

발간사

안녕하세요.

21세기는 기술의 급속한 발전과 글로컬, 국제화로 인해 무한 경쟁 시대로 진입하고 있습니다. 더불어 사회 전반의 정보화로 인해 편리한 삶을 추구하고 있으며, 정보에 대한 수요는 지속적으로 늘어나고 있습니다. 그러나 응급구조학적 측면에서는 안전불감증으로 전염병, 대형사고와 화재 그리고 자연재난으로 많은 어려움을 겪고 있습니다. 우리는 건강한 삶을 위하여 각종 재난 그리고 사고와 질병에 대한 준비를 해야 합니다.

응급구조사의 준비는 사고현장에서부터 최고의 응급처치가 시작되어야 합니다. 아무리 훌륭한 응급의료종사자와 시설을 갖추었다 할지라도 응급환자를 인지하지 못한다면 응급처치가 늦어져 환자의 생명을 위협하고, 생존한다 하더라도 심각한 장애가 발생하여 삶의 질이 떨어질 수밖에 없습니다. 또 발견 즉시 응급의료체계 활성화를 시켰더라도 119구급대가 도착할 때까지 신속하고 적절한 응급처치를 제공하지 못하면 소생의 기회는 그만큼 줄어들게 됩니다. 따라서 빠르게 응급환자를 발견하고 인지하여 목격자에 의한 신속하고 정확한 응급처치가 제공되어져야 하고, 응급구조사에 의한 환자의 중증도에 따른 올바른 응급처치가 시행되어야 합니다.

응급구조사를 위한 교과서인 "응급구조학"은 국내 응급구조사들을 위해 처음으로 국내에서 제작된 교과서로서, 우리나라 응급구조사들의 전문성과 역량 향상에 기여하고자 기획되었습니다. 이제까지 사용되었던 외국서적의 번역판과는 달리, 우리나라의 응급구조 상황과 요구사항을 반영한 내용으로 구성되어 있습니다.

이 표준교재 교과서는 총 3권으로 나뉘어져 있으며, 총론, 외상, 재난으로 구분되어 있습니다. 각 권은 전문 출판사들과의 협업을 통해 완성되었으며, 각각의 출판사는 총론은 군자출판사, 외상은 한미의학, 재난은 현문사에서 담당하였습니다.

군자출판사에서 출판한 총론의 세부 내용은 다음과 같습니다.

Ⅰ. 국내 응급의료체계

이 부분에서는 우리나라 응급의료체계의 현황과 조직 구조, 응급구조사의 역할과 책임 등을 상세히 다루고 있습니다. 국내 응급의료체계에 대한 이해는 응급구조사들이 응급상황에서 빠르고 정확한 대응을 할 수 있는 핵심 요소입니다.

Ⅱ. 외국의 응급의료체계

해외 응급의료체계의 사례를 살펴봄으로써 응급구조사들이 다양한 문화와 환경에서의 응급상황에 대처하는 방법을 배울 수 있습니다. 세계적인 응급의료체계를 비교 분석함으로써 우리나라의 응급의료체계 개선에도 도움이 될 것입니다.

Ⅲ. 환자 구조와 이송

환자의 구조와 이송은 응급구조사의 핵심 역량 중 하나입니다. 이 부분에서는 응급상황에서의 구조 기술과 안전한 이송 방법, 응급환자의 특수 상황에 대한 대응 전략 등의 내용으로 구성하였습니다. 이를 통해 응급환자의 안전과 생존율 향상에 기여할 수 있습니다.

다소 어렵게 느껴질 수 있는 총론이지만, 이 교재를 통해 많은 응급구조사들이 응급구조학 총론을 이해하고, 이를 통해 응급구조학 기반구축으로 변모할 전국응급구조학과의 밝은 미래를 엿볼 수 있기를 기대합니다.

응급구조학의 발간을 위해 노력해 주신 관계자와 응급구조학 연구 참여기관에 감사드립니다.

이 교과서는 교육과 연구를 위한 지침서로서 응급구조사들의 전문성 향상과 응급상황 대응 능력 강화를 목표로 합니다. 그동안 응급구조사들이 외국서적을 번역하여 사용해야 했던 어려움을 극복하기 위해 이번 교과서의 발간에 협조해 주신 한국 응급구조학 표준교재편찬위원회와 군자출판사의 사장님과 관계자 여러분과 관련 전문가분들에게 깊은 감사의 말씀을 드립니다.

감사합니다.

2024년 1월

전국응급구조학과교수협의회 회장

강원대학교 응급구조학과

조 병 준

발간사

1990년대 연이은 대형참사를 겪으면서 진정한 선진국으로 도약하기 위해서는 어떠한 응급상황에서도 국민들이 안심하고 자신을 맡길 수 있는 체계가 확립되어야 함을 응급의료종사자들이 뼈저리게 느끼고, 응급의료와 재난에 관련된 법률을 정비해 왔고 인력양성시스템도 변화되었습니다. 소방과 복지부로 이원화되었던 응급의료체계가 각 기능별로 정비되어 왔고 관련 인력으로서 핵심 인력 중 하나가 응급구조사였습니다. 응급구조사를 양성함으로써 우리나라의 응급의료체계는 영미식 선진국 응급의료체계로 가는 기반을 닦는 전환점이 되었고 현재까지도 많은 응급구조사들이 응급의료체계 내에서 다양하게 활약하고 있습니다.

그러나 응급구조사 양성을 위한 교육훈련과 평가에서 그 기준이 되는 교과 과정 내용, 더 구체적으로는 교육 교재는 아쉽게도 선진국의 교재를 번역하여 사용하거나 표준화되지 못한 일부 국내 교재를 활용하여 왔기 때문에 교육과정, 교육내용, 평가기준, 선발과정에 이르는 응급구조사 양성에서 표준화된 교육과 평가가 이루어지지 못하고, 교육과 평가선발이 괴리되는 문제가 그동안 발생해 온 것이 사실입니다. 이에 응급구조학과 교수협의회를 중심으로 각 해당과목 교재의 주제에 맞게 대한응급의학회, 대한외상학회, 대한재난의학회와 공동으로 2021년 12월에 한국응급구조학 표준교재 편찬위원회를 구성하고, 총괄편찬위원장을 저와 당시 교수협의회장이었던 박시은 교수가 공동으로 맡아서 시작하였고 2024년에는 현 교수협의회의장이신 조병준 교수가 이어서 공동으로 진행을 하여 주셨습니다.

2022년 2월부터 시작된 표준교재 개발에 응급구조과 교수님뿐 아니라 응급의학과, 외상외과 등 많은 전문의 선생님들이 집필을 같이 하여 주셨고 감수와 기타 개발 및 관리 작업에 많은 자원이 들어갔습니다. 일차로 응급구조학 표준교재 총론, 외상, 재난의 세 가지 분야를 먼저 제작하였고 총론은 대한응급의학회, 외상은 대한외상학회, 재난은 대한재난의학회의 회원들이 주도적으로 참여하여 이루어진 데 대하여 각 전문 학회에 감사를 표하는 바입니다. 이번 일차 표준교재 개발에서 그치지 않고 향후 응급구조사의 교육과 평가, 선발이 이루어지는 다양한 분야에서 지속적으로 표준 교재가 개발되고 수정향상되어 국내의 응급구조사의 질이 향상되고 외국에서도 응급의료체계 내 교육의 본보기가 되는 날이 오기를 기대합니다. 더불어 이번 표준교재 개발을 위해 애써 주신 여러 저자분들, 관련 학회 및 단체, 출판사들 및 담당하신 여러 선생님들께 다시 한번 본 표준교재 개발 위원회를 대표하여 깊은 사의를 표하는 바입니다.

2024년 1월

한국 응급구조학 표준교재편찬위원회 총괄위원장

前) 대한화상학회 회상

前) 대한재난의학회 회장

한림대학교 동탄성심병원 응급의학과

왕 순 주

CONTENTS

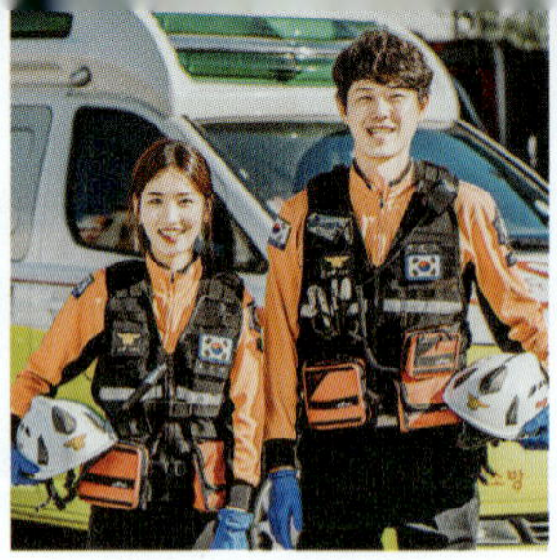

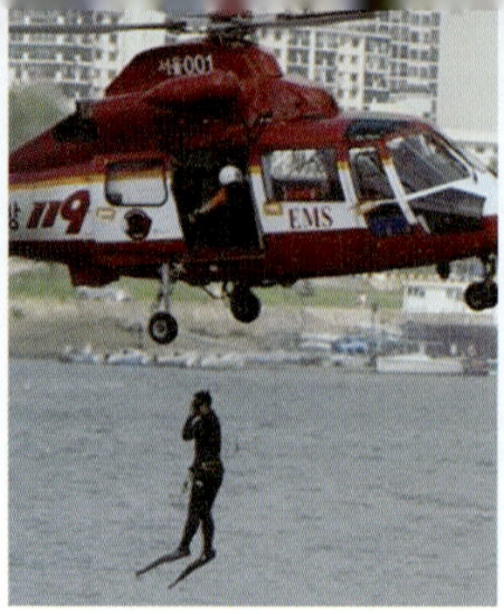

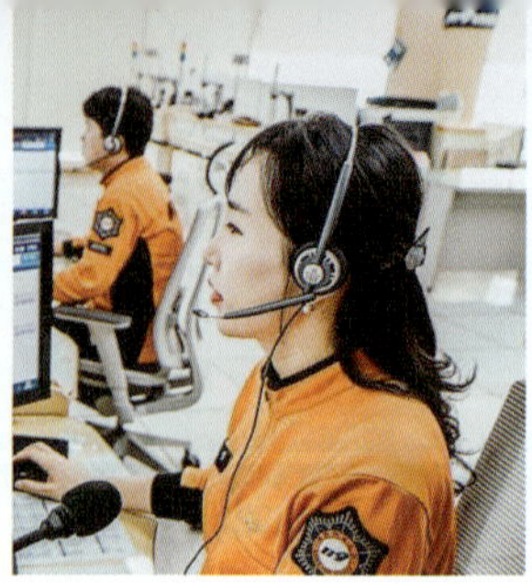

차례

PART Ⅰ 국내 응급의료체계

CHAPTER 01 응급의료체계 개요 3

1. 응급의료체계의 개념 및 정의 4
2. 응급의료체계의 역사 4
3. 응급의료체계 구축을 위한 구성요소 6
4. 응급의료체계의 목적 11
5. 국내 응급의료기관 소개 11
6. 응급의료제공자의 교육 프로그램 16
7. 응급의료체계의 질 관리 및 개선 16

CHAPTER 02 병원전 단계 19

1. 우리나라의 신고접수 및 이송체계 20
2. 외국의 신고접수 및 이송체계 26

CHAPTER 03 병원 단계 29

1. 응급의료서비스의 지역화와 단계화 30
2. 응급실의 시설, 장비, 인력 33
3. 병원간 이송 43
4. 병원 응급구조사의 업무 48

CHAPTER 04 응급구조사 53

1. 응급구조사의 역할과 책임 54
2. 응급구조사의 안전 및 안녕 75
3. 응급구조사의 스트레스 요인과 관리방법 91
4. 응급구조사의 노출될 수 있는 감염 및 예방법 106
5. 응급구조사의 철학과 윤리 115
6. 법적 문제 및 책임 127

CHAPTER 05 의료지도 149
1. 의료지도 개요 150
2. 직접의료지도(Direct M.O)와 간접의료지도(Indirect M.O) 151
3. 현장에서의 의료지도 153
4. 의료지도의 요청 159

CHAPTER 06 응급의료정보 활용 161
1. 응급의료 통신체계 요소 162
2. 통신장비 원리 164
3. 통신장비를 이용한 통신방법 166
4. 통신장비의 효율적 운영 및 관리 168
5. 유선통신 170
6. 응급의료정보기술 170
7. 국가응급진료정보망(NEDIS) 171
8. 기록 174

PART II 해외 응급의료체계

CHAPTER 07 응급의료체계 구성요소와 특성 195
1. 응급의료체계의 구성요소 196
2. 응급의료체계 구성요소의 특성 196

CHAPTER 08 세계 각국의 주요 응급의료체계 유형 201
1. 영미형 응급의료체계 202
2. 독불형 응급의료체계 203
3. 동아시아 응급의료체계 205
4. 개발도상국 응급의료체계 206
5. 사회주의 응급의료체계 208

PART III 환자 구조와 이송

CHAPTER 09 항공의료이송 213
1. 항공의료이송의 역사 214
2. 항공 응급의료 이송체계 214
3. 항공의료이송의 기기와 의료장비 219
4. 항공생리 220
5. 응급의료헬기의 임상적 이용 223
6. 착륙지대 224

CHAPTER 10 구급차의 운용 229
1. 구급차의 개요 230
2. 구급차의 유형과 장비 등의 기준 230
3. 구급차의 운용 및 관리기준 245
4. 구급차 관리 248

CHAPTER 11 환자구조 279
1. 환자이동 280
2. 구조활동과 장비 285
3. 구급장비 305
4. 응급의료기관 장비 327
5. 응급의료기관에서 사용하는 중환자 치료 장비 349

PART I

Paramedicine Introduction in Prehospital Emergency Care

국내 응급의료체계

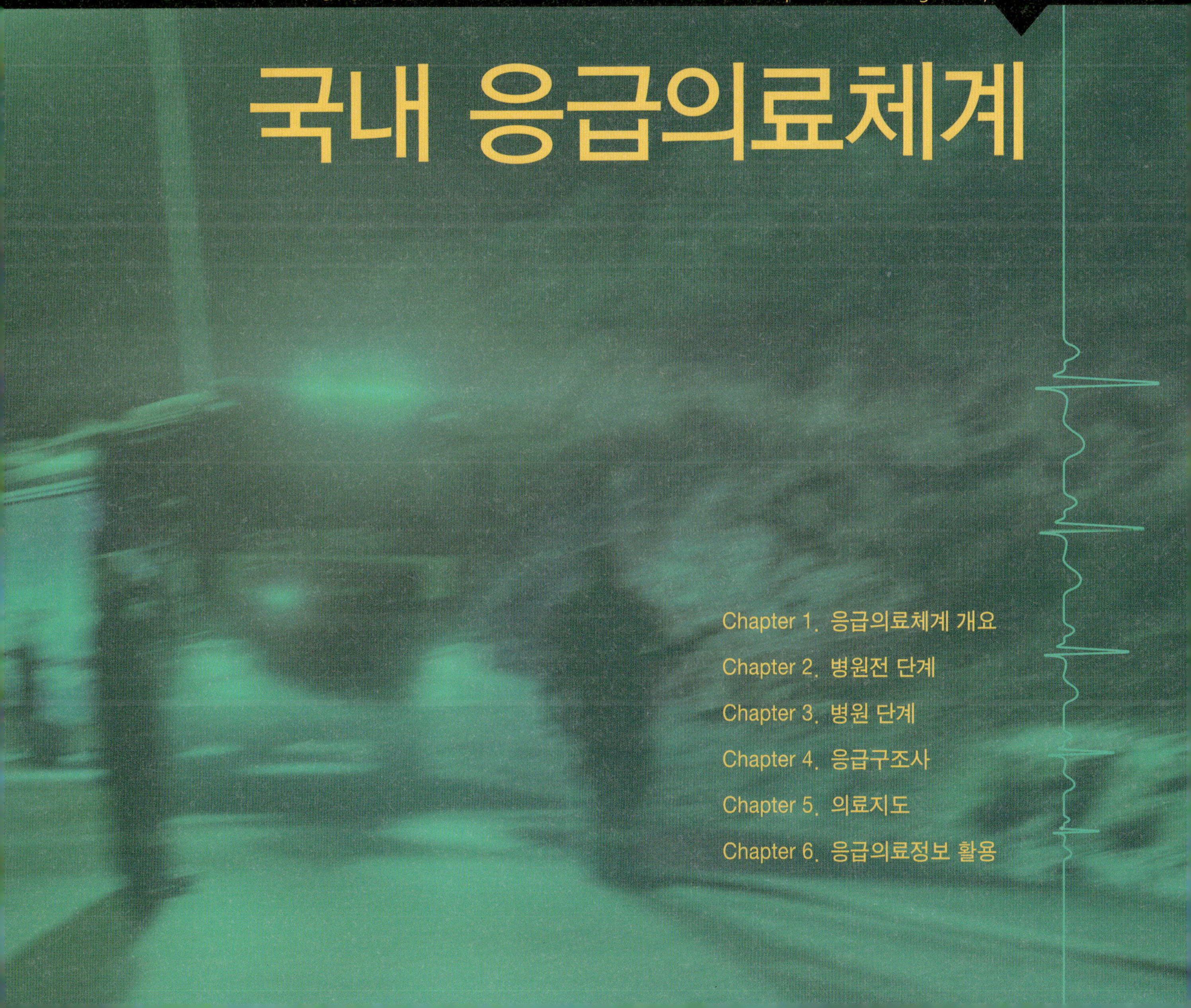

Chapter 1. 응급의료체계 개요

Chapter 2. 병원전 단계

Chapter 3. 병원 단계

Chapter 4. 응급구조사

Chapter 5. 의료지도

Chapter 6. 응급의료정보 활용

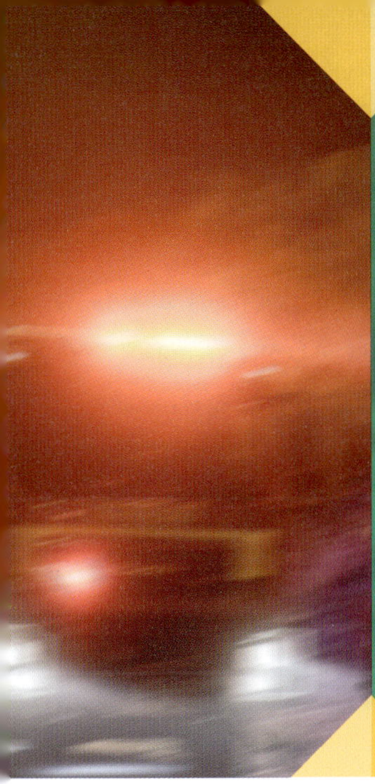

CHAPTER 1
응급의료체계 개요

Chapter editor. 배성주
Authors. 김병용, 배성주, 안주영

이 장의 학습을 마치면 다음을 수행할 수 있다.

1. 응급의료체계의 개념 및 정의를 설명할 수 있다.
2. 응급의료체계의 역사를 설명할 수 있다.
3. 응급의료체계 구축을 위한 구성요소를 이해하고 구분하여 설명할 수 있다.
4. 응급의료체계의 목적을 이해하고 설명할 수 있다.
5. 국내 응급의료기관에 대해 설명할 수 있다.
6. 응급의료제공자의 교육프로그램을 설명할 수 있다.
7. 응급의료체계의 질 관리 및 질 개선을 이해하고 설명할 수 있다.

KEYWORDS

응급의료체계
응급의료체계의 구성요소
응급의료기관
질 관리
질 개선

1 응급의료체계의 개념 및 정의

응급의료체계(Emergency medical services system, EMSS)란 국가적 차원에서 건강 및 안전에 대한 국민의 관심증대에 부합한 사회 안전보장 및 복지정책의 한 부분이며, 사회적으로는 사회보장 및 복지제도의 향상을 의미한다. 또한, 의학적인 측면에서의 응급의료체계는 응급의료를 병원 밖으로 확대하는 것이다. 이러한 응급의료체계를 구체적으로 정의하면 적정규모의 지역에서 응급상황 발생 시 효과적이고 신속하게 응급의료를 제공하기 위해서 인력과 시설 및 장비를 유기적으로 운용할 수 있도록 재배치하는 것을 말한다. 즉, 응급환자가 발생하였을 때 현장에서 적절한 응급처치를 시행한 후 신속하고 안전하게 치료가 가능한 적절한 병원으로 환자를 이송하는 것을 의미한다. 따라서, 짧은 시간에 최상의 응급의료서비스를 제공하기 위해서는 현장응급의료를 담당하는 119구급대와 병원 응급의료팀(응급의료센터)의 유기적인 협력체계 구축이 필수적이다.

응급의료체계를 구축하는 원칙과 목적은 유사하지만, 나라마다 기존의 사회-의료제도나 각기 다른 자연환경에 처해 있어 그 나라만의 독특한 응급의료체계가 구축될 수 있다. 이러한 특징 때문에 어떤 국가 혹은 특정 유형의 응급의료체계가 우위에 있다고 말하기 어렵고, 단지 개선과 발전을 위해 얼마나 노력하느냐가 중요하다.

응급의료체계는 응급의료서비스가 제공되는 장소에 따라 병원전 단계(pre-hospital phase)와 병원 단계(in-hospital phase)로 구분될 수 있으며 활동단계는 표 1-1과 같다.

표 1-1
병원전 단계와 병원 단계의 활동구분

병원전 단계	병원 단계
• 환자발생의 신고와 구급차 출동 • 구급차가 현장에 도착하기 전까지 응급의료전화상담원(dispatcher)에 의해 이루어지는 응급처치요령의 지도 • 구급대(응급구조사 등)에 의한 현장 응급처치 • 정보·통신체계를 이용한 구급차·병원 간의 정보교환으로 이송병원결정 및 이송 중 응급처치	• 현장처치의 검토 및 연속적인 응급처치 • 진단을 위한 적절한 검사 • 입원치료(중환자실, 일반병실) 혹은 응급수술의 결정 • 환자의 응급처치에 필수적인 의료진이나 시설, 장비가 준비된 전문응급센터(외상, 화상, 독극물, 심혈관센터 등)나 응급의료기관으로 전원여부 및 전원 병원 결정

2 응급의료체계의 역사

최초의 현대 응급의학에 대한 기록은 1790년대에 프랑스 혁명 전쟁 중에 나폴레옹의 의무 참모인 Larry와 Percy가 부상병의 응급처치를 위해서 전장에서 의무병과 구급마차를 투입한 것을 시작으로 월남전에서의 헬기나 제트항공기를 이용한 부상자 후송에 이르기까지 응급의료체계는 전쟁과 함께 조직과 인력, 장비, 운용에 있어서 꾸준히 발전해 왔다(표 1-2).

표 1-2
응급의료체계의 역사적 배경

전쟁 명	도입인물 혹은 응급처치
나폴레옹 전쟁	Percy와 Larry (시간을 줄이는 것이 중요하다는 것을 인식) 환자를 치료가 가능한 곳으로 옮기는 단순한 개념
크리미안 전쟁	Florence Nightingale 군병원에 위생기준 도입
미국시민 전쟁	Napoleon's Surgeon의 개념 도입
제1차 세계대전	골절 고정술 도입
스페인 전쟁	현장에서의 수혈
제2차 세계대전	현장 쇼크처치, 항공이송
한국 전쟁	신장의 생리, 헬기를 이용한 환자후송
월남전	ARDS 기전, 제트항공기에 의한 환자이송

1) 우리나라 응급의료의 역사(표 1-3)

미국이나 유럽 국가들이 1960년대 국가적 지원으로 응급환자를 위한 별도의 조직을 운영한 것에 비하여 우리나라는 20여 년 정도 늦게 시작되었다. 1978년 이후 국가적으로 의료를 보장하기 위한 사업으로 의료보험제도를 시행한 후 병원을 찾는 환자가 급속히 증가하고 종합병원으로 환자가 집중되는 현상이 심화되어 병원을 이용하는 것이 불편해지기 시작하였다. 이에 1979년에 대한의사협회가 주관하여 서울 시내의 병원과 의원을 분류하고, 당직의사 개념으로 야간 응급환자 신고센터를 정하

표 1-3
국내 응급의료체계의 발전

연도	주요 내용	의의
1978년	의료보험제도 실시	국가적으로 의료를 보장하기 위함
1979년	야간 응급환자 신고센터 운영	대한의사협회 주관 서울 시내 병원과 의원으로 구분하여 당직의사 개념 도입
1982년	119구급대 조직 운영	서울시를 중심으로 공공기관에 의한 응급의료체계 시작
1994년	응급의료에 관한 법률 공포	응급의료체계 개발 근거 마련
1995년	응급의료에 관한 법률 시행 응급의학과 전문의 제도/응급구조사 제도 시행	전문 인력 양성 제도화
2000년	응급의료에 관한 법률 전면 개정; 응급의료기관의 체계화	응급의료 시설 개발
2002년	응급의료기금 확대; 교통 범칙금의 20%	응급의료 재정 기반 확보
2003년	응급의료기관 평가제도 도입	응급의료 평가 모니터링
2004년	응급의료 진료정보망 시작	병원 단계 응급의료 평가 모니터링
2006년	구급일지 통합 전산화 응급구조사 임상 수련제도 시작	병원전 단계 응급의료 평가 모니터링 전문 인력 교육 훈련 강화
2008년	선한 사마리아인 법 통과 국가심정지 조사체계 구축	일반인 응급처치 제도화 응급의료체계 평가 모니터링
2011년	국가외상진료체계 구축 법률 개정 상황실 통합 구급지도의사 제도 도입 국가재난대응 교육훈련 도입	외상진료체계 구축의 제도적 근거 병원전 응급의료 평가 모니터링 재난대응 인력양성
2012년	권역외상센터 지정 및 지원사업	17개 권역외상센터 지정 지원사업
2015년	재난거점병원 도입 재난의료지원단 교육 훈련화	권역응급의료센터 및 권역외상센터를 재난거점병원으로 지정
2016년	응급의료 감염관리 강화 응급실 체류시간 관리 강화	음압격리시설, 응급실 출입제한, 응급실 과밀화 개선의 법적 근거 마련
2017년	소방청 승격	정부조직 개편에 따른 행정안전부에 흡수 통합에 의해 국민안전처 폐지
2020년	소방공무원 국가직 전환 질병관리청 승격	응급의료시스템의 개편

여 운영한 것이 응급의료체계의 첫 시작이라고 볼 수 있다. 1982년에는 서울을 중심으로 10여 개의 소방서에서 119구급대를 운영하기 시작하면서 공공기관에 의한 응급의료체계가 시작되었다. 또한, 선진국 소방관의 역할을 연구하는 단체들의 건의 등이 발단이 되어 1982년에 구급지정 의료기관을 지정하는 등의 내용을 중심으로 제의된 야간구급환자 신고센터 운영지침이 내무부와 보건사회부(현 보건복지부)의 공동훈령으로 시달되었다. 이에 따라 당시의 야간구급지정 의료기관은 시, 군, 구의 의사회에서 지정한 야간 순번제 진료방법으로 운영되었다. 1983년 12월 31일 소방법을 개정하여 구급업무를 소방의 기본업무로 법제화하였으며 1989년 응급의료체계 구축위원회가 형성되어 대한응급의학회가 창립되었다. 일부 대학병원에서 응급의료를 제공하기 위하여 응급의학과를 신설하여 전문의 수련과정을 도입하였다. 1990년에는 대통령 담화를 계기로 정부가 주도하여 응급의료체계를 구축하기 위한 준비가 시발점이 되어 1991년 4월에 응급의료관리규칙(보건사회부령)이 공포되었으며 이로 인해 응급센터와 응급의료지정병원이 선정되었고 구급차 기준이 마련되었다. 또한 129 응급정보센터(구, 1339 응급의료정보센터)를 전국 11개 도시에 설치하였고, 이를 기반으로 88개의 응급의료센터를 연결하는 무선통신망(정보통신망)을 구축하였다. 그러나, 응급의료진이나 응급운영체계는 구축되지 않은 상태에서 응급정보통신만 마련되었으므로 통신망의 기능은 유지되었지만, 응급출동을 요청받고도 출동할 구급차량과 응급구조사가 없으므로 기능적인 면에서는 비효율적이었다. 이러한 문제를 보완하기 위하여 현장에서 응급처치를 담당할 응급구조사를 양성하기 위한 응급구조사 수습기준(안)이 1992년에 마련되었다. 1994년 1월 7일에 '응급의료에 관한 법률(대통령령 제14496호)'을 제정하고, 1995년 1월 1일 본 법률을 시행함으로써 법적 기반을 확보하였다. 또한, 1995년부터 대학에서는 1급 응급구조사를 양성하기 위한 응급구조과가 개설되었고, 소방학교와 국군군의학교에서는 2급 응급구조사를 양성하기 시작하여 응급의료체계의 발전이 본격화되었으며 제1회 응급구조사 자격시험 시행으로 1급 응급구조사 347명, 2급 응급구조사 363명이 배출되었으며, 1996년에는 제1회 응급의학전문의 자격시험 시행으로 51명의 전문의가 배출되었다. 2000년 이후 응급의료에 관한 법률을 전면 개정하면서 현재까지 계속해서 우리나라의 응급의료체계를 계속 발전시켜 오고 있다.

3 응급의료체계 구축을 위한 구성요소

응급의료체계의 구성요소(표 1-4)는 고정된 것이 아니라 가변적인 요소라고 할 수 있다. 의료환경의 변화나 필요할 경우 추가 또는 제외될 수 있으며, 운용에 대한 평가 및 분석과정을 통해 특정 구성요소를 보강하거나 강조할 수 있다. 전문적인 응급의료에 대한 요구도가 높아진 현재의 우리나라는 응급의료체계의 구축단계를 벗어나 각 구성요소에 대한 평가와 분석을 거쳐 취약요소에

표 1-4
응급의료체계의 구성요소

• 교육 및 훈련(training) • 정보·통신체계(communications) • 병원전 이송기관(out-of-hospital transport agencies) • 병원간 이송기관(interfacility transportagencies) • 응급의료기관(receiving facilities) • 전문응급의료시설(specialty care units) • 신고접수 및 반응(dispatch)	• 대중교육 및 정보제공(public information & education) • 질 개선(audit & quality improvement) • 재난대비계획(disaster management) • 상호지원(mutual aid) • 업무지침(protocols) • 재정(financing) • 의료지도(physician medical oversight)

대한 보강이 이루어지고 있는 단계라 할 수 있다.

1) 인력(manpower)

응급의료체계에서의 인력은 병원전 단계에서 활동하는 최초반응자(first responder), 응급구조사(emergency medical technician, EMT)와 병원 단계에서 주로 활동하는 응급의학의사, 응급전문간호사(emergency nurse practitioner), 그 외 응급센터에서 근무하는 의료진으로 분류된다. 응급구조사는 병원전 단계 응급의료수행의 핵심 인력이라 할 수 있으며 나라마다 등급분류나 명칭에 차이가 있을 수 있다. 등급에 따라 교육과정이나 수행업무가 달라지고 필요에 따라 등급은 더욱 세분화될 것이다(표 1-5).

2) 신고접수 및 반응(dispatch)

응급의료체계 이용을 위한 접근 방법은 신고이며 전화로 접수된다.

신고에 대한 반응은 구급대출동지시, 병원안내, 응급처치에 대한 상담이나 구급대 도착 전까지의 행동요령을 지도하는 의료지도업무로 초기의 접근은 전화로 이루어지며 나라마다 고유한 번호를 지정해서 사용하고 있다(미국 911번, 영국 999번, 소련 02번, 이탈리아 114번, 일본 119번). 우리나라의 응급의료체계 운영은 119번으로 시작되며 구급상황관리센터와 최초로 접촉된다.

3) 교육 및 훈련(training)

환자를 처음 접하는 사람은 환자의 가족으로 이들 일반인에 대한 소생술(기본심폐소생술 및 외상소생술)교육에서부터 응급의료관련 업무에 종사하는 공무원(경찰, 응급의료정보센터 및 보건직 종사자), 응급의료종사자 양성을 위한 교육과정 및 보수교육, 가상 상황설정을 통한 모의훈련에 이르기까지 다양한 직종과 수준의 교육이 요구되므로, 효율적인 교육이 이루어지기 위해서는 각 직종의 수준에 적합한 교육프로그램의 개발과 강사의 확보가 중요하다. 만약 응급의료체계 각 분야에 필요한 교육과정을 완전히 이수하여 자격증을 소지한 인적자원을 채용한다면 엄청난 국가예산을 필요로 하기 때문에 응급의료관련 전문학술단체를 활용하여 응급의료체계 내의 자체교육 시스템을 통한 인력개발이 바람직하다.

시행한 교육에 대한 적정성은 수시로 평가하고 그 결과를 분석하여 개선할 사항을 환류(feedback)함으로써 기대치에 도달할 수 있다.

표 1-5
응급의료체계 인력(EMS provider)의 구성요소

응급의료 인력의 분류		주요 업무
병원전 단계		
최초반응자		응급구조사 도착 전까지 일차응급처치 수행
응급구조사	1급 응급구조사	신고접수, 전화상담, 현장처치, 이송업무, 중증도 판정(triage), 전원업무 등 * 법률상 업무범위에 차이가 있다.
	2급 응급구조사	
병원 단계		
응급전문간호사		환자간호, 병원 내 응급의료 보조, 관리, 평가 등의 업무
응급의학의사		환자진료, 의료지도, 교육, 연구, 평가, 관리 등의 업무
응급센터 근무 의료진		응급검사, 시술보조

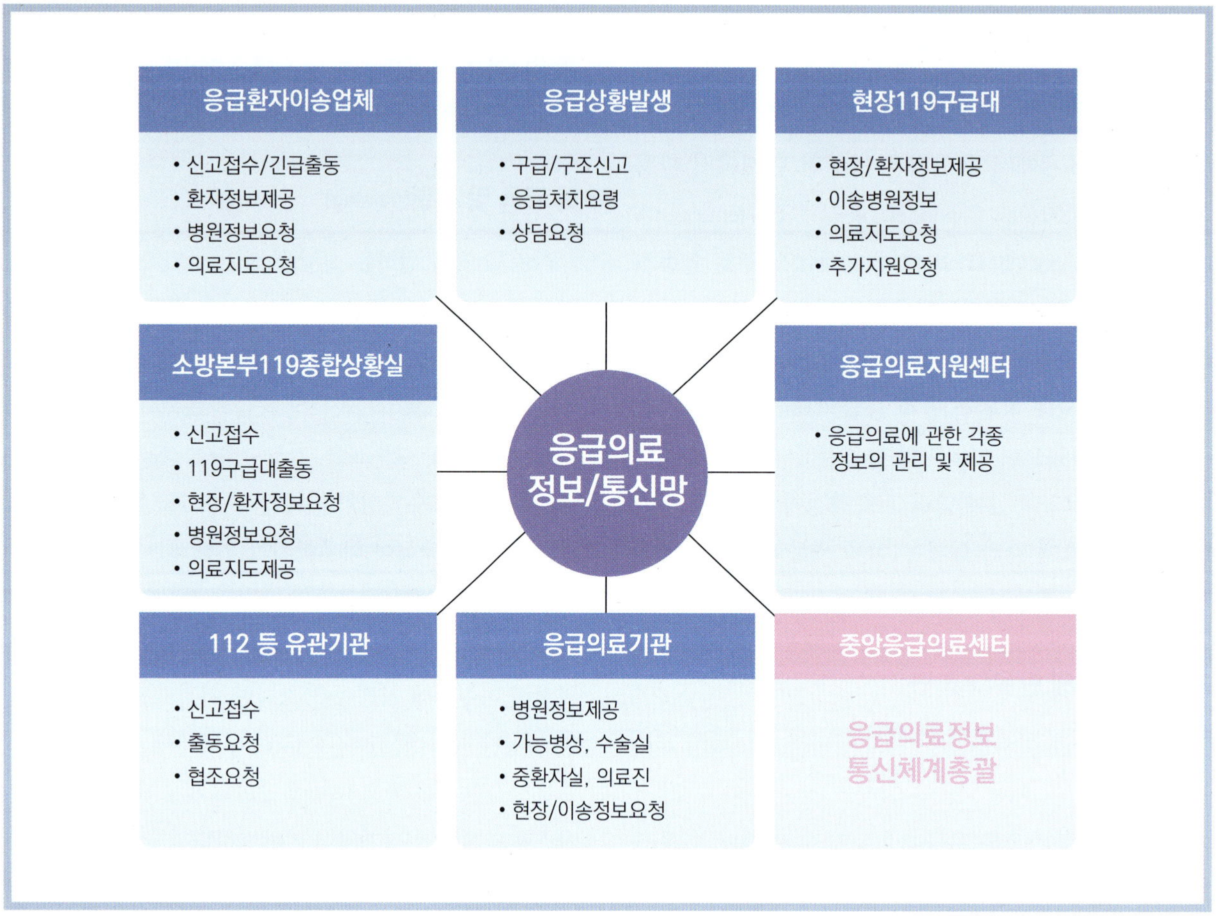

그림 1-1
우리나라 응급의료정보·통신체계 모식도.

4) 정보·통신체계(communications)

양질의 응급의료서비스를 제공하기 위해서는 응급의료체계의 각 구성요소와 관리자들을 하나의 완전한 유기체로 만들어 주어야 하는데, 정보·통신망이 그 역할을 담당한다.

응급의료서비스를 위한 통신체계의 구성요소는 아래와 같다.

- 접근(access)
- 신고접수 및 전화상담(dispatch)
- 의료지도(medical oversight)

통신은 유선과 무선 모두 가능하나 주로 유선을 많이 이용한다.

최근에는 휴대전화(cellular phone) 사용이 보편화되어 응급상황에서 유용하게 사용될 수 있다. 전산통신망을 이용한 정보시스템의 구축은 통신으로 가능한 업무의 영역을 확대할 수 있을 뿐만 아니라, 응급의료서비스의 질을 한 차원 높일 수 있는 계기가 될 수 있다. 전산통신망을 통해 응급의료체계 각 구성요소별로 수집된 정보는 연구 및 평가자료, 의료지도 등에 활용할 수 있어 안정된 정보·통신망의 구축은 선진 응급의료체계의 도약을 위한 필수요건이다.

우리나라의 응급의료 정보·통신망은 응급의료정보센터를 중심으로 소방의 119구급대와 응급의료기관이 연계되어 구축되고 있다. 응급의료 정보·통신망의 구축, 관리 및 운용에 대한 지도 및 감독은 중앙응급의료센터가 담당하고 있다.

5) 이송체계(transport issues)

응급환자의 이송은 병원전(pre-hospital), 병원간(inter-facility) 이송으로 구분할 수 있고, 환자이송체계는 이송수단과 탑승인력, 응급의료기관 및 정보·통신으로 구성된다.

이송수단은 육로이송(구급차), 항공이송(항공기, 헬기), 해상(구급보트) 등을 들 수 있다. 산악지역이나 도서지역과 같이 응급의료기관까지 이송시간이 길거나 육로이송이 어려울 경우 항공이송을 이용하고, 인접한 섬들로 구성된 국가나 지역에서는 구급보트를 이용한 해상이송을 하기도 한다.

우리나라에는 이송환자의 중증도에 따라 일반구급차와 특수구급차 2종류가 운행되고 있으며, 미국의 경우 3가지 유형의 표준화된 구급차를 운행하고 있다.

우리나라의 항공이송은 소방 및 해양경찰의 헬기가 인명구조에 중점을, 닥터헬기는 응급처치에 중점을 두고 이용되고 있으며 드물게 인근 군부대의 군용헬기가 이용된다. 병원전 단계의 환자이송은 119구급대가 전담하고 병원간 이송은 대부분 병원자체의 구급차나 민간이송업체에서 유료로 운행하는 구급차를 이용하고 있다.

이송병원의 결정은 평가된 환자의 중증도에 따라 응급처치에 적합한 가장 가까운 응급의료기관을 선택해야 하는 것이 원칙이다.

응급수술이나 심장-뇌혈관 조영술 같은 전문시술이 요구되는 경우에는 즉시 이와 같은 시술이 가능한 응급의료기관으로 이송해야 한다. 이송 중 처치를 위한 의료지도나 이송병원에 대한 정보는 구급차-응급의료기관 간의 정보·통신망을 통해 얻을 수 있어야 한다.

6) 응급의료기관

응급의료기관의 응급실은 기본적으로 24시간 응급환자를 진료할 수 있는 인력과 시설 및 장비를 갖추어야 한다. 이외에도 구급차, 응급의료정보센터와 공유할 수 있는 정보·통신장비, 전원에 필요한 구급차 등을 구비해야 한다.

응급실은 응급의료체계에서 병원처치의 관문으로 중증도판정실, 소생실 등 응급의료수행에 적합한 구조로 설계되어 있어야 한다.

응급실의 가용자원이나 특수처치 이용 가능성에 따라 응급의료기관을 등급화하는 것이 보통이다. 국가에서는 각 병원의 응급실을 규정에 따라 평가하여 응급의료기관으로 지정하고, 여기에 지역의 인구나 인근지역과의 균형 등을 고려하여 등급과 함께 합당한 업무를 부여하게 된다.

지속적인 응급의료기관의 수준향상을 위해서는 응급의료의 적정성을 평가할 수 있는 표준화된 평가지침서 개발과 이에 따른 각 응급의료기관의 평가 및 재정지원이 뒷받침되어야 한다.

현재 우리나라에서는 응급의학전문의 진료체계 완비, 응급실 근무인력의 고급화, 시설·장비의 선진화를 위해 중장기 계획을 수립하여 매년 응급의료기관을 평가하고 그 결과에 따라 재정지원을 하고 있다.

7) 전문응급의료시설

응급의료체계 영역에서 치료에 특별한 시설 및 공간, 그리고 전문의료진이 요구되는 특수질환이나 손상환자를 위한 전문응급의료기관이 없다면, 이송병원 선정이나 병원간 이송에 문제가 될 수 있고 적절한 응급처치가 이루어지기 어렵게 된다.

또한 환자의 발생빈도나 예후 등의 정보수집이 어려워 향후 응급의료에 대한 계획수립이나 발전에 영향을 줄 수 있다. 전문응급의료기관은 사전에 지역별 환자의 발생빈도나 예후 등의 정보수집이 어려워 향후 응급의료에 대한 계획수립이나 발전에 영향을 줄 수 있다. 전문응급의료기관은 사전에 지역별 환자의 발생빈도나 사망률 등에 대한 조사를 시행하여 발생빈도가 높고 접근성이 좋은 지역에 설립해야 하고, 표준화된 현장 혹은 이송지침서(transport-transfer protocol)가 개발되어 있어야 효율적인 운용이 가능하다.

8) 대중교육 및 정보제공

대중에 대한 교육은 응급의료서비스의 이용을 위한 올

바른 접근법 및 구급대가 도착하기 전까지의 응급처치 요령과 예방이 가능한 외상이나 질병에 대한 예방법이 주가 된다.

이러한 교육은 불필요한 응급의료서비스의 이용을 줄여 응급의료체계의 효율을 극대화 할 수 있다는 면에서 매우 중요한 요소이다.

응급의료체계에 대한 대중의 응급의료교육(일차응급처치, 기본소생술 등)을 활성화시키고, 예방이 가능한 외상이나 질병에 대해서는 정부가 언론매체(텔레비전, 라디오, 신문, SNS 등)를 통해 예방법(안전띠, 안전모 착용 등)이나 응급의료관련 정보(계절에 따른 독감 및 감염병 확산, 식중독 주의 등)를 대중에게 홍보하는 것이 바람직한 방법이라 하겠다.

9) 감독 및 질 개선

응급의료체계를 발전시키기 위해서는 모든 구성요소에 대한 응급의료수행의 의무와 적절성 그리고 비용대비 효율성에 대한 질 평가 및 질 개선활동이 상시 혹은 행정부 주도로 정기적으로 이루어져야 한다. 이를 위해서 신고접수 및 상담과 반응, 현장에서의 환자평가 및 응급처치, 병원의 치료성과에 대한 표준화된 평가기준이 개발되어야 한다.

전산정보망 구축은 이러한 작업을 용이하게 해 줄 뿐만 아니라 응급의료서비스 향상에도 도움이 될 수 있다.

평가는 개인의 잘못된 점을 지적하는 것이 되기보다는 응급의료체계의 운용상의 문제점을 밝혀 개선책을 마련하고 이를 환류시키는 데 사용되어야 한다.

10) 업무지침(protocols)

응급의료의 업무지침은 특수한 상황에서 필수적으로 수행되어야 할 표준을 설정하는 것이다. 응급의료체계에서의 업무지침은 의료분야뿐만 아니라 응급의료체계의 관리인이나 행정직원을 위해서 개발될 수 있다. 응급의료에서 업무지침은 응급환자의 중증도 분류(triage), 응급처치(treatment), 환자이송(transport) 및 전원(transfer)에 대한 기준이 주된 내용이다. 응급의료지침서는 직-간접의료지도 모두에 적용될 수 있는 프로토콜(protocols)과 간접의료지도를 위해 개발된 현장 응급처치수행 지침서(standing orders)로 대별될 수 있으나, 현장 응급처치수행 지침서는 프로토콜의 세부지침서라 할 수 있다.

다시 말해 프로토콜은 한 항목의 응급처치를 수행하기 전에 지도의의 허락을 득해야 하나 현장 응급처치수행 지침서는 지도의의 사전허락 없이 곧바로 지침서의 단계별 응급처치를 수행할 수 있다.

그러나 만약 현장 응급의료제공자가 지도의와 통신이 두절된 상황이라면, 프로토콜이나 현장 응급처치수행 지침서에 따른 단계별 응급처치를 스스로 판단해서 즉시 수행해야 하며, 이런 권한은 법으로 보장되어 있어야 한다.

11) 의료지도

의료지도는 법의 테두리 내에서 일정한 권한과 책임을 부여받아 응급의료의 질을 향상시키기 위해 수행되는 업무이다. 응급의료체계에서 의료지도가 초기의 현장응급처치에 대한 지도 및 교육에서, 응급의료체계 전반에 대한 관리, 응급의료수행 평가, 지침서개발 등 복잡하고 다양해져 왔다.

의료지도는 응급의료에 경험이 많은 의사나 응급의학전문의 혹은 선배 응급구조사나 간호사가 의사의 감독하에 이루어지는 것이 보통이며, 현장 응급의료제공자가 수행한 응급처치에 대해서 법적인 책임을 지게 된다.

의료지도는 크게 직접의료지도와 간접의료지도 두 가지 종류로 분류할 수 있다. 직접의료지도란 의료지도의가 응급구조사나 구급대원과 함께 직접 현장에 출동하여 환자에 대한 응급처치를 수행하거나, 현장 응급의료제공자와 유무선통신상으로 의료지시를 수행하는 것을 말하고, 간접의료지도는 보다 포괄적이어서 직접의료지도가 아닌 모든 의료지도를 말한다.

12) 재정

응급의료체계의 개선 및 발전을 위해서는 다양한 사업을 추진해야 하고 이에 사용할 가용자금이 있어야 한다.

자금의 확보는 보통 세제를 기초로 하거나 응급의료서비스에 대한 이용료 징수, 기부금 모금 등의 방법으로 한다. 구체적인 재원확보의 방법으로는 세제(주세, 담배세 등)와 면허등록 부가금, 그리고 여러 가지 범칙금의 일부를 정부가 기부금으로 출연하는 형태 등이 있다.

우리나라에서는 '응급의료에 관한 법률'에 따라 1995년부터 응급의료기금이 조성되었고, 이 기금은 응급의료체계 개발의 핵심 재원이 되었다. 1995년 조성 당시 요양기관 과징금의 50%를 재원으로 하도록 하였고, 안정적인 재원마련을 위해 2002년 '응급의료에 관한 법률'을 개정하여 교통범칙금의 20%를 기금으로 추가하고, 2010년 교통과태료의 20%를 기금에 추가하였다. 연간 약 2천억 원 이상이 응급의료기금으로 확보되고 있다. 확보된 자금으로 미수금대불, 응급의료기관 지원, 응급의료 발전을 위해 다양한 사업추진을 위해 활용하고 있다.

13) 상호지원체계

한 지역의 응급의료자원으로 해결할 수 없는 재해나 대형사고가 발생되었거나, 응급구조에 필요한 특수장비가 그 지역에 없거나 부족할 때 인접한 지역의 인적-물적 자원을 지원받을 수 있는 상호협조체계가 갖추어져 있어야 한다.

보통 정부의 명령이나 요청, 또는 인근지역 간의 협조를 위한 양해각서 등으로 이루어지고, 정부의 재정지원이 뒤따르는 형태이다.

14) 재해대책과의 연계

대부분의 재난이나 대형사고는 많은 사상사를 동반하므로 재난대책에 인명구호계획을 수립하는 것은 필수적이라 할 수 있다.

인명구호계획은 지역의 특수성을 고려하여 지역의 재해 관련기관(공공기관, 응급의료기관, 자원봉사단체 등)이 이미 운용되고 있는 그 지역의 응급의료체계를 기초로 수립하여 제출하면, 재해담당 행정보고서에서는 검토 및 협의 후 다른 분야의 재난대책과 연계시킴으로써 국가나 지역의 전체적인 재난대비책이 마련된다.

각 응급의료기관은 해당 지역이나 기관 내 사고를 대비한 비상계획을 수립하고 지역합동 혹은 자체적인 대비 훈련을 하도록 되어 있다. 이외에도 재해에 대비한 물자, 특히 약품이나 의료장비에 대한 비축계획을 수립하여 정부의 지원 및 관리하에 준비되어 있어야 한다.

4 응급의료체계의 목적

응급의료체계의 목적은 「응급의료에 관한 법률」에 따라 응급상황에서 신속하고 적절한 응급의료를 받을 수 있도록 응급환자의 생명과 건강을 보호하고 국민의료를 적정하게 함으로 한다. 이를 위해 국가 및 지방자치단체는 응급환자의 보호, 응급의료기관 등의 지원 및 설치·운영, 응급의료종사자 양성, 응급이송수단의 확보 등 응급의료를 제공하기 위한 시책을 마련하고 시행해야 함을 법률적으로 명시하고 있다.

다시 말해, 응급의료체계는 응급상황 발생 시 효과적이고 신속한 적정치료를 즉시 제공할 수 있도록 하며, 적정치료를 제공하기 위해서 인력과 시설 및 장비를 유기적으로 운용할 수 있도록 재배치하는 기능을 한다. 또한, 현장에서 응급처치를 시행한 후 신속하고 안전하게 환자를 치료 가능한 병원으로의 이송도 이루어져야 한다.

5 국내 응급의료기관 소개

응급의료기관이란 의료기관 중에서 응급의료에 관한 법률 제2조 제5호에 따라 지정된 중앙응급의료센터, 권역응급의료센터, 전문응급의료센터, 지역응급의료센터 및 지역 응급의료기관을 말한다. 중앙응급의료센터는 의료법에 의한 의료기관에서 지정 가능하다가, 2022년 말부터 의료기관이 아닌 전문기관, 법인, 단체 등에 의한 위탁운영도 가능하게 되었다. 중앙응급의료센터는 보건복

표 1-6
응급의료기관 구분

항목	권역응급의료센터	지역응급의료센터	지역응급의료기관
개소수 (2022.12.)	40	126	244
근거법령	응급의료법 제26조	응급의료법 제30조	응급의료법 제31조
지정권자	보건복지부장관	시·도지사	시장·군수·구청장
대상	• 상급종합병원 • 300병상 초과 종합병원	• 종합병원	• 종합병원 • 시·군은 병원도 가능
역할	• 중증응급환자 중심 진료 • 재난거점병원 • 응급의료종사자 교육훈련 • 중증응급환자 최종치료(전원 수용)	• 응급환자 진료 • 해당 기관의 능력을 초과한 응급환자는 신속히 이송	• 해당 기관의 능력을 초과한 응급환자는 신속히 이송
시설기준	• 응급·중증응급환자 진료구역 • 음압·일반격리병상 • 응급전용입원실 • 응급전용중환자실 • 응급전용수술실	• 응급환자진료구역 • 검사실, 처치실 • 방사선실	• 응급환자진료구역 • 검사실, 처치실 등
장비기준	• CT 촬영기 • 구급차 2대	• 일반 X선 촬영기 • 구급차 1대	• 일반 X선 촬영기 • 구급차 1대
인력기준	• 응급의학전문의 5명 이상 • 소아 전담 전문의 1명 이상 • 전담 간호사 25명 이상 • 내원 환자수에 따라 인력 추가	• 응급실 전담 전문의 2명 이상을 포함한 전담 의사 4명 이상 • 간호사 10명 이상	• 응급실 전담 의사 2명 이상(연간 환자수 1만 명 미만은 1명 이상) • 간호사 5명 이상
운영기준	• 중환자실 진료구역은 전담 응급의학전문의 1명 이상, 일반진료 구역은 전담 의사 1인 이상이 24시간 근무	• 전문의 또는 3년차 이상 레지던트 1명 이상 24시간 근무	• 응급실 전담 의사 또는 병원 당직의사 중 1명 이상 24시간 근무

지부가 담당하는 응급의료기관 평가 등 위탁받아 수행하는 기관으로 주된 행정적 역할을 수행하며, 대표적인 법정 업무는 응급의료기관 평가 및 질 향상이다.

응급의료기관 종별로는 권역응급의료센터, 지역응급의료센터, 지역응급의료기관으로 구분된다. 그 구분에 따른 개요는 표 1-6과 같다. 응급의료센터나 외상센터는 지정 주체가 누구냐에 따라 전문응급의료센터 또는 권역외상센터(보건복지부 장관 지정), 지역응급의료센터 또는 지역 외상센터(시·도지사 지정)로 나뉜다(표 1-7 응급의료기관 종별 현황).

1) 중앙응급의료센터

모든 국민은 성별, 나이, 민족, 종교, 사회적 신분 또는 경제적 사정 등을 이유로 차별받지 않고 응급의료를 받을 권리를 가진다는 것을 모티브로 하여 우리나라는 국립중앙의료원이 중앙응급의료센터로 지정되어 응급의료기관 등의 평가와 질 향상, 응급의료종사자 교육 및 훈련, 응급의료 연구, 국내외 재난 대응 등 응급의료 발전을 위한 중추적 역할을 수행해 왔다(2021년 12월 조직개편).

표 1-7
응급의료기관 종별 현황(단위: 개소, 2022년 12월 31일 기준)

구분	권역응급의료센터	지역응급의료센터	지역응급의료기관	응급의료시설	계
계	40	126	244	114	410

○ 응급의료에 관한 법률

제25조(중앙응급의료센터)
① 보건복지부장관은 응급의료에 관한 다음 각 호의 업무를 수행하기 위하여 「의료법」 제3조의 3에 따른 종합병원(이하 "종합병원"이라 한다) 중에서 중앙응급의료센터를 지정할 수 있다.
1. 응급의료기관 등에 대한 평가 및 질을 향상시키는 활동에 대한 지원
2. 응급의료종사자에 대한 교육훈련
3. 제26조에 따른 권역응급의료센터 간의 업무조정 및 지원
4. 응급의료 관련 연구
5. 국내외 재난 등의 발생 시 응급의료 관련 업무의 조정 및 그에 대한 지원
6. 응급의료 통신망 및 응급의료 전산망의 관리·운영과 그에 따른 업무
7. 응급처치 관련 교육 및 응급장비 관리에 관한 지원
8. 응급환자 이송체계 운영 및 관리에 관한 지원
9. 응급의료분야 의료취약지 관리 업무
10. 그 밖에 보건복지부장관이 정하는 응급의료 관련 업무
② 보건복지부장관은 제1항에 따른 중앙응급의료센터를 효율적으로 운영하기 위하여 필요하다고 인정하면 그 운영에 관한 업무를 대통령령으로 정하는 바에 따라 의료기관·관계전문기관·법인·단체에 위탁할 수 있다. 이 경우 예산의 범위에서 그 운영에 필요한 경비를 지원할 수 있다.
③ 제1항 및 제2항에 따른 중앙응급의료센터의 설치·운영 및 운영의 위탁 등에 관하여 필요한 사항은 보건복지부령으로 정한다.

(1) 역할 및 업무

대표적인 법정 업무는 응급의료에 관한 법률 제25조 내용과 같다.

(2) 조직 및 역할

중앙응급의료센터는 응급의료의 컨트롤타워로서 전문성을 강화하고 효율적으로 국가정책을 지원하기 위해 2021년 12월 응급의료법 개정에 따라 조직개편을 시행했다. 수평적 조직구조에서 신속한 의사결정과 유사기능 간 협력 강화를 위해 '응급의료정책연구실'과 '중앙응급의료상황실'을 중심으로 하는 2실-11팀-17개 지원센터(그림 1-2)의 수직적 구조로 개편됐다.

2) 권역응급의료센터(Regional Emergency Medical Center)

권역응급의료센터는 응급의료에 관한 법률 제26조(권역응급의료센터의 지정)에 따라 권역별로 지정된 상급종합병원 또는 300병상을 초과하는 종합병원 중에서 지정할 수 있다.

(1) 역할 및 업무

① 중증응급환자 중심의 진료
② 재난 대비 및 대응 등을 위한 거점병원으로서 보건복지부령으로 정하는 업무
③ 권역 내에 있는 응급의료종사자에 대한 교육·훈련
④ 권역 내 다른 의료기관에서 제11조에 따라 이송되는 중증응급환자에 대한 수용
* 해당 의료기관의 능력으로는 응급환자에 대하여 적절한 응급의료를 할 수 없다고 판단한 경우에는 지체 없이 그 환자를 적절한 응급의료가 가능한 다른 의료기관으로 이송하여야 한다.
⑤ 그 밖에 보건복지부장관이 정하는 권역 내 응급의료 관련 업무

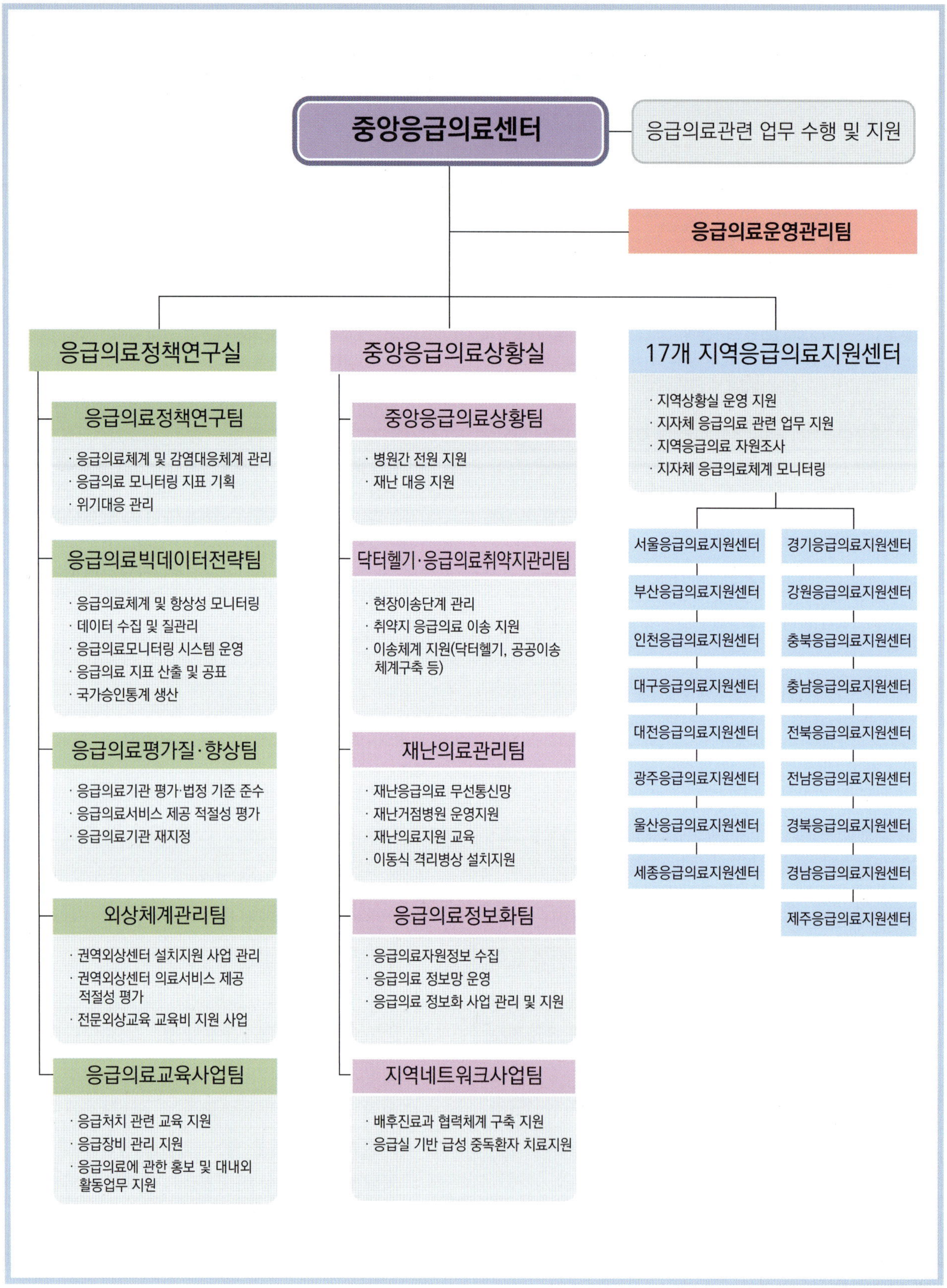

그림 1-2
중앙응급의료센터 조직 및 역할.

3) 전문응급의료센터

소아환자, 화상환자 및 독극물중독환자 등에 대한 응급의료를 위하여 권역응급의료센터, 지역응급의료센터 중에서 분야별로 전문응급의료센터가 지정된다.

(1) 역할 및 업무(표 1-8)

소아환자, 화상환자 및 독극물중독환자 등에 대한 응급의료를 수행한다.

표 1-8
전문/지역응급의료센터 역할 및 업무

구분	역할 및 업무
전문응급의료센터	소아환자, 화상환자 및 독극물중독환자 등에 대한 응급의료
지역응급의료센터	① 응급환자의 진료 ② 응급환자에 대하여 적절한 응급의료를 할 수 없다고 판단한 경우 신속한 이송

(2) 지정기준

화상센터, 심혈관센터, 독극물센터, 소아센터에 따른 각각의 시설기준, 인력기준, 장비기준이 있다.

4) 지역응급의료센터

지역응급의료센터는 응급환자의 진료와 응급환자에 대하여 적절한 응급의료를 할 수 없다고 판단한 경우 신속한 이송을 하기 위하여 종합병원 중에서 주민의 접근시간을 고려하여 적정한 분포가 이루어지도록 특별시 및 광역시에는 인구 100만 명당 1개소, 또는 인구 50만 명당 1개소를 기준으로 지정한다.

5) 권역외상센터

권역외상센터는 외상환자의 응급의료에 관한 업무를 수행하게 하기 위하여 권역응급의료센터, 전문응급의료센터 및 지역응급의료센터 중 지정되며, 보건복지부장관이 시·도별로 1개소를 지정하는 것을 원칙으로 하되, 주민의 생활권, 외상환자의 발생 수 등을 고려하여 추가로 지정될 수 있다. 지역외상센터는 응급의료기관 중 지정된다.

(1) 역할 및 업무

① 외상환자의 진료
② 외상의료에 관한 연구 및 외상의료표준의 개발
③ 외상의료를 제공하는 의료인의 교육훈련
④ 대형 재해 등의 발생 시 응급의료 지원
⑤ 그 밖에 보건복지부장관이 정하는 외상의료 관련 업무

(2) 지역외상센터

지역외상센터는 지역 주민에게 적정한 외상의료를 제공하는 역할을 한다.

6) 정신질환자응급의료센터

정신질환자(망상, 환각, 사고[思考]나 기분의 장애 등으로 인하여 독립적으로 일상생활을 영위하는 데 중대한 제약이 있는 사람)에 의한 응급의료를 위하여 응급의료기관 중 정신질환자응급의료센터를 지정할 수 있다.

7) 지역응급의료기관

시장·군수·구청장은 응급의료에 관한 업무를 수행하기 위하여 종합병원 중에서 지역응급의료기관을 지정할 수 있다. 시·군의 경우 병원 중에서 지정할 수 있다. 지역응급의료기관은 응급환자의 진료와 응급환자에 대하여 적절한 응급의료를 할 수 없다고 판단한 경우 신속한 이송을 주업무로 하고 있다.

6 응급의료제공자의 교육 프로그램

1) 교육 및 자격

응급처치 분야는 계속적인 연구가 이루어지기 때문에 최신 지식과 기술을 습득하고 유지해야 하며 응급의료 교육 프로그램은 초기 교육과 보수 교육으로 시행된다. 초기 교육은 병원전 응급의료제공자를 위한 기본 교육 과정으로 권장된 표준을 충족시키거나 상회하는 표준 과정을 완수하게 한다. 보수교육은 재교육 과정과 주기적 연수 훈련과정이 포함되어 있으며 초기 교육을 완전 이수한 응급구조사에게 시행된다. 모든 교육 프로그램은 의료지도와 전체 과정을 총괄하는 지도의사를 지정해야 하며 응급의료기관은 교육 프로그램을 위한 재정을 확보해야 한다.

(1) 초기 교육

응급구조사의 초기 교육은 다음과 같은 세 가지 구체적인 분야에 대한 지침을 제공하며 그 내용은 아래와 같다.

① 인지적 분야: 시설, 정보, 지식으로 구성
② 정서적 분야: 확보된 정보에 대한 정서, 태도, 가치를 부여하는 것
③ 정신운동 분야: 실험실 및 임상적 환경에 있는 학습자가 습득한 경험적 기술로 구성

모든 응급구조사 교육 프로그램을 공인하려는 국가적인 노력이 있다. 이러한 프로그램의 인증 과정은 응급구조사 교육 프로그램이 최소한의 지침 사항을 충족할 수 있도록 보장한다. 응급의료체계의 주요 인증기관은 보건의료프로그램 인증위원회의 독립체인 응급의료전문인 교육 프로그램 인증위원회이다.

(2) 보수 교육

응급구조사는 자격을 취득한 연도의 다음 연도부터 자질향상을 위하여 필요한 보수교육을 매년 이수하여야 한다. 보건복지부는 보수교육 개설에 대한 법적 책임이 있으며, 응급의료에 관한 법률에 따라 대한응급구조사협회가 위탁·운영하고 있다. 응급구조사 보수 교육에 대한 기준은 표 1-9와 같다.

7 응급의료체계의 질 관리 및 개선

1) 표준화 및 질 관리

응급의료서비스의 품질은 항상 최상의 수준으로 유지

표 1-9
응급구조사 보수교육

구분	내용
내용	직업윤리, 업무 전문성 향상 및 업무 개선, 의료 관계 법령의 준수 그 밖에 위의 세 가지 사항에 준하는 것으로서 보건복지부장관이 보수교육에 특히 필요하다고 인정하는 정하는 사항
대상	응급구조사 자격을 가지고 해당 자격과 관련된 업무에 종사하고 있는 사람
방법	대면교육 또는 정보통신망을 활용한 온라인 교육
시간	매년 4시간 이상(2024년 이후 확대 예정)
면제대상	군복무 중인 사람(군에서 해당 업무 종사자 제외) 해당 연도에 응급구조사 자격을 취득한 사람

표 1-10
질 관리 및 질 보장

질 관리(Quality Management)/질 보장(Quality Assurance)
응급의료체계 내에서 객관적으로 문제들을 명료화하기 위해 고안된 질적 평가 프로그램이며, 질 관리 프로그램은 우선적으로 임상적인 논점들을 다룬다.

표 1-11
질 개선 및 질 향상

질 개선/질 향상(Quality Improvement)
응급의료체계 수행의 궁극적인 지표로서 서비스를 강화하고 소비자의 만족도를 활용하는 질적 평가 프로그램이며 응급의료에서 서비스 질 향상은 중요한 개념이다.

되어야 하는데, 완벽하게 최상 수준의 처치를 제공하였다고 생각해서는 안 된다. 질보장 및 질 개선 프로그램이 효과적으로 운용되기 위해서는 역동적이고 포괄적이어야 한다.

(1) 질 관리(Quality Assurance)

질 관리란 응급의료체계 내에서 객관적으로 문제들을 명료화하기 위해 고안된 질적 평가 프로그램이다. 질 관리 프로그램은 임상 처치의 질과 주로 환자에게 제공되는 치료의 지속적 감시 및 측정을 유지하기 위해 설계되며, 모든 조치가 끝난 이후 치료의 효과를 문서로 기록한다. 질 관리 프로그램에 대한 일반적인 불만사항은 문제점의 확인에만 초점이 맞춰져 있고 이로 인해 처벌적 교정에 그치게 된다는 점이다. 그렇기 때문에 병원전 인력은 질 관리 프로그램을 부정적으로 보는 경우가 많다. 그 결과 다수의 응급의료체계에서는 좀 더 높은 차원의 질 관리 프로그램인 지속적 질 개선(QI)을 채택하였다.

(2) 질 개선(Quality Improvement)

지속적 질 개선 프로그램은 응급의료체계의 궁극적인 지표로서 서비스를 강화하고 소비자의 만족도를 활용하는 질적 평가 프로그램이다. 지속적 질 개선 프로그램의 경우 최상의 의료서비스를 제공하기 위해 응급의료체계를 개선하려는 지속적인 작업이 진행된다. 지속적 질 개선의 문제 해결적 방법론으로 볼 수 있다. 지속적 질 개선의 역동적 과정(계획, 실행, 확인, 행동) 속에서 데이터가 분석되고 행동 계획에 수립된다. 실행 단계에서는 계획이 실행되고 확인 단계에서는 변화의 타당성을 평가하기 위한 추가적인 데이터가 수집된다. 마지막으로 행동 단계에서는 기존 단계의 결과를 다루기 위한 행동이 취해지고 이러한 질 개선 프로그램은 반복된다. 지속적 질 개선의 통계적 접근은 그 속성상 전체적인 시각에서 응급의료제공자 개개인이 아닌 응급의료체계의 과정을 분석한다.

① 질 개선을 위한 지침

- 리더십
- 정보 및 분석
- 전략적 질 관리(임상적 논점) 계획
- 인력 개발 및 관리
- 응급의료서비스 과정 관리
- 응급의료체계 결과
- 환자 및 이해 관계자의 만족도(소비자, 이용자 = 피드백)
- 소비자의 만족은 단순한 말이나 행동으로 형성되거나 훼손될 수 있다.

② 서비스 질 관리를 위한 방법

- 문서기록을 주의해서 보관(간결하고, 완전하고, 정확하게 작성)
- 질 개선/질 향상(QI: 서비스만족도) 과정에 참여
- 환자와 의료진으로부터 피드백 받기
- 장비유지(정기적 점검과 성능 유지)
- 지속적 교육

참고문헌 REFERENCE

1. 법제처[인터넷]. Available from: http://www.law.go.kr
2. 이재민, 윤형완, 안주영 외. 응급구조학 개론. 제2판. 군자출판사; 2022.
3. 전국응급구조학과교수협의회현장응급처치. (사)한국응급구조학회. 일반응급처치학. 제13판. 대학서림; 2017.
4. 중앙응급의료센터. 2021 응급의료 통계연보(제20호). 2022.
5. 중앙응급의료센터. 응급의료정책연구소식지. 2022;04.
6. 중앙응급의료센터[인터넷]. Available from: http://www.e-gen.or.kr
7. Bledsoe , Porter , Cherry. 번역: 전문응급구조학과교수협의회. 전문응급처치학 총론 7. 대학서림; 2015.

CHAPTER 2

병원전 단계

Chapter editor. 정지연
Authors. 문준영, 정지연

이 장의 학습을 마치면 다음을 수행할 수 있다.

1. 병원전 단계 신고접수 및 상담의 개념을 이해한다.
2. 신고접수 및 상담을 통한 정보 제공을 할 수 있다.
3. 신고접수 및 상담을 통한 출동 지시를 할 수 있다.

KEYWORDS

신고접수
상담
구급상황관리자
출동지시

이 장에서는 병원전 단계에서 응급상황 발생 시 접하게 되는 응급의료서비스 운영의 첫 부분에 대해 설명하고자 한다. 응급상황에서의 신고접수부터 상담까지의 과정에서 응급구조사로서 학습해야 하는 정보 제공 및 출동 지시에 대해 학습하고자 한다.

1 우리나라의 신고접수 및 이송체계

1) 신고접수

이 단계는 신고자와 응급의료체계를 연결하는 첫 번째 고리로 응급상황에 처한 사람에게는 동원 가능한 자원을 통신으로 연결해 주는 중요한 단계이다.

현재 우리나라는 응급환자의 발생을 신속히 신고할 수 있도록 일원화된 체계를 구축하고 있다. 경찰신고시스템은 112, 해양경찰신고시스템은 122, 응급의료정보센터의 역할은 응급환자의 신고전화번호 119로 일원화되었다. 어느 지역에서든지 구급차, 소방서, 경찰에게 도움을 받기를 원하면 119로 신고할 수 있도록 홍보하고 있으며, 최근에는 전산시스템을 도입한 GIS (geographic information system)나 GPS (global position satellite)를 신고체계에 접속시켜 신속성과 정확성을 더욱더 강화하고 있다. 이동전화로 119에 신고 시 신고자의 정확한 위치정보를 소방관서에 제공하여 재난현장에 신속한 출동을 지원하는 시스템을 갖추고 있다. 119로 도움이 요청되면 119종합상황실의 구급상황관리자는 신고자에게서 정보를 파악해 기록하고, 어떤 업무가 필요한지 판단하고, 출동할 수 있도록 각 부서에 연락하여야 한다.

2) 상담의 개념

병원전 단계에서 상담의 역할은 구급상황관리자와 지도의사의 상담으로 나누어져 있다.

구급상황관리자는 모든 급성질환 및 사고 환자에 대해 "119입니다. 무엇을 도와드릴까요? 환자가 발생한 위치가 어디입니까?, 전화번호가 어떻게 됩니까?, 무슨 일이 발생했는지 정확히 말해 주시겠습니까? 환자가 몇 명이나 됩니까?" 조기 긴급출동지시가 필요한 상황인지, 신고자가 안전한지 등의 도입부 질문을 시작으로 출동대상 범주를 확인한다. 또 도입부 질문을 통해 심정지 상황을 확인하고 구급대 출동지시를 시행한다. 선택된 상황 및 출동대상 범주(주증상)에 해당하는 경우 상담을 진행할 수 있는 요원에게 연결하여 출동대상 범주 (주증상) 분류별 프로토콜이 운영될 수 있도록 하고 있다. 상담요원이 운영할 출동대상 범주(주증상) 분류별 프로토콜 및 구급대 도착 전 응급처치 안내 항목은 인력 및 기타 여건을 고려하여 결정할 수 있으며 이때 심폐소생술 안내는 필수이다. 또 주 증상별 핵심질문을 통해 환자의 중증도를 분류하고 응급처치 안내의 필요성을 확인하며 상황에 따라 추가적인 구급대 출동지시 및 응급처치 안내를 시행한다. 전문적인 의료상담이 필요한 경우는 지도의사에게 인계하도록 한다. 이때 지도를 연결받은 지도의사는 전문적인 의료상담을 시행하여 환자와 보호자가 전문적인 상담이 이루어질 수 있도록 돕고 있다(표 2-1).

3) 구급상황관리자의 역할

구급상황관리자는 응급의료체계 안에서 병원전 단계 환자와 소통하고 치료에 참여하는 첫 번째 의료인이라 할 수 있다. 첫 연결고리가 중요하듯 모든 환자에게 핵심적인 역할을 제공하는 구성원이다.

구급상황관리자의 역할에는 다음과 같은 책임이 포함되어 있다.

- 신고접수와 처리
- 신고원인 파악 및 신고의 심각성 판단
- 119 구급대 및 기타 응급자원의 출동과 조정
- 출동 구급대에게 현장 정보 제공
- 신고자에게 전화를 통한 응급처치 제공
- 출동대원의 현장 활동 지원
- 환자와 신고자를 포함한 현장 주위 사람과 출동대원의 안전 위험요인 파악 및 방지
- 다른 관련 기관과의 협력

표 2-1
출동대상 범주(주증상) 분류별 상담 프로토콜

<table>
<tr><th colspan="3">질환 범주 1. 기도 이물</th></tr>
<tr><th>핵심 질문</th><th colspan="2">중증도 분류</th></tr>
<tr><td rowspan="3">1. 환자가 말을 할 수 있습니까? 소리내어 울 수 있습니까?
2. 환자의 의식이 또렷합니까?
3. 환자의 호흡은 정상입니까?
4. 환자의 얼굴이나 입술이 파랗게 변했습니까?</td><td>긴급</td><td>1. 무의식
2. 무호흡 또는 호흡이 평소와 다름
3. 말을 못하거나 울지 못함
4. 청색증이 있음</td></tr>
<tr><td>응급</td><td>1. 소리내어 울거나 말을 함
2. 호흡 정상
3. 기도폐쇄 증상이 있었으나 현재는 완전히 회복</td></tr>
<tr><td>비응급</td><td></td></tr>
<tr><th>출동지시 후 즉각 응급처치 안내</th><th colspan="2">구급대 도착 전 응급처치 안내</th></tr>
<tr><td rowspan="3">1. (추가 구급대 출동이 필요한 경우) 구급대를 보내겠습니다. 전화를 끊지 말고 계세요.
2. (완전 폐쇄라면) 전화를 끊지 말고, 제가 이야기하는 대로 하세요.
3. (불완전 폐쇄이면) 기침을 계속 시키세요. 등을 두드리지 마세요.
4. (회복되었다면)
a. 물이나 다른 약물 먹이지 마세요.
b. 손 따지 마세요.
c. 앉혀서 안정을 취하세요.</td><td colspan="2">1. 심정지/호흡정지: 나이에 따른 심폐소생술 안내
2. 완전 기도폐쇄(의식이 있는 경우): 완전 기도폐쇄(의식 유) 해결
3. 불완전 기도폐쇄: 마무리 확인 3번</td></tr>
<tr><th colspan="2">마무리 및 유관기관 통보</th></tr>
<tr><td colspan="2">1. 회복되어 안정된 경우: 마무리 확인 1번</td></tr>
</table>

119종합상황실을 좀 더 자세히 살펴보면 신고된 모든 업무를 총괄 조정·지휘·감독하는 119종합상황실장과 상황근무자로 구성되어 있다.

(1) 119종합상황실장

119종합상황실에 근무하는 사람 중 최고직위에 있는 사람으로서 119종합상황실장의 보직을 부여받은 사람을 말한다.

종합상황실장은 아래의 업무를 하고 그에 관한 내용을 기록하고 관리한다.

- 화재, 재난 · 재해 그 밖에 구조·구급이 필요한 재난상황이 발생 신고접수
- 접수된 재난상황을 검토하여 가까운 소방서에 인력 및 장비의 동원을 요청하는 등의 사고수습
- 하급소방기관에 대한 출동지령 또는 동급 이상의 소방기관 및 유관기관에 대한 지원요청
- 재난상황의 전파 및 보고
- 재난상황이 발생한 현장에 대한 지휘 및 피해 현황의 파악
- 재난상황이 수습에 필요한 정보수집 및 제공

(2) 상황근무자

상황근무자는 상황을 접수하고 보고하며, 운항 정보 등을 제공하며 지원하는 운항관리자, 119상황관리를 담당하는 역할로 구분하여 재난 상황에 맞게 각자의 역할과 책임을 부여하고 있다.

ㄱ. 상황접수 근무자

유·무선전화 또는 다매체 신고접수 등을 통하여 시·도 긴급구조표준시스템으로 신고 접수를 받아 소방력의 편성, 출동 지령, 유관기관 통보 등의 업무를 수행하는 상황근무자를 말한다.

① 화재 등 재난 상황의 신고접수 및 다매체 신고접수
② 119신고에 의한 이동전화 위치정보 조회
③ 공동대응이 필요한 재난신고의 접수 및 타 기관으로의 이관
④ 재난 상황에 따른 소방력 출동지령 및 지원요청 등 상황관리
⑤ 상황전파(NDMS)시스템에 의한 유관기관 재난상황의 전파
⑥ 소방항공기 안전운항 상황관리. 단, 운항관리담당자를 별도 배치·운영하는 119종합상황실은 운항관리담당자가 관리할 수 있다.
⑦ 그 밖에 119종합상황실장의 지시 사항

ㄴ. 상황관제 근무자

접수와 관제업무를 공동으로 처리하는 119종합상황실은 접수·관제 업무를 겸할 수 있다.

① 재난현장 출동소방대에게 재난상황의 수습에 필요한 정보 신속 제공
② 재난상황이 발생한 현장에 대한 피해현황 파악
③ 재난상황의 양상에 따른 관계기관 등에 상황전파, 정보공유
④ 그 밖에 119종합상황실장의 지시에 의한 사항

ㄷ. 상황보고 근무자

재난현장 소방활동 지원을 위하여 상황을 지속적으로 모니터링하며 출동대, 소방용수, 유관기관 공조·조정·통제 등을 담당하는 상황근무자를 말한다.

① 소방청장, 소방본부장에게 재난 초기 대처사항, 인명피해 여부 등의 보고
② 담당부서, 유관기관 등과의 정보공유 및 협업
③ 재난현장 필요 정보의 파악, 지원소방력, 대응단계 및 비상소집 검토
④ 재난진행 상황에 따른 최초, 중간, 최종 상황보고서의 작성 및 보고
⑤ 그 밖에 119종합상황실장의 지시에 의한 사항

4) 출동지시

(1) 구급차의 출동

구급상황관리자는 출동내용에 대한 질문을 최소화하고 구급차가 확실히 출동명령을 받을 수 있도록 메시지를 반복해야 한다. 대부분의 응급의료서비스 체계는 구급대원이 구급상황관리자에게 사고 발생 주소를 다시 한 번 확인하는 경우가 많다. 일부 컴퓨터를 기반으로 한 구급상황관리자 시스템은 구급차에 설치되어 있는 노트북에 사고 발생 지역과 구급상황관리자가 내용을 전달하도록 되어 있다. 노트북에는 GPS 시스템이 설치되어 있어 응급구조사들이 정확한 현장에 도착할 수 있도록 도와준다.

우리나라의 119구급차량의 출동은 세 가지 상황으로 구분된다. 첫째는 119안전센터에서 화재신고를 받고 소방차가 출동할 때 구급차량이 동시에 출동하는 경우이다. 두 번째는 응급환자가 발생하여 구급차량만 출동하는 경우이다. 화재신고로 출동하는 경우, 화재의 규모에 따라 다수사상자가 발생할 것으로 예측되는 경우에는 다수의 119구급차량이 출동하고 그렇지 않은 경우에는 단일 센터의 119구급차량만 출동한다. 세 번째는 구급차량이 2대 이상 출동하는 다중출동이다. 2013년도 이후 다중출동체계를 구축하여 운영하고 있으며 119구급대에서 활용되는 모든 구급차는 특수구급차로 활동된다.

국내의 출동체계 시스템은 구급차 출동지시를 내리는 119종합상황실에서부터 시작되며 환자 중증도 분류 시 일반적인 응급환자는 일반구급차가 출동하는 시스템으로 보다 적은 자원을 투입하지만 중증응급환자에게는 전문구급차 또는 구급헬기 등의 전문적인 장비 및 인력 등을 집중하여 배치하는 체계이다(그림 2-1).

119출동 대응 매뉴얼에 따르면 사건이 발생하고 119상황실에서 초기신고가 접수되면, 119안전센터, 구조대 및 구급대 등으로 출동지령이 전송된다. 응급환자가 발생한 경우에도 유사한 흐름으로 신고 접수 및 출동 지령이 진행되는데 구급차 출동지시 표준 매뉴얼에 따라 현장 도착 후 화재대응이 아닌 응급처치 활동을 수행한다는 점에서는 차이가 있다.

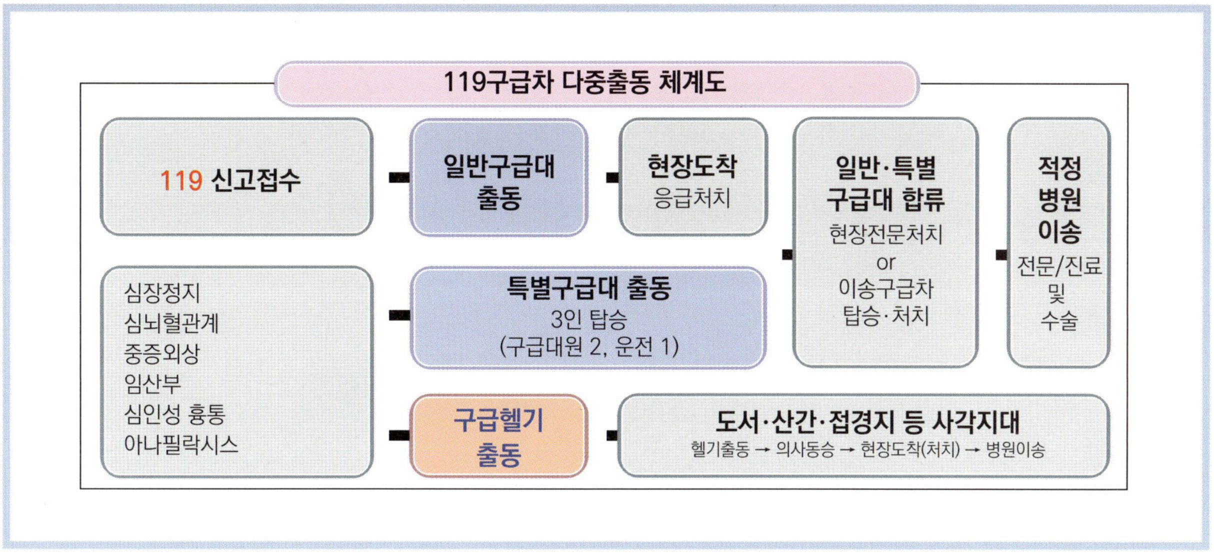

그림 2-1
119구급차 다중출동 체계도.

요즘 119종합상황실 근무자는 스마트 119상황관제지원 시스템을 활용하여 사고 위치에서 최단 반경에 있는 구급차량에 출동지령을 전송하는 기능을 갖추고 있다. 다수의 구급차량이 필요한 경우에도 최단 반경을 기준으로 순차적으로 출동 지령을 전달하며, 만약 최단 반경에 해당하는 구급차가 임무를 수행하여 부재중인 경우에는 차순위의 차량에 출동지령을 전달하게 된다.

ㄱ. 신고요령(매체별 신고방법)

① 일반전화(119)

- 응급환자 발생 시 관련 내용 간단·명료하게 설명
- 주소 설명(OO구 OO동 OOO번지)
  - 휴대전화의 경우 사용 제한된 전화나 개통이 되지 않은 전화도 긴급신고 가능

② 휴대폰(문자신고 및 영상통화)

- 전화불통 등 음성통화가 곤란한 상황에서 짧은 문자 및 사진, 영상 등을 첨부한 문자(MMS)로 119신고 가능
- 영상통화 또는 페이스타임 활용/신고자가 청각장애인이거나 외국인일 경우에도 손짓, 수화 혹은 종이에 적은 신고내용으로도 119신고 가능

③ 인터넷 신고(어플)

- "119신고" 어플 다운로드(APP STORE) 후 음성통화 신고가 불가한 상황에서 신고 가능
- 앱을 통해 응급상황에 따른 신고자의 위치를 GPS를 통해 관할 소방본부 상황실로 전송 가능

ㄴ. 중중응급환자 분류 및 프로토콜 확인사항

119종합상황실로 신고된 응급상황 중 수보단계에서 인지한 중증응급환자(심정지, 교통사고 및 사고부상, 임산부, 심인성흉통, 아나필락시스 등)는 다음의 사항을 반드시 확인하고 적합한 출동체계에 맞추어 구급차 지령을 한다.

① 심정지/호흡정지

가. 확인사항: 발생한 장소 확인, 도움 요청자의 전화번호 확인, 주증상 확인, 연령/성별 확인, 심정지 여부확인(환자의 의식상태 및 호흡의 유무)

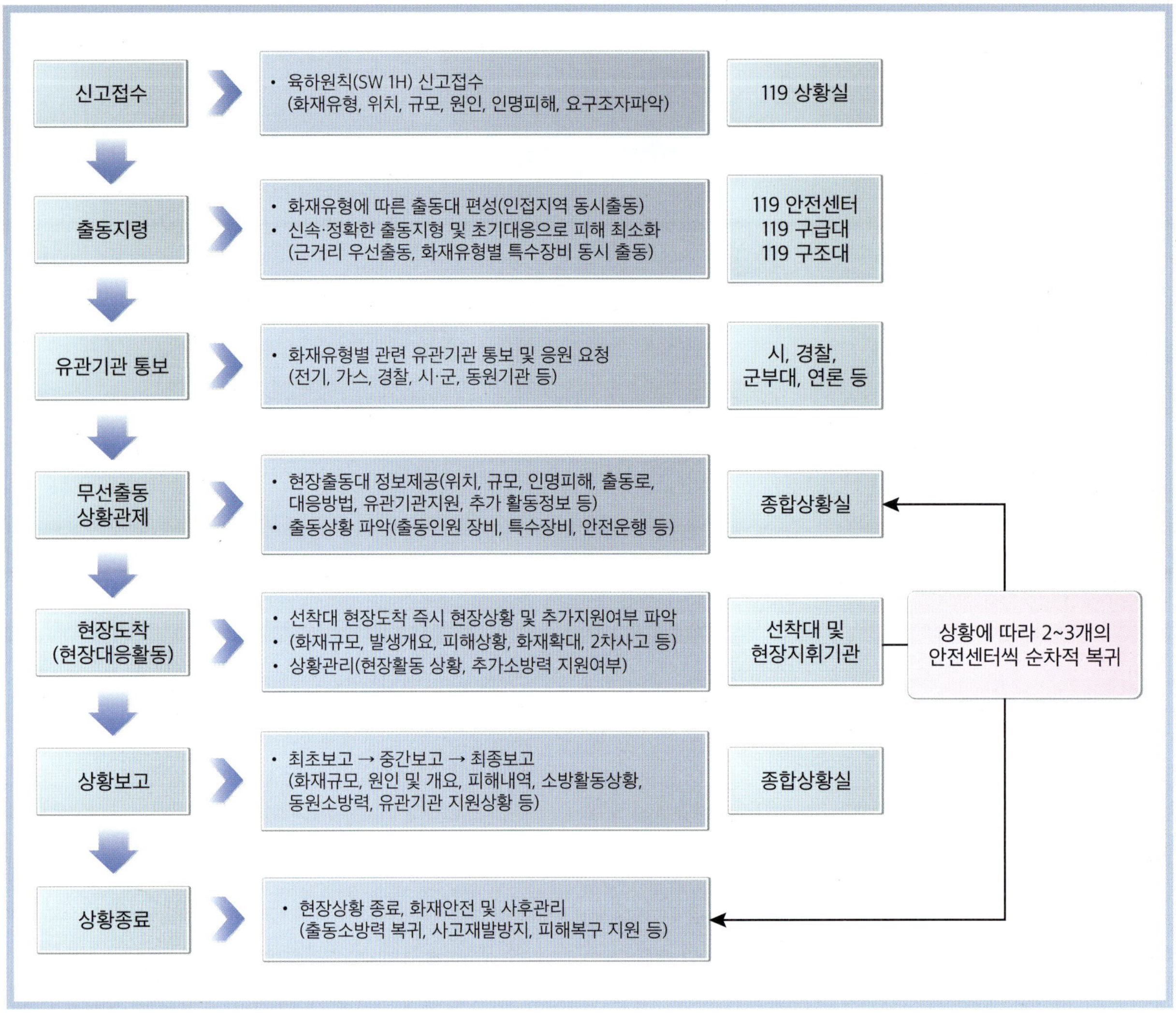

그림 2-2
119상황관리 표준지침에 따른 119출동 대응 절차.

<수보단계 심정지 인지 프로토콜>

1. **의식**이 있습니까?
   - 예 - 아니오 - 알 수 없음
2. **정상적으로 숨**을 쉽니까?
   - 예 - 아니오 - 알 수 없음
3. 심정지 여부
   ※ 의식이 없고 정상적인 호흡이 없는 경우 "심정지"로 판단한다.
   - 심정지인 경우 구급차 조기 긴급출동지시, 심폐소생술 안내(상담 단계) 연결
4. 구급차를 보냈습니다. 심폐소생술 안내를 연결하겠습니다. 전화 끊지 마세요.

나. 구급차 출동지시

<구급대 출동 지시의 일반적 지침>

- 구급대 출동이 필요한 경우, 관내의 가장 가까운 구급대 출동
- 조기 긴급출동 지시의 경우 다중출동 및 펌뷸런스 출동 지시 고려
- 구급대 출동 지시한 경우, 수집한 정보를 구급대원에게 제공
- 긴급출동 지시 상황에서는 구급대가 현장에 도착할때까지 3자 통화(신고자, 상담요원, 출동구급대) 유지

다. 재평가 및 응급처치지도

<구급상황관리요원(상담단계) 기본 프로토콜>

1. 환자가 몇 살입니까? (　　)세 (혹은 근사치)
   □ 영아(1세 미만) □ 소아(1~8세)
   □ 성인(9세 이상) □ 알 수 없음
2. **의식**이 있습니까?
   □ 예 □ 아니오 □ 알 수 없음
   *** 추가 질문(의식여부 '아니오'인 경우)**
   - 어깨를 세게 꼬집고 가슴중앙을 주먹으로 문질러 보세요.
     반응이 있습니까? (예, 아니오)
3. **정상적으로 숨**을 쉽니까?
   □ 예 □ 아니오 □ 알 수 없음
   *** 추가 질문추가 질문**
   - 환자의 가슴이 오르락 내리락 합니까? (예, 아니오)
   - 환자의 숨소리를 표현해 보세요.
   - 환자가 숨을 쉴 때마다 숫자를 불러 보세요.
     (10초 이상=임종(agonal)/비효과적(ineffective)인 호흡으로 간주

<의식 없고 정상적인 호흡이 아닌 경우>

4. 심정지 상태입니다. 심폐소생술을 시행해야 합니다.
5. 심폐소생술을 할 줄 아십니까? (예, 아니오, 알 수 없음)
   ** 훈련받은 일반인도 지도를 시행한다.
6. 핸드폰을 스피커로 바꾸세요.
   - 들리시나요?
7. 전화기를 들고 환자 곁으로 가세요.
8. 제가 지시하기 전에는 전화를 절대로 끊지 말고 따르세요.
   (가능하면 출동하는 구급대와 3자 통화를 연결함)
9. 연령별 심폐소생술 프로토콜에 따른 심폐소생술 프로토콜 안내

라. 『119구급대원 현장응급처치 표준지침』에 따라 구급대 도착 전, 상담요원(구급상황관리요원)이 전화로 신고자에게 응급처치를 안내하는 의학적 지도이다. 특히 환자 상태가 시간을 두고 급변하거나 생명에 위급한 경우에 유용하며, 심정지, 심정지에 준한 상황(목맴, 질식, 기도이물, 물에 빠짐, 외상성 심정지 추정), 2인 이상의 환자 발생 상황 시에는 구급대 도착 전 지도를 연속적으로 받을 수 있도록 한다.

② 교통사고 및 사고부상

가. 확인사항
- 추락: 얼마나 높은 곳에서 떨어진 것인지 확인
- 사지절단: 손발이 잘렸는지(손가락, 발가락 제외) 확인
- 교통사고: 차가 30 cm 이상 찌그러졌는지? 또는 전복이 되었는지? 또는 차에 깔렸는지? 또는 차에서 튕겨져 나갔는지? 또는 차량 핸들에 가슴이 끼었는지? 등을 확인
- 다수사상자: 환자가 6명 이상 되는지 확인

나. 구급차 출동지시 및 필요 시 응급처치지도

③ 임산부

가. 확인사항: 아이가 이미 나왔거나 진행된 출산으로 아이의 일부가 보이는지 확인하고 초산여부 및 자궁수축 등을 확인

나. 구급차 출동지시 및 필요 시 응급처치지도

④ 심인성흉통

가. 확인사항: 의식 및 정상적인 호흡 평가, 흉통 확인

나. 구급차 출동지시 및 필요 시 응급처치지도

⑤ 아나필락시스

가. 확인사항
- 벌 쏘임: 벌에 쏘였는지 확인
- 목 부음: 침을 삼키기 어려운지 확인
- 피부증상 또는 혈관부종: 피부가 붉어지거나 간지러움을 호소하는지, 눈 수변이나 혀, 입술이 부었는지 확인

나. 구급차 출동지시 및 필요 시 응급처치지도

⑥ 중증응급환자 범주에 해당하지 않는 경우

가. 확인사항: 심정지, 교통사고 및 사고부상, 임산부, 심인성흉통, 아나필락시스에 해당하지 않는 일반적 응급상황 여부 확인

나. 구급차 출동지시 및 필요 시 응급처치지도

⑦ 감염병환자

가. 확인사항

- 감염병 관련 임상증상이 있는지?
- 감염병 관련(결핵, 홍역, 수두 등) 확인 진단을 받은 적이 있는지?
- 임상증상은 없으나 확진자와 접촉 또는 해외 방문 후 14일 이내, 유증상자와 접촉 등 14일 이내 또는 감염병 발생지 방문 14일 이내, 역학조사 대상자에 해당하는지?
- 감염병 재난상황 시 학생유증상자 이송, 검체이송, 생활치료센터 이송, 보건담당부서 요청이 있는 때

나. 구급차 출동지시 및 필요시 응급처치지도

ㄷ. 중증응급환자 출동대 편성 및 다중출동

최초로 신고와의 통화를 통하여 질문 프로토콜 접목하고 환자의 중증도 분류가 이루어진 뒤 환자 중증도 여부에 따라 특별구급대와 일반구급대를 편성하며, 이때 필요하거나 출동 구급대의 요청이 있는 때에는 구급차 2대 이상을 다중출동하여 운영한다.

① 심정지/호흡정지

- 출동대편성: 특별구급대와 일반구급대 및 펌뷸런스 다중출동

② 교통사고 및 사고부상

- 출동대편성: 다수사상자 및 중증외상으로 의심되는 경우 특별구급대 출동지시 및 일반구급대 다중출동

③ 임산부

- 출동대편성: 자궁구축, 태아 보임 중 하나라도 호소하면 특별구급대 긴급출동 지시, 단 특별구급대가 2인 출동 시 근거리 있는 일반구급대 함께 다중출동

④ 심인성흉통

- 출동대편성: 12유도 심전도가 필요한 심인성 흉통으로 판단 시 특별구급대에 긴급출동 지시 후 근거리에 있는 일반구급대와 다중출동/단, 외상성 흉통과 열 및 심한 기침 동반 흉통, 15세 미만 흉통은 일반구급대로 편성

⑤ 아나필락시스

- 출동대편성: 알레르기 환자에서 의식이상, 호흡곤란, 목부음, 피부증상 또는 혈관부종, 심혈관계 허탈, 위장관계 문제 중 두 가지 이상 증상을 호소하면 아나필락시스 의심환자로 판단하고 특별구급대 긴급출동 지시, 단 특별구급대가 2인 출동인 경우 근거리에 있는 출동 가능한 일반구급대 다중편성

⑥ 중증응급환자 범주에 해당하지 않는 경우

- 출동대편성: 일반구급대 출동, 단 『펌뷸런스 출동체계 운영』에 따른 출동유형(1. 환자가 심장정지, 중증외상 등 중증응급환자로 의심되고 펌뷸런스 지원이 필요한 경우 2. 교통사고 현장 등 위험지역 출동 시 안전하고 효과적인 구급활동을 위해 추가적인 인력지원이 필요한 경우)에 해당하는 경우, 또는 현장 출동 구급대의 요청이 있는 경우에는 펌뷸런스와 함께 다중출동

⑦ 감염병환자

- 출동대편성: 감염병 확진된 응급환자 및 감염병이 의심되는 경우 감염병 전담구급차(음압구급대) 출동

2 외국의 신고접수 및 이송체계

1) 미국

미국의 출동체계를 살펴보면 초기 신고 및 접수단계에서 시작하여 구급차 도착 전까지 응급상황에 적절한 대응을 위해 통합시스템인 MPDS(Madical Priority Dispatch System)를 활용한다.

MPDS형 출동체계는 신고자로부터 수신된 전화를 활용하여 환자 정보 등을 문답형식으로 파악하고 환자의 중증도 분류 및 적합한 구급차를 출동시키는 시스템으로서 출동 우선순위 결정을 위해 체계적이고 문서화된 질문체계를 구성하고 있다. 이때 신고를 접수받는 상황요원은 신고자 또는 환자에게 필요정보를 파악하기 위하여 프로토콜화된 질문체계를 철저히 이행하며, 전체 질문을 완전히 마친 뒤 이에 적합한 구급차 출동지령을 한다. 이 시스템은 Dr. Jeff Clawson에 의하여 제작되었고 1977년부터 1979년 3년 동안 개발되었다. MPDS형 시스템은 1978년 처음 도입되어 미국 유타주의 Salt Lake City 소방서에서 사용되었으며, 현재는 24개국 이상에서 가장 많이 사용 중인 응급상황관제 시스템이다.

(1) 구성요소

환자 주증상을 기반으로 출동대상 범주를 분류하고, 핵심질문을 통한 환자의 중증도를 결정하며 중증도 우선순위에 따라 반응 수준 및 형태를 정하고 구급차 현장 도착 전 의료지도 내용을 포함한다.

(2) 6단계로 구분된 중증도 분류 및 출동우선순위 체계

① 오메가(Omega): 단순 전화조언 및 6시간 경과된 외상
② 알파(Alpha): 비긴급
③ 브라보(Bravo): 심각하지 않지만 ,기본소생술 수준의 신속한 평가 및 응급처치 필요
④ 찰리(Charlie): 바로 위 단계(브라보)보다는 심각하지만 응급에 해당사항 않음
⑤ 델타(Delta): 위급하며 심각한 상태
⑥ 에코(Echo): 최우선 응급 순위(위급상황)

(3) 반응수준 결정 일반적 원리

MPDS의 중증도 혹은 출동 우선순위에 따라 응급의료 반응수준을 결정하는 일반적인 원리는 다음과 같다.

① 알파(Alpha): 기본소생술 엠뷸런스만 출동하고 경고등과 사이렌을 사용치 않는 출동
② 브라보(Bravo): 기본소생술 앰뷸런스만 출동하고 경고등과 사이렌을 사용하는 출동
③ 찰리(Charlie): 전문소생술 앰뷸런스만 출동하고 경고등과 사이렌을 사용치 않는 출동
④ 델타(Delta) 및 에코: 기본소생술 및 전문소생술 앰뷸런스가 동시 출동하고 경고등과 사이렌을 함께 사용하는 출동
※ 응급의료 반응수준 및 출동형태는 지역적 특성 및 의료자원 등 고려

2) 일본

전화번호 119번을 이용하여 이송 및 응급처치를 수행하며, 응급구조사(일본에서는 '구급구명사'라고 칭함)가 병원에 도착하기 전까지 의료지도나 정보를 원활히 교환하고 있다. 그러나, 미국에 비해서는 전문성이 낮다. 즉, 대부분의 응급구조사가 소방직원이기 때문에 그 자질과 교육에 한계가 있다.

일부 지역을 제외하고는 소방 상주지도 이외의 지도는 실시하지 않고 있으며, 구급구명사 양성소에 전속 의사 3명 및 그 외 강사를 파견하여 교육을 실시하고 있다. 그러나 동경 소방청에서는 수백 명의 지도의사를 위촉하여 이들이 교대로 지도를 담당하고 있으며, 이를 관장하는 전체 책임 지도교수를 배치하고 있다.

구급의사는 급한 처치를 확인하고 적절한 의료기관을 결정하며, 의료기관이 결정된 후에는 그 의료기관 의료진이 자세한 의료지도를 한다. 사고의 신고접수에서부터 환자의 병원이송까지 구급 업무를 신속하게 처리하기 위하여 구급대와 병원 간 무선통신에 의한 상호연락 체계를 갖추고 있으며, 각 의료기관 진료체계의 상황(의사, 내기 여부, 병상 수, 수술 가부 등)을 자동적으로 병원 운용 표시판에 표시해 주는 구급의료정보수집 장치를 확보하고 있다. 일본 119시스템의 가장 큰 특징은 신고자 발신지의 자동표시장치와 함께 신고자의 현장 위치와 신고한 집이나 건물에 상주하는 사람들의 인적사항을 자동적으로 알려주는 전산시스템을 갖추고 있는 점이다.

응급환자의 이송병원은 일반적으로 구급대장이 판단해서 결정하며, 대개 전문병원과 의사가 팀으로 편성되

어 있어 조기에 환자의 인계나 치료가 가능하도록 하고 있다. 예를 들어, 동경소방청의 의료지도팀은 이송할 의료기관을 결정하고 환자를 의료기관에 이송한 이후에도 효과적인 환자 진료를 위하여 의료기관의 의료진과 정보를 교환한다.

3) 프랑스

신고접수 전화는 SAMU (Service d'Aide Médicale Urgente) 15, 경찰 17, 소방대 18번으로 되어 있으며 15번과 18번은 구조적으로 연결되어 있다. 구조에 관련된 신고전화는 가장 먼저 의료조정 상시대기부(Permanancier Auxiliairede Régulation Médicale, PARM)에 접수되며, 핵심적인 질문들을 통하여 신속히 응급의 정도를 파악한다. 최초의 통화자는 보유하고 있는 응급환자 이송과 관련된 모든 기관들의 연락처를 이용하여, 구조 요청자와 의료시스템을 연결시킨다. 동시에 전산 자료도 이첩한다. 즉, 생명이 위독한 경우라 판단되는 경우는 SAMU의 의사에게 어린이 약물 오용, 복통, 경련, 경상자 발생 교통사고 등의 일반 응급상황인 경우에는 응급 전화번호 15센터의 의사에게 이첩한다. 이 두 기관의 의사들은 서로 긴밀히 연락하여 희생자의 증상에 따른 상황에 대처한다.

의료조정 상시대기부(PARM)는 컴퓨터를 통해 어떤 사태에도 유용한 모든 정보를 가지고 있으며, 현장에 투입되는 구조요원과 무선통신을 통해 구급정보를 제공하고 해당 분야의 의사에게 연결해 준다.

4) 영국

보통 응급환자가 999로 전화를 걸면 999센터에 파견된 응급구조사가 구급, 소방, 경찰 중 필요한 서비스를 질문하여 신고 전화의 성격을 판단한다. 최초 접수자에 대한 상담은 일반 상담요원이 담당하며, 필요 시 간호사에게 인계하여 건강관리 및 질병 상담을 하고 병원 방문이 필요하면 방문을 권유한다. 응급처치가 필요하면 응급처치 프로그램을 통하여 체계적인 응급처치를 할 수 있다. 약국 정보도 안내하고 있으며, 약국 정보는 3개월 단위로 업데이트하고 있으나 실시간으로 정보를 제공하지는 않는다.

응급의료서비스가 필요한 경우 해당 지역을 담당하는 구급차 서비스센터로 연결하면, 구급차 서비스센터에서는 환자의 상태에 따라 현장 응급조치가 필요한 경우 이에 대한 지시를 내리게 된다. 이때 신고 전화의 위치가 자동적으로 확인되며, 가장 가까운 곳에 위치하고 있는 구급차 중에서 출동 가능한 구급차에 출동지시를 내리고, 이송할 병원을 알려준다.

구급차는 정보센터와 유무선 통신이 모두 가능하며, 구급차와 병원 간에는 유선통신만 가능하다. 일반적으로 병원과의 통신은 통신센터에서 담당한다. 구급차에서는 이송 예정인 병원에 연락하여 환자의 상태 등에 대한 정보를 제공하고, 해당 병원에서 환자를 적절하게 치료할 수 없는 경우에는 일단 응급처치를 한 후에 다른 적절한 병원으로 후송하게 된다. 또 한 소방 및 경찰과는 유선으로 연결되어 있으며, 통신을 담당하는 인력은 별도의 공식적인 훈련을 받지 않으며, 별도의 자격을 필요로 하지 않는다.

참고문헌 REFERENCE

1. 김준형. 119구급대원과 119구급대원과 119상황근무자간의 역할 인식 비교: 경기도소방을 중심으로. 가천대학교 석사학위논문. 2015.
2. 대한응급의료 지도의사 협의회. 119구급상황관리센터 상담 매뉴얼. 2020.
3. 안재성, 박수인, 이지수. 스마트시티 환경에서 119안전센터 긴급구난 서비스 개선을 위한 구급차량 출동 지시와 출동 지원 방안 연구. 구토지리학회지. 2019;53(3).
4. 유기운. (EMD와 EMT를 위한) 응급통신과 구급신고 접수 출동 시스템. 군자출판사; 2011.
5. 전국응급구조학과교수협의회. (사)한국응급구조학회. 일반응급처치학. 제13판. 대학서림; 2017.
6. 한현수. 119상황실 신고접수시간 단축방안에 관한 연구. 강원대학교 산업과학대학원 석사학위논문. 2016.

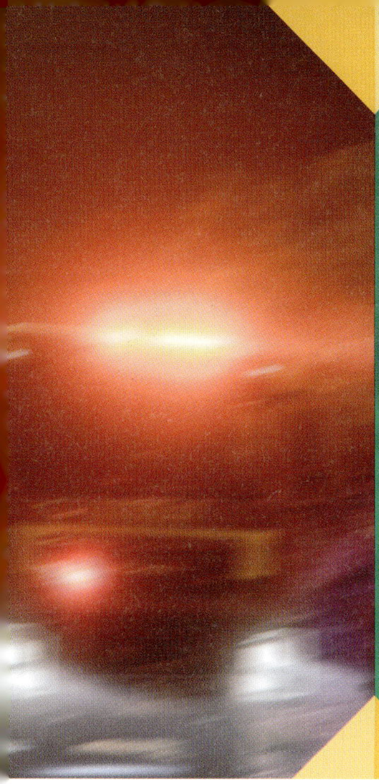

CHAPTER 3
병원 단계

Chapter editor. 서지원
Authors. 김성호, 서지원, 정화윤

이 장의 학습을 마치면 다음을 수행할 수 있다.

1. 응급의료서비스의 지역화와 단계화에 관하여 설명할 수 있다.
2. 응급실의 시설, 장비 및 인력에 관하여 알아본다.
3. 국외 및 국내의 병원간 이송 체계, 인력 및 절차에 관하여 설명할 수 있다.
4. 응급구조사의 업무범위에 관하여 설명할 수 있다.
5. 병원내 응급구조사의 업무에 관하여 설명할 수 있다.

KEYWORDS

응급의료체계

응급구조사의 업무

병원간 이송
- Critical Care Transport
- Interhospital Transport

1 응급의료서비스의 지역화와 단계화

1) 응급의료체계의 단계화

(1) 응급의료전달체계의 구성 및 역할

응급의료기관은 권역응급의료센터, 지역응급의료센터, 지역응급의료기관으로 구성되어 있으며, 권역별 응급의료센터 간의 업무조정 등을 위한 중앙응급의료센터, 외상·화상·독극물 관련 환자 전문치료를 위한 전문응급의료센터가 운영되고 있다. 권역응급의료센터는 중증응급환자 최종치료기관으로서 권역내의 재해발생 시 중심의료기능 수행, 응급의료종사자 교육 및 훈련 등의 역할을 수행하고, 지역응급의료센터와 지역응급의료기관은 응급환자에 대한 진료를 수행하도록 법률에 규정하고 있다.

응급의료기관 종별 지정 현황 및 법률에 따른 기능은 표 3-1과 같다.

(2) 국내 응급의료전달체계 발전 과정

2000년 권역응급의료센터는 초기 8개 시·도에 10개소가 지정되었으며 「응급의료에 관한 법률」 전면 개정을 통해 최초로 응급의료기관을 종별로 분류하고 각자의 기능을 수행하도록 규정, 이에 따라 현재의 응급의료전달체계(권역응급의료센터, 지역응급의료센터, 지역응급의료기관)가 확립되었다.

2010년 소아응급환자의 특성을 반영한 소아전문 응급의료체계 구축 필요성이 제기되었고 소아전용 응급실 10개소를 구축하여 운영하였다.

2012년 권역응급의료센터는 20개소 지정·운영되면서 응급의료기관의 역량 부족, 응급의료기관의 종별 기능 불명확, 낮은 적정응급의료기관 이용률, 응급의료자원의 비효율적 활용, 응급의료의 낮은 이용만족도가 문제점으로 나타났다.

2013년 보건복지부 '2013~2017년 응급의료기본계획' 추진방향을 응급의료전달체계의 효율적 작동을 위한 기능 중심의 응급의료기관 개편되면서 기관별 역할을 명확히 부여하고 신속한 응급처치, 최종치료를 받을 수 있도록 개선하는 계획을 수립하였다.

2015년 중증응급환자에게 적정시간에 최종치료를 제공할 수 있도록 응급의료 권역을 행정구역이 아닌 생활권 중심의 '29개 권역'으로 개편하고, 권역응급의료센터 개소수를 기존 20개소에서 38개소로 확대하였다.

2016년 소아 중증응급환자의 전문진료가 가능하도록 소아전문응급의료센터를 법제화 하였다. 이에 소아전용 응급실, 소아 전담 전문의 등 시설과 장비 및 인력을 갖추어 소아 중증응급환자의 전문 진료가 가능하도록 하였다.

2020년 故윤한덕 중앙응급의료센터장 사망(19년 2월)을 계기로 '환자와 지역중심의 응급의료체계 구축'을 위한 사회적 논의 필요성이 제기되어 민·관 전문가로 구성된 「응급의료체계 개선 협의체(이하 '협의체')」를 지난해 구성·운영하였다.

2022년 재난에 적극적인 대응을 할 수 있는 재난거점병원 역할을 권역응급의료센터(20개소)에서 35개소로 확대하여 사고 현장으로의 접근성과 신속성을 대폭 강화하였다.

2023년 보건복지부에서 발표된 4차 응급의료 기본계획을 통하여 '전국 어디서나 최종 치료까지 책임지는 응급의료'를 비전으로 중증응급환자 병원 내 사망률을 낮추고 중증응급환자의 적정시간 내 최종 치료기관 도착률을 높이고자 하였다. 또한 지역 응급의료체계 평가를 도입·실시함으로써 지역 응급의료 거버넌스를 강화하기로 하였다.

2) 응급의료체계의 지역화

(1) 응급의료체계의 지역화의 필요성

응급의료의 지역화는 외상환자 치료를 위해 시작되었고 미국 메릴랜드, 플로리다, 일리노이 주는 1960년대부터 지역응급의료서비스 프로그램을 개발하여 운영 중이다. 2006년 미국의학원에서 발간한 '미국 응급의료의 미래' 보고서에 응급의료체계의 발전을 위한 비전으로 '조정', '책임성'과 더불어 '지역화'가 제시되면서 응급 의료 지역화에 대한 본격적인 논의가 시작되었다.

표 3-1
응급의료기관 종별 지정 현황 및 법률에 따른 기능

우리나라 응급의료기관의 수와 기능 (2021년 2월 기준)		
응급의료기관종별 (개소)	**근거법령**	**법적 기능**
중앙응급의료센터 (1개소)	응급의료에관한법률 제25조	1. 응급의료기관등에 대한 평가 및 질을 향상시키는 활동에 대한 지원 2. 응급의료종사자에 대한 교육훈련 3. 응급의료에관한법률 제26조에 따른 권역응급의료센터 간의 업무조정 및 지원 4. 응급의료 관련 연구 5. 국내외 재난 등의 발생 시 응급의료 관련 업무의 조정 및 그에 대한 지원 6. 응급의료 통신망 및 응급의료 전산망의 관리·운영과 그에 따른 업무 7. 응급처치 관련 교육 및 응급장비 관리에 관한 지원 8. 응급환자 이송체계 운영 및 관리에 관한 지원 9. 응급의료분야 의료취약지 관리 업무 10. 그 밖에 보건복지부장관이 정하는 응급의료 관련 업무
권역응급의료센터 (38개소)	응급의료에관한법률 제26조	1. 중증응급환자 중심의 진료 2. 재난 대비 및 대응 등을 위한 거점병원으로서 보건복지부령으로 정하는 업무 3. 권역 내에 있는 응급의료종사자에 대한 교육·훈련 4. 권역 내 다른 의료기관에서 응급의료에관한법률 제11조에 따라 이송되는 중증응급환자에 대한 수용 5. 그 밖에 보건복지부장관이 정하는 권역 내 응급의료 관련 업무
전문응급의료센터 (4개소)	응급의료에관한법률 제30조	1. 응급환자의 진료 2. 제11조에 따라 응급환자에 대하여 적절한 응급의료를 할 수 없다고 판단한 경우 신속한 이송
지역응급의료센터 (129개소)	응급의료에관한법률 제27조	1. 응급의료에 관한 각종 정보의 관리 및 제공 2. 지역 내 응급의료종사자에 대한 교육훈련 3. 지역 내 응급의료기관 간 업무조정 및 지원 4. 지역 내 응급의료의 질 향상 활동에 관한 지원 5. 지역 내 재난 등의 발생 시 응급의료 관련 업무의 조정 및 지원 6. 그 밖에 보건복지부령으로 정하는 응급의료 관련 업무
지역응급의료기관 (236개소)	응급의료에관한법률 제31조	1. 응급환자의 진료 2. 응급의료에관한법률 제11조에 따라 응급환자에 대하여 적절한 응급의료를 할 수 없다고 판단한 경우 신속한 이송
권역외상센터	응급의료에관한법률 제30조의2	1. 외상환자의 진료 2. 외상의료에 관한 연구 및 외상의료표준의 개발 3. 외상의료를 제공하는 의료인의 교육훈련 4. 대형 재해 등의 발생 시 응급의료 지원 5. 그 밖에 보건복지부장관이 정하는 외상의료 관련 업무
지역외상센터	응급의료에관한법률 제30조의3	1. 시·도지사는 관할 지역의 주민에게 적정한 외상의료를 제공하기 위하여 응급의료기관 중 지역외상센터를 지정할 수 있다.
정신질환자 응급의료센터	응급의료에관한법률 제30조의5	1. 보건복지부장관은 정신질환자에 대한 응급의료를 위하여 응급의료 기관 중 정신질환자 응급의료센터를 지정할 수 있다. 2. 정신질환자응급의료센터의 지정 기준·방법 및 절차 등에 관한 구체적인 사항은 보건복지부령으로 정한다.

표 3-2
최초 권역응급의료센터(10개소)

부산대병원(부산)	경북대병원(대구)
전남대병원(광주)	중앙길병원(인천)
충남대병원(대전)	아주대병원(경기 남부)
의정부성모병원(경기 북부)	동인병원(강원 강릉)
원주기독병원(강원 원주)	전북대병원(전북)

적절한 환자에게 적절한 진료를 적시에 제공함을 전제로 지역화된 응급의료 네트워크를 통해 외상환자뿐만 아니라 패혈증, 심정지, ST-분절 상승형 심근경색, 뇌졸중, 심정지 후 상태 등 시간에 민감한 중증응급환자의 임상결과를 향상시킨다는 보고가 있다.

우리나라에서는 1990년대부터 중증응급환자 중심의 권역화 전략을 채택하여 운영하고 있으나 응급의료자원의 불균등한 분포와 지역별 환경 차이로 충분히 작동하지 못하다는 평가를 받고 있다. 따라서 응급의료 지역화 실현을 위해서는 지역 내 수요와 공급에 대한 최적화 분석과 지역 맞춤형 응급의료체계 구축을 위한 기반이 마련되어야 한다.

(2) 지역응급의료체계의 정의와 시행계획

지역응급의료체계란, "지역사회 보건의료체계를 중심으로 환자 발생현장에서 최종 병원 치료단계까지 적정시간 내에 적정한 인력, 적정한 의료시설과 의료장비 및 통신장비 등의 유기적인 협력을 기반으로 일원화된 응급의료를 제공하는 체계"를 말한다.

지역응급의료시행계획은 응급의료에 관한 법률 제13조의3(지역응급의료시행계획)에 따라 시·도지사가 응급의료기본계획에 근거하여 매년 수립 및 시행되며, 2011년부터 각 지방자치단체에서는 응급의료시행계획을 작성하고 시·도 응급의료위원회의 심의를 받아 이를 보건복지부 장관에게 제출하고 있다. 지역 내 연간 응급의료와 관련된 정책 및 사업의 토대가 된다는 점에서 지역응급의료시행계획은 중요한 의의를 가진다.

○ 응급의료에 관한 법률 제13조의3(지역응급의료시행계획)

① 시·도지사는 기본계획에 따라 매년 지역응급의료시행계획을 수립하여 시행하여야 한다.
② 지역응급의료시행계획은 제13조의2에 따른 기본계획의 지역 내 시행을 위하여 각 시·도의 상황에 맞게 수립하되, 다음 각 호의 사항을 포함하여야 한다. <신설 2021. 12. 21.>

1. 응급환자 발생 현황, 응급의료 제공 현황 등 지역응급의료 현황
2. 지역 내 응급의료 자원조사 등을 통한 지역응급의료 이송체계 마련
3. 응급의료의 효과적 제공을 위한 지역응급의료 주요 사업 추진계획 수립 및 실적 관리
4. 응급의료정책 추진을 위한 인력·조직 등의 기반 마련 및 지역 내 응급의료기관 간 협력체계 구축
5. 그 밖에 시·도지사가 기본계획의 시행 및 응급의료 발전을 위하여 필요하다고 인정하는 사항

③ 보건복지부장관은 대통령령으로 정하는 바에 따라 지역응급의료시행계획 및 그 시행결과를 평가할 수 있다. <개정 2021. 12. 21.>
④ 보건복지부장관은 지역응급의료시행계획 및 그 시행결과에 대하여 평가한 결과를 토대로 시·도지사에게 계획 및 사업의 변경 또는 시정을 요구할 수 있다. <개정 2021. 12. 21.>
⑤ 그 밖에 지역응급의료시행계획의 수립·시행 및 평가에 관하여는 대통령령으로 정한다.
<개정 2021. 12. 21.> [전문개정 2011. 8. 4.]

표 3-3
지역응급의료체계의 구성요소

① 시·도의 응급의료 책임자
② 응급현장의 신고접수에서 환자이송을 담당하는 소방본부
③ 민간 또는 공공의료 기관 등 다양한 이해관계자

(3) 지역응급의료시행 관련 법령

① 응급의료에 관한 법률 제13조(응급의료의 제공)

"국가 및 지방자치단체는 응급환자의 보호, 응급의료기관등의 지원 및 설치·운영, 응급의료종사자의 양성, 응급이송수단의 확보 등 응급의료를 제공하기 위한 시책을 마련하고 시행하여야 한다."고 하여 국가와 지방자치단체의 책임을 명시하고 있다. 이러한 국가와 지방자치단체의 응급의료에 대한 책임을 수행하기 위하여 중앙정부

는 응급의료 기본계획을 매 5년마다 수립하여 실행하고 있으며, 시·도 지방자치단체장은 국가 응급의료 기본계획에 따라 매년 지역응급의료시행계획을 수립하여 시행하여야 한다.

② 응급의료에 관한 법률 제13조의3(지역응급의료시행계획)

시·도지사가 응급의료 기본계획에 근거하여 매년 수립 및 시행되며, 2011년부터 각 지방자치단체에서는 응급의료시행계획을 작성하고 시·도 응급의료위원회의 심의를 받아 이를 보건복지부 장관에게 제출하고 있다. 지역 내 연간 응급의료와 관련된 정책 및 사업의 토대가 된다는 점에서 지역응급의료시행계획은 중요한 의의를 가지며, 이러한 법적 규정에 의하여 응급의료체계가 운영되고 있으나 응급의료기관 평가 및 응급의료기금 편성·집행 등 주요 권한이 중앙정부에 집중되어 지방정부의 인력, 조직, 예산 등 지역응급의료 정책 기반이 미약하다.

(4) 지역응급의료체계의 구성요소

성공적인 지역응급의료체계의 구축을 위하여 이러한 다양한 이해 관계자들이 참여하는 지역응급의료 거버넌스의 구축과 지역 내 응급의료서비스 데이터를 모으고 분석하여 환류하는 지역응급의료체계 내 통합 질 향상 체계가 필요하다.

(5) 국내 지역응급의료체계 현황

국내 응급의료는 소방청에서 병원전 응급의료를 담당하고 병원단계에서의 응급의료는 보건복지부의 지휘통제를 받는 의료기관의 응급의료기관에서 실행된다. 응급의료를 실행하기 위한 관련 법률은 응급의료에 관한 법률과 119구조·구급에 관한 법률을 근거로 국가주도형으로 응급의료가 실행되고 있다.

(6) 지역응급의료체계의 구축 방안

시·도 권역에서 실질적인 응급의료체계가 작동되기 위하여 응급의료에 관계자들이 지역응급의료의 공통 목표를 공유하고 운영현황을 지속적으로 모니터링하고 환류체계를 유지할 수 있어야 한다. 이를 위하여 시·도 권역 지역자치단체내의 응급의료 거버넌스의 조직체계가 더욱 명확하여야 하고 법률적 행정적 체계가 지원되어야 한다.

2 응급실의 시설, 장비, 인력

1) 응급의료기관

응급의료기관은 의료기관(의료법」 제3조에 따라 의료인이 공중(公衆) 또는 특정 다수인을 위하여 의료·조산의 업을 하는 곳) 중에서 「응급의료에 관한 법률」에 따라 지정된 중앙응급의료센터, 권역응급의료센터, 전문응급의료센터, 지역응급의료센터 및 지역응급의료기관을 말한다. (「응급의료에 관한 법률」 제2조제5호). 응급의료기관은 응급환자를 24시간 진료할 수 있도록 응급의료기관의 지정기준에 따라 시설, 인력 및 장비 등을 유지해 운영해야 한다(규제「응급의료에 관한 법률」 제31조의2제1항).

그럼에도 불구하고 자연재해, 감염병의 유행 등 「재난 및 안전관리 기본법」에 따른 재난 및 이에 준하는 상황과 그러한 재난의 징후를 식별하거나 재난발생이 예상되는 경우에 발령하는 위기경보 상황으로 인해 응급의료기관의 지정기준에 따른 시설, 인력 및 장비 등을 유지하여 운영하기 어려운 경우에는 보건복지부장관이 정하는 절차에 따라 그 예외가 인정될 수 있다(규제「응급의료에 관한 법률」 제31조의2제4항, 부칙[법률 제17968호] 제2조, 「재난 및 안전관리 기본법」 제3조제1호 및 제38조)

2) 응급의료기관의 종류

(1) 중앙응급의료센터

응급의료종사자에 대한 교육훈련 및 권역응급의료센터 간의 업무조정·지원 등의 업무를 수행하기 위해 지정된 종합병원(「응급의료에 관한 법률」 제25조)

○ 응급의료에 관한 법률 시행규칙 [별표 5의2] <개정 2022. 11. 22.>

권역응급의료센터의 지정기준(제13조제2항 관련)

1. 시설기준·장비기준·인력기준

가. 시설기준

1) 응급실 시설은 서로 인접하고 다른 의료시설과 구별되어야 하며, 응급실과 응급전용 중환자실·입원실 및 수술실, 검사실·중재실·MRI실 등은 수평 또는 수직으로 바로 연결될 수 있도록 최대한의 근접성을 갖추어 설치·운영해야 한다.

2) 감염병환자를 위한 음압격리병상 및 일반격리병상은 응급실 인근에 다른 구역과 분리하여 설치할 수 있으며, 소아환자를 위한 응급실을 별도 운영하는 경우 소아환자 진료구역도 응급실 다른 구역과 분리하여 설치할 수 있다.

3) 응급실 입구 환자 분류소에서 감염의사환자를 선별하고, 일반 응급환자와 동선을 분리하여 음압격리병상 등에서 격리진료를 받을 수 있도록 시설을 갖추어야 한다.

4) 응급실 전용 시설기준

시설	시설기준	비고
(1) 환자 분류소	• 환자진입구와 인접하여 설치할 것 • 중증도 분류에 필요한 장비와 비품을 갖출 것 • 충분한 환기가 이루어지도록 할 것	감염의사환자를 위한 마스크 등 보호 장구를 비치할 것
(2) 소생실	• 최소 20 ㎡의 전용면적을 확보하고, 각각의 내변이 3 m 이상이 되도록 할 것	환자 진입구 및 구급차출입구와 인접되게 설치할 것
(3) 처치실	• 최소 20 ㎡의 전용면적을 확보하고, 각각의 내변이 3 m 이상이 되도록 할 것 • 감염방지를 위해 손세척이 가능할 것	
(4) 응급환자 진료구역	• 각 병상마다 상지·하지 전동방식 높이조절 기능 및 시각적 차폐 시설을 갖출 것 • 산소와 음압을 공급하는 설비를 갖출 것 • 10병상 이상을 확보할 것	병상 간 간격은 1.5 m 이상을 확보할 것
(5) 중증응급환자 진료구역	• 출입통제가 가능한 별도의 구역으로 구성하고 무정전 시스템을 갖출 것 • 각 병상마다 상지·하지 전동방식 높이조절 기능 및 시각적 차폐 시설을 갖출 것 • 산소, 음압, 고압공기를 공급하는 설비를 갖출 것 • 8병상 이상을 확보할 것	
(6) 음압격리병상	• 외부로부터 완전히 밀폐될 것 • 필터링된 급기·배기, 음압제어 및 환기가 가능한 시설을 갖출 것 • 각 병상은 1인 격리실로 설치할 것 • 내부 전체를 관찰할 수 있는 창문 또는 폐쇄회로 텔레비전(CCTV)을 설치할 것 • 개인보호장비를 착용하거나 손세척을 할 수 있는 전실을 갖출 것 • 2병상 이상을 확보할 것	일반격리병상은 중증응급환자 진료구역 병상 수에 포함됨
(7) 일반격리병상	• 외부로부터 완전히 차폐될 수 있을 것 • 각 병상은 1인 격리실로 설치할 것 • 내부 전체를 관찰할 수 있는 창문 또는 폐쇄회로 텔레비전(CCTV) 설비를 갖출 것 • 3병상 이상을 확보할 것	

<table>
<tr><th>시설</th><th>시설기준</th><th>비고</th></tr>
<tr><td>(8) 소아응급환자 진료구역</td><td>• 각 병상마다 시각적 차폐 시설을 갖출 것
• 산소와 음압을 공급하는 설비를 갖출 것
• 3병상 이상을 확보할 것</td><td>• 소아전문응급센터가 아닌 경우에만 적용
• 병상 간 간격은 1.5 m 이상을 확보할 것</td></tr>
<tr><td>(9) 방사선실·일반촬영실·CT촬영실</td><td>• 신체 전 부위 촬영이 가능할 것
• 산소와 음압 공급설비를 설치할 것</td><td>중증응급환자 진료구역 인근에 설치할 것</td></tr>
<tr><td>(10) 응급전용 입원실</td><td>• 30병상 이상을 확보할 것
• 병상당 4.3 ㎡ 이상의 공간을 확보할 것</td><td rowspan="2">당일 응급의료 책임자가 입원·퇴원을 결정할 것. 다만, 전문진료과 중환자실 병상인 경우 입퇴원 시 당일 응급의료 책임자의 동의를 받을 것
• 전문진료과 중환자실 내 병상은 응급전용임을 표기하고 환자 대장을 관리할 것</td></tr>
<tr><td>(11) 응급전용 중환자실</td><td>• 20병상 이상을 확보할 것. 다만, 20병상 중 10병상은 전문진료과의 중환자실내 응급전용 중환자병상을 지정하여 운영할 수 있다.
• 「의료법 시행규칙」 별표 4의 중환자실 규정을 준수할 것</td></tr>
<tr><td>(12) 응급전용 수술실</td><td>• 병원 내 수술실 중 하나를 응급환자 전용으로 지정하여 사용할 것
• 응급환자 전용 수술실이 사용 중인 경우, 별도의 수술실 1실을 응급환자 전용으로 지정하여야 함</td><td>응급전용 수술실 사용권한을 당일의 응급의료 책임자에 부여할 것</td></tr>
<tr><td>(13) 보호자 면담실</td><td>• 외부로부터 시청각적으로 차단할 수 있을 것
• 환자의 상태 설명을 위한 시설을 갖출 것</td><td></td></tr>
<tr><td>(14) 전용 주차장</td><td>• 응급실 입구에 인접하고, 평면으로 연결되어 있어야 할 것
• 응급환자 전용 표기가 되어 있을 것</td><td>구급차 2대 이상 주차 공간을 확보할 것</td></tr>
<tr><td>(15) 보호자 대기실</td><td>• 최소 100 ㎡의 전용면적을 갖출 것
• 입원환자의 인원수에 따라 면적을 조정할 수 있음</td><td>30명 이상이 동시에 대기할 수 있는 공간으로 편의시설 설치가 가능할 것</td></tr>
<tr><td>(16) 회의실</td><td>20명 이상을 수용하여 교육·회의할 수 있도록 시청각 기자재 등을 갖출 것</td><td rowspan="2">• 질 관리를 위한 컨퍼런스 등을 수행할 것
• 응급실과 인접하지 않은 공간에 설치 가능함</td></tr>
<tr><td>(17) 재난 및 응급의료 지원실</td><td>재난, 교육, 의료지도 등 권역 내 응급의료 업무를 하기에 충분한 공간을 확보할 것</td></tr>
</table>

5) 의료기관 시설기준

<table>
<tr><th>시설</th><th>시설기준</th><th>비고</th></tr>
<tr><td>(1) 검사실</td><td>• 혈액성분검사(CBC), 혈액화학검사(Chemistry), 동맥혈 가스분석(ABGA) 및 요검사(U/A)가 가능할 것
• 심근효소검사, 혈액응고검사가 가능할 것</td><td rowspan="3">• 24시간 운영할 것
• 응급환자에 우선 사용되도록 할 것</td></tr>
<tr><td>(2) MRI실</td><td>• 신체 전 부위의 촬영이 가능할 것
• 산소와 음압을 공급하는 설비를 설치할 것</td></tr>
<tr><td>(3) 중재실</td><td>• 위내시경실, 담관내시경실, 기관지내시경실 각각 1실 이상 갖출 것
• 혈관조영실, 심혈관조영실 각각 1실 이상 갖출 것
• 각 시설은 산소와 음압을 공급하는 설비를 설치할 것</td></tr>
</table>

시설	시설기준	비고
(4) 혈액은행	• ABO 및 Rh Typing, 교차 시험(Cross Matching), Coomb's Test 검사가 가능할 것	
(5) 주산기 시설	• 신생아실을 갖출 것 • 분만실을 갖출 것	

나. 장비기준

1) 응급실 전용 장비

<table>
<tr><th rowspan="2">품명</th><th colspan="6">개수(단위: 개)</th><th rowspan="2">비고</th></tr>
<tr><th>일반 구역</th><th>소아 구역</th><th>중증 구역</th><th>소생실·처치실</th><th>중환자실</th><th>격리 병상</th></tr>
<tr><td>(1) 12유도 심전도기</td><td>1</td><td></td><td>1</td><td></td><td></td><td></td><td></td></tr>
<tr><td>(2) 심장충격기</td><td>1</td><td>1
(소아용 패드구비)</td><td>1</td><td>1</td><td>2</td><td>1</td><td>전원연결 없이 사용, 동기화 심전환 가능할 것</td></tr>
<tr><td>(3) 인공호흡기</td><td></td><td></td><td>5병상당 1</td><td>1실당 1</td><td>3병상당 1</td><td>5병상당 1</td><td>호흡방식 조절가능, 경고장치가 있을 것</td></tr>
<tr><td>(4) 무영등</td><td></td><td></td><td></td><td>1실당 1</td><td></td><td></td><td></td></tr>
<tr><td>(5) 이동 X-선 촬영기</td><td colspan="5">1</td><td>1</td><td></td></tr>
<tr><td>(6) 이동식 초음파 검사기</td><td colspan="6">1</td><td>심초음파검사 가능할 것</td></tr>
<tr><td>(7) 환자 감시장치</td><td>5병상당 1</td><td>5병상당 1</td><td>1병상당 1</td><td>1실당 1</td><td>1병상당 1</td><td>1병상당 1</td><td>심전도, 혈압, 혈중산소포화도 측정이 가능할 것</td></tr>
<tr><td>(8) 이동환자 감시장치</td><td colspan="2">1</td><td></td><td></td><td></td><td></td><td></td></tr>
<tr><td>(9) 기도흡입기</td><td>1병상당 1</td><td>1병상당 1</td><td>1병상당 1</td><td>1실당 1</td><td>1병상당 1</td><td>1병상당 1</td><td></td></tr>
<tr><td>(10) 산소량 조절장치</td><td>1병상당 1</td><td>1병상당 1</td><td>1병상당 1</td><td>1실당 1</td><td></td><td>1병상당 1</td><td></td></tr>
<tr><td>(11) 급속혈액가온주입기</td><td></td><td></td><td colspan="2">1</td><td>1</td><td></td><td></td></tr>
<tr><td>(12) 정맥 주입기</td><td>5병상당 1</td><td>5병상당 1</td><td>1병상당 1</td><td>1실당 1</td><td>1병상당 1</td><td>1병상당 1</td><td>약물 투여량의 정량 조절이 가능, 경고장치가 있을 것</td></tr>
<tr><td>(13) 보온포</td><td></td><td></td><td></td><td>1실당 1</td><td>1</td><td></td><td>가온이 가능할 것</td></tr>
<tr><td>(14) 중심체온 조절유도기</td><td></td><td></td><td></td><td>1</td><td></td><td></td><td></td></tr>
<tr><td>(15) 심부체온 측정장비</td><td></td><td></td><td></td><td>1</td><td></td><td></td><td></td></tr>
</table>

품명	개수(단위: 개)						비고
	일반 구역	소아 구역	중증 구역	소생실·처치실	중환자실	격리 병상	
(16) 이동 심근효소측정기			1				
(17) 연령별 기도 확보 장비 및 보조호흡 도구		1					
(18) 소아를 위한 기타 연령별 기구·소모품		1					
(19) 무선장비 및 전산장비	1						TRS 단말기 구비, 응급의료정보 입력·조회
(20) 구급차	특수구급차 1대 이상을 포함한 구급차 2대						응급실과 교신할 수 있는 장비를 갖출 것

2) 의료기관 내 확보해야 하는 장비

장비	기준
(1) 뇌압감시장비	24시간 사용이 가능해야 하며, 응급환자에 우선적으로 사용될 수 있게 할 것
(2) 인공심폐순환기(ECMO)	
(3) 지속적 신 대체 요법(CRRT) 장비	
(4) 인큐베이터	

다. 인력기준

1) 응급실 전담 인력기준

인력	인력기준	비고
(1) 의사	• 응급실 전담 응급의학전문의: 5명 이상 • 소아응급환자 전담전문의: 1명 이상 ※ 소아응급환자 중심으로 진료 • 응급실 전담전문의: 전년도 응급실 내원 환자수가 30,000명을 초과하는 경우, 1명을 확보하고 매 10,000명마다 1명을 추가 확보할 것 ※ 소아응급환자 전담전문의는 응급실 전담전문의 수에 포함 ※ 응급실 전담전문의는 응급의학과, 내과, 외과, 정형외과, 신경외과, 신경과, 심장혈관흉부외과, 소아청소년과, 마취통증의학과, 영상의학과 전문의 중에서 확보할 것	• 응급실 중환자 진료구역 내에는 24시간 응급의학전문의 1명 이상이 상주할 것 • 응급실 일반 진료구역 내에는 24시간 의사 1명 이상이 상주할 것 ※ 소아전문응급센터인 경우 소아응급환자 전담전문의는 별표 6의 기준을 별도 적용
(2) 간호사	• 응급실 전담 간호사 25명 이상 • 소아응급환자 전담 간호사 1명 이상 확보 • 전년도 응급실 내원 환자수가 30,000명을 초과하는 경우 3명을 추가 확보하고, 매 5000명마다 3명을 추가 확보할 것 ※ 소아응급환자 전담 간호사는 내원 환자당 추가 확보해야 하는 응급실 전담 간호사 수에 포함	• 응급전용 중환자실 및 응급전용 입원실과 별도로 할 것 ※ 소아전문응급센터인 경우 소아응급환자 전담간호사는 별표 6의 기준을 별도 적용

인력	인력기준	비고
(3) 응급구조사	• 재난, 교육, 전원관리 등을 위해 1급 응급구조사 5명 이상 • 구급차 운영을 위해 구급차 1대당 2명 이상	구급차 및 관련 인력은 위탁하여 운영할 수 있을 것
(4) 그 밖의 인력	• 간호사, 응급구조사 또는 보건의료정보관리사의 면허·자격을 가진 사람 2명 이상	• 응급의료 정보 관리 및 제공 업무를 전담할 것
	• 응급의료종사자 및 환자의 안전을 위한 청원경찰 또는 경비원 등의 보안인력 1명 이상	• 24시간 응급실 전담으로 1명 이상이 상주할 것

2. 일반 운영기준(법 제26조제2항에 따른 권역응급의료센터의 업무)
  가. 권역응급의료센터의 장은 응급환자의 진료를 위해 응급실과 각 전문진료과의 당직 인력을 확보하고 관련 부서 간 협력체계를 가동해야 한다.
  나. 권역응급의료센터의 장은 불시에 발생하는 중증응급환자를 수용하기 위하여 중환자실과 일반병동의 예비병상, 응급전용 수술장 등을 확보해야 한다.
  다. 권역응급의료센터의 장은 가용가능한 응급의료 자원의 현황, 주요 응급질환별 수용가능 여부, 응급환자의 내원 및 퇴실에 대한 정보를 보건복지부장관이 정하는 바에 따라 중앙응급의료센터로 전송해야 한다.
  라. 권역응급의료센터의 장은 감염의사환자의 선별, 음압격리병상 등 감염예방 시설의 운영, 동선분리 및 감염예방활동, 보호자 및 방문객 출입통제 등 응급실 감염예방 및 확산방지를 위한 지침을 마련하고 시행되도록 해야 한다.
  마. 권역응급의료센터의 장은 가목부터 라목까지의 조치 및 제18조의3에 따른 중증도 분류의 지도 및 시행을 위해 당일 근무하는 응급실 전담전문의 중 응급의료 책임자를 지정해야 한다.
  바. 제18조의3에 따른 중증응급환자가 내원하면 응급실 전담전문의가 직접 진료해야 한다. 다른 전문진료과목 전문의의 진료가 필요한 경우 「응급의료에 관한 법률」 제32조에 따라 호출해야 하며, 호출된 전문의는 해당 환자를 신속히 진료해야 한다.
  사. 중증응급환자를 다른 의료기관으로 이송하는 것을 최소화하되, 불가피하게 이송하는 경우 당일의 응급의료 책임자와 해당 진료과목 전문의가 직접 이송을 결정해야 하며, 이를 중앙응급의료센터에 통보해야 한다.
  아. 마목 및 바목에 따른 중증응급환자의 적정시간 내 진료, 다른 의료기관에서 이송되어온 중증응급환자의 적극적 수용 등에 대하여, 법 제17조에 따라 보건복지부장관이 실시하는 평가를 매년 통과해야 한다.
  자. 응급실 근무자 등은 소속, 전문과목, 면허·자격, 성명이 표기된 이름표를 달아야 하며, 면허·자격에는 전문의, 레지던트, 인턴, 간호사, 응급구조사 등이 구체적으로 표기되어야 한다.
  차. 중증응급환자에 대한 책임 진료와 권역 내 재난·교육, 구급대에 대한 의료지도 등 그 밖에 권역응급의료센터의 운영에 관한 세부적인 사항은 보건복지부장관이 정한다.
  카. 법 제15조의2에 따른 비상대응매뉴얼에 규정된 다수사상자 발생 시 즉시 출동할 수 있는 팀을 3개 이상 조직하되, 각 팀은 의사 1명 이상, 간호사 또는 응급구조사 2명 이상, 행정 업무를 담당하는 사람 1명 이상으로 각각 구성한다.

(2) 권역응급의료센터

중증응급환자 중심의 진료 등 응급의료에 관한 업무를 수행하기 위해 지정된 상급종합병원 또는 종합병원(「응급의료에 관한 법률」 제26조)

(3) 전문응급의료센터

소아환자, 화상환자 및 독극물중독환자 등에 대한 응급의료를 위하여 지정한 권역응급의료센터, 지역응급의료센터(「응급의료에 관한 법률」 제29조)

(4) 지역응급의료센터

특별시장·광역시장·특별자치시장·도지사·특별자치도지사(이하 "시·도지사"라 함)가 종합병원 중에서 응급환자의 진료 등을 수행하기 위해 지정한 응급의료센터(「응급의료에 관한 법률」 제30조)

○ 응급의료에 관한 법률 시행규칙 [별표 7] <개정 2020. 12. 16.>

지역응급의료센터의 지정기준(제17조제2항 관련)

1. 시설기준

구분	개수	단위면적(㎡)	총면적(㎡)	비고
가. 환자분류소	1			• 환자진입구와 인접하여 설치할 것 • 중증도 분류에 필요한 장비와 비품을 갖출 것 • 충분한 환기가 이루어지도록 할 것 • 감염병 의심환자를 위한 마스크 등 보호 장비를 비치할 것
나. 응급환자진료구역	1	110	110	• 20병상(음압격리병상 및 일반격리병상을 포함한다) 이상을 확보할 것
다. 음압격리병상	1			• 외부로부터 완전히 밀폐될 것 • 필터링된 급기·배기, 음압제어 및 환기가 가능한 시설을 갖출 것 • 각 병상은 1인 격리실로 설치할 것 • 내부 전체를 관찰할 수 있는 창문 또는 폐쇄회로 텔레비전을 설치할 것 • 개인보호장비를 착용하거나 손세척을 할 수 있는 전실을 갖출 것
라. 일반격리병상	2			• 외부로부터 완전히 차폐될 것 • 각 병상은 1인 격리실로 설치할 것 • 내부 전체를 관찰할 수 있는 창문 또는 폐쇄회로 텔레비전을 설치할 것 • 음압격리병상 1병상 이상을 포함한 격리병상을 3병상 이상 갖출 것
마. 검사실	1			• 장비기준에 따른 장비를 이용하여 검사하기 위한 충분한 공간을 확보할 것. 다만, 종합병원의 검사실을 이용할 수 있는 경우에는 검사실을 두지 않을 수 있음 • 24시간 혈액 성분 및 화학 검사, 동맥혈가스분석, 요검사를 할 수 있는 장비를 갖출 것
바. 방사선실(일반촬영실)	1			• 외래환자용과 구분되는 별도의 시설일 것
사. 처치실	1	15	15	• 간단한 수술 및 처치를 할 수 있는 처치대 1병상을 설치할 수 있는 면적일 것
아. 원무행정실	1			• 종합병원과 별도로 입퇴원 및 의료보험청구업무를 하는 경우에는 그에 필요한 면적을 확보할 것
자. 의사당직실	1			• 의사 2명 이상이 숙식할 수 있는 공간일 것
차. 보호자대기실	1			• 20명 이상이 동시에 대기할 수 있는 공간으로서 대기의자, 호출시설 등 편의시설의 설치가 가능할 것
카. 주차장				• 구급차 2대를 포함한 4대의 차량을 동시에 주차할 수 있는 공간을 확보할 것

비고: 위의 개수·단위면적 및 총면적 기준은 최소기준을 의미함.

2. 인력기준

인력	인력기준	비고
가. 의사	• 응급실 전담전문의 2명 이상을 포함한 전담의사 4명 이상	• 24시간 전문의 또는 3년차 이상 레지던트 1명 이상이 근무할 것
나. 간호사	• 응급실 전담간호사 10명 이상	• 24시간 응급실 전담간호사 3명 이상이 근무할 것
다. 그 밖의 인력	• 간호사, 응급구조사 또는 보건의료정보관리사의 면허·자격을 가진 사람 1명 이상	• 응급의료 정보 관리 및 제공 업무를 전담할 것
	• 응급의료종사자 및 환자의 안전을 위한 청원경찰 또는 경비원 등의 보안인력 1명 이상	• 24시간 응급실 전담으로 1명 이상이 상주할 것

3. 장비기준

장비명	기준
가. 심장충격기	1대 이상
나. 인공호흡기	1대 이상
다. 주입기(Infusion Pump)	5병상마다 1대 이상
라. 초음파검사기	1대 이상
마. 산부인과진찰대	1대 이상
바. 환자감시장치	5병상마다 1대 이상
사. 이동환자감시장치	1대 이상
아. 부착형흡인기	1병상마다 1대 이상
자. 부착형산소(Wall O_2unit)	1병상마다 1대 이상
차. 급속혈액가온주입기(Rapid infusion warmer)	1대 이상
카. 보온포	1대 이상
타. CT촬영기	1대 이상. 다만, 종합병원의 CT촬영기를 이용할 수 있는 경우에는 갖추지 않을 수 있음
파. 일반 X-선 촬영기	1대 이상
하. 이동 X-선 촬영기	1대 이상
거. 특수구급차	1대 이상. 다만, 법 제44조제2항에 따라 구급차의 운용을 위탁한 경우에는 갖추지 않을 수 있음
너. 무선통신설비 및 전산시설	응급의료지원센터와 교신할 수 있는 통신설비와 응급의료정보의 제공을 위한 전산장비 등의 시설을 갖출 것

○ 응급의료에 관한 법률 시행규칙 [별표 8] <개정 2020. 12. 16.>

지역응급의료기관의 지정기준(제18조제1항 관련)

1. 시설기준

구분		개수	단위면적 (㎡)	총면적 (㎡)	비고
가. 환자분류소		1			• 환자진입구와 인접하여 설치할 것 • 중증도 분류에 필요한 장비와 비품을 갖출 것 • 충분한 환기가 이루어지도록 할 것 • 감염병 의심환자를 위한 마스크 등 보호 장구를 비치할 것
나. 응급환자 진료구역	전년도 연간 응급실 내원환자수가 1만 명 이상인 경우	1	55	55	• 10병상(음압격리병상 및 일반격리병상을 포함한다) 이상을 확보할 것
	전년도 연간 응급실 내원환자수가 1만 명 미만인 경우		27.5	27.5	• 5병상(음압격리병상 및 일반격리병상을 포함한다) 이상을 확보할 것
다. 음압격리병상		1			• 외부로부터 완전히 밀폐될 것 • 필터링된 급기·배기, 음압제어 및 환기가 가능한 시설을 갖출 것 • 각 병상은 1인 격리실로 설치할 것 • 내부 전체를 관찰할 수 있는 창문 또는 폐쇄회로 텔레비전을 설치할 것 • 개인보호장비를 착용하거나 손세척을 할 수 있는 전실을 갖출 것
라. 일반격리병상					• 외부로부터 완전히 차폐될 것 • 각 병상은 1인 격리실로 설치할 것 • 내부 전체를 관찰할 수 있는 창문 또는 폐쇄회로 텔레비전을 설치할 것 • 음압격리병상 또는 일반격리병상을 1병상 이상 갖출 것
마. 검사실		1			• 24시간 혈액 성분 및 화학 검사, 동맥혈가스분석, 요검사를 할 수 있는 장비를 갖출 것. 다만, 병원의 검사실을 이용할 수 있는 경우에는 검사실을 두지 않을 수 있음
바. 처치실		1			• 간단한 수술 및 처치를 할 수 있는 구분된 공간일 것
사. 원무행정실		1			• 일반환자용 원무행정실도 사용 가능함
아. 의사당직실		1			• 의사 1명 이상이 숙식할 수 있는 공간일 것
자. 보호자대기실		1			• 10명 이상이 동시에 대기할 수 있는 공간으로서 대기의자, 호출시설 등 편의시설의 설치가 가능할 것

구분	개수	단위면적 (㎡)	총면적 (㎡)	비고
차. 주차장				• 구급차 1대를 포함한 2대의 차량을 동시에 주차할 수 있는 공간을 확보할 것

비고: 위의 개수·단위면적 및 총면적 기준은 최소기준을 의미함.

2. 인력기준

구분		인력기준	비고
가. 의사	전년도 연간 응급실 내원환자수가 1만 명 이상인 경우	• 응급실 전담의사 2명 이상	• 24시간 응급실 전담의사 또는 병원 당직의사 중 1명 이상이 근무할 것
	전년도 연간 응급실 내원환자수가 1만 명 미만인 경우	• 응급실 전담의사 1명 이상	
나. 간호사	전년도 연간 응급실 내원환자수가 1만 명 이상인 경우	• 응급실 전담간호사 5명 이상	• 24시간 응급실 전담간호사 2명 이상이 근무할 것
	전년도 연간 응급실 내원환자수가 1만 명 미만인 경우		• 24시간 응급실 전담간호사 1명 이상이 근무할 것
다. 그 밖의 인력		• 응급의료종사자 및 환자의 안전을 위한 청원경찰 또는 경비원 등의 보안인력 1명 이상	• 보안인력은 24시간 1명 이상이 상주할 것(응급실 이외 의료기관의 보안업무 겸임이 가능함)

3. 장비기준

구분	기준
가. 심장충격기	1대 이상
나. 인공호흡기	1대 이상
다. 주입기(Infusion Pump)	5병상마다 1대 이상
라. 환자감시장치	5병상마다 1대 이상
마. 부착형흡인기	1병상마다 1대 이상
바. 부착형산소(Wall O_2unit)	1병상마다 1대 이상
사. 일반 X-선 촬영기	1대 이상
아. 특수구급차	1대 이상. 다만, 법 제44조제2항에 따라 구급차의 운용을 위탁한 경우에는 갖추지 않을 수 있음
자. 무선통신설비 및 전산시설	응급의료지원센터와 교신할 수 있는 통신설비와 응급의료정보의 제공을 위한 전산장비 등의 시설을 갖출 것

(5) 지역응급의료기관

시장·군수·구청장이 응급환자의 진료 등 응급의료에 관한 업무를 수행하기 위해 지정한 종합병원(「응급의료에 관한 법률」 제31조)

3 병원간 이송

1) 국외 병원간 이송

(1) 미국

구급차에 따른 의료진 탑승 기준에서 기본소생술(BLS) 제공 가능 차량은 주법/지방법의 자격 기준을 충족하는 최소 2명의 구급대원이 탑승해야 한다. 탑승한 2명 중 최소 1명은 EMT-Basic 자격을 충족하여야 하며, 모든 소생용 및 생명유지 장치/장비를 다룰 수 있다고 법적으로 인정받아야 한다. 전문소생술(ALS) 제공 가능 차량은 주법/지방법의 자격 기준을 충족하는 최소 2명의 구급대원이 탑승해야 하며, 탑승한 2명 중 최소 1명은 공인된 EMT-Intermediate 혹은 EMT-Paramedic이어야 한다.

환자 상태에 따라 EMT-B와 EMT-P가 담당을 하게 된다. 비교적 중증환자의 경우 EMT-P, 그렇지 않을 경우 EMT-B가 이송 중 처치를 담당하며, 이에 따라 구급차 이송처치료가 달라지게 된다.

보통 운전기사는 따로 배석하지 않고 2인 1조로 운영되며 환자 상태에 따라 현장에서 타 기관의 EMT를 지원받은 경우는 3인 1조로 운영되기도 한다.

(2) 일본

2명 이상의 구조사가 탑승하도록 되어 있으나, 퇴원을 목적으로 한 운행, 요양원에서 통원을 위한 경우, 의사의 지시에 의한 외래 통원 혹은 의사/간호사가 동승한 경우 1명만 탑승이 가능하다. 구급차 탑승을 위한 자격증으로 '환자 등 반송 승무원 적임증'을 발급받고 있으며, 2년마다 갱신된다. 갱신을 위해서는 2년 내 1번 이상 소방청 교육을 수강하고 그 내용은 체위 관리 방법, 소방기관과 이송 연계 요령, 차량 기자재 소독 및 감염방지 요령, 환자 이송 법령이다. 구급차 인력의 정기 교육 제공자는 ① 구급대장으로서 3년 이상의 실무경험을 가진 자로 소방장이 적임이라고 인정한 자 ② 소방대학교 응급과정 수료자로 소방장이 적임이라고 인정한 자 ③ 소방학교 구급과과정 교관으로서 2년 이상의 경험이 있는 자로 소방장이 적임이라고 인정한 자가 가능하다.

(3) 싱가포르

모든 구급차에는 최소 2명(3명 권장)의 응급의료인력이 탑승해야 하며 2명이 탑승하는 경우 1명의 구급차 리더(Crew leader)와 1명의 구급차 보조자(Crew member)가 있어야 한다. Crew leader는 아래 표의 역할을 수행할 수 있는 능력이 있어야 하며 응급구조사, 구급차 간호사 혹은 구급차 의사 자격이 있어야 한다. 1명의 Crew member는 구급차를 운전하며 최소 구급차 운전 자격을 갖추어야 한다. 3명이 탑승하는 경우 1명의 Crew leader 및 2명의 Crew member가 탑승하게 되며 최소한 다음의 표의 내용을 수행할 수 있어야 하며 응급구조사, 간호사 혹은 의사 자격을 갖추어야 한다.

2) 국내 병원간 이송

(1) 인력 및 절차

구급차등의 운용자는 구급차등이 출동할 때에는 응급환자 이송일 경우 응급구조사 1인 이상이 포함된 2인 이상의 인원을 탑승시켜야 하며, 의사 판단 하에 비응급인 경우 의사, 간호사 및 응급구조사가 탑승하지 않을 수 있다.

- 전원 요청 응답 인력: 모든 응급의료센터는 응급환자 이송에 필요한 정보의 수집.제공 및 전원요청의 응답을 위해 응급상황관리책임자(gatekeeper)와 응급의료코디네이터를 두어야 한다. 응급상황관리책임자는 응급실 전담전문의로서 근무 중 해당 의료기관의 수술실, 중환자실 등의 상황과 주요 검사장비의

표 3-4
싱가포르 구급차 탑승자의 역할

Crew leader의 역할	Crew member의 역할
• 모든 연령의 외상 및 비외상 응급 환자를 지침에 따라 평가하고 치료 • 다수 사상 상황에서 치료 및 대피의 조직 및 우선순위 설정 • 다양한 종류의 스트레쳐, 고정 장치를 작동 • 외부 지혈, 드레싱, 부목, 반창고 적용 등의 기본 응급 술기 • 매몰 상황에서 구조시 사상자에게 즉시 치료 제공 • 기도기, 후두마스크 등 기도 평가 및 관리 • 영아, 소아, 성인에 대한 BLS 수행 • 12리드 심전도 수행 및 심전도 감시, 필요시 - 수용 병원에 12리드 심전도 전송 • AED를 독립적으로 적용 및 시행 • 정맥로 확보, 지정된 약물 투입, 지침에 따른 정맥주입 수행 • 모세혈관 혈당 검사 및 저혈당 처치 • 응급 분만의 평가 및 처치 • 네뷸라이저를 포함한 기본 응급 약물 투여 • 청진에서 비정상 호흡음 감지 • 환자 처치 시 적절한 개인보호장구 사용 및 감염성 질환 전파 예방을 위한 표준 예방지침 적용 • 비위관, 도뇨관 혹은 다른 튜브 및 관의 관리	• 구급차의 모든 장비에 친숙하고 적절히 사용 • 다양한 종류의 스트레쳐, 고정 장치를 작동 • 영아, 소아, 성인에게 BLS 및 백밸브마스크 적용 • AED를 독립적으로 적용 • 표준 응급 처치 및 산소 공급 시행 • 환자의 활력징후 측정 • 안정적인 환자에서 말초 정맥로 감시 및 점적주사 • 비위관, 기도절개관, 도뇨관 환자의 이송 • 외부 지혈, 드레싱, 부목, 반창고 적용 등의 기본 응급 술기 • 필요시 수용 병원과 연락 • 환자 처치 시 적절한 개인보호장구 사용 및 감염성 질환 전파 예방을 위한 표준 예방지침 적용 • 환자 처치 중에 crew leader를 보조

가용여부 등을 파악하여 응급환자 수용여부를 결정하는 책임이 있다. 응급의료코디네이터는 간호사 면허, 의무기록사 및 응급구조사 자격 소지자 중에서 응급의료기관의 장이 응급의료기관의 실시간 응급의료자원 파악 및 기관간 정보공유, 병원간 전원업무 수행을 위해 지정한 자로서, 아래의 업무를 수행한다.

- 전원 결정: 의료인은 응급의료에 관한 법률 제11조 제1항에 따라 해당 의료기관의 능력으로는 응급환자에 대하여 적절한 응급의료를 할 수 없다고 판단한 경우 전원을 결정하고, 환자의 안정 또는 치료 방침의 결정에 직접적인 관련이 없는 검사나 시술, 결과 확인, 약물투여 등으로 시간을 지체하지 않고 그 환자를 적절한 응급의료가 가능한 다른 의료기관으로 이송하여야 한다. 이송 받는 의료기관에서 인계받기 전까지는 보내는 의료기관에서 책임을 져야 한다.

표 3-5
국내 응급의료코디네이터의 업무

- 중증응급환자 수용가능정보시스템 관련 업무
  - 응급상황관리책임자 및 중증응급질환 책임자 정보 파악 및 실시간 수정·입력
  - 중증응급질환의 수용가능여부 수시모니터링 및 최신화
  - 근무기간이 아닐 때 중증응급질환 수용가능정보제공을 위한 원내 정보체계의 수립과 운영
- 응급환자진료정보망 데이터 충실도 관리

- 전원 인력 및 수단: 전원은 응급의료에 관한 법률 제2조제2호의 응급의료에 해당하며, 환자 또는 그 법정대리인의 동의를 받아야 하며, 의료기관의 장은 응급환자의 안전한 이송에 필요한 의료기구와 인력을 제공하여야 한다. 환자의 중증도에 따라 이송수단을 선택하되, 중증환자의 경우에는 특수구급차로 이송하며 필요시 헬기를 요청한다.
- 동승자: 구급차 동승 인력은 응급구조사이며, 의사 또는 간호사가 동승한 경우에는 응급구조사가 함께 동승하거나 동승하지 않아도 된다.
- 이송 받을 의료기관 섭외: 의료인은 응급의료정보

망을 통하여 수용가능여부가 확인된 기관이나 이송하고자 하는 의료기관에 핫라인 등을 이용해 직접 연락하여 수용여부를 확인하여야 하며, 2개 이상의 의료기관에서 수용불가를 통보하거나 직접 수용가능여부를 확인하는 것이 적절하지 않은 경우에는 119구급상황관리센터, 재난응급의료상황실(중앙응급의료센터)에 의뢰하여 수용 가능한 의료기관을 안내받고 수용여부를 확인한다.

- 수용능력 확인: 이송하고자 하는 응급의료기관의 응급환자 수용능력을 확인하고 응급환자의 상태와 이송 중 응급처치의 내용 등을 미리 통보하여야 하며, 응급환자진료의뢰서를 비롯하여 환자 진료에 필요한 서류 및 검사결과를 동봉하여야 한다.
- 이송 중 통신체계: 응급환자를 보내는 의료기관과 구급차와 이송 중 통신이 가능하도록 통신수단을 확보해야 한다.
- 이송 전 환자 평가: 이송 개시 직전 환자의 의식수준, 활력징후, 적용 중인 약품 및 장비 적용 상태를 확인하고 그 내용과 시간을 의무기록지에 기록한다.
- 이송 중 환자 평가: 동승자는 환자의 의식수준, 활력징후, 적용 중인 약품 및 장비 적용 상태를 상시 감시하고, 문제상황 발생 시 즉각 조치하거나 스스로 조치가 불가한 경우 통신을 통해 의료지도를 요청하여 처치한다.
- 이송 후 조치: 응급의료기관의 장은 중증응급환자를 응급수술 불가, 중환자실 부족 등 의학적으로 불가피한 사유로 다른 의료기관으로 이송한 경우 중앙응급의료센터의 '병원간 전원등록시스템'에 전원정보를 등록하여야 한다.
- 출동 및 처치기록지: 이송 중 시행된 감시 및 처치사항에 대하여 시간과 내용을 출동 및 처치기록지에 기록하여 환자 인수 의사의 서명을 얻은 뒤 1부를 제출하고, 1부는 이송처치료징수용으로 환자 또는 그 보호자에게 교부하며, 1부는 보관한다.
- 이송처치료의 징수: 이송처치료를 징수하는 환자의 경우, 출동 및 처치기록지 1부와 이송 처치료영수증

○ 이송처치료의 기준(응급의료에 관한 법률 시행규칙 [별표 3.])

이송처치료의 기준(제11조 관련)

구분	요금의 종류	구급차의 운용자	
		법 제44조제1항제1호부터 제4호까지에 따른 의료기관 등	법 제44조제1항제5호에 따른 비영리법인
일반 구급차	기본요금(이송거리 10 km 이내)	30,000원	20,000원
	추가요금(이송거리 10 km 초과)	1,000원/1 km	800원/1 km
	부가요금(의사, 간호사 또는 응급구조사가 탑승한 경우)	15,000원	10,000원
특수 구급차	기본요금(이송거리 10 km 이내)	75,000원	50,000원
	추가요금(이송거리 10 km 초과)	1,300원/1 km	1,000원/1 km
공통	할증요금(00:00~04:00)	기본 및 추가요금에 각각 20% 가산	

비고: (1) "이송거리"는 환자가 구급차에 실제로 탑승한 거리임.
(2) 응급환자가 선박 및 항공기에 탑승한 경우의 이송처치료의 기준은 보건복지부장관이 따로 정하여 고시함.

1부를 교부한다(발급).

"의학적으로 불가피한 사유"란, 해당 의료기관의 능력으로는 응급환자에 대하여 적절한 응급의료를 할 수 없는 경우 또는 응급수술 불가, 중환자실 부족 등의 이유로 동급 이상의 의료기관으로의 전원이 필요한 경우를 말한다.

"중증응급환자"란, 중증응급환자 진료가능 질환별 정보 상황판의 11개 중증질환으로 신속한 치료가 필요한 환자를 말한다.

표 3-6
11개 중증질환 환자

① 뇌출혈 수술	② 뇌경색 재관류
③ 심근경색 재관류	④ 복부손상 수술
⑤ 사지접합 수술	⑥ 응급내시경
⑦ 응급투석	⑧ 조산산모
⑨ 신생아	⑩ 중증화상
⑪ 정신질환자	

(2) 중증환자 이송

① Seoul Mobile Intensive Care Unit, SMICU

가. 개요

SMICU(Seoul Mobile Intensive Care Unit)는 병원 간 중증환자 이송의 선진화를 위해 2016년 1월에 출범됐다. 2015년 11월부터 12월까지 시범사업 기간을 거쳐 정식 출범하였으며 서울특별시의 재정 지원을 받아 서울대학교병원에서 운영하고 있다. 이 서비스는 중증환자 전용 구급차에 전문의를 포함한 중증환자 이송 전담 인력이 탑승하여 연중무휴 24시간 상시 출동을 제공하는 서비스로, 지상 앰뷸런스를 이용한 중증환자 이송을 담당하는 중증환자이송 서비스이다.

나. 이송 대상 기준

서울특별시 지역 내 의료기관(응급실, 병실, 중환자실, 음압병실 포함)에서 아래와 같은 중증환자가 서울특별시 지역 내 다른 의료기관(응급실, 병실, 중환자실 포함)으로 병원간 이송이 필요한 환자이며, 세부 기준은 표 3-7과 같다.

표 3-7
SMICU 이송 대상 기준

1. 자발순환 회복되어 통합적인 소생후 치료가 필요한 심장정지 환자
2. 출혈성 혹은 기타 쇽 상태(쇽 발생 가능한) 중증 외상 환자
3. 급성 뇌졸중으로 진단되었거나 의심되는 환자
4. 급성 심근경색으로 진단되었거나 의심되는 환자
5. 호흡부전으로 인공호흡기 적용 혹은 적용 가능성이 있는 환자
6. 생명(사지(시력)포함) 유지를 위한 응급 수술 및 중재술 등이 필요한 환자
   6_1 응급수술
   6_2 응급내시경
   6_3 응급기관지내시경
   6_4 영상의학적 중재술
   6_5 지속적 신대체 요법(CRRT)
7. 패혈증 또는 패혈증 쇼크 환자
8. 특수 인력이나 특수 장비가 필요한 환자
   8_1 고위험 산모
   8_2 특수 장비 적용 환자(인큐베이터, 체외순환기, IABP)
9. 위 기준에 해당되지 않으나 연속적인 모니터링 및 자동약물주입기, 인공호흡기 등이 필요한 환자
10. 감염병 또는 감염병 의심 환자
11. 기타 이송 필요 환자

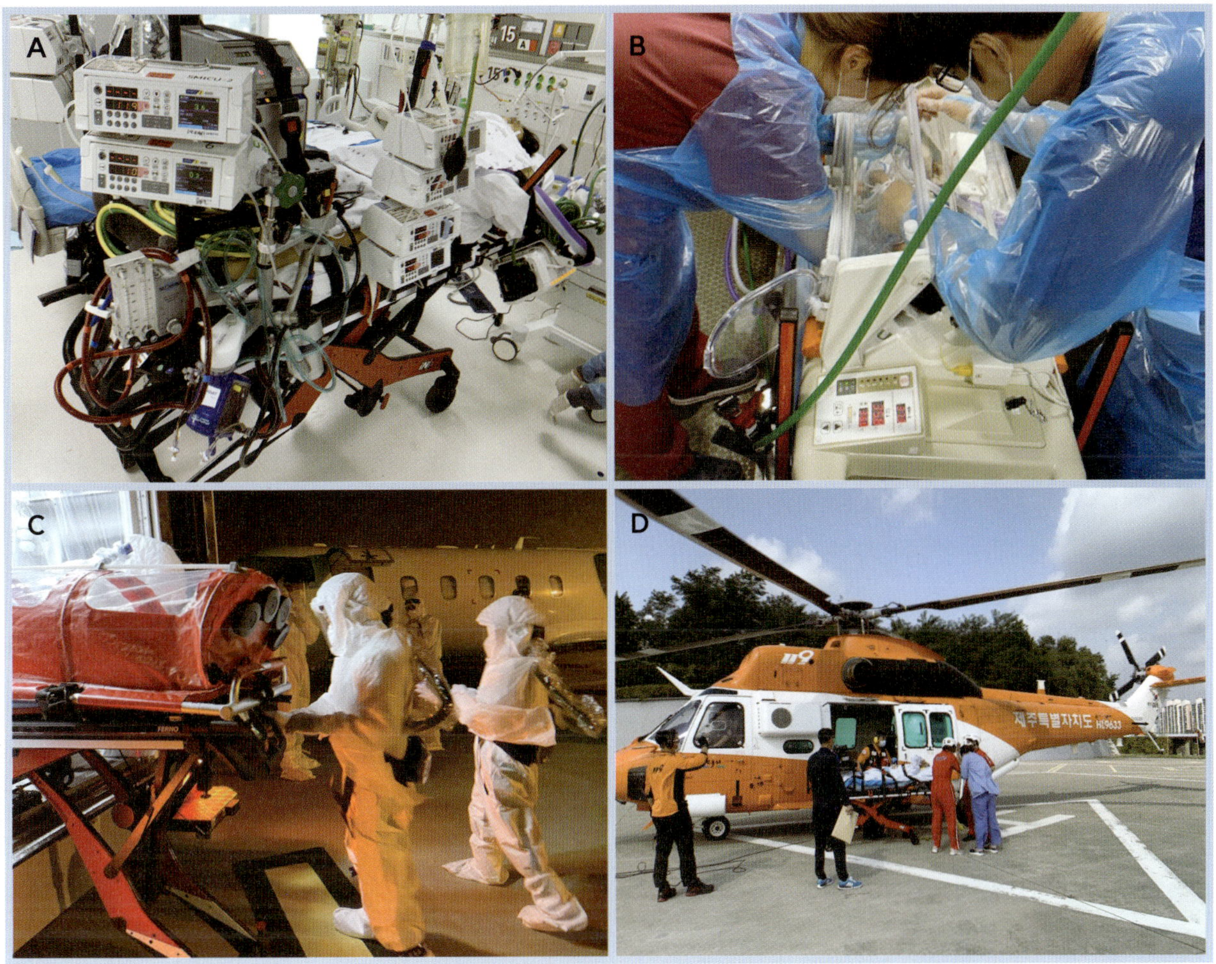

그림 3-1
SMICU 환자 이송 사진.
A. ECMO 적용 환자 이송, **B.** Incubator 적용 환자 이송, **C.** 국외 항공 - 육상연계 이송, **D.** 국내 헬기 - 육상연계 이송.

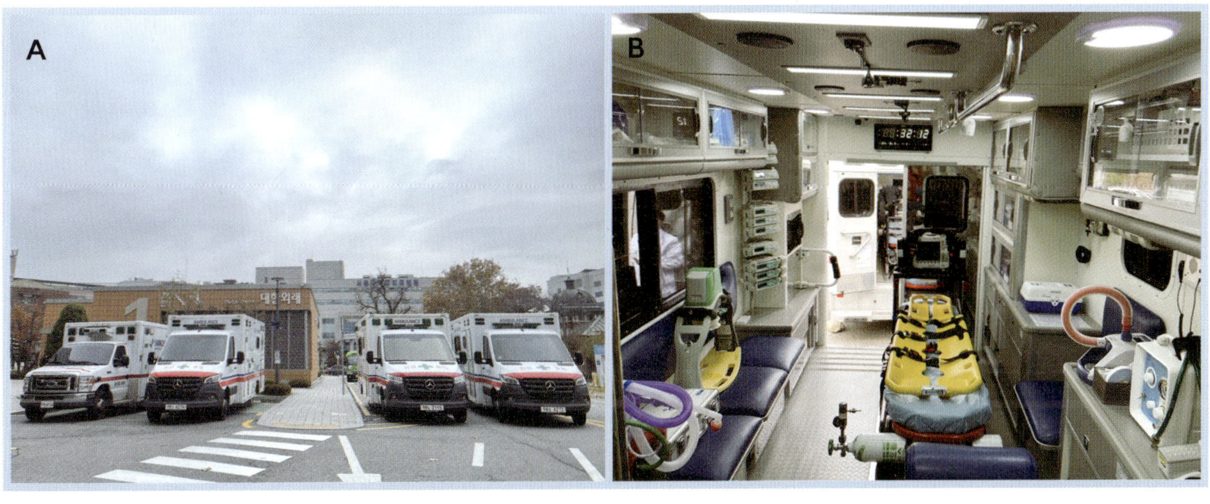

그림 3-2
SMICU 특수구급차 내·외부사진.
A. SMICU 특수구급차 외부, **B.** SMICU 특수구급차 내부.

4 병원 응급구조사의 업무

1) 응급구조사의 업무 범위

응급구조사는 응급처치와 응급환자에게 치료가 가능한 응급의료기관으로의 이송과 응급의료기관 내에서 의사의 보조적 역할을 하고, 당해 기관에서 치료가 불가능할 경우 최종적인 치료를 제공할 수 있는 의료기관으로 환자를 이송하는 전원까지 응급의료체계 전반에서 업무를 수행하고 있다. 즉, 질병이나 사고 및 재난 현장에서부터 신고, 상담, 구조, 이송 및 응급처치가 제공되는 병원 전 단계(Pre-Hospital)와 전문적인 처치와 진료가 이루어지는 병원 단계(In-Hospital), 필요시 적절한 적문적인 치료를 위해 집중치료기관으로 이송되는 전원단계(Transfer)로 구분할 수 있다. 보통 병원 전 단계에서는 일차적으로 소방공무원(화재, 구조, 구급 업무를 담당)이 현장을 확인하고 응급환자에 대한 신속하고 적절한 응급처치를 수행하는 단계를 말하며, 병원 단계는 이송한 응급환자를 병원에 인계하여 전문적인 검사와 그에 따른 적절한 응급의료종사자가 처치하는 단계를 말한다. 전원단계는 응급환자에 대한 적절한 치료 및 수술이 끝나면 정상적인 일상생활로의 복귀를 할 수 있도록 전문 재활 병원으로 옮기는 단계를 말하며, 응급환자가 당해 의료기관의 시설 등의 부족으로 적정한 치료를 할 수 없다고 판단되는 경우 다른 의료기관으로 이송하는 것을 포함한다. 각 단계별 역할은 다르지만, 업무는 법적 규정 안에서 동일하다. 우리나라의 응급구조사는 1급과 2급으로 구분되며, 응급의료에 관한 법률에서는 응급구조사의 업무에 관한규정을 하고, 동법 시행규칙[별표 14]으로 각각의 업무범위를 규정하고 있다. 외국의 경우에는 우리나라보다 30~40년보다 빨리 응급의료체계를 시행 및 발달하기 시작하였다. 종류로는 미국의 EMT의 경우 세계 2차 대전을 겪고 돌아온 경험이 풍부한 외과와 관련된 의사들이 구축해 나갔으며 외과 의사들은 현장에서 응급처치를 하면 응급환자 생명보호에 효과가 높은 것을 경험하였다. 응급구조사를 지칭하는 명칭은 각 나라별 상이하며 영국은 Paramedic, 일본은 구급구명사(救急救命士), 독일은 Notfallsanitätergesetz, 미국은 EMT, A-EMT, Paramedic으로 지칭한다. 특히 미국의 Paramedic의 경우 우리나라 1급 응급구조사보다 업무범위를 폭넓게 다양하게 인정하고 있다.

2) 병원 응급구조사의 업무

(1) 의사의 진료보조

응급환자 진료에 있어 의사의 업무보조자로서의 역할을 수행하고 있으며 그 업무는 심전도 기록, 위장관튜브나 도뇨관 삽입, 상처 소독, 골절이나 염좌 환자의 석고고정, 봉합 시 보조 등 다양한 역할을 통해 의사의 환자 일인당 진료 시간을 줄여주어 응급환자의 신속한 해결에 많은 도움을 주고 있다. 가슴통증 환자는 응급의료기관 내원과 동시에 12유도 심전도 측정이 필요하며 환자에게 필요한 응급처치를 결정할 수 있는 근거가 된다. 의사는 환자에게 증상과 필요한 정보를 문진을 통해 확인하고, 간호사는 혈액검사를 위해 정맥로 확보와 함께 혈액채취, 필요 약물 준비, 응급구조사는 12유도 심전도 측정과 추가적으로 필요한 응급처치를 준비한다. 12유도 심전도 측정과 혈액채취는 응급의료 특성에 의하여 응급실 내에서 응급의료종사자에 의해 실시되는 업무로 응급실 내에서의 허용이 필요하겠다.

(2) 병원 내 심폐소생술 팀의 일원으로서 응급구조사의 역할

병원 내 심정지는 발생장소에 따라 응급실과 응급실 이외의 곳으로 구분 할 수 있다. 응급실의 경우 거의 모든 예에서 응급구조사가 심폐소생술에 관여하며, 병실이나 중환자실 등에서 발생한 심정지의 경우는 병원방송을 통해 응급의료진이 해당 장소로 이동하여 심폐소생술을 시행한다. 다만, 병원 특성에 따라 신속대응팀을 운영하거나 원내지침 상 그러하지 않는 경우도 있다.

(3) 중환자감시 및 처치

의식저하 환자나 외상 후 발생한 쇼크환자 등에서와 같이 상태가 시시각각 변하는 중환자의 경우 의료진에

○ 응급의료에 관한 법률 제41조(응급구조사의 업무), 제42조(업무의 제한)

제41조(응급구조사의 업무)
① 응급구조사는 응급환자가 발생한 현장에서 응급환자에 대하여 상담·구조 및 이송 업무를 수행하며, 「의료법」 제27조의 무면허 의료행위 금지 규정에도 불구하고 보건복지부령으로 정하는 범위에서 현장에 있거나 이송 중이거나 의료기관 안에 있을 때에는 응급처치의 업무에 종사할 수 있다. <개정 2019. 12. 3.>
② 보건복지부장관은 5년마다 제1항에 따른 응급구조사 업무범위의 적절성에 대한 조사를 실시하고, 중앙위원회의 심의를 거쳐 응급구조사 업무범위 조정을 위하여 필요한 조치를 할 수 있다. <신설 2019. 12. 3.> [전문개정 2011. 8. 4.]

제42조(업무의 제한) 응급구조사는 의사로부터 구체적인 지시를 받지 아니하고는 제41조에 따른 응급처치를 하여서는 아니 된다. 다만, 보건복지부령으로 정하는 응급처치를 하는 경우와 급박한 상황에서 통신의 불능(不能) 등으로 의사의 지시를 받을 수 없는 경우에는 그러하지 아니하다. [전문개정 2011. 8. 4.]

○ 응급의료에 관한 법률 시행규칙[별표 14] <개정 2017. 12. 1.>

1. 1급 응급구조사의 업무범위
   가. 심폐소생술의 시행을 위한 기도유지(기도기[airway]의 삽입, 기도삽관[intubation], 후두마스크 삽관 등을 포함한다)
   나. 정맥로의 확보
   다. 인공호흡기를 이용한 호흡의 유지
   라. 약물투여 : 저혈당성 혼수 시 포도당의 주입, 흉통 시 니트로글리세린의 혀아래(설하) 투여, 쇼크 시 일정량의 수액투여, 천식발작 시 기관지확장제 흡입
   마. 제2호의 규정에 의한 2급 응급구조사의 업무
2. 2급 응급구조사의 업무범위
   가. 구강내 이물질의 제거
   나. 기도기(airway)를 이용한 기도유지
   다. 기본 심폐소생술
   라. 산소투여
   마. 부목·척추고정기·공기 등을 이용한 사지 및 척추 등의 고정
   바. 외부출혈의 지혈 및 창상의 응급처치
   사. 심박·체온 및 혈압 등의 측정
   아. 쇼크방지용 하의 등을 이용한 혈압의 유지
   자. 자동심장충격기를 이용한 규칙적 심박동의 유도
   차. 흉통 시 니트로글리세린의 혀아래(설하) 투여 및 천식발작 시 기관지확장제 흡입(환자가 해당약물을 휴대하고 있는 경우에 한함)

의한 집중감시와 응급처치가 환자의 생명을 구하고 예후를 결정하는데 매우 중요하다. 다수의 환자로 혼란스러운 응급실 상황에서는 환자 감시가 소홀해질 수 있고, 환자에게 적용되어 있는 모니터를 과신할 수 있다. 이러한 경우 단순 연동된 모니터에 의존하지 않고, 응급구조사가 감시하고 동행함으로 환자 상태의 변화를 즉시 인지하고 응급처치를 제공할 수 있다.

(4) 환자이송

환자 이송은 이송 간 대상에 따라 1차 이송과 2차 이송으로 구분할 수 있다. 1차 이송의 경우는 주로 119구급대원에 의해 이루어지며 이는 현장에서 병원으로 이송하는 것을 말한다. 2차 이송은 최초 내원한 병원에서 환자의 초기평가 및 응급처치 후 다른 병원으로 이송하는 것을 말한다. 이는 주로 병실 부족이나 중환자실의 부족 또는 환자의 상태가 해당 병원의 수준으로 감당하기 어려

운 경우에 적절한 시설이나 의료진을 갖춘 병원으로 사전 연락 후 이송하는 전원을 의미한다. 응급의료체계의 발달과 더불어 이송에 대한 개념은 단순히 환자를 해당 병원으로 옮긴다는 의미에서 이송 중 소생 및 환자상태의 안정을 포함한 포괄적인 개념으로 변화하고 있으며, 최근에는 서울중증환자 공공이송센터(SMICU) 등의 사업이 있다. 이송을 담당하는 의료진은 전문적인 지식과 술기를 갖추고 있어야 하며, 이송 전 차량 내 응급장비 및 응급약물의 점검을 정기적으로 철저하게 해야 한다.

이송해야 할 환자의 이송 전 평가와 주요관찰내용을 사전에 숙지해야 하며 이송 중 응급상황 발생 시 침착하고 숙련된 대응과 위기관리능력이 요구된다. 현행법상 응급환자 후송 시 의사나 간호사가 탑승한 경우를 제외하고 응급구조사의 동승을 의무화하고 있다.

(5) 중증도 분류

응급센터로 내원하는 환자가 모두 즉각적인 처치를 요하는 응급환자는 아니다. 이는 다수의 비응급환자가 내원하고 있음을 의미하며, 한정된 인력이 다수의 비응급 환자에게 시간을 할애하고 있어 정작 응급환자의 내원 시 신속한 처치기 지연되는 경우가 발생하고 있다. 그러므로 제한된 의료진이 다수의 응급환자를 적절히 진료하기 위해서는 내원 시부터 처치의 우선순위에 따라 분류하여 중증도에 맞게 치료하고 진료하는 것이 필요하다. 이러한 목적으로 많은 응급센터에서 중증도 분류를 시행하여 환자상태에 맞는 치료를 시행하고 있다. 이를 위하여 병원 전 단계와 병원 단계를 포괄할 수 있는 응급환자 분류도구인 CTAS (Canada Triage and Acuity Scale)를 기초로 2012년에 한국형 응급환자 분류도구인 한국형 중증도 분류법(Korea Triage and Acuity Scale)을 개발하였다. KTAS의 목표는 응급실에 내원하는 환자들의 중증/응급도를 신속히 분류하여 환자가 올바른 시간과 장소에서 올바른 의료진에게 치료 받을 수 있도록 하는 것으로 환자 도착과 동시에 첫인상을 판단하고, 감염성 질환에 대한 선별검사를 진행하며 주호소 증상과 1차, 2차 고려사항을 통한 환자평가, 재평가를 진행해야한다. KTAS 분류 담당자는 대한응급의학회 산하 KTAS 교육위원회가 주최하는 교육 프로그램을 이수 후에 자격을 취득하며 1년 이상의 응급실 경험을 갖춘 응급의료종사자가 자격의 대상자가 되도록 규정하고 있다.

KTAS는 응급실로 내원한 환자가 호소하는 증상을 토대로 1, 2차 고려사항을 적용하여 환자의 응급도를 5단계로 나누어 평가하는 중증도 분류 방법으로 환자가 호소하는 주증상은 성인에서 총 155가지, 소아에서 총 165가지를 사용하고 있고, 주 증상의 특성에 따라 성인과 소아에서 공통으로 17개의 군으로 분류한다. 2016년부터 전국의 모든 응급의료센터에서 한국형 응급환자 분류도구를 일괄적으로 시행하였고, 한국형 응급환자 중증도 분류자의 자격은 응급의료종사자인 의사, 간호사, 1급 응급구조사로 정해져 있다. 응급의료센터는 응급환자가 어떤 응급조치를 제공받았는지에 따라 환자의 생명이 좌우되는 중요한 장소이며, 제한된 의료 자원의 적절한 분배를 통하여 환자의 증상을 중증도에 맞게 효율적으로 진료하는 것이 가능하다. 그 외에도 병원 내에서 근무하는 1급 응급구조사의 1급 응급구조사의 업무는 표 3-8과 같이 다양하다.

또한, 보건복지부의 제4차 응급의료 기본계획(2023~2027)에 의하면 병원 전단계 및 병원 간의 중증도 분류 기준을 통일하고, 응급구조사 업무범위를 확대할 예정이다.

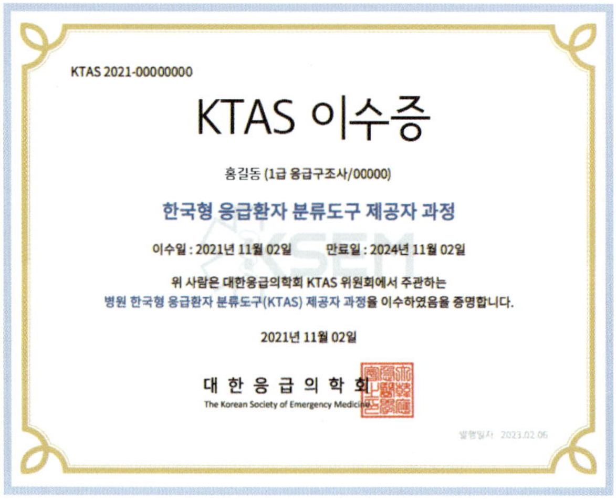
KTAS 2021-00000000

KTAS 이수증

홍길동 (1급 응급구조사/00000)

한국형 응급환자 분류도구 제공자 과정

이수일 : 2021년 11월 02일 만료일 : 2024년 11월 02일

위 사람은 대한응급의학회 KTAS 위원회에서 주관하는
병원 한국형 응급환자 분류도구(KTAS) 제공자 과정을 이수하였음을 증명합니다.

2021년 11월 02일

대 한 응 급 의 학 회
The Korean Society of Emergency Medicine

발행일시 2023.02.06

그림 3-3
KTAS 이수증.

표 3-8
병원 내에서 시행하고 있는 응급구조사의 업무(구분)

구분		
환자평가 및 검사	• 심전도 검사 • 혈액 검사(동맥혈가스분석 검사) • 외상환자의 신체검진 • 혈액 검사(미생물 배양 검사) • 저혈당환자의 혈당 평가 • 현재병력 및 과거력 파악하기	• 내원한 환자 평가하여 분류하기(중증도 분류) • 활력징후 평가(vital sign check) • 시력검진 및 간단한 안과적 평가 • 직장 검사 • 미생물 배양검사를 위한 인후 및 대변검체의 채취 • 중환자 감시 및 처치
환자 처치	• 기본 심폐소생술 실시 • 백밸브 마스크(BVM)을 통한 환기보조 • 위장관 튜브 삽관 및 세척 • 화상의 세척 및 드레싱 • 경추 및 척추고정 • 창상의 소독 및 드레싱 • 골절 및 염좌 환자의 부목고정(splint) • 이물제거를 위한 세척(눈 세척 포함) • 도뇨관 삽입 • 응급환자의 검사 시 동행하여 모니터링 및 처치 • 기도기를 이용한 기도확보 및 기도유지 • 산소투여에 의한 심장 및 폐의 기능유지	• 심폐소생술 시행 환자의 제세동 • 심폐소생술 시행 환자의 기관내삽관(intubation) • 관장(enema) • 심폐소생술 시행 환자의 기관내삽관을 이용한 기도확보 및 유지 • 봉합 및 봉합 시 보조 • 영아 및 소아 환자의 정맥로 확보 • 성인 환자 정맥로 확보 • 약물투여(포도당의 정맥 내 주입, 니트로글리세린 설하 투여, 기관지 확장제 흡입) • 수술 시 보조적인 업무
병원 내 역할	• 병원 내 심폐소생술 팀의 일원 • 응급환자의 구급차 동승 및 처치 • 일반 행정업무	• 재난의료지원팀 업무 • 구급차 장비 점검 및 관리

참고문헌 REFERENCE

1. 국회예산청책처. 응급의료체계의 개선방안 연구. 2018.
2. 김선만, 정미성. 병원내 응급구조사의 역할(분당제생병원 응급구조사의 근무경험을 중심으로). 한국응급구조학회지. 2000;4(1):31-4.
3. 김예은, 염석란, 류지호, 전유정. 응급의료 지역화와 지역응급의료시행계획의 재정립 방안. 대한응급의학회지. 2020;31(3);255-8.
4. 김준호. 응급구조사 업무범위에 대한 소고. 한국의료법학회지. 2021;29(1):7-45.
5. 문성제. 응급의료에서의 의사의 주의의무와 법적책임. 국의료법학회지;18(1);149-76.
6. 배준삼, 박상호. 응급구조사의 법적 업무범위 개선방안에 관한 연구. 한국융합과학회지. 2022;11(2):159-76.
7. 보건복지부. 구급차 관리·감독 방안 연구. 2021.
8. 보건복지부. 응급의료체계 개선 방안(안). 2020.
9. 보건복지부. 응급의료체계 개선 실행계획. 2021.
10. 신요한, 박상규, 국종원, 김보균. 지역 응급의료센터 중증도 분류 응급구조사의 업무경험 질적 연구. 한국웰니스학회지. 2018;15(3):75-87.
11. 유인술. 응급의료체계의 현황과 문제점. 2010.
12. 윤종근, 이영현, 정지연. 일 지역 병원내의 응급구조사 업무(광주광역시를 중심으로). 한국응급구조학회지;9(2):21-8.
13. 이강현. 지역응급의료체계 구축 방안. 건강보험심사평가원. 2020;14(1):11-8.
14. 이옥희. 대학병원 응급실 내 1급 응급구조사의 업무와 직무만족도. 한국응급구조학회지. 2011;15(1):47-64.
15. 중앙응급의료센터. 2021 응급의료 통계연보(20호). 2021.

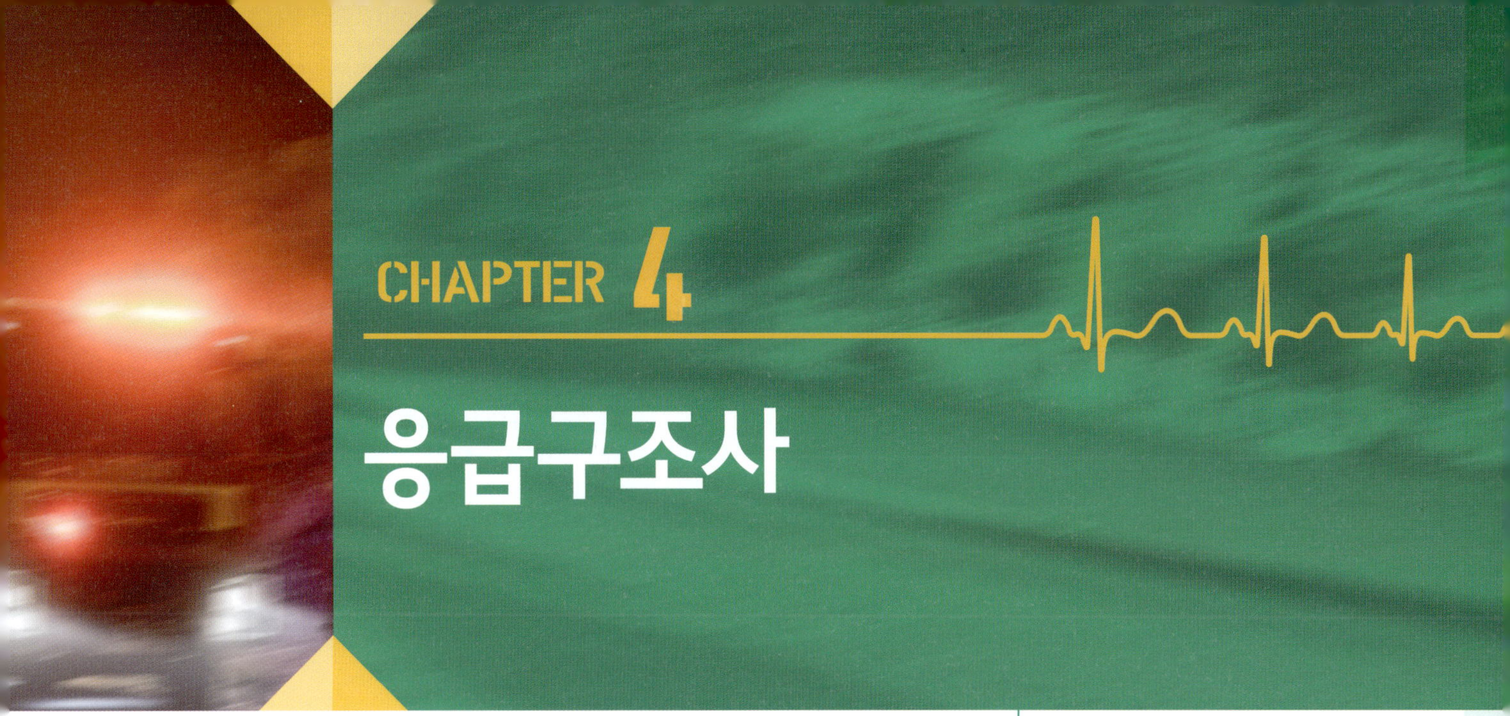

CHAPTER 4 응급구조사

Chapter editor. 이재민
Authors. 이재민, 조병준, 피혜영

이 장의 학습을 마치면 다음을 수행할 수 있다.

1. 응급구조사의 분야별 역할 및 책임을 설명할 수 있다.
2. 응급구조사의 전문가적 태도를 기술할 수 있다.
3. 응급구조사의 안전과 손상 그리고 사고에 대해 알아본다.
4. 응급구조사의 손상과 질환예방, 건강과 체력단련의 중요성을 이해한다.
5. 스트레스 정의, 원인, 불안, 그리고 스트레스 반응의 3단계를 설명할 수 있다.
6. 불안의 정의 및 신체적 증상에 대한 전반적인 내용을 설명할 수 있다.
7. 스트레스와 관련하여 흔히 사용되는 방어기전과 관리법을 확인하고 설명할 수 있다.
8. Kbler-Ross의 슬픔의 단계와 외상 후 스트레스 장애(PTSD)에 대해 설명하고 대처방법을 설명할 수 있다.
9. 감염성 질환의 개념에 대해 설명하고 감염질환에 대해 알고, 감염질환별 예방법을 기술할 수 있다.
10. 응급구조사의 감염 방지를 위한 기본 예방방법을 설명하고 감염 방지 장비에 대해 알고, 감염 장비를 처리할 수 있다.
11. 응급구조사의 직업적 윤리에 대해서 설명할 수 있다.
12. 생명 윤리적 문제해결을 위해 중요한 원칙들을 설명할 수 있다.
13. 응급구조사의 윤리적 문제를 이해하고 설명할 수 있다.
14. 응급구조사의 법적 책임과 도덕적 책임에 관해서 설명할 수 있다.
15. 의료에서 설명과 동의의 의미가 무엇인지 설명할 수 있다.
16. 다양한 상황에서의 동의 형태에 대해서 서명할 수 있다.
17. 응급구조사의 책임에 관해서 설명할 수 있다.
18. 응급구조사로서 보고해야 하는 상황을 설명할 수 있다.

KEYWORDS

역할과 책임
전문가 태도
스트레스
감염예방
동의
법적/도덕적 책임
윤리

1 응급구조사의 역할과 책임

1) 개요

응급구조사는 응급처치와 응급환자에게 치료가 가능한 응급의료기관으로의 이송과 응급의료기관 내에서 의사의 보조적 역할을 하고, 당해 기관에서 치료가 불가능할 경우 최종적인 치료를 제공할 수 있는 의료기관으로 환자를 이송하는 전원까지 응급의료체계 전반에서 업무를 수행하고 있다. 즉, 질병이나 사고 및 재난 현장에서부터 신고, 상담, 구조, 이송 및 응급처치가 제공되는 병원 전 단계(pre-Hospital)와 전문적인 처치와 진료가 이루어지는 병원 단계(in-Hospital), 필요 시 적절한 전문적인 치료를 위해 집중치료기관으로 이송되는 전원단계(transfer)로 구분할 수 있다.

① 병원전 단계에서는 일차적으로 소방공무원(화재, 구조, 구급 업무를 담당)이 현장을 확인하고, 응급환자에 대한 신속하고 적절한 응급처치를 수행하는 단계를 말한다.

② 병원 단계는 이송한 응급환자를 병원에 인계하여 전문적인 검사와 그에 따른 적절한 응급의료종사자가 처치하는 단계를 말한다.

③ 전원단계는 응급환자에 대한 적절한 치료 및 수술이 끝나면 정상적인 일상생활로의 복귀를 할 수 있도록 전문 재활 병원으로 옮기는 단계를 말한다. 응급환자가 당해 의료기관의 시설 등의 부족으로 적정한 치료를 할 수 없다고 판단되는 경우 다른 의료기관으로 이송하는 것을 포함한다.

각 단계별 역할은 다르지만, 업무는 법적 규정 안에서 동일하다. 우리나라의 응급구조사는 1급과 2급으로 구분되며, 응급의료에 관한 법률에서는 응급구조사의 업무에 관한 규정을 하고, 동법 시행규칙[별표 14]으로 각각의 업무범위를 규정하고 있다. 외국의 경우에는 우리나라보다 40년보다 빨리 응급의료체계를 시행 및 발달하기 시작하였다. 종류로는 미국의 EMT의 경우 세계 2차 대전을 겪고 돌아온 경험이 풍부한 외과와 관련된 의사들이 구축해 나갔으며 외과 의사들은 현장에서 응급처치를 하면 응급환자 생명보호에 효과가 높은 것을 경험하였다. 응급구조사를 지칭하는 명칭은 각 나라별 상이하며 영국은 paramedic, 일본은 구급구명사(救急救命士), 독일은 notfallsanitätergesetz, 미국은 EMT, A-EMT, paramedic으로 지칭한다. 특히 미국의 paramedic의 경우 우리나라 1급 응급의조사보다 업무범위를 폭넓게 다양하게 인정하고 있다.

○ 응급의료에 관한 법률 제41조(응급구조사의 업무), 제42조(업무의 제한)

제41조(응급구조사의 업무)

① 응급구조사는 응급환자가 발생한 현장에서 응급환자에 대하여 상담 · 구조 및 이송 업무를 수행하며, 「의료법」 제27조의 무면허 의료행위 금지 규정에도 불구하고 보건복지부령으로 정하는 범위에서 현장에 있거나 이송 중이거나 의료기관 안에 있을 때에는 응급처치의 업무에 종사할 수 있다.

② 보건복지부장관은 5년마다 제1항에 따른 응급구조사 업무범위의 적절성에 대한 조사를 실시하고, 중앙위원회의 심의를 거쳐 응급구조사 업무범위 조정을 위하여 필요한 조치를 할 수 있다.

제42조(업무의 제한) 응급구조사는 의사로부터 구체적인 지시를 받지 아니하고는 제41조에 따른 응급처치를 하여서는 아니 된다. 다만, 보건복지부령으로 정하는 응급처치를 하는 경우와 급박한 상황에서 통신의 불능(不能) 등으로 의사의 지시를 받을 수 없는 경우에는 그러하지 아니하다.

응급구조사는 응급의료에 관한 법률 제36조(응급구조사의 자격)에 따라 1급 응급구조사와 2급 응급구조사로 나뉘며, 한국보건의료인국가시험원 응급구조사 국가시험을 합격해 보건복지부장관의 자격인증을 받은 사람을 말한다. 응급환자가 발생한 현장에서 상담·구조 및 이송 업무를 수행하고 현장과 의료기관 안에서 응급처치 업무를 수행한다. 지난 30여 년 동안 응급의료체계는 충분한 준비와 증거가 되어 있지 않은 상태에서 현재까지 많이 변화하고 발전해 왔다. 이러한 변화 과정에서 응급구조사의 질도 향상되었다.

○ 응급의료에 관한 법률 시행규칙[별표 14]

1. 1급 응급구조사의 업무범위
   - 가. 심폐소생술의 시행을 위한 기도유지(기도기[airway]의 삽입, 기도삽관[intubation], 후두마스크 삽관 등을 포함한다)
   - 나. 정맥로의 확보
   - 다. 인공호흡기를 이용한 호흡의 유지
   - 라. 약물투여: 저혈당성 혼수 시 포도당의 주입, 흉통 시 니트로글리세린의 혀아래(설하) 투여, 쇼크 시 일정량의 수액투여, 천식발작 시 기관지확장제 흡입
   - 마. 제2호의 규정에 의한 2급 응급구조사의 업무

2. 2급 응급구조사의 업무범위
   - 가. 구강내 이물질의 제거
   - 나. 기도기(airway)를 이용한 기도유지
   - 다. 기본 심폐소생술
   - 라. 산소투여
   - 마. 부목·척추고정기·공기 등을 이용한 사지 및 척추 등의 고정
   - 바. 외부출혈의 지혈 및 창상의 응급처치
   - 사. 심박·체온 및 혈압 등의 측정
   - 아. 쇼크방지용 하의 등을 이용한 혈압의 유지
   - 자. 자동심장충격기를 이용한 규칙적 심박동의 유도
   - 차. 흉통 시 니트로글리세린의 혀아래(설하) 투여 및 천식발작 시 기관지확장제 흡입(환자가 해당 약물을 휴대하고 있는 경우에 한함)

응급구조사의 역할은 현장에서 병원 응급실까지 다양하고, 응급환자의 처치뿐만 아니라 출동 전, 중, 후 그리고 병원 내에서의 많은 책임이 포함하고 있다. 응급의료에 관한 법률 제41조에 따라 응급환자가 발생한 현장에서 상담·구조 및 이송 업무를 수행하며, 의료법 제27조의 부면허 의료행위 금지 규정에도 불구하고 보건복지부령으로 정하는 범위에서 현장에 있거나 이송 중이거나, 의료기관 안에 있을 때에는 응급처치의 업무에 종사할 수 있다. 또한, 응급구조사는 응급환자를 대응하기 전에 정신적, 신체적, 감정적으로 준비가 필요하며, 응급환자의 질환에 대한 생리·병태학적 지식이나 의료술기에 상당한 수준을 갖추어야 한다. 그리고 응급구조사는 응급의료에 관한 법률 등 지침을 알고, 응급의료실무 술기를 숙달하여 양질의 응급처치를 수행할 수 있어야 하며, 환자나 그의 가족에 대한 심리적 배려도 할 수 있어야 한다.

(1) 상담

상담은 전화상담원과 대면상담 등을 포함한 신고접수와 응급의료 상담이 있다. 상담을 통해 응급질환 해당여부와 응급환자, 신고자에게 응급의료기관 안내, 응급처치 안내, 비응급환자에게는 일반병원(야간진료 포함), 당번약국 안내 등을 수행할 수 있다. 병원간 전원(transfer)과 관련된 응급환자의 이송, 수용가능 여부도 상담한다. 대표적인 예를 들면, 119 종합상황실 구급상황관리세터에서 해당 업무를 수행하고 있으며 대학교병원 등에서는 응급 코디네이터로 활동하는 근거가 된다.

(2) 구조

구조는 교통사고 발생 시 차량구조, 갇힘 사고로 인한 고립구조, 산악사고 발생 시 산악구조, 수난사고 발생 시 수난구조, 헬기 등 항공기를 이용한 항공구조, 화재발생 시 화재구조, 화학물질 누출과 방사능 누출 때의 구조, 다수의 환자가 발생한 현장에서의 구조 등을 모두 포함할 수 있다. 응급구조사의 구조는 단순한 구조(rescue)와 구출(extrication), 안전지대로 대피/이동만 하는 게 아니다. 임상 응급의학적 관점의 구조활동으로 환자의 기도 및 호흡, 순환의 확보와 보호, 척추손상 보호, 위험물질 제거와 제독 등을 같이하는 구조활동으로 응급의료적인 구조를 수행한다.

(3) 이송

이송은 구급차 등(차량, 항공기, 선박 등을 모두 포함)을 이용하여 응급환자를 병원에 옮기는 행위이다. 아직 응급구조사가 부족해 구급차에 응급구조사를 포함한 운전원 총 2명이 있는 경우 이송이 허용되고 있으나, 운전원 또한 보조역할을 해야 하기 때문에 2급 응급구조사 이상의 자격으로 발전하고 있다. 현재 정부기관인 119구급대는 운전요원도 2급 응급구조사 자격을 취득한 사람으로 제한하고 있으나 인력수급 때문에 2주 이상의 교육을 받

은 소방공무원에 한하여 운전요원이 될 수 있다. 또한 현재 소방 구급대의 경우 기존 2인 체제(운전원, 응급구조사)로 운행되었으나 현재는 3인 체제(운전원, 응급구조사 2명)로 인원보강을 계속해 나가는 중이다.

(4) 응급처치

응급의료에 관한 법률 제41조에 따라 의료법 제27조의 무면허 의료행위 금지 규정에도 불구하고 보건복지부령으로 정하는 범위에서 현장에 있거나 이송 중이거나, 의료기관 안에 있을 때에는 응급처치의 업무에 종사할 수 있다.

2) 응급구조사의 책임과 역할

응급구조사의 책임은 응급환자에 대한 응급처치뿐만이 아니라 출동 전, 중, 후에도 다양하게 존재한다. 이러한 응급구조사의 책임은 준비부터 복귀까지 존재한다.

응급구조사의 책임과 역할을 간략하게 말하자면 응급구조사는 개인의 안전 및 환자와 동료의 안전, 환자의 모든 증상과 징후를 정확히 평가하고 분석하여 신속하게 응급처치를 실시할 수 있어야 한다. 그리고 환자를 안전하고 효율적으로 이동 및 이송해야 한다. 또한, 환자의 중증도에 따라서 치료가 가능한 병원으로 이송할 수 있어야 하고, 환자의 치료에 관계되는 모든 부서와 긴밀한 연락과 자신이 실시한 처치를 기록(데이터 수집)하고 보관과 환자 옹호 등이 있다.

(1) 개인의 안전 및 타인의 안전 보장

응급구조사에게 가장 중요한 우선순위는 자신의 안전을 보호하는 것이다(그림 4-1). 스스로가 부상을 당하는 경우 환자나 팀원을 도울 수 없으므로 스스로를 안전하게 지켜야 한다. 어떠한 상황에도 환자 대신 다른 구조 인력이 나를 구조하는 상황을 만들지 않도록 해야 한다. 그리고 현장이 안전한 경우에는 환자의 요구가 항상 우선 되도록 해야 한다.

교통사고를 피하기 위해 항상 적절한 방어운전으로 안전 운전을 해야 한다. 응급구조사는 구급차에서 환자를 돌보기 위해 안전벨트를 풀어야 하는 상황이 아니라면, 구급차 운행 시에는 반드시 안전벨트를 착용한다. 교통량이 많은 지역이나 전력이 끊기거나 차단된 곳, 기름이나 독성물질 유출, 화재 상황, 방사선 누출 등의 잠재적 위험성이 있는 장소를 피하고, 폭동이나 범죄 현장, 인질 상황과 같은 불안정한 현장에서는 경찰관이 동행할 때까

▶BOX 4-1 병원 내 응급구조사의 업무 ●●●

① 의사의 진료보조
응급환자 진료에 있어 의사의 업무보조자로서의 역할을 수행하고 있으며 그 업무는 심전도기록, 위장관 튜브나 도뇨관 삽입, 상처 소독, 골절이나 염좌 환자의 석고고정, 봉합 보조 등 다양한 역할을 통해 의사의 환자 일인당 진료 시간을 줄여 주어 응급환자의 신속한 해결에 많은 도움을 주고 있다. 예를 들면, 가슴통증 환자에게는 응급실 내원과 동시에 12유도 심전도 측정이 필요하다. 이는 이 환자에게 필요한 응급처치를 결정할 수 있는 근거가 된다. 응급의학 의사는 환자에게 증상과 필요한 정보를 문진을 통해 확인하고, 응급구조사는 12유도 심전도 측정과 추가적으로 필요한 응급처치를 준비한다.

② 병원 내 심폐소생술 팀의 일원으로서 응급구조사의 역할
병원 내 심정지는 발생장소에 따라 응급실과 응급실 이외의 곳으로 구분할 수 있다. 응급실의 경우, 거의 모든 예에서 응급구조사가 심폐소생술에 관여하며, 병실이나 중환자실 등에서 발생한 심정지의 경우에는 병원방송을 통해 응급의료종사자가 해당 장소로 이동하여 심폐소생술을 시행한다. 다만, 병원 특성에 따라 신속대응팀을 운영하거나 원내지침상 그러하지 않는 경우도 있다.

③ 중환자 감시 및 처치
의식저하 환자나 외상 후 발생한 쇼크환자 등에서와 같이 상태가 시시각각 변하는 중환자의 경우에는 응급의료종사자에 의한 집중감시와 응급처치가 환자의 생명을 구하고 예후를 결정하는 데 매우 중요하다. 다만, 많은 환자와 보호자 그리고 응급의료종사자에 의해 혼란스러운 응급실 상황에서는 환자 감시가 소홀해질 수 있고, 이러한 경우에는 환자에게 적용된 심전도 감시와 산소포화도 감시기 등 같은 장비를 과신하거나 무시할 수 있다. 이러한 경우에는 단순 연동된 모니터에 의존하지 않고, 응급구조사가 함께 감시하고 동행함으로써 환자 상태의 변화를 즉시 반응하고 응급처치를 할 수 있다.

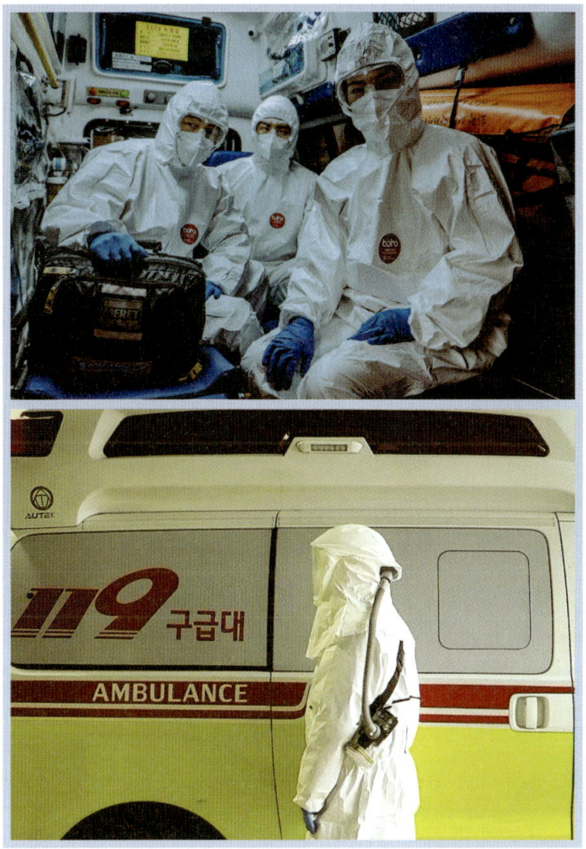

그림 4-1
응급구조사에게 중요한 우선순위는 자신의 안전을 보호하는 것이다.

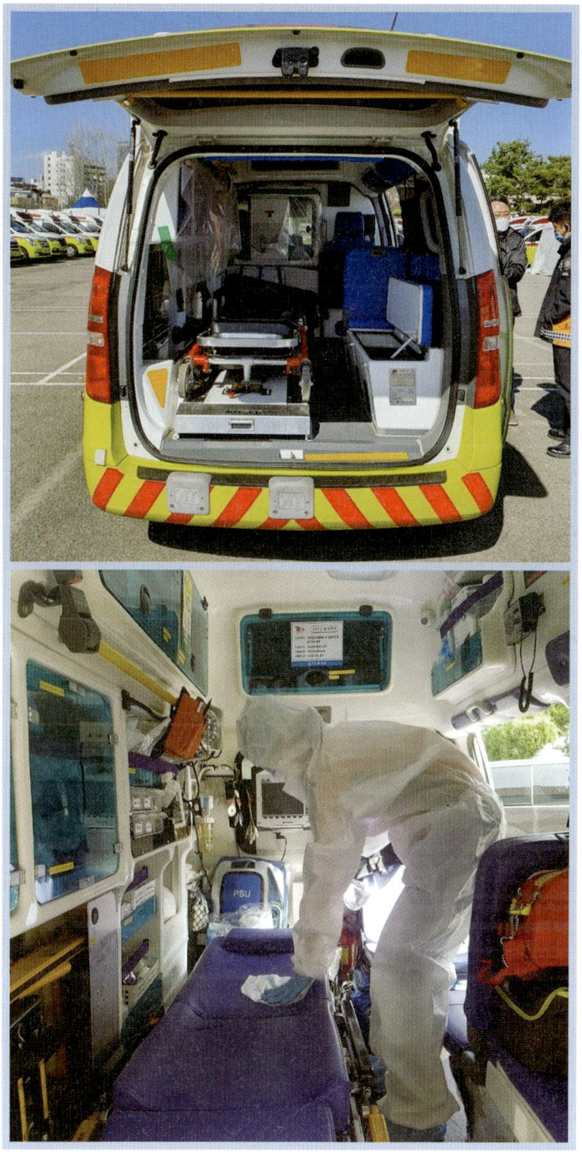

그림 4-2
현장 출동 전 구급차 정비 및 장비 그리고 의약품 등이 준비되어 있어야 한다.

지 기다린다. 정신행동장애가 의심되거나 정서적으로 부담되는 경우에는 추가적인 예방조치를 해야 한다. 이러한 환자는 갑자기 행동을 바꾸는 경향이 있어 위험하므로 섣불리 나서지 않아야 한다.

현장에서는 경찰, 소방 및 기타 전문 인력의 지시를 따르고, 환자를 응급처치할 수 있는 안전한 장소를 확보한다.

밤에는 반사 앰블럼이나 유니폼을 착용하고 사고현장에 적절한 조명을 제공한다. 헬멧이나 안전모, 보호용 겉옷, 보안경 및 가죽장갑을 착용하여 금속이나 깨진 유리로부터 발생하는 부상을 최소화한다. 또한 전염병 예방을 위해 필요에 따라 개인보호장비(글러브, 보안경, 마스크, 가운 등)를 착용한다.

(2) 출동 전 준비

응급구조사는 출동 전에 정신적, 신체적, 감정적으로 응급환자 등 다른 응급의료종사자들을 상대할 수 있도록 준비가 되어 있어야 한다(그림 4-2). 또한 자신의 근육 강화 및 지구력 훈련, 심혈관계, 유연성을 증대시키는 이완운동 등을 실시하여 허리부상을 예방하면서 신체역학에 대한 이해 등이 필요하다. 또한, 응급구조사 직종의 스트레스의 영향과 이를 경감시키는 방법에 대한 훈련도 필요하다. 이에 응급구조사는 모든 면에서 항상 준비가 되어 있어야 한다(그림 4-2).

① 자신이 운전하는 구급차 및 차량내의 응급의료 장비 파악 및 유지 관리
② 약품의 경우에는 부족한 약품, 유효기간 등을 확인하고, 부족한 소모품 및 비품 보충
③ 응급의료지침, 법적 기준, 술기
④ 통신관련 장비 및 사용 방법(라디오, 주파수) 숙지
⑤ 지역 상황(혼잡 시간대, 우회도로) 파악
⑥ 협력 단체(주변 병원, 인적, 물적 자원 통합) 파악

(3) 출동

응급상황에서 가장 중요한 우선순위는 개인안전과 동료의 안전이다. 출동 과정에서 과속이나 신호위반으로 교통사고가 발생한다면 응급구조사는 환자에게 전혀 도움을 줄 수 없게 된다. 안전하게 출동하는 것이 자신과 동료, 주변 사람들의 위험을 줄이는 최선의 방법이기 때문에 기본적인 안전수칙을 준수하는 것이 필요하다. 안전띠를 착용하고 규정 속도를 지켜야 하며, 도로상황에 따른 위험요소에 대하여 경계를 해야 한다. 물론 현장에 안전하게 도착하는 것만큼 적절한 시간에 도착하는 것도 중요하다(그림 4-3).

출동장소에 대한 정확한 정보가 있어야 하고, 출동과정에서 추가 인력이나 필요한 장비에 대하여 미리 도움을 요청하는 것이 시간을 절약하는 방법이다. 필요한 정보와 경험을 통해서 현장상황에 대한 위험여부를 판단해야 하며, 출동 시부터 도움 요청이 필요한 상황은 다음과 같다.

① 다수 환자발생
② 교통사고
③ 위험물질 노출
④ 구조대원이 필요한 상황
⑤ 난폭한 환자(환자 및 주민)가 발생한 상황
⑥ 이전의 난동 상황에 대한 정보

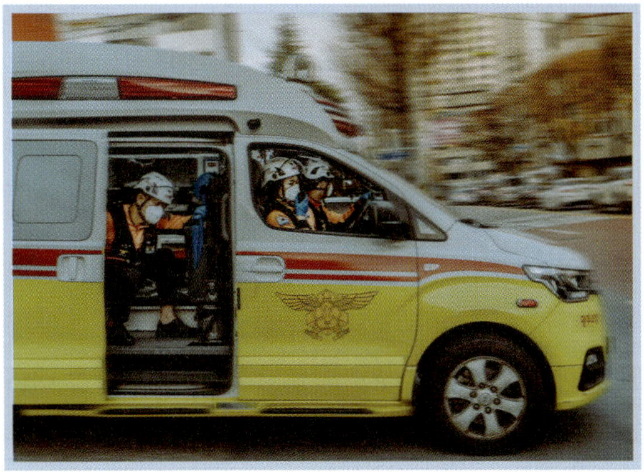

그림 4-3
사고현장에 안전하게 도착하는 것만큼 적절한 시간도 중요하다.

(4) 현장평가

현장평가에서는 자신의 동료나 환자, 주변 사람들의 안전을 우선적으로 고려해야 하고, 화재나 연기, 교통, 주변 사람들, 성난 혹은 혼란스러운 환자 가족들, 불안정한 구조물이나 차량, 위험 물질 등 위험 가능성이 있는 것들을 확인해야 한다. 이러한 위험 요소들이 해결되기 전에는 현장에 진입해서는 안 된다. 그리고 현장상황은 시간이 경과하면서 더욱더 악화될 수 있기 때문에 이에 대한 대비를 철저히 해야 한다(그림 4-4).

현장안전이 확인되어 사고현장에 진입한 경우에는 다음과 같은 상황을 파악해야 한다.

① 환자수 파악

내과적 상황에서는 일반적으로 환자가 한 명일 경우가 많지만, 일산화탄소 중독이나 유해물질이 노출된 경우에는 오염된 전체 지역에서 환자유무를 확인해야 한다. 환자수와 중증도를 파악한 후 추가적인 지원이나 전문 지원단체의 도움을 요청한다.

② 사고발생기전과 응급질환의 경과 확인

외상환자는 사고기전이 중요한데, 칼에 의한 자상이나 총기에 의한 사고의 경우에는 내부손상에 따른 생명을 위협하는 내부출혈 가능성이 높고, 과속차량에 소아가 충돌하였다면 심각한 다발성 손상일 가능성이 높고, 환자가 어디서 충돌하였고, 폭발장소에서 얼마나 떨어져

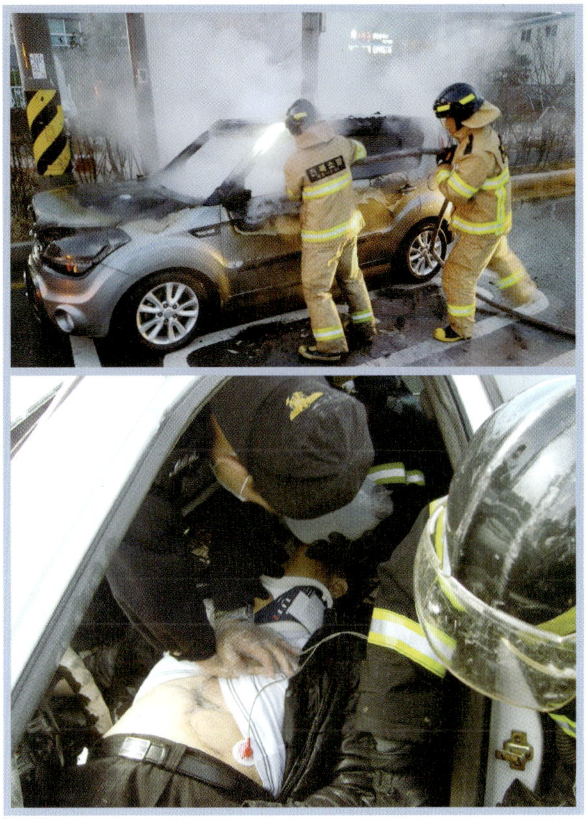

그림 4-4
현장안전이 확인되어 사고현장에 진입한 경우에는 환자수, 사고기전, 의료정보를 파악한다.

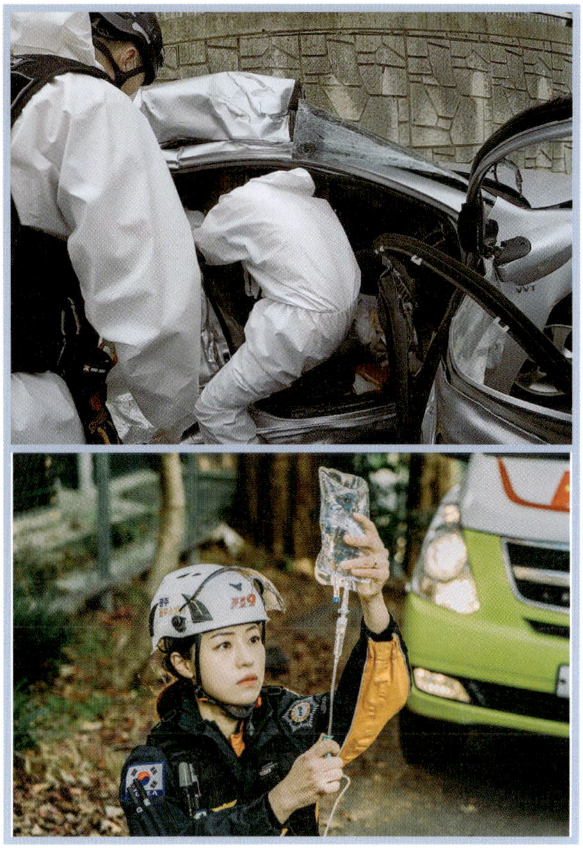

그림 4-5
응급구조사는 환자에게 능숙하게 치료를 제공한다.

있었는지, 어느 정도의 높이에서 떨어졌는지 등에 따라 손상정도를 평가하는 데 도움이 될 것이다.

③ 환자와 관련된 현장 의료정보

집안에서 의료용 산소통을 보았거나 흡입용 스테로이드(기관지확장제) 및 인슐린 주사기를 보았다면 환자를 최난시간에 실병을 예측 및 오진확률은 줄일 수 있고, 신속하고 정확한 응급처치를 하는 데 도움이 될 것이다.

(5) 환자평가

응급구조사가 숙지해야 할 중요한 술기 중 하나가 환자평가이다. 손상환자와 질환환자에 따라 응급처치 단계에서 차이가 있을 수 있지만, 환자평가의 기본적인 요소는 초기평가, 이학적 검사, 환자병력 청취, 반복적인 환자평가 등이 있다. 환자에 대한 일차평가는 일반적으로 수분 이내에 이루어지는데, 이 과정에서 환자상태에 대한 추정 진단명을 찾아야 한다. 환자의 반응을 확인할 때는 의식이 있는지, 말에 반응을 하는지, 통증에 반응을 하는지, 아무런 반응이 없는지 파악해야 하며, 호흡 유무 및 순환상태 등을 확인하여야 한다. 이 과정에서 생명위협요소를 발견이 된다면 즉각적인 응급처치를 하여야 한다(그림 4-5).

초기평가는 환자를 현장에서 지속적으로 평가해야 하는지 아니면 즉각적으로 병원으로 이송해야 하는지를 결정하는 데 중요하다. 초기평가 다음으로 환자나 주변 사람들로부터 병력을 청취하는 이학적 검사를 시행한 후 환자평가 종합적인 판단을 이송병원으로 통보한다. 또한 병원 도착 전까지는 환자상태를 수시로 평가하고, 상황에 따라 적절한 응급처치를 지속적으로 시행하는 것도 응급구조사의 책임이다.

(6) 안전한 들어 올리기와 이동

응급구조사는 항상 환자의 추가 부상을 방지하기 위해 사용이 쉽고 안전이 검증된 장비들을 사용한다. 적절한 신체역학을 파악하여 환자를 들것이나 침대에 들어 올리고 차량 및 병원으로 이송하며, 충분한 도움 요청으로 자기 스스로를 보호하도록 해야 한다(그림 4-6).

(7) 손상이나 질병에 대한 확인

현장평가 및 환자에 대한 일차평가를 실시하면서 환자의 손상이나 질병의 중증도를 판단하는 것은 응급처치의 우선순위를 결정하는 중요한 요소이다(그림 4-7). 일반적으로 응급처치의 우선순위는 이송순위를 기본으로 한다.

응급구조사가 근무하면서 활동하고 있는 지역에서 어떠한 중증도 분류법을 사용하는지에 관계없이 응급구조사는 중증도 분류법을 숙지하고, 시행할 줄 알아야 한다. 그리고 이러한 중증도 분류방법은 가능한 표준화 작업을 통해서 다른 기관에서도 동일하게 이해하고, 반응할 수 있도록 해야 한다.

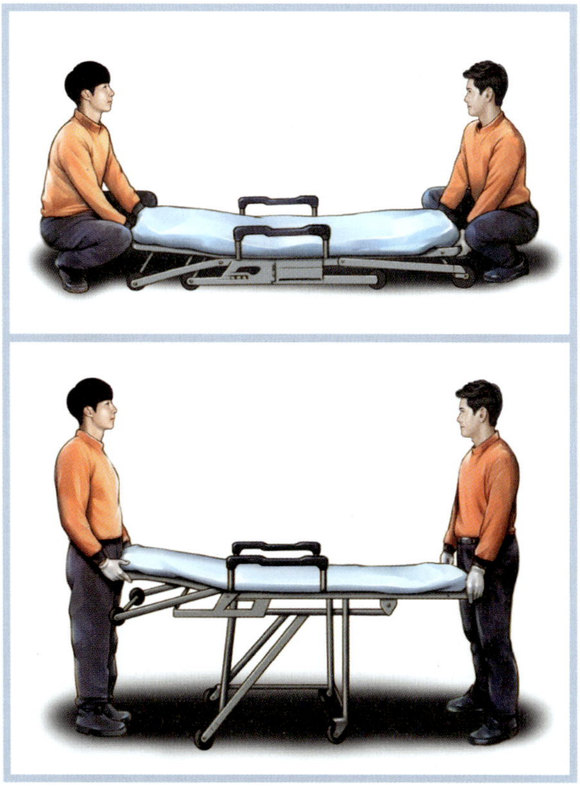

그림 4-6
신체역학을 파악하여 환자를 들것이나 침대에 들어 올리고 차량 및 병원으로 이송한다.

(8) 환자관리

응급의료체계에서는 응급처치에 대한 지침을 설정하고, 그 내용을 따르도록 규정하고 있으며 지침에 따라야 한다. 동일한 응급상황이 발생했을 때에는 응급구조사가 다르더라도 동일한 방법으로 치료가 시행되어야 한다.

지침은 다음과 같은 사항을 규정하고 있다.

① 환자상황에 따라 세분화되어야 한다.

② 해당 의료기관의 의료진과 의사소통이 가능하도록 한다.

③ 응급상황에서는 어떻게 대처해야 하고, 어떠한 응급처치를 해야 한다.

④ 표준화된 방법이 안 되는 경우에는 어떤 대안 응급처치를 강구해야 하는지 등을 지시해야 한다.

⑤ 환자관리에 있어서는 환자이송 방법과 응급처치를 수행하는 데 필요한 장비 및 인력 그리고 각자의 역할을 규정하고 있다.

(9) 적절한 환자 배분

① 이송

환자를 이송시켜야 하는 경우에는 이송소요시간과 이

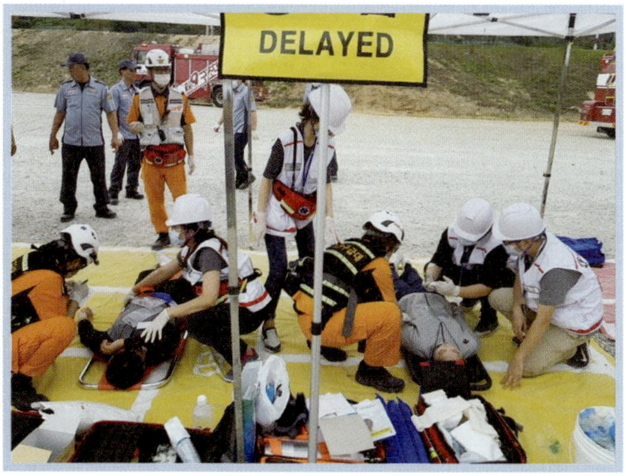

그림 4-7
환자의 손상이나 질병의 중증도를 판단하는 것은 응급처치의 우선순위를 결정하는 중요한 요소이다.

▶BOX 4-2 병원 내 중증도 분류

응급센터로 내원하는 환자가 모두 즉각적인 처치를 요하는 응급환자는 아니다. 이는 다수의 비응급환자가 내원하고 있음을 의미하며, 한정된 인력이 다수의 비응급 환자에게 시간을 할애하고 있어 정작 응급환자의 내원 시 신속한 처치 지연되는 경우가 발생하고 있다. 그러므로 제한된 응급의료종사자가 많은 응급환자를 적절히 진료하기 위해서는 내원 시부터 처치의 우선순위에 따라 분류하여 중증도에 맞게 치료하고 진료하는 것이 필요하다. 이러한 목적으로 많은 응급센터에서 중증도 분류를 시행하여 환자상태에 맞는 치료를 시행하고 있다. 이를 위하여 병원전 단계와 병원 단계를 포괄할 수 있는 응급환자 분류도구인 CTAS (canada triage and acuity scale)를 기초로 2012년에 한국형 응급환자 분류도구인 한국형 중증도 분류법(korea triage and acuity scale)을 개발하였다. KTAS의 목표는 응급실에 내원하는 환자들의 중증/응급도를 신속히 분류하여 환자가 올바른 시간과 장소에서 올바른 의료진에게 치료 받을 수 있도록 하는 것으로 환자 도착과 동시에 첫인상을 판단하고, 감염성 질환에 대한 선별 검사를 진행하며, 주호소 증상과 1차, 2차 고려사항을 통한 환자평가, 재평가를 진행해야 한다(그림 4-8).

KTAS는 응급실로 내원한 환자가 호소하는 증상을 토대로 1, 2차 고려사항을 적용하여 환자의 응급도를 5단계로 나누어 평가하는 중증도 분류 방법으로 환자가 호소하는 주증상은 성인에서 총 155가지, 소아에서 총 165가지를 사용하고 있고, 주 증상의 특성에 따라 성인과 소아에서 공통으로 17개의 군으로 분류한다. 2016년부터 전국의 모든 응급의료센터에서 한국형 응급환자 분류도구를 일괄적으로 시행하였고, 한국형 응급환자 중증도 분류자의 자격은 응급의료종사자인 의사, 1급 응급구조사, 간호사로 정해져 있다. 응급의료센터는 응급환자가 어떤 응급조치를 제공받았는지에 따라 환자의 생명이 좌우되는 중요한 장소이며, 제한된 응급의료 자원의 적절한 분배를 통하여 환자의 증상을 중증도에 맞게 효율적으로 진료하는 것이 가능하다.

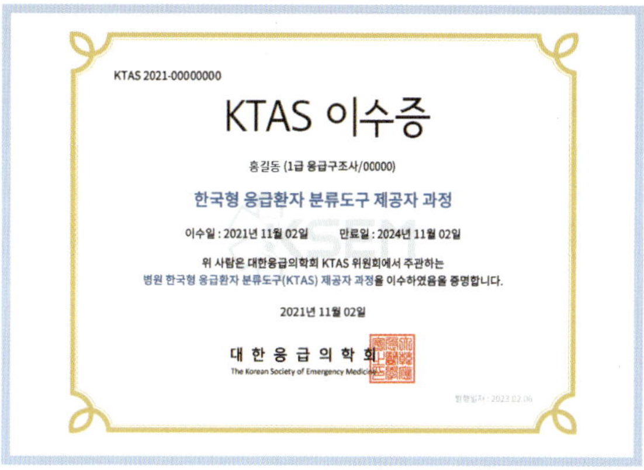
KTAS 2021-00000000

KTAS 이수증

홍길동 (1급 응급구조사/00000)

한국형 응급환자 분류도구 제공자 과정

이수일 : 2021년 11월 02일 만료일 : 2024년 11월 02일

위 사람은 대한응급의학회 KTAS 위원회에서 주관하는
병원 한국형 응급환자 분류도구(KTAS) 제공자 과정을 이수하였음을 증명합니다.

2021년 11월 02일

대 한 응 급 의 학 회
The Korean Society of Emergency Medicine

그림 4-8
KTAS 이수증.

송거리를 적절히 고려하여 이송방식을 결정하게 된다. 환자가 응급상황이면서 이송병원까지 원거리인 경우에는 구급차보다 헬리콥터나 비행기를 이용하는 것이 바람직하다(그림 4-9).

환자 이송은 이송 간 대상에 따라 1차 이송과 2차 이송으로 구분할 수 있다.

- 1차 이송의 경우에는 주로 119구급대원에 의해 이루어지며 이는 현장에서 병원으로 이송하는 것을 말한다.
- 2차 이송에는 최초 내원한 병원에서 환자의 초기평가 및 응급처치 후 다른 병원으로 이송하는 것을 말한다.
  - 주로 병실 부족이나 중환자실의 부족 또는 환자의 상태가 해당 병원의 수준으로 감당하기 어려운 경우에 적절한 시설이나 의료진을 갖춘 병원으로 사전 연락 후 이송하는 전원을 의미한다.
  - 응급의료체계의 발달과 더불어 이송에 대한 개념은 단순히 환자를 해당병원으로 옮긴다는 의미에서 이송 중 소생 및 환자상태의 안정을 포함한 포괄적인 개념으로 변화하고 있다.
  - 최근에는 국내 서울시 중증환자 이송서비스(SMICU) 등의 사업이 있다. 이송을 담당하는 응급의료종사자는 전문적인 지식과 술기를 갖추고 있어야 하며, 이송 전 차량 내 응급장비 및 응급약물의 점검을 정기적으로 철저하게 해야 한다.

응급구조사는 이송해야 할 환자의 이송 전 평가와 주요관찰내용을 사전에 숙지해야 하며, 이송 중 응급상황

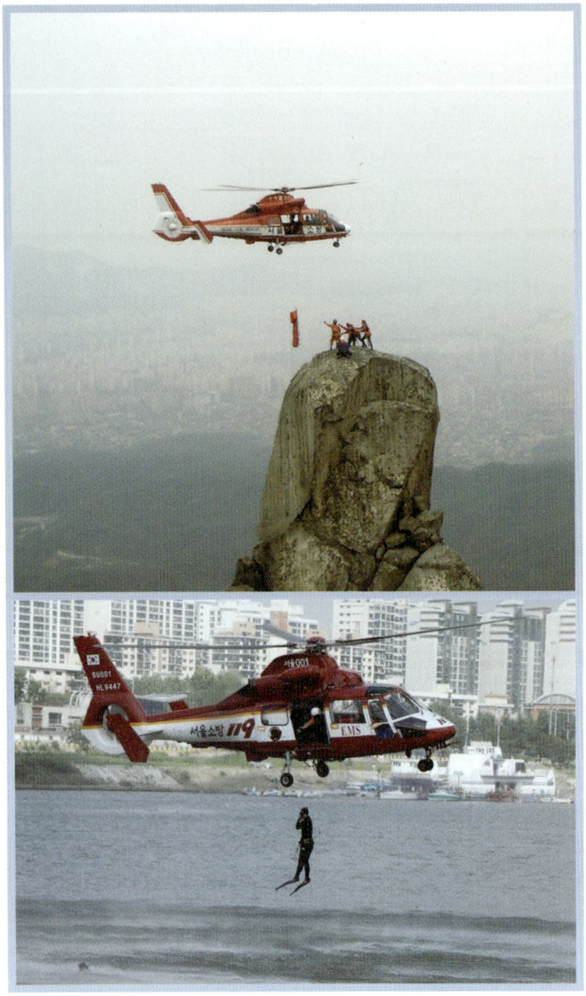

그림 4-9
이송소요시간과 이송거리를 적절히 고려하여 이송방식을 결정하게 된다.

발생 시 침착하고 숙련된 대응과 위기관리능력이 요구되어지고, 응급환자를 이송의 이용방법에 대한 정보를 알고 있어야 하고, 응급의료체계에 맞는 지침을 따르는 것이 필요하다.

② 병원선택

환자의 중증도별로 치료가 가능한 병원으로 이송하는 것도 응급구조사의 책임이다. 이를 위해서는 각자의 응급의료기관에 의료정보를 파악하고 있어야 한다(그림 4-10). 응급구조사는 파악한 의료정보를 가지고 응급환자에게 적절한 응급처치를 제공할 수 있어야 한다. 대부분의 환자는 현장에서 가장 가까운 병원으로 이송하지만, 특정 질환의 경우에는 치료 가능한 지정병원으로 이송이 필요할 수 있다. 또한 환자나 보호자가 특정 병원으로의 이송을 요구하는 경우도 있으므로 필요여부를 결정하여야 한다.

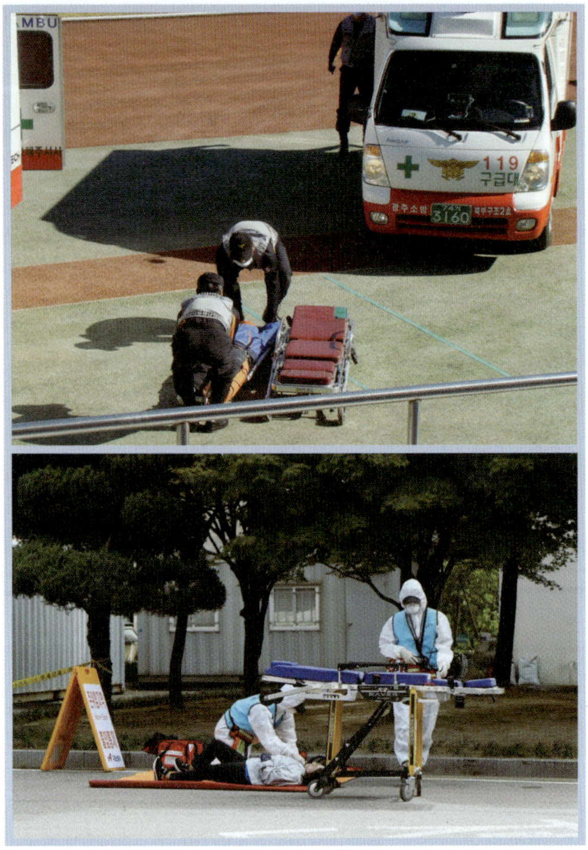

그림 4-10
환자의 중증도별로 치료가 가능한 병원으로 이송하는 것도 응급구조사의 책임이다.

궁극적 환자이송은 현장에서 응급처치를 담당한 응급구조사의 책임이다. 응급환자의 상황에 따라 치료가 가능한 적절한 병원을 선택하는 것이 필요하다. 이러한 상황결정에 어려움이 있다면 지도의사와 의사소통을 통해서 의료적인 조언을 받아야 한다.

③ 환자 분배

응급구조사가 일차처치를 담당하는 경우가 있는데, 현장에서 규정된 지침에 따라 환자를 응급처치한 후 2~3차의료기관 응급실 이외에 일반병원으로 이송할 수 있다. 예를 들면, 10세 남자아이가 녹슨 못이나 철사에 손상을 당해 아이의 부모가 119에 신고를 하였고, 응급구조사가 현장에 출동하여 소독 및 지혈을 하고, 환자를 평가한 결과 3 cm 정도의 열상이 있다고 가정하자. 지도의사와 무선통신(전화)을 이용하여 조언(의료지도)을 받은 후 환자를 적절한 응급처치할 수 있는 일반병원으로 이송하였을 경우, 아이의 가족은 의료비 지출을 절감할 수 있으며, 2~3차 병원의 응급실 중증환자보다 여유를 가지고 진료할 수 있다. 또, 환자를 현장에서 응급처치 후 집으로 귀가시키는 방법도 있다. 응급구조사가 현장에 출동하여 환자를 일·이차평가하고, 적절한 응급처치를 시행한 후 추가적인 조치가 필요하지 않다고 판단되는 경우에는 지도의사와 상의해서 병원이송을 하지 않고, 차후 해당 진료과에 외래진료를 받도록 하는 경우도 있다. 이러한 일차처치도 일반적이지는 않지만, 응급의료체계를 이용하는 시민들이 증가하고 이에 따른 비용이 증가한다면 위와 같은 방향으로의 발전이 되어야 할 것이다.

(10) 환자이송

응급의료 환경에 대한 통제는 일반인이나 응급의료종사자에게 의료비절감을 위한 노력이 '환자입장에서도 이익이 될 것이다.'라고 의문을 갖게 한다. 응급의료지도는 동일한 지역의 병원에서 중복적으로 사용하고 있는 장비와 응급의료서비스에 투자하는 것보다는 전문화된 응급처치 기능을 수행하도록 하고 있다. 때로는 환자를 한 병원에서 다른 병원으로 이송하는 것이 의료비용을 절감하는 측면에서는 이득이 있을지라도 환자입장에서는 다를 수도 있다. 응급구조사가 환자이송을 의뢰받은 경우에는 인계하는 병원과 인수하는 병원의 응급의료종사자가 동일한 책임감을 가져야 하고, 이송 중에 환자상태가 악화될 것으로 예상되는 경우에는 의료지도의사와 상의하는 것이 필요하다(그림 4-11).

(11) 기록

환자상태에 대한 정확한 기록은 환자 응급처치, 연구

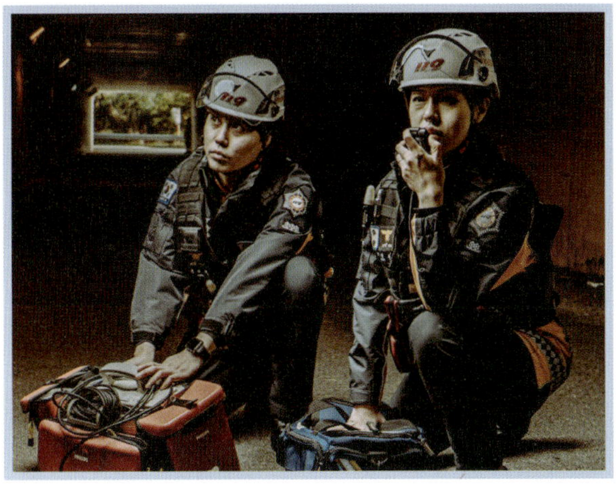

그림 4-11
응급구조사는 온라인이나 유무선 전화, 무전을 통해 의학적 지시를 받을 수 있다.

및 응급구조사가 소속된 응급의료체계의 질적 향상의 측면에서도 중요한 자료가 된다. 사고현장에서부터 병원 응급의료종사자에게 환자를 인계할 때까지 응급처치의 내용이 연속적으로 정확하게 기재되어야 하고, 환자에 대한 기록은 응급상황 종료와 함께 마무리되어야 한다. 또한 이송 중에 메모하였던 간단한 기록이나 생체징후 등도 기록지에 기록되어야 한다. 이러한 기록은 법적문제에 있어서도 소송의 소지를 줄여 주므로 응급구조사의 주관적 소견이 아닌 응급구조사가 관찰한 객관적 사실되어야 한다. 응급구조사는 이송 후 병원이나 시설을 떠나기 전 또는 가능한 빨리 서면 또는 전자식의 병원전보고서를 작성한다(그림 4-12). 이때 보고서의 사본은 환자의 의료기록 및 EMS 시스템에 영구적으로 보관된다.

(12) 복귀

환자상태에 따라 적절한 응급처치를 시행하면서 병원으로 이송을 하고, 병원 도착 후 응급의료종사자에게 기록지와 함께 환자를 인계한 후(그림 4-13), 다음 업무를 위하여 근무지로 복귀할 준비를 해야 한다(그림 4-14).

응급구조사는 오염된 장비를 세척하고, 사용한 일회용 물품을 버리고, 필요한 물품을 보충하고, 필요하면 구급차 연료도 채워야 한다. 출동 후에는 사후 검토회의를 함

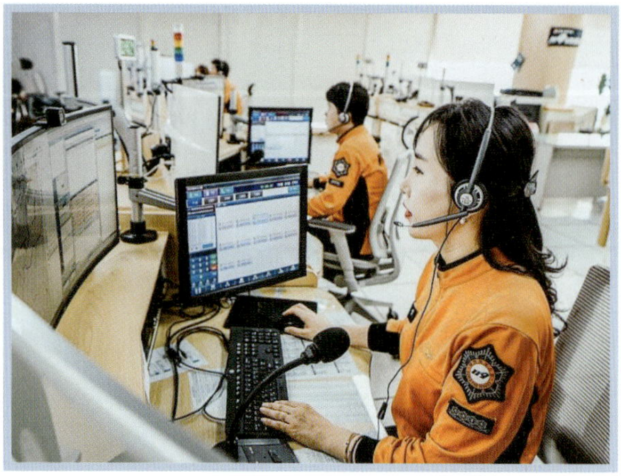

그림 4-12
가능한 빠른 시간 안에 서면 또는 전자식 진료 전 보고서를 작성한다.

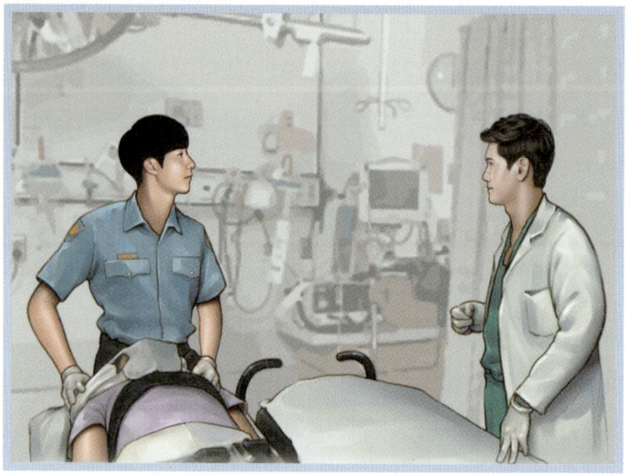

그림 4-13
응급구조사는 적절한 의료 인력에게 환자를 인계해야 하는 책임이 있다.

으로써 동료와 함께 업무수행 중에 발생했던 문제점이나 상황들을 기억하면서 잘된 점이나 잘못된 부분에 대해 논의하여 앞으로 환자의 응급처치 질을 향상하게 시킬 수 있을 것이다. 또한 응급구조사 팀장은 팀원 중에 심각한 스트레스로 인하여 도움이 필요한 대원이 있는지 살펴보아야 할 것이다.

(13) 환자 옹호

응급처치를 제공자로서 응급구조사는 환자의 권리를 보호할 책임이 있다. 현장에서 환자의 귀중품을 수집 보관하고 환자와 함께 이송하며 이송 의료기관의 인력에게 전달한 내용을 문서화해야 한다. 현장에서는 환자의 사생활을 보호하고 호기심이 많은 주위 목격자들로부터 최대한 환자의 사생활이나 집안의 사적인 일을 보호(privacy)하며 환자의 질문에 정직하게 답변해야 한다. 이때 환자가 사망한 경우에는 환자의 몸을 적절하게 가려 주어야 한다.

현장에서 환자를 이송할 경우 환자의 가족이나 친구에게 이송하는 시설의 위치 등을 확인하고 알려주고, 일부 환자에서는 보호자가 이송 시 동승할 수 있다. 이송된 응급의료기관에서 보호자는 환자에 대해 필요한 정보를 제공하는 대변인의 역할을 하기도 한다. 응급구조사는 가족이나 친구에게 상황을 알리거나 환자의 집이 안전한지

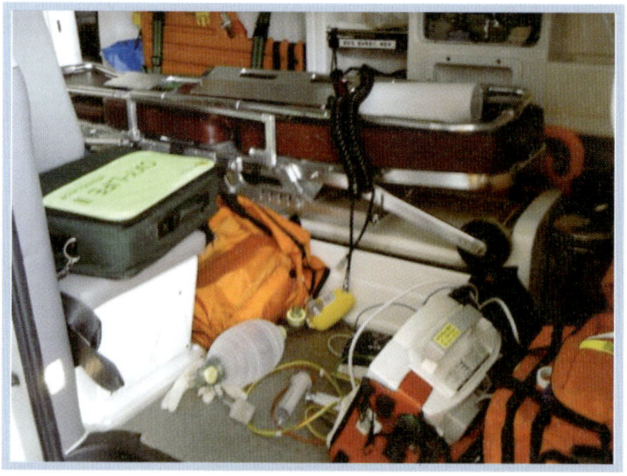

그림 4-14
복귀한 후에는 흐트러진 구급차 장비 및 소모품을 정리한다.

를 확인하는 등의 환자의 요청을 존중해야 한다. 아울러 이러한 모든 활동은 비밀유지를 기반으로 한다.

3) 응급구조사의 전문가 태도

응급의료종사자는 특수한 지식 및 술기를 보유하고 있는 사람을 의미한다. 일반적으로 한 직업분야는 초기교육과 계속교육에 대한 요구조건 등을 포함한 자체 기준을 갖고 있다. 응급구조사로 받게 되는 훈련에 대해 초기교육 요구조건을 만족시켜 국가고시를 합격한 경우에는 응급구조사로서 보건복지부에서 자격증을 발부된다. "전

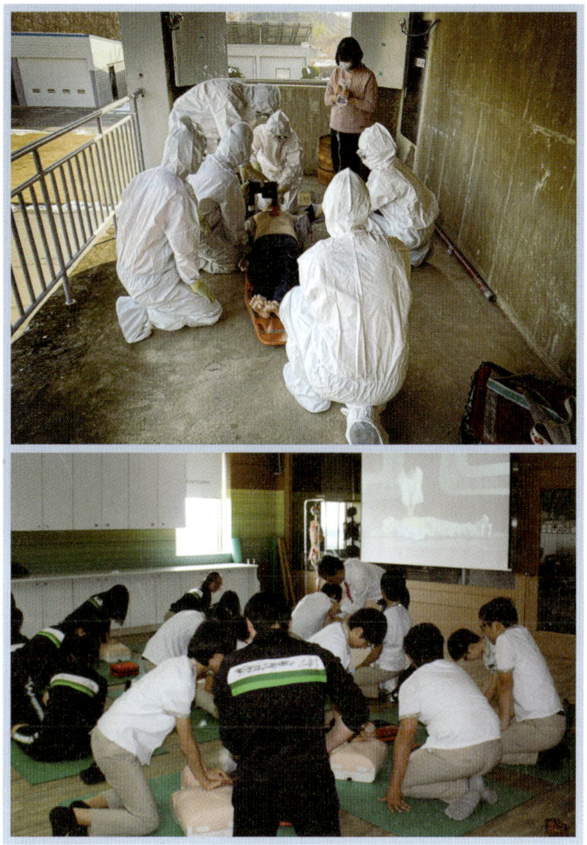

그림 4-15
응급구조사는 전문적 지식을 갖추어야 한다.

문가 태도"이라 함은 특정 직무에 종사하는 사람의 특성을 규정하는 행동 및 특색을 지칭한다. 전문가가 되려면 아마추어와는 다른 전문지식을 갖추어야 한다(그림 4-15). 이러한 전문가 정신을 지닌 응급구조사라면 다음과 같은 태도를 가져야 한다.

① 응급환자에게 양질의 응급처치를 제공할 수 있어야 한다.
② 자신의 직무에 대해 자긍심을 가져야 한다.
③ 최고기준을 세우고 최고 기준을 충족시키기 위해 노력하여야 한다.
④ 능력이 닿는 한 최선을 다하여 직무를 수행으로 존경과 신뢰를 받을 수 있어야 한다.

(1) 전문가적 태도

일상의 업무 속에서 최선의 결과를 낳기 위해 맡은 바 업무에 전념해야 한다(표 4-1).

표 4-1
전문가와 비전문가의 비교

전문가	비전문가
환자가 최우선	자기가 최우선
우수한 성과	자신의 성과
기술을 연마, 재교육 강습	자신의 기술 영원
높은 기준	최소한의 기준
자신의 성과에 대한 비판적 검토	자신을 보호할 궁리
미리 준비하고 장비를 점검	모든 일이 저절로 풀리고, 장비 미점검

① 근무 시간 중에 항상 최우선적으로 환자를 생각해야 한다.
② 우수한 성과를 내는 것을 목표로 삼고, 결코 자신의 성과에 만족하여 안주하지 않아야 한다.
③ 완전하게 숙달될 때까지 의료술기를 연마하며, 언제나 의료술기를 활용할 수 있도록 끊임없이 술기를 갈고 닦아야 한다.
④ 자신이 과거에 알았던 많은 것을 잊어버린 상태란 것을 스스로 깨닫고, 새로운 정보에 알기 위해 재교육 강의에 진지한 마음가짐으로 참석하여야 한다.
⑤ 자기 자신, 팀원, 소속기관 및 시스템에 대해 높은 기준을 설정하여야 하고, 반면 비전문가라면 최소한의 기준을 세워 이를 목표로 삼고 주위의 저항을 최소화하는 방식에 주로 의존한다.
⑥ 자신의 성과에 대해 비판적으로 검토하여야 하고, 항상 개선의 여지를 찾아야 한다.
⑦ 응급상황 대응 전에 미리 모든 장비를 점검해야 한다. 그러나 비전문가는 사전 점검을 하지도 않으면서 그저 모든 일이 저절로 잘 풀릴 것이라 생각한다.
⑧ 비번일 때나 근무 중일 때나 전문가 방식으로 행동하며 행동에 대한 책임을 진다.

응급구조사가 봉사하고 있는 지역사회에서 응급구조사의 행동기준으로 삼고, 응급의료 직업적으로 판단하여야 한다. 프로정신은 보수의 문제가 아니라 마음가짐의 문제이며, 돈으로 살 수도, 임대할 수도, 날조할 수도 없다.

응급의료체계는 아직 역사가 짧은 산업·의료분야이기는 하지만, 성실한 응급구조사는 인정을 받아 오고 있다. 전문적 위업을 달성하려면, 뼈를 깎는 노력을 기울여야 한다. 특히 자기 자신의 기준과 타협하지 않는 개별 구성원의 노력이 필요하다. 항상 효율성을 추구하고 전심전력을 다하여야 한다.

(2) 전문가의 특징

① 리더십

응급구조사 훈련과정에서 리더십은 매우 중요한 요소이지만, 자주 잊히는 요소이고, 병원전에 환자를 담당하는 '팀의 리더'라고도 할 수 있다. 따라서 응급구조사는 각자의 개성에 맞는 리더십을 개발하고, 업무를 완수해야 한다. 성공적인 리더십에는 여러 가지가 있지만, 위대한 리더들의 공통적인 특징을 요약해 보면 다음과 같은 요소로는 자신감, 신뢰감, 내면적 힘, 통제 능력, 의사소통 능력, 결단성, 책임감 등이 있다. 만약, 응급구조사가 성공적인 응급의료팀의 리더이라면 구성원 각자의 능력 및 한계를 잘 알고 있어야 한다.

② 통합성

응급구조사는 병원 안에서든 밖에서든 응급처치 업무에서 지도적 역할을 수행해야 할 책임이 있기에 응급의료체계에서 대표할 수 있을 것이다. 환자 및 응급의료종사자 팀원들은 응급구조사가 성실하고 신뢰할 수 있는 사람이라고 생각할 것이다. 응급구조사에 대한 판단에서 가장 중요한 역할이 바로 정직성이다. 예를 들면, 응급구조사는 종종 환자의 집안 또는 사무실 등에서 업무함으로 환자의 지갑이나 차량에 놓아 둔 귀중품 등 기타 환자의 소지품에 책임을 지게 된다. 따라서 응급구조사는 환자로부터 신뢰를 받을 수 있는 사람이어야 한다.

응급구조사는 의료지도로부터 권한을 위임받아 응급의료체계의 의료지도 역할까지 수행할 수 있다. 응급의료지도가 위치한 곳으로부터 먼 거리까지 응급처치 작업을 수행하게 되는 경우에도 지침을 준수하고 환자에 대한 응급의료 활동 일체를 정확하게 기록 또는 문서화하여 신뢰를 구축하도록 해야 한다.

③ 공감대 형성

환자 및 환자의 가족과 성공적으로 상호작용을 하는 것은 상당히 숙달하기 어려운 기술이다. 상호작용 형성의 가장 중요한 구성요소 중 하나는 바로 공감대 형성이다. 환자와 공감대를 형성한다는 것은 환자가 처해 있는 상황, 느낌 등을 식별하고 이해하는 것이다. 전문가로 취급을 받기 위해서는 응급구조사가 기분이 좋지 않은 날이라도 환자와 환자의 가족과 상호작용 시 응급구조사 자신의 개인적인 감정을 개입시켜서는 안 된다. 전문적인 방법으로 작업을 수행하는 응급구조사는 다음과 같은 방식으로 환자와 환자의 가족과 공감대 형성을 드러낸다.

- 환자나 보호자(타인)를 격려하고 용기를 북돋아 주는 언행을 한다.
- 환자의 감정 및 환자 가족의 감정을 이해하고 있다는 것을 표현한다.
- 환자나 보호자(타인)를 존중하고 있음을 표현한다.
- 품행을 단정히 하고, 환자에 대한 동정심을 발휘한다.
- 환자나 보호자에게 도움을 주고자 해야 한다.

④ 동기부여

응급구조사는 감독을 받지 않은 환경에서 작업하는 경우가 자주 있으므로, 스스로에게 동기부여하고 바람직한 직무윤리를 수립할 수 있는 능력은 자기 자신에게 달려 있다. 바람직한 직무윤리의 예는 다음과 같다.

- 업무의 요청 및 명령 없이도 할당된 책무를 완수한다.
- 직접 감독할 필요 없이 모든 의무 및 할당된 작업을

완수한다.

- 문서작업을 적시에 정확하게 완수한다.
- 끊임없이 질 향상을 위해 노력하고 있어야 한다.
- 바람직한 방식으로 건설적인 피드백을 수용하고 학습의 기회로 활용해야 한다.

자기 동기부여는 우수한 작업성과를 내기 위한 내부적 원동력이다. 환자를 적절하게 돌보는 것만으로는 부족하며, 응급구조사가 환자에게 제공하는 응급의료의 질을 높이기 위해 노력해야 한다.

⑤ 외양 및 개인위생

환자 및 보호자들은 119구급대원(응급의료종사자)의 응급처치 및 이송에 대해 높은 기대치를 갖고 있다. 응급구조사가 응급현장에 도착하는 순간부터 사람들에게 어떻게 보이는가에 따라 사회로부터 판단을 받게 된다. 현장활동 시 올바른 제복착용과 개인안전보호 장비는 매우 중요한데, 이는 응급구조사가 전문적인 의료서비스 제공자처럼 보이기 위해서이다. 응급구조사의 외관에 대해 다음과 같은 상황을 생각할 수 있을 것이다(그림 4-16).

- 지저분한 외관을 하고 있다면, 환자는 비전문적이고 비위생적이라고 생각할 것이다.
- 환자 앞에서 속어, 비어, 욕설 등 상스러운 언어를 사용한다면 환자는 당신을 멀리하고자 할 것이다.
- 소형 무선호출기 및 가죽 케이스, 허리띠에 달려 있는 고무장갑만으로는 전문가의 외양을 갖출 수가 없다.
- 제복에 마크 및 장식을 많이 착용하고 다니지 말아야 한다. 환자에게 다른 특정한 인상을 줄 수 있다.

이에 따라 응급구조사의 행동 및 외관은 환자에게 신빙성 및 신뢰감을 심어 주기 위해서 절대적으로 중요한 요소이다. 응급구조사는 항상 깔끔한 유니폼을 착용해야 하고 항상 깔끔하게 몸단장을 해야 한다. 유니폼 셔츠 속에 옅은 색깔의 셔츠를 받쳐 입더라도 맨 위의 칼라 단추를 제외하고는 단추를 전부 잘 잠가야 한다.

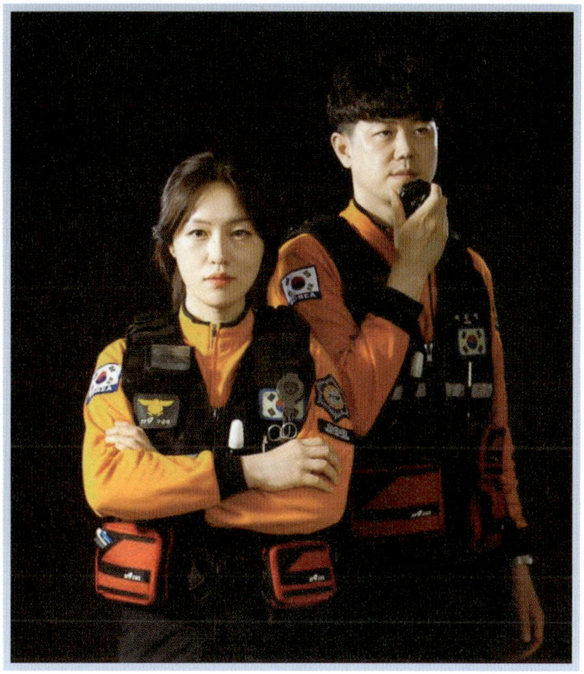

그림 4-16
응급구조사가 현장에 도착하는 순간부터 외양 및 개인위생에 따라 판단을 받게 된다.

전문가적인 외양을 갖추는 데 있어서 방해요인으로는 지저분한 외관, 상스러운(비어, 속어, 욕설 등) 언어, 결혼반지를 제외한 보석류, 화려한 시계, 여성들이 착용하는 소형의 귀걸이 등이 있다.

⑥ 자신감

응급구조사 스스로의 능력에 대해서 자신감을 가지는 것이 매우 중요하다(그림 4-17). 응급구조사가 자신을 믿지 못하고 있다는 것을 환자 및 환자의 가족이 감지하면, 신뢰를 얻지 못할 것이다. 자신감 결여는 어떻게든 느러나게 마련이다. 이는 차후 법정 소송의 근거자료가 될 수 있다. 자신감을 얻기 위한 가장 손쉬운 방법으로는 스스로의 강점과 한계에 대해 정확하게 판단을 내리고, 자신의 약점을 개선할 수 있는 방법을 찾아야 한다.

스스로에게 자신감을 갖고 있는 응급구조사라 하더라도 혼자서 처리하기 힘든 복잡한 상황에 처하게 되면, 추가 지원 요청을 하고, 응급구조사가 자신감을 갖는 것과 건방지게 구는 것은 엄연히 다르다는 것을 명심하여야 한다.

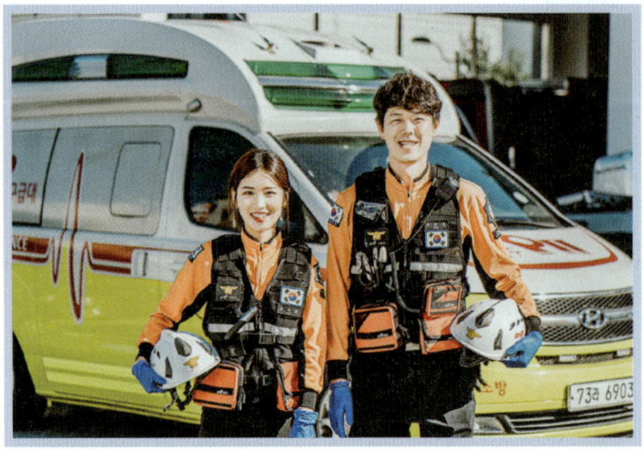

그림 4-17
현장에 도착하는 순간부터 환자 및 보호자가 신뢰할 수 있는 응급구조사로 보여야 한다.

⑦ 의사소통

의사소통이란 생각, 메시지, 정보를 교환하는 과정을 의미한다. 의사소통 기술은 응급의료체계에서 보통 과소 평가되고 있는 분야이다. 환자를 병원전 단계에서 응급의료를 제공하려면 다른 응급의료종사자, 다른 기관에 속한 구조대원, 환자, 환자의 가족, 주위 사람들과 계속적으로 의사소통을 해야 한다.

응급구조사가 효율적으로 의사소통하기 위한 기술은 다음과 같다.

- 환자에 관한 필요한 모든 정보를 수집한다.
- 수집된 정보를 간략하게 정리하여 분명하고 명확하게 말한다.
- 적극적으로 경청하고 읽기 쉽게 기록한다.
- 듣는 사람에 따라 적합한 방식으로 말한다.

효율적인 의사소통을 위해 다양한 상황(외국인, 청각장애인 등)에 따라 조금씩 의사소통 방식을 바꾸는 방법도 매우 중요한 기술이다.

⑧ 시간관리

팀 리더라면, 시간 관리하는 기술은 매우 중요하다. 업무의 계획을 사전에 세우고, 우선순위를 부여하고, 시간을 최대한으로 활용하기 위해 업무를 조직화에 경험이 있는 응급구조사는 일반적으로 시간을 보다 효율적으로 활용한다. 제대로 된 시간관리 기술을 갖고 있는 응급구조사는 교대시간 및 회의시간을 정확히 지키며, 일정에 따라 혹은 일정보다 앞서 서류작업 및 정비작업을 완료한다.

응급구조사가 시간 관리를 위한 간단하고 활용 가능한 기술에는 목록 작성하기, 업무 우선순위 부과하기, 회의시간이나 약속시간에 해당 장소에 일찍 도착하기, 일정표 작성하기 등이 있다. 이 중 한두 개만 적절히 활용하여도 스케줄을 보다 효율적으로 처리할 수 있고, 스트레스도 덜 받을 수 있을 것이다.

⑨ 팀워크 기술

응급구조사는 팀의 리더이다. 리더십이란 타인과 더불어 일하면서 팀워크를 촉진할 수 있는 능력을 말한다. 팀워크를 조성하려면 환자 혹은 환자의 가족으로부터 공격을 받고 있는 상황에서도 사람들을 다룰 수 있는 요령 및 기술이 필요하다. 이러한 능력을 가진 응급구조사는 자신의 이익보다도 환자 또는 팀의 이익을 우선시할 줄 알아야 한다.

- 다른 사람들의 말에 귀를 기울인다.
- 타인의 의견을 존중하고 열린 마음으로 대처한다.
- 변화되는 응급의료 환경에 신축성 있게 대응할 수 있어야 한다.

팀의 강력한 리더는 모든 팀원의 지원을 받을 수 있을 때야 말로 성공적으로 지휘한 것이라는 점을 잘 알고 있어야 한다. 자신감 있는 팀의 리더의 조건은 다음과 같다.

- 개인적 이익보다 팀의 성공을 우선한다.
- 팀원들의 역할이나 의견을 절대 손상시키지 않는다.
- 근무 중일 때나 비번일 때나 항상 팀원들에게 도움을 제공한다.
- 팀원과 다른 사람들의 제안에 대해 항상 열린 마음 자세로 대응(의사소통)한다.
- 환자의 이익을 위해서는 기꺼이 기존 방침에 변화를 가할 수도 있어야 한다.
- 환자, 다른 의료서비스제공자, 지역사회를 존중한다.

⑩ 존중

타인을 존중한다는 것은 타인에 대해 경의, 배려, 인정한다는 것을 보여주는 것을 말한다. 응급구조사는 모든 환자를 존중하고, 환자의 인종, 종교, 성별, 나이, 경제적 여건 등에 관계없이 최상의 응급의료서비스를 제공해야 한다. 응급구조사가 환자를 존중한다는 것을 보여주는 간단한 방법으로는 환자 및 환자 가족의 기분을 이해하고 환자에게 정중하게 행동한다. 그리고 다루기 힘든 환자에게 스스로의 품격을 떨어뜨리는 언어를 사용하지 않는다. 이처럼 환자 및 환자 가족을 존중하는 태도를 보여줌으로써 응급구조사는 자신이 제공하는 응급의료, 응급구조사 업무 등에 대해서 환자 및 환자의 가족으로부터 신뢰를 얻을 수 있다.

⑪ 환자보호

응급구조사는 환자를 위험으로부터 보호하고, 환자의 이익을 위해 최선의 방식으로 작업을 수행하는 보호자이며 옹호자이다. 응급구조사는 환자를 보호하기 위해 개인적 편견(종교, 윤리, 정치, 사회, 인종 등) 없이 환자에게 적절한 응급처치를 제공해야 하고, 응급구조사의 안전이 위협받는 경우를 제외하고는 항상 응급구조사는 자신의 이익보다 환자의 이익을 우선시해야 한다. 그리고 응급구조사는 환자와 관련된 비밀사항을 지켜야 한다.

⑫ 양질의 서비스 수행

전문가가 되기 위해 응급구조사는 세심한 부분까지 주의를 기울이면서 환자에게 양질의 응급의료서비스를 제공해야 한다. 다음은 응급구조사가 주의 깊게 응급의료서비스를 수행하기 위한 행동이다.

- 기술숙달 및 재교육받기
- 완벽한 장비점검하기
- 안전한 구급차 운행하기
- 정책, 절차, 지침 준수하기

개인적 성과 및 태도에 대한 재검토는 모든 환자들이 적절한 환경에서 적합한 응급의료서비스를 받도록 하기 위해 매우 중요한 요소이다. 대부분의 응급의료체계의 기관은 하부기준에 따른 응급처치를 확인 및 수정하기 위해 지속적인 질 향상(CQI) 프로그램을 채택하거나 개발하고 있다.

(3) 계속 교육

자격증을 유지하는 것은 응급구조사의 의무사항이다. 대부분의 응급구조사들은 특정 분야의 응급의료서비스에 관한 지식 및 기술을 추가적으로 개발하기 위해 계속교육프로그램을 활용하고 있다. 이와 같은 종류의 교육은 강의, 세미나, 회의(conference), 실험연구 등에 참석하는 것으로 이루어진다.

자격증 보수교육은 관련법규 내용을 갖고 있다. 응급구조사는 이와 같은 필수조건을 충족시키지 않고서는 업무를 수행할 수 없다. 가급적 계속교육을 많이 받는 것이 많은 도움이 된다.

응급구조가 계속교육을 참여했을 때의 장점은 다음과 같다.

① 가장 두드러진 이점은 응급구조사 자신의 지식 및 술기(skill)가 늘어난다는 것이다.

② 하루가 다르게 발전하는 장비 및 처리절차와 관련하여 계속적으로 갱신(renewal)되는 응급의료체계의 흐름에 뒤떨어지지 않게 된다는 것이다.

③ 응급구조사가 습득하는 술기는 실제로 연습을 해보아야 하는데, 계속교육프로그램을 통해서 자료를 재검토하고 환자의 응급처치와 관련하여 부족한 부분을 집중할 수 있다.

4) 추가적인 책임

응급구조사의 역할에는 응급요청에 대한 대응과 관련된 사항 이외에 추가적인 책임이 있다. 추가적인 책임으로는 지역사회 참여에 따른 손상 예방 프로그램, 지역사회 활동의 리더, 일반인을 대상으로 한 심폐소생술 및 응급처치 교육하기, 1차 진료의 지원, 응급의료서비스 시스템에서의 시민 참여 증대, 응급의료체계 설명 및 세미나 참여, 예방프로그램 구성원으로 참여, 그리고 개인적·전문적 개발 등을 포함하고 있다.

① 손상 예방 프로그램

응급구조사는 지역사회에 참여할 수 있고, 다양한 방법으로 전문직에 대한 롤 모델이 될 수 있다. 응급구조사는 손상 예방 프로그램에도 도움을 줄 수 있다.

② 지역사회 활동의 리더

응급구조사는 지역사회 활동의 리더로서 참여할 수도 있다. 손상 방지 계획들(활동 및 위험 조사)을 수행할 수도 있고, 응급의료체계 이슈들을 홍보하는 미디어 드라이브(media drive)에 도움을 줄 수 있다. 또한 응급의료체계에 다른 건강 프로그램의 자료들을 배포할 수 있다

③ 심폐소생술 및 응급처치 교육 참여하기

심폐소생술, 응급처치, 손상 예방 등을 교육하는 것은 지역사회 건강을 향상시키는 방법들이다. 또한 이런 활동들은 응급의료서비스 자원의 활용을 적절히 하는 데 도움이 된다. 이런 활동들은 다른 건강관리 기관 및 공공안전 기관과 응급의료서비스의 통합을 증대시킨다.

④ 1차 진료

몇몇 지역사회와 해당 지역사회의 건강관리 기관들은 응급구조사를 1차 진료에 이용한다. 이 지역사회들은 또한 응급구조사를 손상 예방과 건강 프로그램에 이용한다. 응급구조사는 대중에게 병원전 자원들과 다른 비응급의료서비스 건강관리 자원들을 가장 잘 활용할 수 있는 정보를 제공할 수 있다. 응급구조사는 구급차 이송보다 다른 이송수단을 선택할 수 있다. 그들은 병원이 아닌 응급실 의료진과 자유직(freestanding) 응급 클리닉에 대해 설명해 줄 수 있다. 언제, 어디서, 그리고 어떻게 응급의료서비스와 응급실을 사용할지에 대한 프로그램들은 자원의 가장 효과적인 사용을 촉진시킨다.

⑤ 시민들의 응급의료서비스 참여 증대시키기

시민들의 응급의료서비스 참여를 증대시키는 것은 전체적으로 체계를 개선시킨다. 시민들은 지역사회에서의 응급의료서비스 이용에 대한 요구와 척도를 조정하는 데 도움을 줄 수 있다. 그들은 질 향상과 문제해결에 대한 객관적인 시각을 제공한다. 또한, 시민의 참여는 응급의료체계의 옹호자를 만드는 것이다.

⑥ 개인적, 전문적 역량을 개발하기

응급구조사는 개인적, 전문적 역량을 개발하기 위해 노력해야 한다. 이것을 수행하는 방법은 보수 교육, 학생 멘토링, 전문 단체의 회원, 경력 쌓기에 영향을 주는 직무관련 이슈에 참여, 응급의료서비스 전문성에서 유망한 분야의 탐구의 연구 활동을 실시 및 지원, 그리고 적극적으로 응급의료서비스 관련된 입법 문제에 참여 등을 포함한다.

응급구조사는 상기 모든 활동에 의해서 지역사회 내 응급의료서비스 증진을 위해 적극적인 역할수행을 해야 한다.

5) 확대된 업무의 영역

새로운 술기와 응급처치 방법에 의해서 글자 그대로 응급실을 환자에게 이동시킬 수 있다. 응급구조사가 확대되는 역할에 다가서지 않는다면 다른 보건의료종사자가 이 영역을 맡게 될 것이다. 전형적인 119출동차량 이외의 응급의료 환경에서 응급구조사에게 일할 기회를 제공할 수 있는 병원전 처치의 다양한 측면이 있다. 그리고 이러한 다양한 측면은 응급구조사에게 밝은 미래를 줄 것이다.

① 중증환자 이송
② 일차 처치
③ 산업 의학
④ 스포츠 의학
⑤ 항공 이송
⑥ 전술적 응급의료서비스
⑦ 교정의학
⑧ 병원 응급실
⑨ 군무원

응급구조사는 독특한 교육과 독립적으로 생각하고 일하는 능력 때문에 비전통적인 임무들이 늘어나고 있다.

(1) 중증환자 이송

1990년에 시작한 의료기관 전문화의 결과로 일개의 의료기관에서 전문화된 치료를 위해 다른 의료기관으로 전원 되고 있는 환자들이 증가하고 있다. 이 환자 가운데 많은 수는 심각한 질병이거나 표준 구급차에서 활용 가능한 것보다 더욱 정교한 장비와 치료를 요구되어 많은 응급의료체계에서는 중환자들을 전원하기 위해 전문화된 이송차량을 발전시켜 왔다.

중증환자 이송방법은 전문화된 중환자구급차, 의료항공기 그리고 헬기를 포함한다. 많은 응급의료체계에서는 중환자 이송에 필요한 추가 공간을 제공하기 위해 트럭차체에 탑재된 대형차량의 사용을 선택해 왔다. 이러한 차량 탑승자인 응급구조사는 전문응급처치학의 다양한 측면에 대한 교육을 받는다. 여기에는 전문기도관리, 환기관리, 수액처치방법, 전문약리학, 전문화된 환자감시, 전문심장소생술 그리고 보통 집중처치환경에서 볼 수 있는 다른 기술이 포함된다. 이러한 기술은 병원 응급의료 종사자의 입장을 곤란하게 하지 않고, 심각한 환자를 치료병원으로 이송하는 데 안전하고 효과적인 방법을 제공한다. 예를 들면, 서울시·서울대병원과 2016년 1월부터 '서울형 중증환자 이송서비스(seoul mobile intensive care unit, SMICU)' 시행, 전문 치료장비 갖춘 대형 특수구급차, 17명 응급이송팀 24시간 365일 운영하고 있다. 이동 중 응급상황에서도 전문적 관찰·치료로 심장정지 환자 등의 생존율을 향상시키고 있다.

(2) 일차처치

진료실과 경미한 응급처치 혹은 외래의원의 예처럼 오늘날 많은 환자는 상당히 싼 비용으로 병원 밖에서 일차처치를 받을 수 있다. 추가적으로 많은 환자는 집에서도 응급처치를 받을 수 있다. 경미한 열상 혹은 드레싱이나 위관교체와 같은 경우에 있어서는 응급구조사가 의료지도의 긴밀한 접촉을 통하여 병원에 이송하지 않고 현장에서 처치를 제공할 수 있다.

(3) 산업 의학

응급구조사는 공장, 영화 세트장, 그리고 산업현장에서 주요한 의료제공자이다. 응급구조사는 문제의 산업장을 위해 응급처치 교육훈련을 받았고, 안전조사, 안전사고예방, 그리고 백신과 면역을 포함하는 추가임무를 종종 맡는다. 많은 산업체에서 경미한 응급처치 및 안전을 돕기 위해 응급구조사를 고용한다. 현장에 응급구조사가 있다는 것은 고용인의 안전을 증대시키고 근무의 손실시간을 줄여 준다.

(4) 스포츠 의학

프로 스포츠를 포함하는 많은 팀에서 응급구조사가 운동 트레이너를 보완할 수 있다는 사실을 인식하고 있다. 응급구조사는 손상예방의 상당한 책임을 맡고, 스포츠에서 문제가 되는 손상을 다루는 훈련도 받는다. 예를 들어 야구팀에서 일하는 응급구조사는 선수들의 경기 전 준비와 경기 중, 후에도 필요한 응급처치를 제공할 것이다(ex. 롯데 임수혁 선수). 손상 및 질병으로 고통 받은 선수가 경기에 복귀할 수 있도록 코치 및 감독에게 조언할 수도 있다. 선수 팀에서 일하는 응급구조사는 선수가 가능한 빨리 경기에 복귀하도록 경미한 열상 치료와 정형외과 치료를 더욱더 자세히 배워야 한다.

(5) 항공 이송

응급의료체계에 헬기가 사용된 지는 70년(1950년) 정도가 되었고 중요한 역할을 수행하고 있다. 보통 응급의료 헬기에는 2명의 응급의료인과 전문응급구조사가 탑승하는 경우가 많다. 응급의료 헬기에 탑승한 응급구조사는 현장의 출동요청 및 병원간 이송에 출동한다(그림 4-18). 응급의료 헬기의 응급구조사라면 전문 응급의료술기 및 지식을 알아야 하고, 항공생리, 항공기 작동, 항공안전 등 교육을 받아야 한다(그림 4-18).

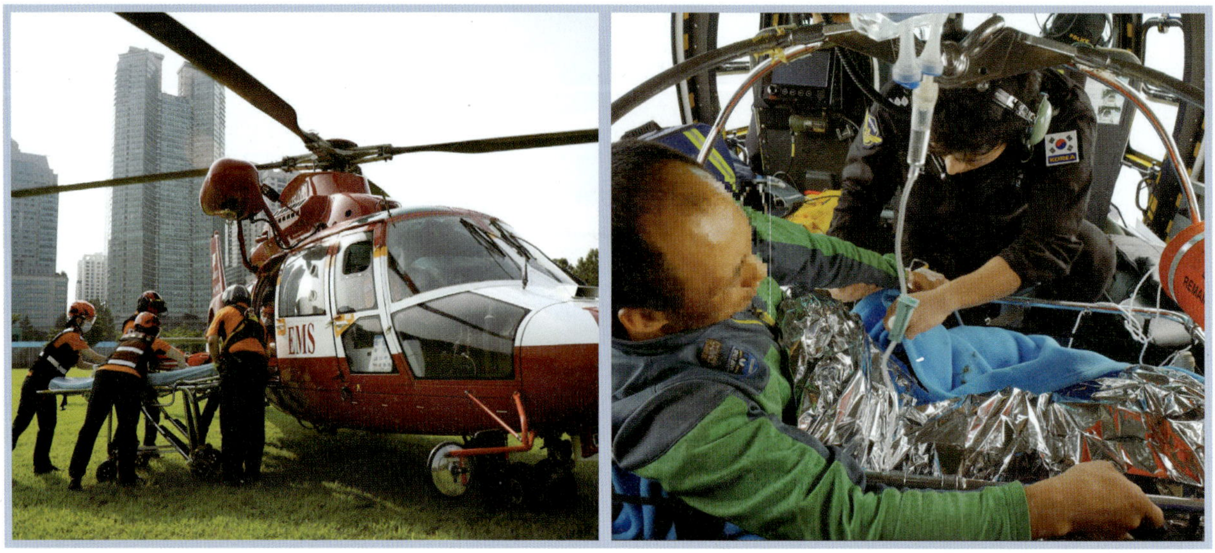

그림 4-18
헬기의 응급구조사라면 항공생리, 항공기 작동, 항공안전 등 교육을 받아야 한다.

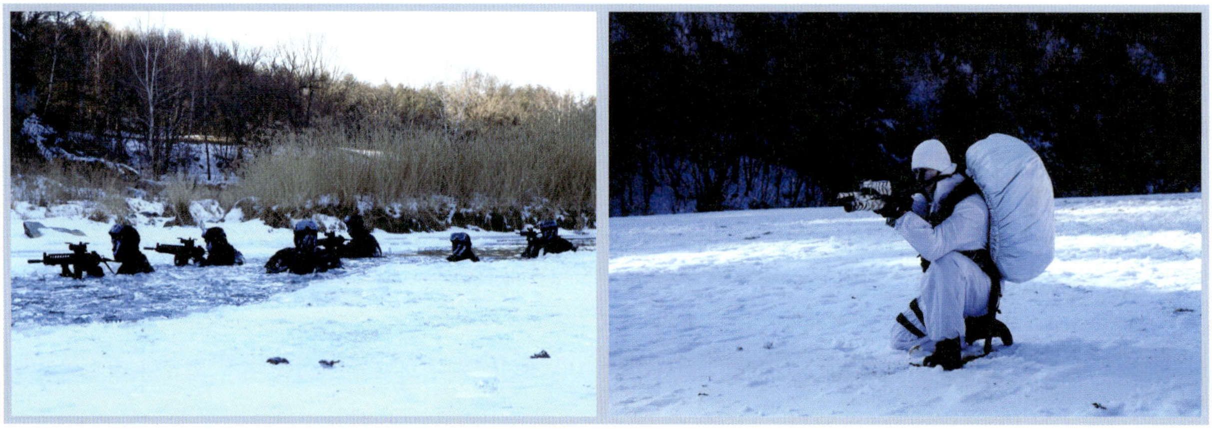

그림 4-19
전술적 응급의료서비스는 군사작전의 실질적인 지식과 경험을 바탕으로 하고 있다.

(6) 전술적 응급의료서비스

전술적 응급의료서비스의 목적은 특수임무(인질구출, 마약단속 등)를 수행하는 인력과 함께 시민의 안전을 향상시키는 데 있다. 전략적 응급구조사는 경찰대원과 함께 합동훈련을 받고 무기를 소지한다. 전략적 응급구조사의 역할은 환자가 응급의료체계로 안전하게 대피할 때까지 생명을 유지하는 응급처치를 제공하는 것이다. 이러한 전술적 응급의료서비스는 **군사작전**의 실질적인 지식과 경험을 바탕으로 하고 있다(그림 4-19).

(7) 교정 의학

우리나라에서도 수감시설에 응급구조사를 배치하고 있다. 구치소 또는 교도소에서 응급구조사는 수감자의 약물 복용에 대한 초기평가를 하고 수감자의 응급의료 필요를 감독한다. 응급구조사는 수용소 내 응급상황에 대한 대처 업무를 담당하고 있다. 따라서 응급구조사는 교정 및 유사 문제를 위한 교육훈련을 이수하여야 한다(그림 4-20).

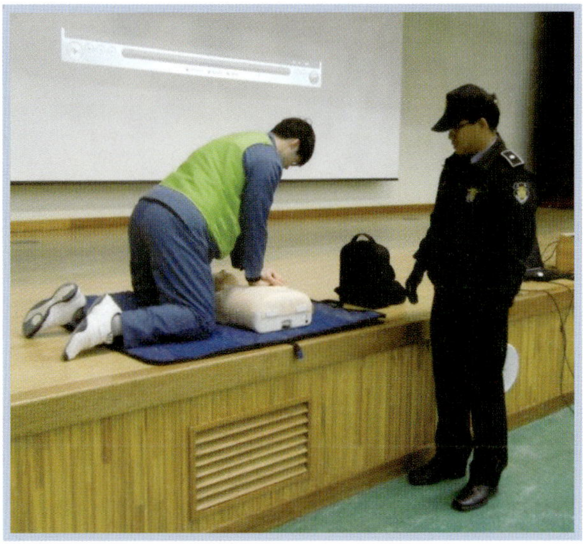

그림 4-20
응급구조사는 교정 및 유사 문제를 위한 교육훈련을 이수하여야 한다.

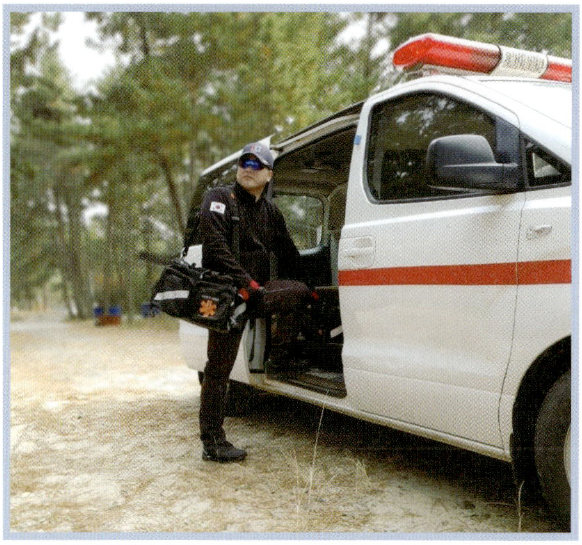

그림 4-21
특정직공무원 소속된 군무원으로 업무를 하고 있다.

(8) 병원 응급실

응급실이나 경미한 응급처치를 제공하는 응급의료센터의 경우 약간씩 업무가 다르긴 하지만 대부분 응급환자에게 응급처치 및 환자 이송 업무를 수행한다. 또한 수술실에서 수술 보조나 중환자실 업무를 맡는 병원도 있다. 응급의료센터에 응급의료인의 인력부족으로 응급구조사가 매우 큰 도움이 된다. 이러한 응급의료 환경에서 응급구조사의 역할은 환자의 응급처치 및 진료보조로서 응급의료관련 업무에 종사하게 된다.

(9) 군무원

대한민국 국군에 소속된 특정직공무원. 현역 군인과 군무원 모두 특정직 공무원에 속하지만, 군무원은 민간인 신분이라는 점이 현역 군인과의 차이점이다. 군부대에서 군인과 함께 근무하는 공무원으로서 신분은 국가공무원법상 특정직 공무원으로 분류되고, 응급환자 상담 및 이송, 응급환자 구조, 의무지원(훈련 등), 응급환자 응급처치, 응급실 및 구급차 내 물자, 장비, 감염 관리 등 응급의료관련 업무에 종사하게 된다(그림 4-21).

6) 좋은 응급구조사의 특성

좋은 응급구조사가 되기 위해 요구되는 별도의 신체적, 성격적 특성이 있다.

(1) 신체적 특성

응급구조사는 현장에서 업무를 수행하기 위해 건강한 신체를 유지해야 한다. 응급구조사가 몸을 구부리지 못하거나, 숨을 참지 못해서 필요한 응급처치를 제공하지 못한다면, 도움이 필요한 응급환자에게는 아무 도움이 되지 못할 것이다.

응급구조사의 신체적 특성으로는 다음과 같다.

① 들것, 담요, 산소통 등의 추가된 무게를 할당량만큼 들어 올릴 수 있는 방법을 배워야 한다.

② 운반을 위해서는 힘뿐만 아니라, 요령과 협동심이 필요하다.

③ 기본적인 구조과정을 수행하고, 환자와 들것을 아래로 내리고, 환자를 옮기는 동안 비상구와 비상계단을 뚫고 나갈 수 있어야 한다.

④ 가까운 곳만 아니라, 먼 곳의 물체도 명확히 볼 수 있는 시력 또한 응급구조사의 업무를 수행하는 데 매우 중요하다.

- 환자를 평가하고, 표지를 읽고, 응급상황을 통제하고 구급차를 운전하기 위해서는 근거리, 원거리 시력이 모두 필요하다.
- 시력에 문제가 있다면 검진을 통해 안경이나 콘택트렌즈로 교정해야 한다.

⑤ 색명 관련된 문제도 알아야 한다.

- 운전을 할 때 중요할 뿐 아니라, 환자를 평가하는 데 매우 중요하다.
- 시력을 통한 환자의 평가에는 환자의 피부, 입술, 손톱 색깔이 환자의 상태를 알려주는 중요한 임상적 지표가 된다.

⑥ 응급구조사는 자신의 표현을 말과 문자로 지시를 주고받을 수 있어야 하며, 환자나 목격자 혹은 응급의료체계의 다른 응급의료종사자들과 의사소통(communication)을 할 수 있어야 한다.

이에 따라 응급구조사가 되고자 할 때 시각, 청각, 언어 등에 심각한 문제가 있다면 교정해야 한다.

(2) 인성특성

위기상황에서 환자들은 자신을 구해 줄 누군가를 찾고 환자가 의지하는 유일한 사람이 응급구조사일 가능성이 있다. 환자의 기대는 응급구조사에 대한 신뢰를 바탕으로 하지만, 이러한 신뢰는 응급구조사에게는 부담이나 스트레스를 줄 수 있다. 응급구조사로서 위기상황에서 적절히 대처하기 좋은 응급구조사가 되기 위해서는 다음과 같은 인성을 갖추어야 한다.

① 응급구조사라는 직업에는 많은 법적 제약이 있지만 윤리적 의무도 따른다(좋은 도덕적 성격).

- 법령이나 판례만으로 완전히 정의될 수 없는 대중의 신뢰를 받고 있음을 잊지 말아야 한다.
- 질병이나 손상 받은 환자의 안정을 도와주고 믿음을 줄 수 있어야 한다.
- 다른 응급의료체계의 사람들과 좋은 협동관계로 강한 믿음을 줄 수 있어야 한다.
- 환자가 자신의 몸이나 귀중품을 보호할 수 없는 응급상황에서 신뢰(confidence)할 수 있고, 전달된 모든 정보를 믿고 의지할 수 있도록 훌륭한 도덕적 성향을 가져야 한다.

② 응급구조사는 불안, 충격상태에서 심한 통증을 느끼는 환자에게 안정적이고 차분한 목소리로 말을 하며 실무를 수행해야 한다(차분하고 안정적인 성격).

③ 응급상황을 신속하게 평가하고 통제하기 위해 리더십을 갖추어야 한다(리더십).

- 행동의 우선순위를 설정하고 명확하게 지시를 내릴 수 있어야 한다.
- 확신과 설득력을 가지고 실무를 수행할 수 있어야 한다.
- 책임을 질 수 있는 리더십을 갖춰야 한다.

④ 환자에게 진실한 감정을 전달할 수 있어야 한다.

- 응급상황을 이해하고 더 빠르고 좋은 응급처치가 가능하도록 협조한다.
- 환자나 목격자들을 화나게 하거나 흥분시키고, 믿음을 깨는 부적절한 의사소통을 자제한다. 신뢰감을 주기 위해서는 올바르고 적절한 대화능력이 있어야 한다.

⑤ 위기에 처한 사람과 관련된 안전하지 않은 스트레스가 많은 상황에서 신속하게 적절한 결정을 내릴 수 있어야 한다(적절한/옳은 판단).

⑥ 응급구조사가 되는 것은 스트레스일 수 있다. 피로감, 좌절, 분노, 슬픔은 응급구조사가 느끼는 일상적인 감정이다. 비상상황이 끝날 때까지 감정을 조절하는 방법을 익혀야 한다(안전성 및 적응성).

- 피로감, 좌절, 분노, 슬픔은 상황에 따른 정서적으로 정상적인 반응이다.
- 동료나 상담사, 친구 및 가족의 지원을 통해 정신적/육체적 건강을 유지하는 것이 중요하다.
- 유쾌하지 않은 응급상황을 극복할 수 있도록 감정적으로 안정되고, 정신적 스트레스로 인한 문제를 치료받을 수 있어야 한다.

⑦ 환자나 목격자로부터 정보를 수집할 때와 현장에서 의료 지시나 다른 사람들로부터 명령을 받는 경우

경청해야 한다(경청하는 자세).

- 다변화에 공감과 연민을 나타낼 수 있어야 한다.
- 높은 수준의 전문성 및 자신감, 능력을 유지해야 한다.
- 대화의 정확성과 믿음을 줄 수 있도록 상대방의 말에 귀를 기울여야 한다.

⑧ 어떤 상황에서는 준비된 장비나 도구가 혹은 숙지하고 있는 기술이 제대로 적용되지 않는다. 환자를 위한 최상의 응급처치를 위해 수완이 풍부하고 신속하게 생각하여 대응할 수 있는 능력이 있어야 한다(수완과 즉흥적 대응[임기응변]).

- 특수한 상황에 적절한 장비나 기술들을 적용할 수 있어야 한다.

⑨ 응급구조사의 출동요청에는 종종 소방이나 경찰 등의 다른 긴급대응서비스가 포함된다(협동성). 환자에게 가능한 최상의 서비스를 제공하기 위해 현장에서 다른 사람들과 협력하며 리더의 역할을 할 수 있어야 한다.

⑩ 인종, 종교, 문화와 관계없이 모든 환자에게 동등하며 비판적이고 공정하게 대해야 한다(공정성).

(3) 교육

응급구조사는 최신 지식과 술기를 습득하고 유지해야 한다. 응급처치 분야는 계속적인 연구가 이루어지기 때문에 응급처치 방법은 수시로 최신정보로 바꿔야 한다. 응급구조사가 되기 위해 공부하는 동안 얻은 정보의 일부는 응급구조사로서 업무를 하는 동안 시대에 뒤떨어진 것이 될 수 있다. 시대에 뒤떨어지지 않는 한 가지 방법은 보수교육을 받는 것이다(그림 4-22). 보수교육은 응급구조사의 자질향상을 위하여 응급의료에 관한 법률 제43조에서 매년 4시간 이상 이수하도록 하고 동법 제33조에 규정된 응급구조사의 업무에 관한 사항, 시행규칙 제33조의 2에 따른 업무지침의 내용이 포함되어야 한다.

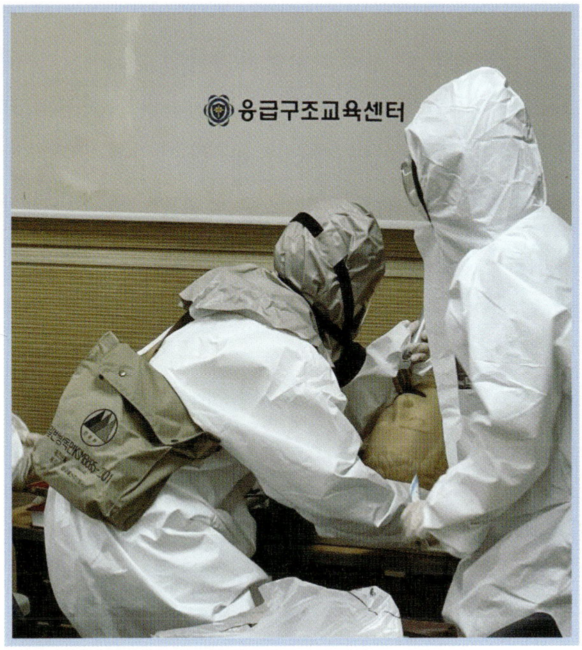

그림 4-22
응급구조사는 지속적인 교육을 통해 질 높은 응급처치 능력을 유지한다.

2 응급구조사의 안전 및 안녕

1) 안전

안전(safety)은 범죄나 폭력, 사고예방을 위한 수단, 사망의 감소, 위험요소 제거, 인간의 활동을 위한 긍정적 상태를 유지하는 것이다. 안전을 구성하는 요소는 객관적인 차원으로는 외부적 기준에 의해 측정되는 행태와 환경적인 요소로 손상의 발생, 안전 행태이고, 주관적인 차원으로는 개인이나 지역사회의 내적 느낌이나 인식으로 불안, 안전인식에 의해 설명될 수 있다. 안전한 상태란 위험 원인이 없는 상태 또는 위험 원인이 있어도 사람이 위해를 받는 일이 없도록 대책이 세워져 있고, 그런 사실이 확인된 상태를 뜻한다. 단지 재해나 사고가 발생하지 않는 상태를 안전이라고는 할 수 없으며, 숨은 위험의 예측을 기초로 한 대책이 수립되어 있어야만 안전이라고 할 수 있다. 이태원 참사는 안전대책이 계획·수립되어 있었지만 안전대책에 대한 국가적 차원의 안전시스템이 작동되지 않았기 때문에 더 큰 문제가 발생하였다. 충분히 예견된 사고이며, 사전에 다양한 징후들이 보임에도 불구하고 짧은 시간에 10만 명이 넘는 많은 사람들이 밀집된 공간에 위치하게 되어 결국에 소중한 생명을 앗아가는 사고로 이어지고 만 것이다. 또한 국내에서 발생된 대형사고를 보면 성수대교 붕괴, 삼풍백화점 붕괴, 세월호 사건, 이태원 참사 등 충분히 발생 예측가능하고 대응이 가능한 인명사고였다.

미국 보험회사의 관리자였던 하인리히(Herbert W. Heinrich)는 다수의 사고를 분석하여 사고에는 일정한 규칙이 있다는 것을 알게 되었다. 이는 큰 대형사고가 발생하기 전에는 경미한 사고와 수백 번의 징후가 발생하고, 결국에는 대형사고가 이르게 된다는 1:29:300의 법칙이었다(그림 4-23).

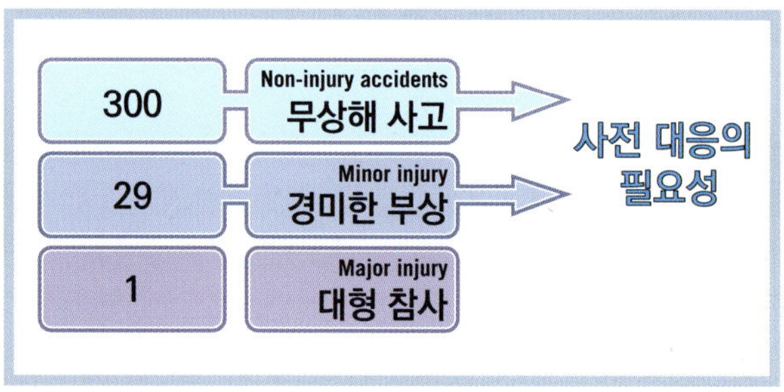

그림 4-23
사고 대응 하인리히(Herbert **W.** Heinrich).

사고는 예측 불가능하고 통제할 수 없는 불안전한 상황의 결과로 이해되고 있으나, 이는 손상이 발생하거나 발생할 수 있는 사건으로, 손상을 유발하는 여러 요소 중에 필수적인 요소이다. 사고가 포함하는 손상의 범주는 교통사고, 추락 등 비의도적 손상으로 한정되어 이해되고 있다. 또한 자살, 폭력 등 의도적 손상에 대한 개념과 구분할 필요가 있다. 따라서 안전, 손상, 사고에 대한 개념으로 이해하고, 안전, 손상의 위험 요소에 대한 포괄적 이해가 수반되지 않으면 이 상황을 사고 또는 안전사고로 표현하는 개념적 오류가 발생할 수 있다(그림 4-24).

손상기전(mechanism of injury)은 환자에게 손상을 입힐 수 있는 복합적인 힘의 세기, 힘의 방향, 힘의 특성을 말한다. 대형인명사고가 발생한 곳을 자세히 들여다보면 사고는 예견되어 있었으며, 사전신호인 경고를 지나쳤기 때문에 발생하게 된 것이다.

손상예방은 안전의 객관적 차원에서 손상 감소에 목적을 두어 안전한 상태보다 안전의 부재, 불안전한 상태에 제한되어 있다. 하지만 주관적 차원의 안전에 대한 접근이 지역사회 차원의 사업 수행에 미칠 수 있는 긍정적인 효과를 생각한다면, 안전에 대한 조화된 접근을 통해 안전의 포괄적 확장이 필요하며, 이러한 개념을 안전 증진이라고 한다. 이것은 최적의 안전한 상태를 이루고 상황을 확보할 수 있는 방법을 제공하는 과정이며, 개인, 조

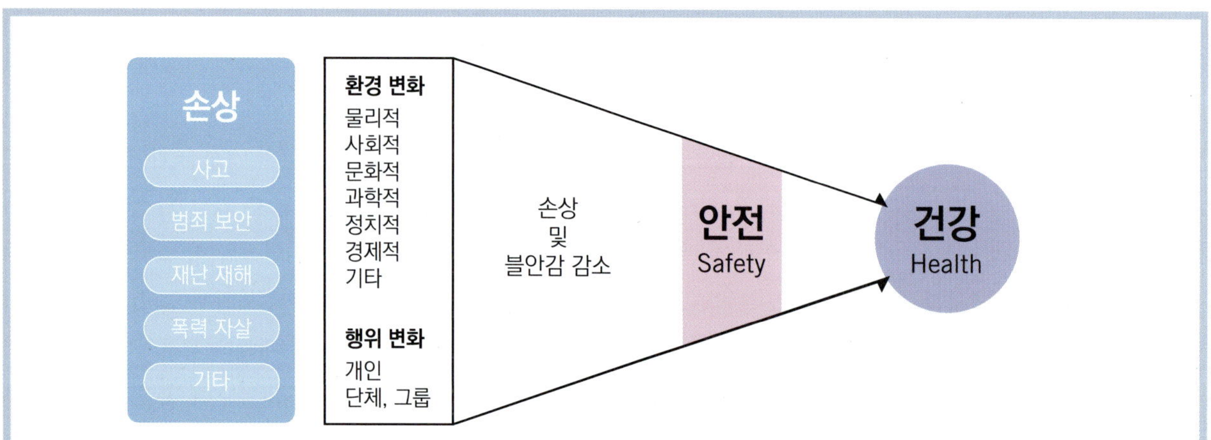

그림 4-24
사고, 손상 안전 건강 상관성.

직, 지역사회, 국가 안전이라는 궁극적인 목표를 달성하기 위해 계획된 행동을 의미한다. 개인의 태도, 행동, 생활환경 전반의 구조적인 변화를 통해 인간의 안전을 확보할 수 있는 환경을 구성하는 데 궁극적인 목적이 있다.

다양한 사고들은 손상예측지수(손상기전에 근거하여 손상들을 예측하는 것)를 예측하여 적절하게 대응할 수 있다. 개인적인 문제로 간과하였던 손상을 질병으로 간주한 것은 손상예방을 위한 인식의 전환을 가져왔으며, 이에 따라 손상예방에 대한 과학적 접근이 가능하게 되었다. 손상예방 및 안전증진사업은 객관적, 주관적 측면에 대한 개념을 적용하는 데 있어 4영역으로 구분된다(그림 4-25).

특히 사고현장에서 응급구조사의 안전과 건강은 응급의료체계가 최상의 결과를 성취하는 데 필수적인 요소이다. 손상에 대한 패러다임의 전환에 대한 것으로, 다음과 같다.

① 손상은 피할 수 없거나 행이 없는 것으로 생각한다.
② 손상은 개인의 부주의라고 생각한다.
③ 손상은 질병으로 건강증진에 중요하다.
④ 손상은 역학적 인자가 존재하는 예방 가능한 질병이다. 손상에 대한 과학적인 접근을 통해 다양한 예방 전술과 안전대책 수립이 가능하다.

2) 건강

건강(health)의 정의는 질병이 없거나 허약하지 않은 것만 말하는 것이 아니라 신체적, 정신적, 사회적으로 완전히 안녕(웰빙)한 상태에 놓여 있는 것이라고 세계보건기구가 정의하고 있다. 사람은 인종, 종교, 정치, 경제, 사회의 상태 여하를 불문하고 고도의 건강을 누릴 권리가 있다는 것을 명시한 것이다. 다시 말하면 신체적 건강과 더불어 정신적 건강을 포함한 건강한 상태를 말하는 것이다. 즉, 과거에는 건강이란 육체적·정신적으로 질병이나 이상이 없고, 개인적으로 정상적인 생활을 영위할 수 있는 신체 상태를 말하였으나, 오늘날에는 개인이 사회생활에 의존하는 경향이 커짐에 따라서 사회가 각 개인

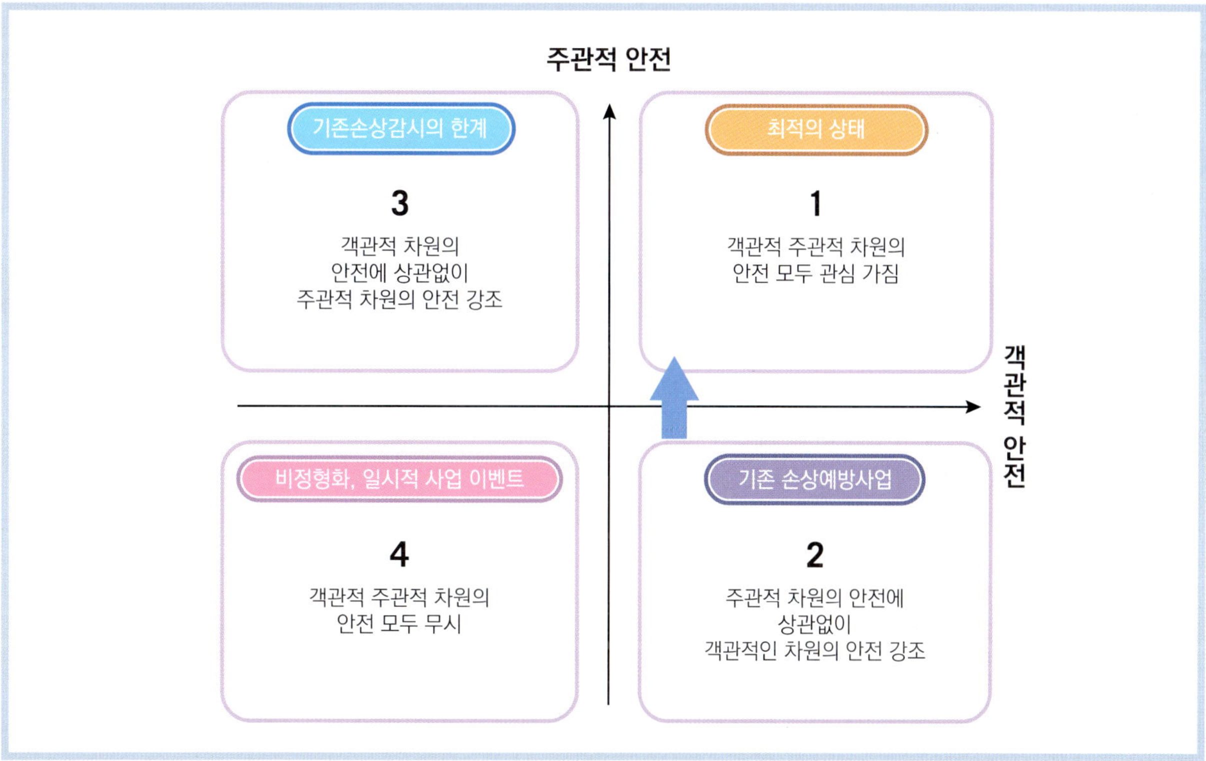

그림 4-25
안전에 대한 패러다임 소실개념.

의 건강에 기대하는 것도 많아졌기 때문에, 사회적인 건강이란 면에서 이와 같은 정의가 생겨난 것으로 보인다.

사회적 구성원으로서 적절한 역할과 기능을 수행함으로써 사회적으로 안녕한 상태를 유지하게 된다. 한국의 헌법에는 건강을 "모든 국민이 마땅히 누려야 할 기본적인 권리"라고 규정하고 있어 건강을 하나의 기본권적 개념으로 보고 있다. 또한 질병이 없는 상태라는 수동적 건강에 대한 태도에서, 금주, 금연 등 생활습관의 변화나 운동 같은 적극적으로 건강해지려는 노력 등 능동적 태도가 강조되고 있다.

프랑스의 생리학자였던 베르나르(Claude Bernard)는 외부환경이 변하더라도 인체의 내부환경에는 변화가 일어나지 않는다는 사실을 발견했으며 그 후 1932년 Walter B. Cannon은 항상성이라는 용어를 만들었고 '생물체 내부환경을 변화시키지 않거나 일정하게 유지하는 것'으로 정의하였다.

윈슬로(C. E. A. Winslow)에 의하여 이미 20세기 초에 피력된 바에 따르면 "건강이란 육체적으로나 정신적으로 다 같이 그 기능을 효과적으로 발휘하는 상태를 말한다. 이것은 개인과 단체, 공간과 시간의 차이에 따라 상대적인 동시에 절대적인 의미를 지닌다. 그것은 내적·외적 여러 요소, 선천적인 것과 후천적인 것, 개인적인 것과 집단적인 것, 사회적인 것과 공적인 것, 의학·환경 및 사회적 요인 등이 결집된 산물이다. 그리고 건강은 문화와 경제, 법률과 정부에 의하여 좌우된다."라고 하였다.

응급구조사는 긴급한 환자가 발생한 현장에서 상담·구조 및 이송 업무를 수행하는 중추적 역할을 수행한다. 이러한 환경은 다양한 위험 요소에 따른 다양한 사고와 환자에 노출을 야기하게 된다. 그러하기에 신체적, 정신적, 정서적 건강이 누구보다 중요하다. 안전한 생활습관과 건강한 식이섭취와 꾸준한 운동을 하고 적절한 운동을 실시함으로써 건강한 신체 유지, 이송원칙 준수, 안전운전 생활화, 중독성이 강하고 해로운 약물과 물질의 섭취 금지를 준수해야 한다. 평상시 보건과 안전수칙에 대한 정보를 생활화하고, 인지하고, 훈련한다면, 응급행동 및 폭력적인 사람, 사고현장 위험 요소, 구급차 사고 및 전염성 감염 등의 위험을 더욱 효과적으로 예방할 수 있다.

또한 응급구조사의 영양 상태와 체력은 근무 활동하는 데 있어 필수적인 요소이다. 응급의료 분야에서는 체력이 중요하다, 응급구조사가 무게가 많이 나가는 환자를 들어 올리고 옮기는 것은 큰 부상을 초래할 수 있다. 응급구조사는 건강한 생활습관과 운동, 그리고 식이섭취를 유지해야 한다. 응급구조사 자신이 건강 유지를 일상생활에서 실천해야 한다.

식이요법(Dietetic therapy)은 질병을 치료하기 위하여 식사를 조절하는 보조의료법이다. 어떤 종류의 질병인지에 따라, 특히 당뇨병, 신질환, 위장질환, 간질환 등을 적극적으로 치료하기 위해 의사의 지시에 맞춰 정상 식사를 수정함으로써 소화, 영양흡수를 가능하게 하고, 동시에 병상을 호전시키는 중요한 보조의료 방법이다.

식이요법으로는 탄수화물보다 단백질·지방이 좋다. 이유는 단백질이나 지방이 천천히 가수분해되기 때문이다. 십이지장에서는 고체 음식이 액체 음식보다 낫다. 식사 때는 물이나 다른 액체를 마시지 말아야 하며, 액체는 식전과 식후 45분~1시간에 주어야 한다(그림 4-26).

2000년 이후 사회적으로 대두된 웰빙 바람은 웰니스라는 용어를 사회적으로 확산시켰고, 현재에는 신체적·정신적·사회적 건강이 조화를 이루는 이상적인 상태를 이르는 말로 통용되고 있다. 웰니스는 웰빙(well-being)과 행복(happiness), 건강(fitness)의 합성어로 신체적, 정신적, 사회적 건강이 조화를 이루는 이상적인 상태를 말한다(그림 4-27).

3) 건강증진

1985년 세계보건기구(WHO)는 오타와 헌장(1986)을 채택하였다. 오타와 헌장에 따르면 "건강 부문의 책임일 뿐만 아니라 건강한 생활 방식을 넘어 복지로 나아가는 것", "건강을 옹호함으로써 정치적, 경제적, 사회적, 문화적, 환경적, 행동적 및 생물학적 요인을 유리하게 만드는 것을 목표로 한다." "건강의 평등(health equity) 달성에 중점을 둔다." "정부, 보건 및 기타 사회단체에 의해 모든

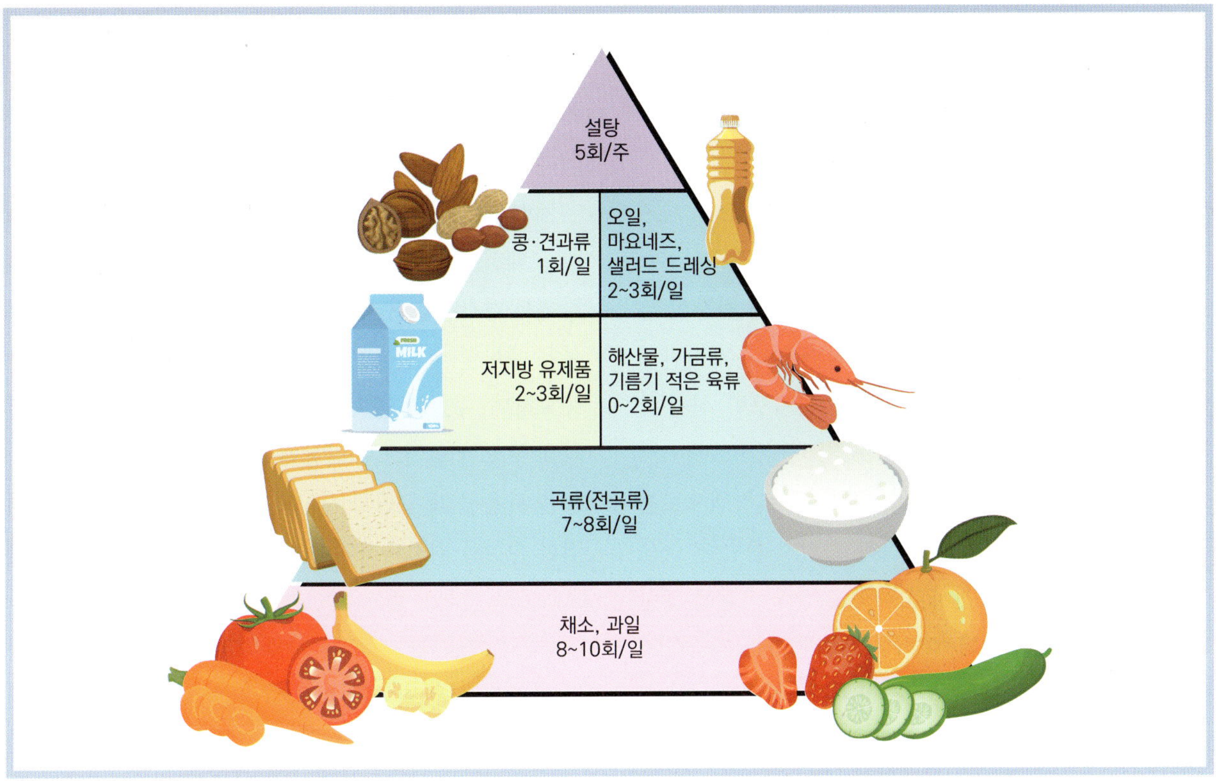

그림 4-26
건강식단.

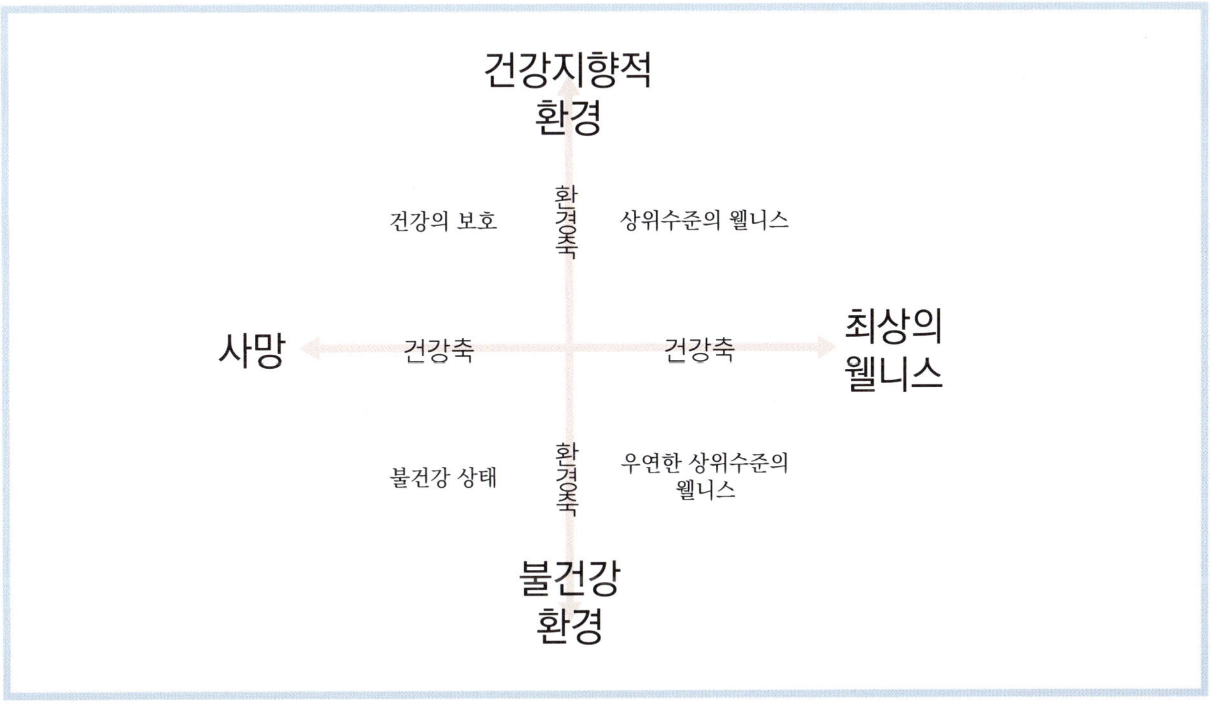

그림 4-27
웰니스모형.

관련자들에 의해 조정된 행동을 요구한다." 등을 내용으로 다루었고, 건강증진을 사람들이 건강에 대한 통제력을 높이고, 건강을 향상시키는 과정이라고 정의하였다.

(1) 체력단련

체력단련은 정신적 시야를 넓히고, 불안을 감소시키는 효과가 있으며, 체력단련은 일상생활을 통해 건강한 유지와 운동능력을 개선시켜 주는 효과가 있다. 체력단련의 주요 요소들은 심폐지구력, 근력 및 근지구력, 신체 조성, 유연성이다.

응급구조사에게 적절한 체력단련이 주는 장점으로는 휴식 시 심박수와 혈압을 떨어뜨리고, 산소 운반량, 근육 강화, 신진대사량을 증진시켜 각종 질병과 손상에 대한 저항력을 개선시켜 준다. 이러한 체력강화는 응급구조사 삶의 질과 작업능률을 증가시킬 수 있다. 운동이나 스트레칭 요법을 시작하기 전에 현재의 자신의 체력 상태를 파악하는 것이 중요하며, 체력 트레이너나 다른 운동 전문가로부터 도움을 구할 수 있다. 또한 체력단련과 더불어 효과적인 체중 관리를 하게 된다면, 허리 건강에 대단히 긍정적인 영향을 미치며, 충분한 휴식을 취할 경우 척추의 부담을 줄여 손상된 추간판이 회복될 수 있을 것이다.

체력단련을 한 응급구조사는 허리와 무릎 부상으로 인한 문제없이 환자를 돌볼 수 있다. 구급차나 교통사고 현장에서 경각심을 유지하도록 훈련이 된 응급구조사는 부상을 예방할 수 있다. 응급구조사의 안전과 부상 예방이 중요하며, 구급차 출동에 따른 사고가 응급구조사의 부상에 주요한 원인으로 작용하고 있다. 구급차의 조작 기능을 사용될 때 구급차 사고가 자주 발생하기 때문에 이러한 손상을 최소화하기 위해서는 구급차의 기능개선과 조작에 익숙해야 된다.

환자를 들것에 직접 실어 올리고 들것을 구급차에 들어 올리는 것은 힘든 일이므로 응급구조사가 환자를 힘으로 들어 올리고 이동하는 작업으로 부상을 입을 수 있다. 심지어는 구급차가 병원에 도착하면 환자의 들것을 구급차 밖으로 옮겨야 하고, 병원 안에서 환자를 침대

표 4-2
체력의 의미와 구성요소

구분			
행동체력 (행동에 직접 관여하는 체력 요소)	행동을 일으키는 능력	근력	수축에 의해 내는 힘
		순발력	순간적 큰 힘 발휘 능력
	행동을 지속하는 능력	근지구력	근력 반복적으로 발휘
		심폐지구력	전신운동을 오래 지속
	행동을 조정하는 능력	평형성	동적, 정적 상태에서 균형 유지
		민첩성	빠른 방향 전환 및 스피드
		유연성	관절 가동 범위
		교치성	복잡한 운동기능의 효율 수행능력, 협응력 등
방위체력 (생존에 관여하는 체력 요소)	물리화학적 스트레스에 대한 저항력		기후, 기압
	생물적 스트레스에 대한 저항력		바이러스, 기생충
	생리적 스트레스에 대한 저항력		공복, 피로, 불면, 간증
	정신적 스트레스에 대한 저항력		불쾌, 긴장, 고민, 슬럼프

로 옮겨야 하며, 교대근무로 인해 오랜 시간 동안 실시간 응급의료서비스를 제공하기 위해서 의료 인력이 종종 24시간이 넘는 초과 근무를 하곤 한다. 근무 시간이 길어지면 정신적으로, 그리고 신체적으로 힘들어지는데, 수면 부족으로 인해 응급구조사의 생체 리듬이 무너지고 집중하지 못해 무기력한 신체 피로로 근무를 하게 되면서 손상을 입거나 피로 누적과 질병이 발생할 수 있다.

응급구조사의 부상은 대부분 구급차에 환자를 이송하거나 물건을 싣고, 환자 이송을 하다가 손상을 입는다. 따라서 과체중 환자를 제대로 들어 올리는 기술은 사고 현장에서 마주하는 여러 난감한 상황을 잘 이해하는 지도자에 의해 교육받고 실습을 해 보는 것이 가장 이상적이다. 환자를 들어 올리는 방법의 주요 원칙은 다음과 같다.

- 응급구조사는 안전하게 옮길 수 있는 자신이 있는 경우에만 환자나 물건을 옮긴다.
- 필요한 경우 어떤 이유가 되었든 도움을 요청한다.
- 들어 올린 물건이나 환자를 응급구조사의 신체나 무게 중심에 가깝게 위치시킨다.
- 필요할 때마다 손바닥을 위로 들어 올린다.
- 서두르지 않는다. 곧바로 서서 균형을 유지할 수 있도록 충분한 시간을 갖는다. 한 발을 다른 발보다 앞에 두어서 넓게 체중을 지탱하는 자세를 취한다.
- 무릎을 굽히고, 궁둥 부위를 내리고, 고개를 치켜든다. 무릎이 좋지 않은 경우, 90도 이상 구부리지 않는다.
- 척추는 살짝 굽힌 채로 고정하고 복부 근육에 힘을 주어 척추를 지탱한다.
- 갑자기 허리나 무릎을 트는 것을 피한다.
- 등이 아닌 다리 근육으로 물건이나 환자를 들어 올린다.
- 물건이나 환자를 들어 올릴 때 호흡은 내뱉는다. 숨을 참지 않는다.
- 가능하다면 끌지 말고 밀어서 들어 올린다.
- 환자를 계단을 통해 이동하거나 구급차에 싣고 내릴 때 도움을 요청한다.
- 걷거나 기어 다니는 곳을 자세히 살펴본다. 걸을 때는 짧은 걸음으로 걷는다. 최대한 뒤가 아닌 앞으로 움직인다.

트레이닝을 위한 운동처방 요소는 다음과 같다.

① 질적 요소: 운동 형태(양식), 운동 강도

② 양적 요소: 운동 시간, 운동 빈도, 운동 기간

* 운동 형태: 인터벌트레이닝은 동적 휴식을 운동강도 사이에 적절히 삽입하여 반복
젖산 제거에 효과적(휴식시간에 산소를 지속적으로 공급)

* 운동 강도: 체력 조건이 좋을수록 운동강도 처방 범위 넓어짐

트레이닝을 위한 원리는 다음과 같다.

트레이닝이란 신체 능력을 강화시키고 운동능력을 향상시키기 위해 행해지는 복합적인 훈련과정이다. 즉 최상의 운동수행 능력은 체계화된 트레이닝 과정에서 이루어진다. 그러므로 발달시키고자 하는 체력 요소 및 운동능력을 목표 수준까지 증진시키기 위해서는 트레이닝의 원리를 이해함으로써 보다 효과적인 트레이닝을 실시할 수 있다. 트레이닝의 원리는 과부하의 원리, 점진성의 원리, 개별성의 원리, 다면적 발달의 원리, 반복성의 원리, 특이성의 원리로 세분화할 수 있다. 이러한 원리는 서로 다른 측면을 다루고 있지만 서로 연관성을 가지고, 어느 한 가지 원리라도 고려하지 못한다면 전체적인 트레이닝 효과에 영향을 줄 수 있다.

① 과부하의 원리

과부하의 원리(the principle of over load)는 일상생활 중에 받는 부하 자극보다 강한 물리적 운동 자극을 주어야 운동의 효과를 얻을 수 있다는 것이다. 약한 자극은 다만 생리적 작용을 일으키게 할 뿐이며, 중간 정도의 자극은 생리적 작용을 촉진시키는 정도의 자극이나 이를 약간 초과하는 수준을 의미한다.

② 점진성의 원리

점진성의 원리(the principle of progressive load)는 운동 기간 중에 운동 부하를 점차적으로 증가시키고, 동시에 트레이닝의 양도 점진적으로 늘려 가며, 트레이닝의 과제 또는 운동 방식을 점차 복잡한 것으로 변화시켜 나간다는 것이다. 이 원리는 신체의 모든 기관의 발달과 계통의 변화 그리고 기능의 발달은 트레이닝에 의해 서서히 이루어지며 급격한 운동의 양과 질의 증가는 오히려 역효과를 초래할 수 있다는 생리학적 이론에 근거를 둔 것이다.

③ 반복성의 원리

반복성의 원리(the principle of repetition)는 운동 기술이나 전술의 습득 또는 의지력의 함양 등에 크게 적용되는 원리이다. 즉 트레이닝에 의해서 적응된 기관이나 조직의 개선 그리고 안정성의 정착은 반복성의 원리를 적용함으로써 확보할 수 있다. 트레이닝의 원리 중 가장 중요하게 여겨지는 이유는 신체 각 기관에 대한 기능의 변화, 특히 기능의 개선 및 향상은 반복적인 트레이닝에 의한 조건반사적 동작의 습득에 의해서만이 이루어질 수 있다는 생리학적인 배경이 있기 때문이다.

④ 개별성의 원리

개별성의 원리(the principle of individualization)는 개인의 특성에 맞는 트레이닝을 함으로써 보다 큰 효과를 얻을 수 있다는 것이다. 이는 장기간의 트레이닝 시 매우 중요한 요인으로 작용하며, 종목의 특수성, 각 개인의 능력 및 잠재력에 대한 특성이 적절하게 고려되어야 한다. 개별성의 원리는 단지 개인적인 특수성을 고려하거나 개인의 기술적인 단점을 보완하는 것에 국한되는 것이 아니라 각 개인에 대한 주관적인 관찰과 객관적인 평가도 포함하여 개인의 능력을 최대화시킬 수 있는 트레이닝의 필요성을 인식하도록 해야 한다. 그러므로 운동 형태, 운동강도, 운동시간, 운동방법 등을 선택할 때 체력 특성 및 수준, 성별, 연령, 발육단계, 노화의 정도, 체형, 건강 상태, 운동 종목의 선호도 및 숙련도, 심리적 특성 등을 반드시 고려해야 한다.

⑤ 특이성의 원리

특이성의 원리(the principle of specificity)는 각각의 종목과 관련하여 신체의 외적인 형태 및 기능적인 측면에서 특수하게 변화되는 과정을 말한다. 즉 어떤 운동을 실시하더라도 트레이닝 수행 시 모든 체력 요소들이 발달하는 것이 아니라 종목에서 요구되는 체력을 중점적으로 발달시켜 트레이닝의 목적을 성취한다. 근력 트레이닝을 계획할 때에는 훈련 중에 사용된 근육, 부하 및 동작 형태에 국한하여 달성된다는 것이다. 예를 들어 축구의 킥 능력을 향상시키기 위해서는 대퇴근육의 신전운동을 이용하여 빠르고 강한 힘을 발휘할 수 있는 웨이트 트레이닝을 실시할 때 가장 효과적일 것이다.

가. 근기능 트레이닝

일반적으로 운동은 인체의 전 기관계가 동원되어 이들의 협응 작용에 의하여 이루어진다고 함은 두말할 필요도 없다. 또한 우리가 운동을 대근 활동이라고 규정하고 있음은 운동의 일반 양식 활동 즉, 주(走)·도(跳)·투(投) 자체가 근육계 기본이 되고 있기 때문이다. 한편, 운동에는 단시간에 해치우는 종목도 있으나 그와 같은 것은 극히 드물며 대개는 오랜 시간에 걸쳐 수행되는 종목이 대부분이다. 누구나 운동을 처음 시작할 때에는 별로 힘든 것을 느끼지 않고 할 수 있으나 점점 시간이 갈수록 운동의 능률이 떨어져 가고 있음을 느끼게 된다. 운동의 능률이 떨어져 가는 정도는 사람에 따라 다르나 대체로 운동선수의 경우는 일반인보다 운동을 오래 계속할 수 있으며 이는 적절한 근지구력 트레이닝으로 가능한 것이다.

나. 무산소성 파워 향상 트레이닝

무산소성 파워와 능력은 근력과 유산소성 지구력의 중간 형태에 해당하는 신체적성으로 간주될 수 있다. 그러나 신체적성의 구분은 임의적이며 그 한계를 정확하게 규정짓는 데는 어려움이 있다. 즉 훈련이 되지 않은 경우, 무산소성으로 분류된 어떤 활동을 수행하였으나 일정한 기간 동안 트레이닝을 수행한 후에는 그 활동을 지속할 수 있는 능력이 2분 이상으로 연장될 수 있다면 그 활동의 특성은 다시 분류하여야 한다. 무산소성 파워는 유산소성(미토콘드리아의 기능) 에너지 공헌이 거의 없는 상태에서 에너지 생성 및 운동수행의 최대 효율을 유지하면서 수행되는 운동 시 발휘되는 것을 기계적 일률을 의미하며 무산소성 능력은 무산소성 대사에 의한 에너지를 이용하여 격심한 근 수축의 반복 및 유지를 지속할 수 있는 능력을 의미한다.

다. 유산소성 파워 트레이닝

유산소성 파워 능력은 유전, 연령 그리고 성(sex)에 따라 영향을 받지만 선수에게 있어서 오랜 운동 중지가 있으면 그 능력은 급격히 저하되는 체력이다. 일반적으로 심폐지구력으로 현장에서 많이 불리어져 사용되고 있는데 이 체력은 리듬 감각을 가진 운동으로 신체의 전체적인 조직을 동원하면서 장시간 운동을 지속시키는 능력으로 심폐기능이라고도 한다. 심폐지구력의 형태의 대표적인 운동으로 장거리를 다소 높은 강도로 달리는 운동을 들 수 있다. 유산소성 트레이닝은 운동 중에 순환 및 호흡계의 운반 기능 등 많은 생리적 변인의 변화를 가져 오게 한다. 순환 및 호흡계의 기능은 지구성 트레이닝에 의해 다양하게 나타난다. 이러한 변화는 유산소성 운동능력이 매우 요구되는 지구성 운동선수에게 경기력 향상과 직접적인 영향을 미치게 된다.

(2) 건강 체력

응급구조사의 허리손상은 과체중 환자 이송 중에 많이 발생한다. 또한 응급구조사는 체력부족과 과사용에 의한 허리 손상으로 연계된다. 응급구조사의 허리 손상을 개선하는 데 있어서 기초 체력과 주어진 업무에 대한 만족도는 변화시킬 수 있는 위험 요소로 작용한다.

지속적이고 적정한 체력단련은 정상심박수와 정상혈압의 유지, 산소전달능력의 개선, 근육량과 대사량의 증대, 질병 및 손상에 대한 저항력을 개선한다. 적절한 체력단련은 삶의 질도 개선되고, 건강체력과 체격이미지에 긍정적인 상관관계가 있다. 체력이 강화되면 정신적인 활동이 개선되고 불안이 감소하고 운동능력을 개선시킨다.

① 근력 및 근지구력

근력은 특정한 저항에 대하여 근육이 발휘할 수 있는 능력을 의미하며 이러한 근력은 기본적 신체활동 및 기능과 밀접한 연관이 있다. 특히 노화의 과정으로 골격근의 양이 유의하게 감소하게 되는데 50대에서 약 10%의 감소가 나타나며, 80대에 이르러서는 20대의 약 40% 정도가 감소하는 것으로 나타났다. 근력은 골격근의 양과 비례하는 경향이 있는데, 70~80대의 근력은 20대와 비교할 때 약 20~40% 정도 감소한다. 그러나 지속적이고 규칙적인 운동은 근력의 감소를 늦출 수 있다.

웨이트 트레이닝은 근력, 근비대, 근지구력 강화 이 세 가지를 목표로 하는 운동으로, 운동 강도와 반복 횟수에 따라 그 효과가 달라진다. 간단히 말하면, 근력 향상을 목적으로 할 경우에는 강도를 높이고 반복 횟수를 적게 하는 게 효과적이고, 반대로 낮은 강도로 반복 횟수를 늘리면 근지구력 강화에 도움이 된다. 운동의 목적에 따라 강도와 반복 횟수를 적절히 정하여 실시하면 자신이 원하는 몸을 만들 수 있다.

운동 강도는 1 RM을 활용하여 설정한다. 1 RM이란 한 번에 최대 노력으로 중량의 저항에 대항하여 발휘할 수 있는 근력, 즉 근육의 능력을 말한다. 예를 들어 벤치 프레스에서 최대 힘을 다하여 한 번 겨우 들 수 있는 무게를 찾는 것이다.

개인의 운동 종목별 1 RM을 찾았다면, 이제 그에 따라 운동 강도에 변화를 줄 수 있다. 무게, 반복 횟수, 세트 수, 운동 종목, 트레이닝 횟수, 세트나 종목 사이의 휴식 시간 등 다양한 방법을 이용해 강도를 높일 수도 있고 낮출 수도 있다. 운동 강도를 정할 때 무엇보다 중요한 것은 성과 연령에 따라 중량의 차이를 두기보다는 자신의 근력 수준을 기준으로 적절한 중량을 선택한다.

근력 증가를 원한다면, 보통 1 RM의 85% 이상의 무게와 6회 미만의 반복 횟수로 2~6세트 실시하고, 근비대 향

▸BOX 4-3 1RM 추정 공식(간접법)

1 RM = Wo + WI, 1 RM(1 Repetition Maximum) = 1회 최대로 들어 올릴 수 있는 중량

- Wo = 충분한 준비 운동 후 약간 무겁다고 생각되는 중량(7~8회 반복 가능한 무게)
- WI = Wo × 0.025 × R (* R = 실제로 반복한 횟수)

예시) 15 RM = 15회를 들면 더 이상 들 수 없는 무게
1 RM을 직접 측정하는 것이 어렵기도 하고 위험할 수도 있기 때문에 보통은 다음과 같은 간접 추정식을 사용한다. 예를 들어 벤치 프레스에서 30 kg로 무게로 12회 반복하였을 경우 WI 값은 30 kg × 0.025 × 12회 = 9 kg이다. 따라서 1 RM은 30 kg + 9 kg = 39 kg이라고 추정할 수 있다.

상을 원한다면, 1 RM의 67~85%의 무게와 6~12회 반복 횟수로 3~6세트 실시한다. 또한 근지구력을 강화하려면 1 RM의 67% 무게와 12회 이상 반복 횟수로 2~3세트 실시한다.

근지구력은 특정한 저항에 대하여 근육이 얼마나 힘을 지속할 수 있는가를 의미한다. 근력과 마찬가지로 근지구력 역시 노화 과정에 의하여 감소한다. 다만 반복적인 저항성 운동은 근지구력을 유지할 수 있도록 도움을 준다. 근육강화는 힘을 가하여 근육을 훈련시키고 지구력을 기르기 위한 것으로 규칙적으로 운동을 해야 강화된다.

운동에는 근육수축이 없는 운동과 근육을 수축시키는 운동이 있다. 근육을 수축시키는 방법에 따라 등척성 운동과 등장성 운동, 등속성 운동으로 나누어 볼 수 있다. 등척성 운동은 몸을 움직이지 않는 정적인 운동으로서 근육의 수축은 일어나지만 어떤 부하에 의한 이동이 없고 전체적으로 근육의 길이가 변하지 않는 운동을 말한다. 예를 들어 요가의 경우, 한 자세를 만들어 일정 시간 유지하는 동작이 많은데, 바로 이렇게 근육의 길이가 변하지 않기 때문에 등척성(isometric) 운동이라고 하는 것이다. 이러한 등척성 운동은 일반적인 근육의 길이가 변하는 운동에 비해 지방연소효과가 매우 적으므로 몸매교정과 정신적인 효과 등을 목적으로 선택하는 것이 좋다. 등속성 운동은 안전적으로 속도가 정해지므로, 예컨대 벽이나 문틀 등 고정된 물체를 세게 밀거나 당겨, 운동범위 중 저항이 적은 구간에 이르면 더 힘껏 밀거나 당겨 저항을 증가시키는 운동이다.

등척성 운동(isometric exercise)은 일정한 저항을 받으며 하는 능동운동이므로 근육의 길이는 일정하게 유지된다. 이와 같은 운동은 평소 움직이지 않던 근육에 압박을 가하게 되며, 한 번에 한 곳의 근력만 집중적으로 공략할 수 있는 장점이 있다.

등척성 운동은 근육의 수축이 일어나지만 길이에는 변화가 없는 형태의 운동이다. 따라서 관절의 움직임도 없다. 예를 들어 사람이 자동차를 들어 올리려 한다고 해도 차는 움직이지 않을 것이다. 하지만 이때 근육은 수축하여 긴장이 증가하는 상태가 등척성 수축이다. 주먹을 꽉 쥐어 전완부 근육을 수축시키는 것, 잠긴 문을 열려고 애를 쓰는 동작 등이 모두 등척성 수축이라고 할 수 있다. 등척성 운동은 근육 운동 중 관절이 움직이지 않는다는 특성 때문에, 부상 후 재활 운동으로 자주 이용된다. 등척성 운동을 시행하는 방법은 다음과 같다. 근육을 최대한으로 수축시킨 상태에서 5초간 유지한다. 미는 동작이건 당기는 동작이건 자신의 힘을 최대한으로 발휘해야 한다. 이때 숨을 참으면 안 된다. 각 운동을 10회 반복한다. 주 3~4회 시행하고, 중요한 요소는 호흡이다. 등척성 운동 시에는 흉곽 내에 공기를 들어 마신 상태에서 숨을 참음으로써 일시적으로 파워를 증가시키는 발살바기법를 사용하는 경우가 많은데, 일시적으로 혈압을 증가시켜 일부의 사람에게는 위험한 상황을 초래할 수 있다.

등장성 운동(isotonic exercise)은 아령이나 역기를 이용하여 운동을 할 때와 같이 근육의 길이가 변하면서 힘을 내는 것이다. 근육의 가동운동범위를 움직이는 동안 일어나는 능동운동근육을 강화하는 좋은 방법은 웨이트리프트 훈련이고, 들어 올리는 무게, 들어 올리는 시간, 빈도 등을 다양하게 할 수 있다. 어느 방법이든 자신에게 적합한 운동을 해야 하며, 상반신, 어깨, 흉부와 등 그리고 하반신을 돌아가면서 강화시켜야 하고, 특히 복부 운

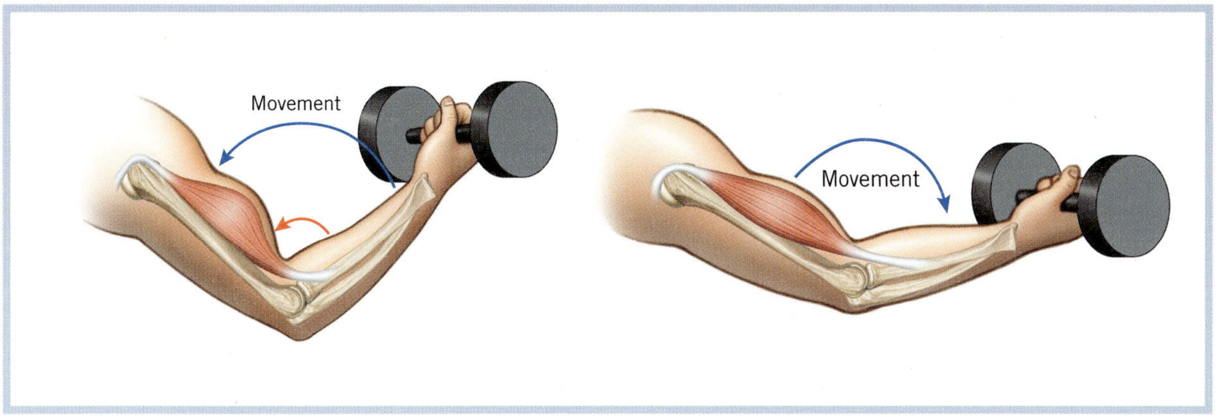

그림 4-28
구심성 수축과 원심성 수축.

동은 격일마다 하는 것이 좋다. 덤벨이나 바벨처럼 움직일 수 있는 기구를 이용하여 근육에 압박을 주어 근력을 키우는 운동이므로 관절 운동 범위의 처음부터 끝까지 운동 속도는 상관없이 일정한 무게의 부하로 움직인다.

가장 흔히 행해지는 근력 운동 방법으로서, 바벨, 덤벨, 기계 혹은 고무줄 등 정해진 강도의 저항을 이용한다. 무게를 올리고 내릴 때는 최대한 부드러운 동작으로 시행하며, 근육의 긴장이 지속적으로 유지되도록 노력한다.

등장성 운동을 할 때 근육에는 두 가지 종류의 수축이 일어난다. 중량을 들어 올릴 때에는 근육의 길이가 줄면서 관절을 이루는 두 뼈 사이의 각이 줄어드는데 이것을 '구심성 수축(concentric contraction)'이라고 한다. 한편 웨이트를 내릴 때에는 역시 수축을 하지만 중력에 저항하며 근육의 길이는 오히려 늘어나게 되는데, 이것을 '원심성 수축(eccentric contraction)'이라고 한다(그림 4-28).

원심성 수축은 구심성 수축보다 효과적으로 일을 수행하기 때문에, 실제 사람은 들어 올릴 때보다 훨씬 더 많은 웨이트를 내릴 수 있다. 일반적으로 들어 올리는 웨이트의 두 배를 내릴 수 있는 것으로 알려져 있다. 따라서 일정하게 정해진 웨이트를 이용하는 등장성 운동만으로는 근육의 원심성 수축 과정까지 충분한 저항으로 훈련하기 어렵다. 그래서 일단 구심성 수축으로 들어 올릴 수 있는 능력 이상의 웨이트를 보조의 도움(spot)을 받아 들어 올린 후, 웨이트를 내리는 과정에서 원심성 수축을 훈련시키는 방법을 쓰는데, 이를 '네거티브 훈련'이라고 부른다. 예를 들어 팔 이두근의 네거티브 훈련을 위해서는 일단 보조의 도움을 받아 능력 이상의 웨이트를 들어 올린 후 자신의 힘으로 버티며 내리게 된다. 허벅지 사두근에 대해 '레그익스텐션'을 시행할 때 네거티브 훈련을 겸하려면, 두 다리로 웨이트를 밀어 올린 후 내릴 때에는 한쪽만 사용하여 버티며 내리는 방법을 쓸 수 있다.

등속성 운동(isokinetic exercise)은 근의 수축력에 관계없이, 각운동속도를 일정하게 유지하여 근육이 수축, 이완을 반복하는 운동을 말한다. 관절의 부위가 동일한 속도로 움직이는 수축이며, 일반적으로는 사이벡스(cybex) 운동기기를 이용하여 측정한다.

등속성 운동은 일정한 속도로 움직이도록 미리 프로그램된 특수한 기구를 이용한 운동이다. 등속성 운동 기구(isokinetic machine)는 운동하는 사람이 가하는 힘에 따라 반응하여 설정한 속도를 유지한다. 그 결과 등속성 운동 중에는 밀거나 당길 때의 구분 없이 전 운동 범위에 걸쳐 근육이 최대의 수축을 유지하게 된다. 이러한 등속성 운동의 특징으로 인해 얻을 수 있는 장점은 다음과 같다. 등장성 운동 중에는 일정한 중량을 사용하지만, 실제 근육에 가해지는 저항은 역학적인 이유로 인해 동작 범위의 구간마다 달라지게 된다. 그 결과 저항이 가장 커지는 '약점'이 생기고, 이 부위에서 들 수 있는 최대의 무게가 결정되므로, 결과적으로 나머지 범위에서는 근육에 대한 자극이 충분치 못하게 된다. 이와는 달리 등속성 운동은 무게가 아닌 속도가 정해지므로, 운동 범위 중 저항이 적은 구간에 이르면 더 힘껏 밀거나 당겨 저항을 증가시킬 수 있다. 운동 범위에 걸쳐서 근육에 최대한의 자극을 유지하게 된다. 등속성 운동의 또 다른 장점은 안전성이다. 무게를 들어 올리던 중 갑자기 근육에 통증이 발생했다면 등장성 운동 중에는 무게를 떨어뜨리는 수밖에 없을 것이다. 하지만 등속성 운동 중 문제가 생긴 경우에는 단지 가하던 힘을 중단하기만 하면 기계도 즉시 반응을 멈춘다. 이런 이유에서 등속성 운동은 재활 과정에 많이 이용된다.

② 심폐지구력

심폐지구력은 주로 유산소성 능력을 평가하는데 호흡기관이나 순환계가 오랜 시간 동안 지속되는 운동에 대하여 버티어 낼 수 있는 능력을 의미한다. 이러한 심폐지구력은 운동선수뿐만 아니라 일반인에 있어서도 심혈관 질환 및 많은 질환들의 발병률/사망률과 밀접한 연관이 있다. 심폐 능력은 1 METs (1 METs: 안정 상태를 유지하는 데 필요한 산소량)로 표시하는데, 이러한 1 METs이 증가하면 심혈관 질환의 사망률도 12% 정도 감소한다.

심폐지구력 운동의 빈도는 체력단련을 통해 얻을 수 있는 건강증진과 체력 향상에 필수적인 요소이다. 유산소 운동은 주당 3~5회를 30분 이상 권고하고 있으며, 운동에 따라 빈도는 조정될 수 있다. 주당 3회 미만인 경우 그 효과는 미약하며, 주당 5일을 초과하여 격렬한 운동을 하는 경우 근골격 손상 발병률이 증가할 수 있기 때문에 권장하지 않는다. 이에 자신에게 맞는 목표 심박수에 도달할 수 있도록 운동을 하여야 한다. 많은 사람들은 달리기와 같은 유산소운동을 멀리한다. 그러나 산소 소비량을 증가시키기 위해 운동선수 수준의 운동량까진 아니더라도 빠르게 걷기, 달리기, 수영 등 다양한 운동을 할 수 있다. 중요한 것은 평상시에 지속적이고 반복적으로 꾸준하게 지속하는 운동을 하는 것이다.

미국심장협회(AHA)에서는 최대하검사를 퇴원 전 심근경색환자(약 심근경색 후 약 4~6일)의 예후를 평가하고, 신체활동조언 및 운동처방과 의학적 치료 평가를 위해 강력하게 추천하고 있다. 특히, 최대하검사는 건강/체력 환경에서 심혈관 사건의 위험성이 높은 사람에게 선호될 수 있다.

이러한 검사는 120회의 심박수, 여유심박수의 70%, 연령으로 예측된 최대심박수의 85%, 또는 5MET 운동강도 수준을 미리 설정해 놓고 이에 도달하면 종료하지만, 이러한 종료 기준은 환자와 임상적 판단에 따라 다양화될 수 있다.

(3) MET (Metabolic Equivalent): 대사당량

① 몸이 소비하는 산소량 또는 에너지 또는 운동의 상대적인 세기를 나타내는 단위이다.

② 단위: mL/min/kg

③ 1 MET = 3.5 mL/min/kg로 분당 3.5 mL의 산소량을 사용한다는 뜻이다.

④ 휴식 중에 있어 숨만 쉬고 있을 때 1 MET활동

(4) 최대심박수(MHR%), 안정시심박수(RHR%), 여유심박수(HRR%)

① 최대심박수(MHR%: Maxial Heart Rate): (MHR%) = 220 – 나이

② 안정시심박수(RHR: Resting Heart Rate): 편안한 상태에서 1분 동안의 심박수(10초 동안 뛴 심박수 × 6을 하면 빠르게 계산된다.)

③ 여유심박수(HRR%: Heart Rate Reserve), HRR% = 최대심박수 – 안정시심박수

(5) 목표심박수

① 목표심박수(THR: Target Heart Rate), THR = [(최대심박수 – 안정시심박수) × 운동강도(%)] + 안정 시 심박수

여기서 최대심박수는 '220 – 나이'로 계산하지만 이 공식은 최대심박수를 예측한 것이다. 사람마다 차이가 있다는 점을 유의하여야 한다(ex. 심장질환 등으로 인한 심박수의 제한).

▶BOX 4-4 목표심박수 계산법

운동강도 70%의 심박수 계산

① 220 - (자신의 나이: 25) = (최대 심박수: 195)
② 최대 심박수: 195 - (휴식 시의 심박수: 70) = 계산 값(125)
③ 계산 값(125) × 0.7(운동강도 70%) = 87.5
③ 계산 값(87.5) + (휴식 시의 심박수: 70) = 자신의 목표 심박수: 157.5

[{(220 - 25세) - 70} × 0.7] + 70 = 157.5(운동강도 70%의 목표심박수)

② 강도는 중강도인 60%로 운동한다고 예를 들면 다음과 같다.

최대심박수 = 220 − 20 = 200, 안정 시 심박수 = 80

③ 목표심박수

[(200 − 80) × 0.6] + 80 = 152

④ 목표심박수 범위는 152이고, 운동을 하면서 심박수가 152의 구간에서 운동을 하면 60%의 목표 강도로 운동을 할 수 있다.

신체 조성은 체내의 구성성분의 비율을 의미하며, 크게는 체지방량과 근육과 같은 지방을 제외한 부분(제지방)으로 나누어 분석한다. 노화가 진행될수록 체지방은 증가하며 제지방은 감소하는 경향이 있다. 특히 노화가 진행하면 피하지방보다는 내장지방이 더욱 늘어나는 경향이 있으며, 이러한 내장지방의 증가는 심혈관 질환의 발병률을 높인다.

신체 구성 분석 중에 신체질량지수(body mass index, BMI)법이 있다.

$$\text{체중(kg)}/\text{신장(m}^2) = \text{kg/m}^2$$

신체질량지수는 체격을 평가하는 지표로 체중을 신장의 제곱으로 나눈 값이다. 일반적으로 체적지수라고도 하며, 체지방 정도를 반영하기 때문에 비만을 평가하는 데 널리 이용된다. 세계보건기구(WHO)에서는 비만을 30 이상으로 분류하고 있다. 과체중을 25 이상으로 기준을 설정하고 있으나 대한비만학회(2014)는 자체적으로 아래의 표와 같이 세분화하여 설정하고 있다. 기준 BMI(kg/m²) 저체중 18.5 미만, 정상 18.5~22.9, 과체중 23~24.9, 경도 비만(비만 1단계) 25~30, 중등도 비만(비만 2단계) 30~35, 고도 비만(비만 3단계) 35 이상이다.

BMI는 체지방률을 기준으로 비만을 판단하지 않고 키와 몸무게만 가지고 판단하는 것이므로 과체중 또는 비만을 판정하기에 아직까지 부정확한 방법이라는 지적이 있다. 운동을 많이 한 사람은 근육이 많고 지방은 적어 지방이 많은 사람보다 BMI가 높게 나온다. 근육 밀도(1.065 kg/L)가 같은 부피의 지방 밀도(0.092 kg/L)보다 무겁기 때문이다.

허리둘레는 허리의 둘레를 잰 길이로 신체의 장기 내부나 장기와 장기 사이의 지방분포 정도를 파악하여 복부비만 여부를 판단한다. 허리-엉덩이 둘레비(WHR)보다 복부 내장지방 및 비만 관련 대사 이상과 연관성이 더 높다. 허리둘레는 측정이 용이하고 측정자 간 신뢰도가 높아 현장에서 유용하게 활용 가능하다. 복부비만으로 질병발생의 위험요인을 예측할 수 있으며, 허리둘레는 복부 지방량을 잘 반영한다. 허리둘레는 BMI보다도 질병 발생 위험을 더 잘 반영하며, 특히 BMI가 25 kg/m² 미만인 경우에도 허리둘레가 크면 제2형 당뇨병, 고지비만 관련 대사 이상의 발생 위험이 '증가' 혹은 '상당히 증가'하고, 증가하는 분별점을 남자 94 cm, 여자 80 cm로, '상당히 증가'하는 분별점을 남자 102 cm, 여자 88 cm로 제시하였다. WHO에서는 남자 94 cm, 여자 80 cm를 복부 비만의 기준으로 제시하였으나, 이 기준점 역시 백인들을 대상으로 한 연구 결과에 근거한 수지이므로 우리나라를 포함한 아시아인들에게 적용하기에는 무리가 있다. WHO 서태평양지역 회의에서는 잠정적으로 남자 90 cm, 여자 80 cm를 아시아인을 위한 기준치로 제시하였다.

유연성은 인체의 하나 또는 복수의 관절과 근육에 관계된 관절을 둘러싼 근육이 최대한 어디 범위까지 관절을 움직일 수 있는가를 나타내는 능력을 말한다. 동작을 원활히 한다든가 부상을 예방하는 것에 중요한 역할을 하는 능력이라고도 한다. 유연성은 각 관절이 발휘할 수 있는 움직임의 가동범위를 의미한다. 이러한 유연성이 높을수록 관절의 가동범위가 넓으며 부드러운 동작의 실행이 가능하다. 반대로 유연성이 떨어지면 가동범위가 낮아지며 움직임이 자연스럽게 이어지지 않는다. 이러한 유연성은 규칙적인 스트레칭 등을 통한 운동법으로 개선할 수 있다. 유연성을 갖추기 위해 주요 근육군을 지속적으로 스트레칭을 하며 풀어 준다. 과도한 스트레칭은 근육과 접합 조직에 조그마한 파열이 일어날 수 있기 때문에 스트레칭을 할 때는 무리하게 몸을 과신전과 과굴곡하지 않으며, 신체를 최소 60초간 그 상태로 유지한다. 유연성이 강화되면 허리통증을 예방하거나 완화시킬 수 있다.

일반적으로 유연성의 크기는 관절의 가동범위에 의해서 결정된다. 유연성이 높아질수록 특정 동작범위 내에서의 재빠른 피하기, 발차기, 거리조절 등 기능이 향상된다.

응급구조사에 있어 유연성은 특히 허리(요추), 어깨, 무릎, 발목 등에 중점을 둔다. 유연성 증대를 위한 연습에 있어서 대체로 주의할 것은 선수는 준비운동(워밍업)을 충분히 해야 한다. 유연성 향상은 유연성을 촉진하는 유연체조 연습을 통해 일반적으로 육체적 발육을 기하고 인대 및 근육 계통의 스트레칭이 도움이 된다.

유연성 훈련은 매일 수행돼야 하고 오랜 중지 없이 이어져야 한다. 오직 한 동작 내지 한 번의 최대 신장(stretching) 작용으로는 훈련 효과를 얻을 수 없다. 스트레칭은 10~20초간 정지한 상태유지와 해당 근육에 의식을 집중하여 한 동작은 적어도 3~5회 연속 반복을 해야 한다. 스트레칭 중의 호흡은 그대로 멈추지 않고, 천천히 부드럽게 수행한다.

만일 윗몸을 앞으로 굽히는 스트레칭 시에는 앞으로 굽히며 자연스럽게 숨을 내쉬며, 스트레칭을 유지하면서 천천히 숨을 들여 마시도록 한다. 스트레칭은 준비 또는 정리운동으로 널리 사용되고 있는데 특히 응급구조사에서 쓰는 근과 건을 충분히 이해한 뒤 스트레칭을 하는 것이 효과적이다.

(6) 전문체력

전문체력은 건강체력과는 다르게 스포츠 등과 같이 격렬한 활동을 요구하는 상황에서 충분한 신체 기술을 발휘하는 데 필요한 요소를 말한다. 전문체력은 운동체력, 기능관련 체력 등과 같은 용어로 혼용하여 사용되고 있다. 전문체력은 순발력, 민첩성, 평형성을 포함한다.

순발력은 특정 단위 시간 안에 수행한 일의 양이며 대부분의 스포츠에서 매우 중요한 체력 요인으로 인식되고 있다. 순발력 측정은 보통 제자리멀리뛰기, 수직점프 등과 같이 동적인 상태에서 순간적인 근수축에 의하여 힘이 발휘되는 동작을 사용한다.

민첩성은 얼마나 빠르고 정확하게 몸의 방향과 위치를 전환할 수 있는가를 의미한다. 민첩성은 신체의 전신동작이나 부분적 동작 모두를 포함한다. 민첩성의 측정은 왕복달리기, 사이드스텝, 버피테스트, 일리노이 민첩성 검사 등이 있다.

평형성은 신체를 평형 상태로 얼마나 잘 유지할 수 있는가를 의미한다. 평형성은 동적인 신체의 움직임 상태에서 중력 중심의 다양한 변화에 따라 적절한 자세를 취하여 넘어지지 않고 안정적 자세를 유지할 수 있도록 한다.

평형성의 측정 방법은 한발 서기(stork stand), 눈감고 한발로 서기(close-eyes foot balance), 막대 위 서기 테스트(bass stick test), 직선주행 검사(straight walking test), 물구나무서기 등이 있다. 체력의 측정은 측정 장소에 따라서 필드와 실험실 측정으로 나누어지며, 다음과 같은 방법을 활용할 수 있다(표 4-3).

심폐지구력의 측정방법으로는 1,200 m 달리기, 하버드스텝 테스트와 트레드밀 검사 등이 있다. 1,200 m 달리기는 보통 400 m 트랙을 3바퀴 뛴 후 시간(초)으로 심폐지구력을 판정한다. 하버드스텝 테스트는 일정한 높이의 계단오르기 운동을 실시한 후 심박수 측정한다. 계단, 의자, 박스 등을 사용하여 오르고 내리기를 분당 30회 속도로 3분간 실시 후 1분-1분 30초, 2분-2분 30초, 3분-3분 30초 사이의 심박수를 측정한다. 3회 측정된 심박수를 아래의 공식에 대입하여 심폐지구력을 판정한다. 신체효

표 4-3
대표적인 체력 요인에 따른 측정법.

체력요인	측정법
근력	악력, 배근력, 최대근력(1 RM) 측정 등
근지구력	반복점프, 푸쉬업, 싯업, 턱걸이, 오래 매달리기, 버피테스트 등
근파워	제자리멀리뛰기, 제자리높이뛰기, 메디신볼던지기, 수직 팔 뻗기 검사 등
민첩성	사이드스텝, 전신반응검사(초), 스탭핑, 셔틀런, 버피테스트 등
반응시간	전신반응검사, 손·발 반응 검사, 선택반응검사 등
신체조성	체질량지수측정, 피하지방측정, 생체전기저항측정, 수중체중법 등
심폐지구력	폐활량측정, 하버드스텝, 셔틀런 등
스피드	30 m 달리기, 30 m 플라잉스타트, 스피드 스폿 슈팅검사 등
유연성	체전굴, 체후굴 측정 등
평형성	바스(Bass)의 밸런스 테스트, 직선보행검사, 눈감고(뜨고) 외발서기 등
협응성	소프트볼 던지기 테스트, 버피테스트, 선택반응(초) 등

율지수 = (운동지속시간[초] × 100) / 2 × (회복기 3회 측정한 심박수의 합). 공식에 의하여 도출된 값을 판정 기준에 대입하여 본다. 근력과 근지구력의 측정은 윗몸일으키기와 팔굽혀펴기로 판정할 수 있다. 윗몸일으키기는 주로 복부근의 근력과 지구력을 요구한다. 측정 자세는 누운 상태에서 무릎을 접어서 세우고 팔을 가슴에 엇갈리게 접는 것에서 시작한다. 그 상태로 윗몸을 일으켜 양팔꿈치가 무릎에 닿도록 반복하며 60초 동안에 수행한 총 횟수를 기록한다. 팔굽혀펴기는 팔과 가슴 부위의 근력과 근지구력을 주로 측정한다. 60초 동안 반복하는 총 횟수를 기록하며, 여성의 경우는 무릎을 바닥에 댄 상태에서 실시한다.

(7) 건강하고 좋은 식이요법

① 지방이 적은 고기를 섭취한다.

② 패스트푸드점에 가지 말고 시장이나 마트에 들려 신선한 과일, 요구르트(yogurt), 그리고 조제 식품을 산다면, 이러한 것들은 "패스트푸드(fast food)"보다 영양가 높다.

③ 응급의료체계의 응급구조사들은 작은 냉장 용기 속에 샌드위치, 과일, 채소, 그리고 다른 건강식품을 사전준비하여 가지고 다닌다면 좋을 것이다. 과일 한 개의 영양가는 높은 당과 지방이 포함된 한 조각의 파이보다 낫다.

④ 식단표는 영양가 있는 내용물에 대한 풍부한 정보를 담고 있다. 표준화된 식단표는 많은 혼란을 줄이며, 음식의 전반적인 영양 가치를 잘못 판독하는 것을 피하려면 음식의 열량을 조사하여야 한다. 섭취량을 측정해야 한다.

⑤ 인간 몸은 독소들을 배출하기 위해 많은 양의 수분이 필요하다. 응급구조사가 업무 중에 사무실이나 응급실에서 찬물을 보충하여 줌으로써 몸의 독소를 없애 준다. 물은 갈증을 더욱 쉽게 없애 주고, 값도 싸고, 건강에도 좋다.

4) 습관과 중독

스트레스를 많이 받는 직업에 종사하는 응급구조사들은 카페인과 니코틴, 알코올 같은 물질을 하기 쉽다. 이는 나쁜 습관임이 분명하다. 이러한 습관들은 암과 심혈관 질환을 유발할 수 있으므로 알코올 등 해로운 물질을 탐닉하는 것은 피하고, 건강한 삶을 추구해야 한다. 금연 프로그램 등의 참여가 필요하다면, 지역 보건진료소에 방문하여 프로그램에 참여하도록 한다. 행동 수정을 위한 방법으로는 다음과 같다.

① 심리적 의존인지, 사회문화적 의존인지 또는 신체적인 탐닉인지 알아야 한다.

② 니코틴 대치 요법, 혐오 요법, 최면, 그리고 금단 등을 포함한 여러 가지 프로그램에 참여한다. 응급구조사가 무슨 방법을 택하든 자신의 건강과 행복을

위협하는 탐닉에서 벗어나 스스로 건강한 삶을 실천하여야 한다.

5) 허리의 안전

응급의료체계에서 오르막길, 계단 올라가기 및 내려가기, 과체중 환자 나르기 등은 육체적으로 힘든 상황이며, 이에 따른 허리 손상은 응급구조사에게 가장 큰 위험 중 하나이다. 허리 손상을 예방하기 위해서는 신체역학에 대한 지식을 알아야 하며, 현장 업무에 맞는 적합한 허리를 만들어야 한다. 적합한 허리는 다음과 같다.

(1) 적합한 허리

① 척추를 지지하는 근육 상태에서 시작하여 척추를 균형 있게 받쳐 준다.
② 교정된 자세는 허리 손상의 위험을 줄인다.
③ 좋은 영양은 연결 조직과 척추 사이의 디스크를 건강하게 유지시킨다.
④ 과체중과 흡연은 디스크를 악화시키므로 적절한 체중 관리와 금연으로 허리의 건강을 지킨다.
⑤ 적절한 휴식은 척추에 대한 체중의 부하 시간을 줄여 주므로 디스크를 회복시킨다.
⑥ 귀, 어깨, 둔부가 일직선상에 있게 하고, 골반은 약간 앞쪽으로 구부린다.
- 서 있는 자세의 교정: 무릎은 약간 구부린다.
- 앉은 자세의 교정: 체중이 골고루 양쪽 좌골로 또는 둔부의 양쪽으로 분산되게 한다.

⑦ 발은 바닥에 편평하게 닿게 하고 모은 상태에서 각도를 두고 벌린다.

(2) 앉은 자세의 교정 서 있는 자세의 교정

응급구조사는 허리의 안전을 위해 다음과 같이 적절하게 드는 기법을 알아야 한다.

① 자신이 안전하게 들 수 있는 짐만 옮긴다.
② 어떤 이유이든 도움이 필요하면 요청한다.
③ 큰 근육을 사용하는 것이 작은 근육을 사용하는 것보다 덜 피로해진다.
④ 큰 근육들을 동시에 사용하면 근력을 증가시키고 근육의 피로와 손상도 방지할 수 있다.
⑤ 물건은 가능하면 자기 몸과 가까이 중력의 중심에 위치하게 한다. 신체의 무게 중심 가까이 있는 물체는 적은 노력으로도 움직일 수 있다.
⑥ 물체는 가능하면 손바닥을 위로 든다.
⑦ 이동 시 서두르지 않고, 다리로 지지하며 균형을 잡기 위한 시간을 갖는다. 한 발을 다른 발 앞으로 넓게 벌린다.
⑧ 기저면이 넓을수록 무게 중심이 낮을수록 물체의 안정성은 커진다. 기저면이 넓을수록 최소의 노력으로 균형이 유지된다.
⑨ 근육은 평상시에도 약간 수축된 상태를 유지하고 있다.
⑩ 움직일 때 옮기려는 응급구조사의 체중이 환자의 체중과 상호작용을 하면 에너지가 적게 소비된다.
⑪ 물체를 밀거나 잡아당기는 것이 물체를 드는 것보다 힘이 덜 든다.
⑫ 활동을 하거나 자세를 변경하는 것은 근육의 긴장도를 유지하고 피로를 예방한다.
⑬ 무릎을 구부리고, 둔부를 내리고 들어 올린다. 만약 무릎이 안 좋다면, 90° 이상 구부리지 않는다.
⑭ 허리를 약간 펴고, 척추를 지지하기 위하여 복부 근육에 힘을 준다.
⑮ 항상 뒤틀거나 돌리지 않는다.
⑯ 허리가 아니라 다리의 큰 근육으로 물건을 들어 올리고, 들어 올리는 동안 숨을 내쉬며 숨을 참지 않는다.
⑰ 현장 상황에 따라 밀고, 당기지는 않는다.
⑱ 어느 방향으로 가는지 살핀다. 작은 보폭으로 걷고, 가능하다면 앞으로 걷는다.
⑲ 팀으로 함께 들어 올리는 경우에는 한 사람이 책임을 지고 구령한다.

허리의 안전을 위해 자기 몸의 신호에 주의를 기울여야 한다. 어떤 날은 다른 날보다 느낌이 좋을 때가 있다.

우리를 도와주려고 하는 사람들을 현명하게 활용하고, 그들이 돕기에 허리에 무리가 없는지 확인한다.

절대로 무엇을 잡기 위해 동시에, 손을 뻗거나 또는 비틀지 않는다. 대부분의 허리 손상은 매일 조금씩 스트레스를 받아 축적되어 발생하므로 허리손상을 입어 중도에 일을 그만두게 될지도 모르기 때문에 항상 조심해야 한다.

(3) 파워 리프트(Power lift)

일명 쪼그려 앉아 들어 올리기 자세(squat lift position) 및 power weight lifter로 알려져 있다.

① 허리를 구부리는 것이 아니라 몸을 쪼그리고 앉아 무게를 몸 가까이 유지시키고, 가능한 두 발을 벌릴 수도 있다.
② 일어설 때는 발을 반드시 평평한 바닥 위에 편안한 바닥 위에 편안한 상태로 벌려야 한다.
③ 무게는 주로 발꿈치 또는 바로 뒤에 두어야 한다.
④ 등은 반드시 고정해야 한다.
⑤ 엉덩이보다 상체를 먼저 들어 올려야 한다.

(4) 파워 그립(Power Grip)

① 가능한 한 손가락과 손바닥의 많은 면적을 물체에 접촉하는 것이 좋다.
② 모든 손가락을 같은 각도로 구부려야 한다.
③ 양손의 적어도 25 cm 이상 떨어져야 한다.

(5) 부상 예방을 위한 방법

① 몸을 비틀지 말아야 한다.
② 몸 앞으로 40 cm 이상은 몸을 뻗지 말아야 한다.
③ 너무 오래 몸을 뻗지 않는다.

(6) 몸을 뻗어야 할 경우

① 미는 것이 더 좋다.
② 신체 중심에서 힘이 발생할 수 있게 무릎을 굽혀 준다.
③ 머리 위로 밀거나 당기는 것은 삼간다.
④ 몸에 팔을 붙인 상태에서 팔꿈치를 굽힌다.

3 응급구조사의 스트레스 요인과 관리방법

1) 스트레스 정의

응급구조사는 이태원 참사와 같은 사고 현장에서 삶과 죽음에 대해 직면하고, 스트레스를 받으며 응급처치를 수행하고 있다. 이러한 스트레스는 응급의료가 지니는 고유의 단면이며 응급구조사가 사고 현장에서의 환자의 주호소나 문제점에 대하여 감정이 너무 지나치게 개입되어 업무에 지장을 초래할 수 있다. 그러므로 응급구조사는 동정과 감정적인 몰입에 균형을 유지해야 한다. 스트레스는 응급처치 시의 실질적인 위험요소로서 인식되고 있다.

스트레스 정의는 생체가 가해지는 여러 상해·자극(스트레스원)에 대하여 체내에서 일어나는 비특이적인 생물반응(아드레날린 분비 증가, 불안감 증가)이며, 생체 내에 스트레스를 일으킬 수 있는 상해·자극(심박수 증가, 불안, 혈압상승 등)을 스트레스라고 한다.

스트레스는 인간의 모든 삶의 영역에 존재하기에 누구도 스트레스를 피할 수 없다. 스트레스는 인간이 적응해야 할 어떤 변화를 의미하기도 한다. 우리가 스트레스 상황에 처하면 스트레스에 대한 신체 반응으로 자율신경계의 교감부가 활성화되고, 응급상황에 반응하도록 신체의 자원들이 동원된다. 스트레스를 유발하는 요인은 매우 다양하나 적응의 관점에서 볼 때 스트레스를 어떻게 평가하고 대처하느냐가 중요하다고 볼 수 있다.

스트레스는 예측할 수 없는 강력한 자극이다. 스트레스 자극은 지속적인 피로와 권태감을 불러일으키기도 하고 내·외적인 위협 요소를 내포하고 있다. 자극으로서의 스트레스는 외적 요인이나 외적인 힘을 말한다. 이런 개념은 건축가들도 사용하는데 어떤 건물이 지진과 같은 외부 압력에 견뎌 내는 힘을 계산할 때 '스트레스'란 개념을 사용한다. 이때 스트레스에 대한 반응을 긴장(strain)이라고 하며 만약 건물에 과다한 스트레스를 주면 이 건물은 돌이킬 수 없는 손상이 생긴다. 이를 도식화하면 다음

표 4-4
스트레스에 수반되는 인간의 생리적/심리적/행동반응

생리적 반응		심리적 반응		행동 반응
동통	불면증	분노	무기력감	혀를 깨문다
변비	근육경련	불안	적개심	발을 동동 구른다
설사	욕지기	무관심	초조	이갈이
입 마름	식욕부진	싫증	주의집중곤란	충동적 행동
과다한 발한	심장박동	우울증	안절부절	긴장성 경련
과도한 배고픔	가쁜 숨	피로	거부	과잉반응
극도의 피로	손 떨림	죽음에 대한 공포	안정감 상실	머리, 귀, 코를 쥐어뜯기
졸도	위장장애	욕구 좌절		
두통	가슴앓이	죄의식		

과 같다(표 4-4).

스트레스를 일으키는 외적 자극을 스트레스 인자(stressor)라고 하는데 성공적으로 스트레스를 관리하려면 생활 속에 나타나는 스트레스 인자를 찾아야 한다(그림 4-29).

2) 스트레스 반응

좁은 공간에서 일하는 사람이 스트레스에 대해 말할 때 "나는 스트레스가 많은 직업을 가지고 있어"라고 하면 스트레스 자극을 말하는 것이고, "나는 스트레스를 받으면 열이 나고 주먹을 꽉 쥐게 돼"라고 하면 스트레스 반응을 표현한 것이다. 반응으로서의 스트레스는 환경 자극이나 요구에 대해 사람들이 보이는 반응에 초점을 두는 것이다.

스트레스 반응은 스트레스 인자에 의해 시작된다(그림 4-30). 사람의 심리적 반응에 의해 조절되는 중추신경계에 전달된 스트레스 인자는 시상하부로부터 부신피질자극 호르몬 방출인자(CRF)의 생산을 유도한다. 다음으로 교감신경계와 내분비계에 의해 반응을 자극한 후 면역체계에 영향을 미친다.

Selye 박사는 원래 자극 혹은 원인에 대한 스트레스라는 단어를 사용했다. 그러나 그의 연구에 대한 잘못된 번역 때문에 스트레스는 각성이나 효과를 의미하게 되었다. 그래서 Hans Selye 박사는 자극이나 원인을 나타내는 스트레스 인자(stressor)라는 말을 만들어 냈다.

스트레스(상해·자극) 원의 다양한 자극에 대해서 같은

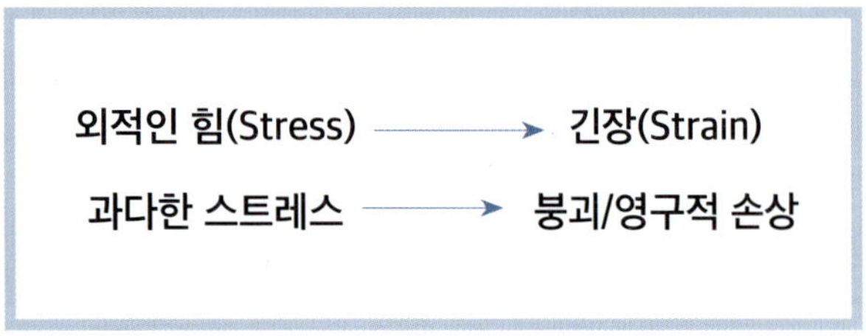

그림 4-29
스트레스 인자.

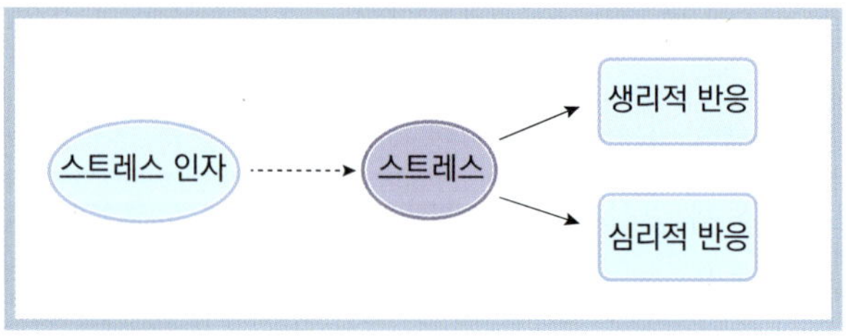

그림 4-30
반응으로서의 스트레스 관점.

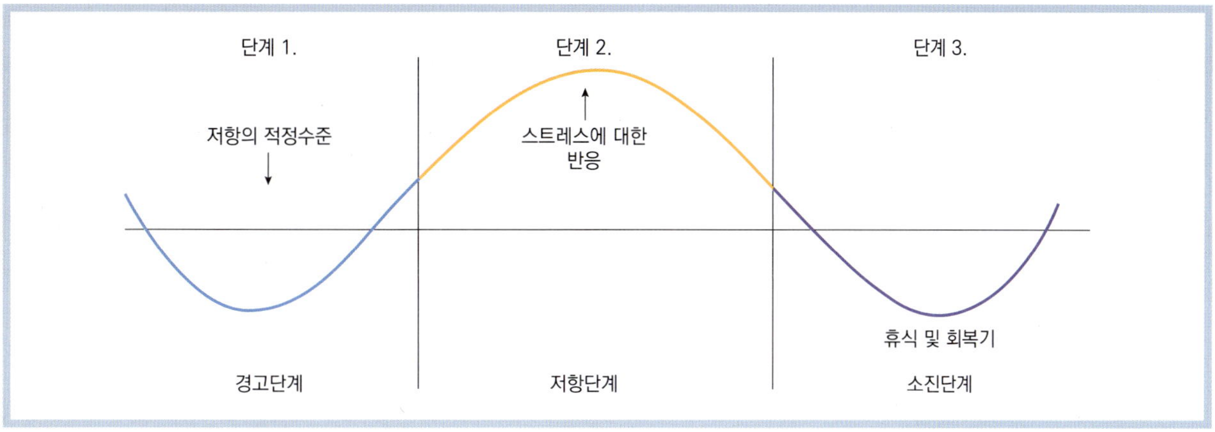

그림 4-31
일반 적응 증후군(GAS)의 발달.

반응이 일어났기 때문에 Selye 박사는 이것을 일반적응 증후군(general adaptation syndrome, GAS)이라고 이름을 붙였다. 그 후 일반적응증후군(GAS)은 경고기(alarm), 저항기(resistance), 소진(exhaustion)의 3단계로 정의하였다(그림 4-31).

(1) 제1단계: 경고

경고(alarm)반응은 스트레스원에 처음 노출 시 발생한다. 교감신경계 자극을 받아서 "투쟁(싸움) 또는 도피(fight-or-flight)" 반응 증후군에 동원된다. 이는 위협을 감지한 후 신속하게 방어하기 위한 준비로 뇌하수체는 부신피질 자극호르몬을 방출하기 시작한다.

자극을 받은 부신은 에피네프린과 노르에피네프린을 분비하여 심박수 증가, 동공 확장, 기관지 이완, 혈당 상승, 소화 불량, 혈압상승, 골격근으로의 혈류 증가가 유발된다. 만일, 스트레스에 대한 저항이 감소되면, 생리적 그리고 정서적 반응은 극복될 수 있다. 신체는 인지한 위협에 대해 빠르게 방어할 준비를 한다.

① 뇌하수체(pituitary gland)는 부신피질자극 호르몬인 아드레노코티코트로픽(adrenocorticotropic) 호르몬을 방출하기 시작한다.

② 시상하부(hypothalamus)와 연합하여 자율신경계를 따라 인체에 스트레스 호르몬의 분비가 증가한다.

③ 부신(adrenal glands)에서는 에피네프린(epinephrine)과 노르에피네프린(norepinephrine)을 분비하여 심박수 증가, 혈압상승, 동공확대, 혈당 상승, 소화부전 그리고 기관지가 이완된다. 이런 반응은 자극이 없어지거나 위험하지 않다고 인지하게 되면 끝이 난다.

생체에 스트레스가 오면 처음에는 스트레스에 의한 상해, 쇼크의 상태 즉 체온저하, 호산구 감소, 혈액농축, 산혈증 등을 볼 수 있다. 이 상해가 치명적이 아닌 이상 계속하여 뇌하수체와 부신계 호르몬이 분비된다. 생체는 스트레스에 대하여 적극적인 저항(교감신경계 자극)으로 혈압상승·체온상승·고혈당 등이 나타난다.

(2) 제2단계: 저항

개인이 스트레스에 적응하기 시작할 때 출발하므로 적응(resistance)단계라고도 한다. 저항은 여러 대처기관의 사용에 의해 시작되어 교감신경계가 반응하고 순환 호르몬은 정상으로 돌아와 활력징후가 정상범위로 돌아올 수 있다. 저항기는 장기간 반복해서 스트레스를 받아 이행되며, 스트레스에 대한 생체의 저항성이 가장 증가하고 있는 시기이다. 시간이 흐르면서 스트레스원에 무뎌지거나 적응하게 되고, 저항은 정상 수준까지 증가한다. 스트레스가 해결되면 대부분 마지막 단계가 된다. 그러나 스트레스가 매우 심하거나 더 연장되면 스트레스는 풀리지 않고 3단계로 넘어가게 된다.

저항의 다른 특징으로는, 다른 종류의 스트레스에 대한 저항력이 감퇴된다는 것이다. 즉, 다른 스트레스에 대한 저항력을 희생시켜 하나의 스트레스에 대항하고 있는 시기이다. 이때는 경고기에서 볼 수 있었던 생화학적·조직학적 변화는 정상으로 복구되어 있다.

(3) 제3단계: 소진

스트레스원에 너무 오래 노출되면 개인이 저항하고 적응하는 능력이 소모되어 모든 스트레스원에 대한 저항이 감소되어 더 이상 저항할 수 없고 스트레스를 풀 수도 없는 상태가 된다. 경고반응의 징후가 다시 나타나면, 상황을 되돌리는 것이 훨씬 더 어렵다. 마음과 몸은 지쳐 질병에 걸리기 쉬운 소진(burn out, exhaustion)상태가 되어 신체적 질환이 나타나고 건강을 회복하기 위해 휴식과 회복의 시기가 필요하다. Hans Selye 박사의 일반 적응 증후군(GAS)은 생리적 스트레스를 외부환경 혹은 신체 자체의 변화로 생산되는 세포나 조직액 내에 있는 화학적 물리적 방해로써 중화(counteract) 반응이 필요하다고 정의하였다.

장기간 스트레스가 작용하면 생체의 저항력도 피로해진다. 이 시기를 피비기라고 한다. 뇌하수체와 부신계가 반응하지 못하게 된 상태로서, 생체 내에서는 흉선·림프계의 위축, 부신피질의 지질상실, 위·십이지장 궤양을 볼 수 있고 결국 사망한다. 소진을 '피비기'라고도 부른다.

3) 스트레스 유발요인

스트레스에 적절히 대처하려면 먼저 스트레스를 일으키는 환경 자극이나 사건을 올바로 이해해야 하기에 스트레스를 유발하는 다양한 스트레스원(stressor)을 아는 것이 필요하다. 스트레스 유발요인을 다음과 같이 살펴볼 수 있다.

(1) 일상생활 사건 발생 시

우선 배우자의 사망, 결혼 혹은 이혼, 실직과 같은 일은 인간의 삶에 큰 영향을 미치는 주요한 일상생활 사건이다. 생활사건을 경험한 사람들은 강한 스트레스를 받으며, 이로 인해 신체 질병을 갖게 될 확률이 높은 것으로 나타났다. 홈스와 레어(Holmes & Rahe)는 사회 재적응 평정 척도(social readjustment rating scale)를 개발하여 주요 생활사건이 유발하는 스트레스의 양을 측정하고자 했다. 이 척도는 각각의 주요 생활사건이 개인의 생활에 미치는 영향을 고려하여 스트레스 양으로 나타낸다. 가령, 배우자의 사망은 스트레스 점수가 가장 높은 119점으로, 주요 생활사건 중 가장 큰 스트레스를 유발한다. 사회 재적응 평정 척도를 보면서 지난 1년간 경험한 사건들을 체크하고, 그 사건들에 해당하는 스트레스 점수를 더하면 1년 동안 경험한 삶의 변화와 그에 따른 스트레스 정도를 알 수 있다.

(2) 일상생활의 문제점

교통체증, 지각, 소지품 분실, 친구나 가족과의 다툼과 같은 일상의 사소한 문제점에서도 스트레스를 경험한다. 이러한 일상의 사소한 문제들은 사람들이 살아가면서 매일 부딪히는 것들로 짜증스럽게 느껴지는 일들이다. 개인이 느끼는 스트레스를 측정하기 위한 심리 척도들은 직업, 시간 압박, 건강, 친구, 대인관계, 금전 문제와 같은 영역에서 개인이 직면하는 골치 아픈 일들을 측정한다. 일상의 작은 문제가 많을수록 부정적인 기분에 빠져들고 스트레스를 강하게 느끼며 그에 따라 신체적 질병에 걸릴 확률이 높아진다.

(3) 일상생활에서의 좌절

좌절은 어떤 일이 자신의 뜻이나 기대대로 전개되지 않을 때 느끼는 감정으로 스트레스를 유발하는 주요 요인이다. 사람들은 누구나 일상생활에서 매일 크고 작은 좌절을 경험한다. 사람들이 좌절을 느낄 때 경험하는 것은 대개 분노, 불안, 공포와 같은 부정적인 정서이다. 좌절을 지속적으로 경험하면 결국 심리적 탈진에 빠진다.

(4) 심리적 소진(psychological burnout)

심리적 소진은 응급구조사, 교사, 사회복지사, 상담가,

경찰관과 같이 강도 높은 대인관계 서비스업에 종사하는 사람에게서 많이 나타난다. 남에게 도움을 주면서도 정작 자신을 돌보지 않으면 심리적 소진에 빠지기 쉽다.

(5) 대인관계 폭력

타인에게 신체적 혹은 정신적으로 폭력을 당하면 매우 강한 강도의 스트레스를 경험하게 된다. 외상 후 스트레스 장애(post-traumatic stress disorder, PTSD)는 심각한 위협이나 상처를 실제로 경험하거나 그러한 일이 타인에게 일어나는 것을 목격한 사람에게 나타나는 장애이다. 이처럼 큰 충격적 사건을 경험한 사람은 그 사건을 잊지 못하고 반복적으로 기억하며 악몽에 시달리고 두려움과 불안에 사로잡힌다.

4) 스트레스 반응 행태

3가지 유형의 스트레스 반응으로 급성 스트레스 반응, 지연 스트레스 반응, 축적 스트레스 반응이 있다. 이것들은 강한 정서적 반응을 유발하는 위기적 사건의 결과로 나타난다.

급성 스트레스 반응(Acute stress reaction)은 위기적 사건과 동시에 혹은 직후에 나타난다. 지연 스트레스 반응(Delayed stress reaction, 외상 후 스트레스 장애)은 위기적 사건 이후 수일에서 수년 동안에 언제라도 발생한다. 축적 스트레스(Cumulative stress reaction, 소진) 반응은 개인의 업무나 생활 속에서 반복되는 스트레스의 결과이다.

(1) 급성 스트레스 반응

급성 스트레스 반응은 대규모의 이태원 참사 등 인재, 자연재해, 비행기 추락, 업무 중 동료의 사망 혹은 손상과 같은 큰 재앙과 관련된다. 급성 스트레스 반응의 증상 및 징후는 위기적 사건과 동시에 또는 직후에 나타나며 신체적, 인지적, 정서적 또는 행동적 기능 문제를 수반한다. 이 증상들은 응급구조사 업무를 효과적으로 대처하고 수행하는 데 방해가 된다. 그러나 특수한 상황에 기인한 보통의 반응이라는 점을 명심하는 것이 중요하다. 급성 스트레스 반응들은 시련에 대한 대처 과정이다. 또한 지극히 정상적이며, 질병의 징후는 아니다.

급성 스트레스 증상과 징후의 일부는 의사나 다른 정신건강보건 전문가의 의학적 중재가 필요하나 대부분은 그렇지 않다. 대체로 급성 의학적 문제(흉통, 호흡곤란, 심계항진) 혹은 급성 심리적 문제(주체할 수 없는 통곡, 부적절한 행동, 비합리적 사고, 공황반응)는 신속한 중재가 필요하다.

예를 들어, 응급구조사가 자신의 지인에게 심폐소생술을 시행한 후 속이 메스껍고, 떨리며, 정신이 멍한 상태가 될 것이다. 피가 흥건한 교통사고 현장 또는 오랜 시간 동안의 구조를 경험한 후 혼란스럽고, 집중에 장애가 있을 수도 있으며, 수면 곤란과 식욕부진을 느낄 수도 있다. 위기적 사건 이후 이와 같은 스트레스의 증상이나 징후가 보인다면 정신적인 문제가 생긴 것이 아님을 명심해야 한다. 응급구조사는 단지 특별한 상황에 대처하는 것이다.

(2) 지연 스트레스 반응

외상 후 스트레스 장애(post traumatic stress disorder, PTSD)라고 불리는 지연 스트레스 반응은 급성 스트레스 반응처럼 특정한 사건에 의해 발생된다. 그러나 증상 및 징후는 사건을 경험한 이후 수일, 수개월, 심지어는 수년 후에 발생하기도 한다.

과거의 사건 상황으로의 재경험, 악몽, 외부세계에 대한 관심 저하, 과명료감, 생존에 대한 죄의식, 사건 회상을 유발하는 행동 기피 등의 증상과 증후를 보인다. 외상 후 스트레스 장애로 고생하는 사람들이 약물이나 알코올에 의존하는 경향이 있다. 왜냐하면 유발 사건과 반응 간의 직접적인 관련성이 없는 것처럼 보이기 때문이다. 외상 후 스트레스 장애사들은 어떠한 문제가 이 같은 문제를 야기하는지 원인을 이해할 수 없기에 정신건강보건 전문가의 중재가 반드시 필요하다.

외상 후 스트레스 장애는 사람이 전쟁, 고문, 자연재해, 사고 등의 심각한 사건을 경험한 후 그 사건에 공포감을 느끼고 사건 후에도 계속적인 재경험을 통해 고통을 느끼며 거기서 벗어나기 위해 에너지를 소비하게 되는 질환으로, 정상적인 사회생활에 부정적인 영향을 끼치게 된다.

(3) 축적 스트레스 반응

축적 스트레스 반응 혹은 소진(burn-out)은 다른 스트레스 반응과는 달리 단일사건에 의해 발생하지 않으며, 반복되는 가벼운 스트레스의 축적에 의한 것이다.

축적 스트레스 반응의 초기 증상은 가벼운 불안, 우울, 지루함, 무관심, 정신적 피로의 경험이다. 만일 이때 문제가 관리되지 않는다면 증상은 계속 진행이 될 것이다. 즉, 신체적 문제(두통, 혹은 위경련), 수면장애, 감정관리 실패, 쉽게 화냄, 사람들로부터 고립, 그리고 우울증의 악화를 겪는다. 적절한 중재가 되지 않는다면 응급구조사들은 편두통, 흡연, 알코올 의존, 성적 충동 상실, 대인관계 결여, 작업 수행 능력 저하, 심각한 우울증과 같은 신체적, 정서적, 그리고 행동적 황폐를 겪게 된다. 심하면 신체적 질병, 극한 피로, 감정통제 불능, 심각한 고립감, 편집증, 자살로 진행된다. 이때에는 장기적인 심리치료가 필수적이다. 축적 스트레스 반응의 최상의 대안은 조기 중재를 통한 예방과 관리이다.

5) 외상 후 스트레스 장애와 관리

외상 후 스트레스 장애(Post-traumatic stress disorder)가 명확한 진단체계로 인정된 것은 미국 정신의학회의 진단 분류인 DSM-Ⅲ1가 발표된 1980년 이후이지만, 비슷한 증상이 알려진 지는 꽤 오래되었다.

미국의 남북전쟁 때에 군의관인 다 코스타(Da Costa)가 전쟁으로 인하여 스트레스 반응을 보인 군인들의 증상을 과민성 심장(irritable heart) 또는 Da Costa Syndrome2으로 표현한 이래, 셸쇼크(shell shock), 전쟁신경증(war neurosis), 외상신경증(traumatic neurosis), 생리신경증(physioneurosis) 등의 여러 가지 병명으로 알려져 왔다. 그 후 월남전 참전자와 나치 수용소의 생존자들에 대한 사회적 관심이 높아짐에 따라 연구가 진행되어 외상 후 스트레스 장애의 개념이 정립되었고, 세계보건기구(WHO)의 공식분류인 질병코드(ICD-10)에서도 스트레스 장애에 포함되었다. 외상 후 스트레스 장애의 특징적 증상은 다음 3가지로 나타난다.

① 반복되는 사건의 회상과 악몽 및 플래시백 현상 등에 따른 외상 사건의 재경험으로 인한 기억장애
② 외상과 관련된 자극의 회피(avoidance) 및 반응의 마비
③ 과각성(hyperarousal) 상태

외상 후 스트레스 장애에 대한 연구들은 그동안 스트레스와 인지 및 평가 등에 관한 것을 비롯하여 정신역동 요인에 관하여 탐구해 왔으나, 최근에는 신경생물학적 기전에 관한 연구들이 시작되고 있다. 외상 후 스트레스 장애에 대한 연구는 아직은 초기 단계이지만, 스트레스에 의하여 유발되는 정신과 질환을 연구하기 위한 가장 좋은 적용 방법이 될 수 있으리라는 기대를 모으고 있다.

외상 후 스트레스 장애 환자에서 중립적인(neutral) 환경 자극이 전에는 잊어버렸던 외상 사건들을 불러일으키거나 자극하는 것을 흔히 보게 된다. 이렇게 회상된 기억은 불안을 동반한 여러 가지 생리적 반응, 즉 심장박동 증가, 호흡 증가 및 발한 등을 나타낸다. 외상 후 스트레스 장애에서 외상에 대한 기억은 반복되는 회상이나 악몽 또는 플래시백 형태로 나타나는 것이 특징이며, 이러한 현상이 현재로서는 심리·사회·생물학적 요인이 복합되어 나타난다고 생각되고 있으며, 특히 기억의 응고화(consolidation)에 관여하는 여러 가지 신경조절물질(neuromodulator)이 유리(release)되는 다양한 신경생물계(neurobiologic system)가 관여하리라고 생각되고 있다. 즉, 이러한 체계에는 에피네프린(epinephrine), 노르에피네프린(norepinephrine), 엔도르핀(endorphin), 펩타이드(peptide) 등이 관여하리라 생각되며, 이러한 기전이 발생하는 뇌의 부위로서는 해마(hippocampus)가 중요한 역할을 하고, 해마, 편도(amygdala) 및 전전두엽 피질(prefrontal cortex)을 포함하는 뇌 부위가 연결되어 기억의 응고화를 강화시키는 것으로 추측되고 있다.

외상사건의 재경험은 자율신경계의 각성에 의해서 촉발되며, 청반(locus ceruleus)에서 유래되는 노르에피네프린 회로에 의해서 중재되는 기억회로의 강화로 인해 나타난다. 즉, 자율신경계의 항진으로 인하여 청반은 해마와 편도체로 향하는 노르에피네프린 회로를 자극하여 기

억의 잔재를 촉발시키게 됨으로써 악몽이나 플래시백 현상이 일어난다.

외상 후 스트레스 장애에서 나타나는 과각성(hyperarousal) 상태에 관련된 신경조절물질로 대표되는 것은 노르에피네프린, 코티졸(cortisol), 엔도르핀이다. 노르에피네프린은 선택적 주의(selective attention)를 할 수 있도록 하며, 과잉 경계와 자율신경계 항진 및 공포심을 일으킨다. 코티졸은 신체적 활동과 조직의 회복에 필요한 대사과정을 활성화시켜 주며, 엔도르핀은 통증의 역치를 높여 준다. 각각의 신경조절물질들은 스트레스 시에 서로 피드백을 강화시켜 준다, 청반(locus ceruleus)은 생리적인 각성상태를 유발시키는 중심 부위이다. 노르에피네프린은 뇌의 다른 부위에 응급상태를 준비하라고 알리는 전령 역할을 하는데, 특히 시상하부를 자극하여 방어 상태를 준비시킨다. 스트레스 시 청반의 노르에피네프린 분비의 증가 및 뇌하수체 전엽의 부신피질자극호르몬(ACTH) 분비 증가가 뚜렷하지만, 그 외 부신피질자극호른몬 방출인자(CRF), 갑상샘자극호르몬 방출호르몬(TRH), 티록신(TSH), 바소프레신(vasopressin), 엔도르핀, cAMP 등의 분비도 일어나고, 교감신경 말단에서는 노프에피네프린, 에피네프린, 당류 코르티코이드(glucocorticoid) 분비가 증가하고, 면역 기능이 활성화된다.

스트레스 관리(Stress management)란 응급구조사가 업무를 수행하는 과정에서 경험하게 되는 많은 스트레스를 더욱 잘 조절하고 완화하며 상호작용하기 위한 의식적인 노력을 말하며 부적절한 스트레스 관리는 응급구조사의 감정과 신체에 부정적 영향을 미친다. 응급구조사가 동료나 전문가들에게 감정을 표현함으로써 스트레스를 이해하고 더 잘 적응할 수 있고, 동료나 지인들과 대화를 하는 것은 스트레스를 효과적으로 관리할 수 있는 가치 있는 방법이다.

또한, 건설적 취미활동 등은 스트레스 완화에 긍정적 영향을 주는 중요한 요소이다. 구체적 스트레스 관리 능력은 다음의 4가지 방법으로 설명될 수 있다.

① 스트레스 노출 회피하거나 감소 방법: 시간관리, 영양관리, 문제해결과 인지된 자극체 피하기

② 스트레스 자극체 재평가 혹은 재해석 방법: 스트레스 인지 재구성과 정신치료

③ 스트레스 유발억제 기술: 적절한 수면 취하기, 이완 요법(예: 명상, 심상 등) 사용하기, 처방된 항불안제 복용

④ 스트레스 환기 기술: 신체적 운동, 정화법(catharsis)

응급의료서비스에서 생존하기 위해서는 스트레스를 관리하는 법을 배워야 한다. 불안의 조기 경고 징후를 인식해야 한다. 스트레스는 개인을 보호하고 업무 수행을 증진할 수 있다. 그러므로 응급구조사에게 적절한 정신적 긴장 수준을 파악하여 유지하려고 할 것이다.

스트레스에 관한 사건을 인식하기 위한 질문은 다음과 같다.

① 무슨 일이 일어났는가?

② 자신이 부당하게 비난을 받고 있는가?

③ 기대하는 것이 현실적인가?

스트레스를 효과적으로 대처하는 사람의 경우 감정적, 신체적, 정신적 질환 유발이 적은 것으로 나타났다. 스트레스를 잘 극복하는 사람들의 특징은 다음과 같다.

① 자기, 일, 가족 그리고 다른 가치 있는 일에 강한 실천력을 가지고 있다.

② 자신의 삶을 조절할 수 있다.

③ 일반적으로 스트레스를 위협보다는 도전으로 인식한다.

④ 창의력과 자애 개발을 증진할 수 있는 활동에 참여한다.

⑤ 강한 지지 그룹과 긴밀한 유대관계를 가지고 있다.

위에서 열거한 5가지의 기본적 스트레스 극복 원칙을 유지하고 발전시키는 것은 스트레스를 극복하는 가장 기본적인 자세라고 할 수 있다. 장기적인 안녕을 위해 최고의 스트레스 관리기법은 신체적, 감정적 그리고 정신적으로 자기 자신을 돌보는 것이다. 스트레스 사건에 따른 아픔과 경험이 상처치유의 정상 과정임을 기억한다. 응

급구조사 자신을 '이상한 사람'이라 생각하지 않고, 스트레스의 해로운 요인을 최소화하도록 시도해야 한다. 구체적으로 스트레스 극복을 위한 방안을 감정적, 신체적, 정신적 측면에서 다음과 같이 구체화할 수 있다.

(1) 감정적 안녕의 유지

많은 사람은 스트레스를 만나면 정서적으로 반응한다. 스트레스를 받으면 정서적 안녕을 위해 과다한 스트레스로부터 보호가 되어야 한다. 감정적 안녕을 위해 4가지 방책이 있는데, 개개 방책은 때와 장소에 따라 유용성이 달라질 수 있다.

① 감정적 긴장감을 표출한다.
- 사람들과 접촉한다.
- 오래된 우정을 다시 찾고, 새로운 활동을 한다.
- 사람들과 시간을 갖고 대화를 통하여 자신의 느낌을 표현한다.
- 응급구조사의 인격 및 전문적 삶의 균형을 이루기 위해서는 응급의료 분야의 안팎으로 친구를 사귄다.

② 감정적으로 스트레스 장면에서 초월한다.
- 음악 감상을 하고, 명상한다.
- 자신이 응급구조사 이상의 무엇을 가지고 있다는 것을 기억해야 한다.
- 자기 생각을 기록으로 작성한다.

③ 상담치료전문가, 상담전문가, 정서 지지자는 스트레스를 완화해 주는 강력한 방법을 가진다.

④ 감정적인 에너지의 소비 감소를 위한 정서 조절한다. 충분한 심호흡은 긴장을 줄이고 이완할 수 있는 좋은 방법이다.

(2) 신체적 안녕의 유지

신체적 안녕은 특히 정서적 안녕과 매우 밀접하게 관련되어 있다. 건강한 신체는 정서적으로 건강하게 하고 삶을 보다 적극적으로 살아가도록 해 준다. 스트레스를 이겨 내는 신체적 전략으로는 다음과 같다.

① 스트레스를 받는 시기에는 자신의 식이에 신경을 쓴다.
- 적절한 음식을 섭취(음주, 폭식, 마약 등은 폭력적으로 되거나, 해로운 부작용 발생)한다.
- 아픔을 잊기 위해 약물 또는 알코올을 과용하지 않는다.
- 흡연을 한다면 금연을 목표로 정한다.

② 건강을 증진할 운동 프로그램을 개발한다. 규칙적 신체활동은 기분을 증진하고, 스트레스를 해소한다.

③ 육체적 반응을 완화하기 위해 첫 24~48시간 내에 심신을 이완시킨다.
- 충분한 휴식과 이완을 한다. 충분한 휴식은 정신적 신체적 긴장 정도를 이완시켜 주는 확실한 방법이다.

④ 적절한 수면과 휴식을 취한다.
- 적절한 잠을 자고, 수면제와 같은 약물의 사용은 피한다.

⑤ 화학적으로 안정된 신체의 균형을 유지한다. 약물에 의존하지 않는 대체적 방법을 통해 자율신경계의 기본적 항상성 도모한다.

⑥ 깊은 이완을 취하는 프로그램을 개발한다. 구체적인 일상생활에서 실현 가능한 신체적, 정신적 이완법을 근무 특성을 고려하여 개발하는 노력이 필요하다.
- 업무와 오락의 균형을 유지한다.
- 무엇인가 즐거운 일을 하고 풀 수 있는 것을 찾는다.

⑦ 정열적인 신체적 운동을 하고, 너무 과도한 운동 삼가한다.

(3) 정신적 안녕의 유지

정신적 안녕의 유지와 관련된 전략은 이른바 정신적 안녕을 유지하려는 것으로서 내적인 힘을 길러 스트레스에 대응하려 하는 기법이다. 정신적 안녕의 유지를 위한 기법으로는 다음과 같다.

① 자신의 삶에 대해 긍정적인 생각과 긍정적인 일을 한다.

- 활발한 사회관계망을 형성하는 것은 긍정적 삶의 자세를 유지하는 데 도움을 준다.

② 현실적 기대감을 받아들임으로써 내적 균형을 유지한다.

- 응급구조사 자신의 삶을 한쪽으로만 중시하거나 다른 것에 정신을 집중해서는 안 된다.
- 교육훈련을 한다.

③ 삶에 대해 자기 관리적 입장을 취한다.

- 불필요하게 자주 외부상황을 스트레스로 인지하곤 한다. 적절하게 본인의 의지에 따라 외부상황을 받아들이는 것은 스트레스를 최소화할 수 있다.
- 어떤 것들은 응급구조사의 통제 밖에 있으며, 변화될 수 없는 것이라는 것을 수용한다.
- 근무 시간에만 업무를 한다.
- 스트레스 사건을 잊기 위한 계획표를 작성하고 지키기 위해 노력한다.
- 주요 인생 변화를 만들지 않도록 가능한 정상적인 삶을 유지한다.
- 며칠 휴가를 받아 쉬어 보고, 초과 근무의 요청을 거절한다.

응급구조사 동료의 느낌과 대화를 공유함으로써 동료에게 가능한 많은 부분을 도와준다. 그들 또한 많은 스트레스를 갖고 있음을 알아야 한다. 결코 추가적인 도움을 찾으려는 것을 두려워해서는 안 된다. 위기사건스트레스관리(CISM기법 : Critical incident stress management)는 1970년대 중반 EMS, 소방관, 경찰들을 대상으로 외상성 스트레스에 대한 개입을 중심으로 개발되었다.

목표

① 스트레스로 인한 유해한 영향감소로 빠른 회복 유도
② PTSD 등 이상심리 증상 발생의 예방
③ 조직구성원 및 개인의 건강과 생산성 유지
④ 조직구성원 및 개인의 정상기능 회복

이상으로 모든 상황에서 어떤 대처와 방어기전이 응급구조사 자신에게 효과가 있고 스트레스를 관리할 수 있는지를 알아야 한다. 스트레스 관리를 위해 중요한 원칙은 자신을 위해 회복될 때까지 긍정적인 선택을 하고 밀고 나간다. 결국 응급구조사는 자신을 위해 많은 선택을 해야 한다.

6) 현장 상황과 응급구조사의 스트레스

(1) 응급구조사의 특수입장

각종 재난 사고에서 직무를 수행하는 응급구조사들은 삶과 죽음의 극적인 상황을 체험하고 쉽게 충격을 받을 수 있기에 처치자인 동시에 육체적, 정신적 피해자가 되기 쉬운 특수한 입장이다. 이때 초기 정신건강 관리를 소홀히 다루면 정신장애까지 진행될 수 있다. 그뿐만 아니라 충격적 스트레스가 아니더라도 현장 활동 자체가 갖는 일반적인 응급구조사의 직업적 스트레스도 무시할 수 없을 것이다.

① 처참한 광경과 위험 상황에 노출
② 단순한 노무 업무, 갖가지 잡무
③ 피해자 혹은 불특정 시민들의 원망과 언론의 비난
④ 현장 업무 수행 시 장시간 요구되는 에너지
⑤ 수많은 지시사항 등

(2) 현장 활동 시 응급구조사의 심리적 특징

현장 활동 시 갖는 양면적 입장 때문에 심각한 정신적 스트레스를 받을 때는 다음과 같다.

① 자기 자신이 무능력하다고 느끼기 쉽다.
② 피해자의 정신적, 육체적 상태에 동적 관심과 감정적 몰입 등의 감정개입 여지가 있다.
③ 현장 활동 결과가 만족스럽지 못하거나 주변으로부터 부당한 비난을 받을 때 쉽게 좌절감을 느낄 수 있다. 이때 생길 수 있는 정신적 증상은 미국 정신

표 4-5
미국 정신의학학회의 외상 후 스트레스장애 진단기준: DSM-III

A. 거의 모든 사람에게 심각한 고통의 증상을 야기할 수 있는 것으로 인정될 만한 스트레스가 있다.
B. 다음 중 최소한 하나로서 증명되는 외상의 재경험 ① 사건에 대해 반복적이고 침범적인 환상 ② 사건에 대한 반복적인 꿈 ③ 환경적 또는 상상적 자극과 연관되어 그 외상적 사건이 재발되고 있는 것 같은 갑작스런 활동이나 느낌
C. 외상이 발생하고 얼마 후 시작되거나, 신체외부에 대한 반응이 마비되거나, 참여 감퇴(이 중 최소 1가지로 나타남) ① 하나 또는 그 이상의 활동에 흥미가 현저히 감소됨 ② 타인과 멀어진 혹은 생소한 느낌 ③ 제한된 정동(표현된 감정 정도가 제한된 상태)
D. 외상 전에는 없었던 다음 증상 중 최소 2가지 ① 과민성, 과장되어 놀라는 반응 ② 수면장애 ③ 다른 사람은 죽고 혼자 살았음에 대한 또는 살려고 행동한 것에 대한 죄책감 ④ 기억장애 또는 주의집중장애 ⑤ 외상적 사건의 회상을 야기하는 활동의 기피 ⑥ 외상적 사건을 상징적으로 나타내거나 그와 유사한 사건에 반복 노출에 따른 증상 악화

의학회가 제정한 외상 후 스트레스 장애(PTSD) 진단기준의 세부 항목에서 잘 알 수 있다(표 4-5).

(3) 위기상황 스트레스(CISD)

최근 들어 산업화, 도시화, 국제화가 급속히 진행되면서, 인구 밀집 현상이 일어나고, 건축 및 다른 시설물 등의 대형화로 인해 도시 재난의 양상이 달라지고 있다. 국내에서도 1993년 구포 열차 사고, 목포 아시아나 항공기 추락사고, 1994년 성수대교 붕괴사고, 충주호 유람선 화재 사고, 1995년 대구 가스폭발 사고, 삼풍백화점 붕괴사고, 2000년 대구 지하철 사고 등 과거에 경험해 보지 못한 재난들이 늘어 가고 있다.

이러한 재난들 속에서 재난의 당사자에 대한 치료와 배려에는 많은 관심을 두고 있지만, 이들을 구조하고 치료를 하는 소방관, 경찰관, 구호 요원, 응급구조사 등과 같은 응급의료종사자들이 겪는 '위기 상황 스트레스(critical incident stress, CIS)'에 대해서는 전자에 비해 관심이 적다. 그러나 응급의료종사자들은 이러한 CIS에 빈번히 노출되며, '외상 후 스트레스 장애(PTSD)' 발생의 고위험군으로 분류되고 있다.

(4) 위기 상황 스트레스(Critical incident stress, CIS)

일반적으로 사람들은 평생을 살아가면서 40~90%는 생명을 위협할 정도의 극심한 스트레스, 다시 말해 '심리적 외상(trauma)'을 경험하지만, 대부분의 경우 이러한 외상을 받고 가족이나 가까운 이들로부터 보살핌을 받으며, 정상적인 스트레스 반응이 수 주 혹은 수개월 이내 사라진다. 그중 약 20%는 원인이 되는 외상이 없어짐에도 불구고 그 당시의 충격적인 기억들이 자꾸 떠오르며, 그 외상을 회상시키는 활동이나 장소를 피하고, 신경이 날카로워지거나 잠을 잘 이루지 못하며, 일에 집중력이 떨어지는 증상들이 나타난다. 하지만, 모든 스트레스가 부정적인 것만은 아니며 오히려 생활에서 스트레스의 완전한 부재는 사망을 통해서만 가능할 뿐이다. 이러한 스트레스 속에서 우리는 '항상성(homeostasis)'을 유지하며 살아가고 있으며, 이런 개인의 심리적 항상성이 파괴되면서 대처기제가 무너질 시 스트레스의 역기능적 증상들이 나타나며, 이러한 상황은 '위기(Crisis)'로 규정되고, 스트레스를 일으킨 사건은 '위기 사건(crisis Incident)'으로 규정된다. 그리고 '위기 사건'은 사람이 일상적으로 경험하고 기대하는 범위의 밖에서 일어나는 매우 돌발적인 사건으로 정의할 수 있으며, 그것을 겪는 사람의 일상적 대처 능력을 압도할 만큼 강력한 영향력을 가진다.

미국정신과학회에서는 1994년에 '정신장애의 진단 및 통계 편람(DSM-IV)'을 통해 '외상'의 진단을 다음과 같이 정하였다. '첫째, 개인이 자기 자신이나 타인에게 실제 죽음 또는 죽음의 위협을 주는 심각한 상해나 신체적 안녕에 위협을 주는 사건을 경험하거나 목격했어야 하며, 둘째, 극심한 불안, 무력감 혹은 공포의 반응이 포함되어 있어야 한다'라고 하였다.

특히, 인위 재난을 겪은 사람은 자연 재난을 겪은 사람보다 만성적인 심리적 후유증을 가질 위험성이 더욱 크게 나타나는데, 이는 인위적인 재난은 자연 재난에 비해 예방 및 통제가 가능하다고 믿기 때문이다.

7) 응급의료종사자의 정신건강

히로시마 원폭 현장에서 구조작업을 했던 대원들이 작업 동안의 두려움, 분노, 미움, 후회와 같은 감정들로 인해 효율적인 작업 수행이 어려웠다는 보고에서처럼, 재난 상황이 발생하면 응급의료종사자들은 재난 현장으로 일차적으로 투입이 되고, 구조 활동을 펼치면서 심각한 피해(예를 들어, 신체 절단)를 입은 환자를 접하고, 대량의 파괴 현장에서 활동을 하고, 뿐만 아니라 재난 현장에서 자신의 생명에 위협을 느끼는 것 등의 극심한 스트레스 상황에 직면하게 된다.

하지만 많은 연구들이 위기 사건 발생 후 직접적인 피해당사자들이 지니는 스트레스 반응이나 심리적 외상에 관한 내용들을 주로 다루어 왔을 뿐, 피해자 혹은 생존자들을 돕고 구조하는 역할을 담당하는 응급의료종사자들의 스트레스에 관한 부분은 상대적으로 숨겨져 있었다. 이러한 측면은 많은 응급의료종사자들이 현장의 영향력으로부터 회복되는 것을 방해하며 이후 업무 수행을 어렵게 하는 요인이 된다.

이전 연구에서는 '공동 피해자(covictimization)', '동정심으로 인한 스트레스(compassion stress)', '동정심으로 인한 피로(compassion fatigue)' 등의 용어로 불려 왔으나, 최근에는 '이차적 외상 충격'이란 용어로 통칭되고 있다. '이차적 외상충격'이란 용어에서 보듯이 위기사건에 직접 노출된 사람만이 그 사건의 영향력을 경험하는 것은 아니다. 호주 열차전복사고 구조대원들의 약 20%가 사고 후 1개월이 경과한 시기까지도 우울증, 불안, 불면증에 시달린다고 하였으며, 호주의 대형 산불진화작업의 소방대원 중 21%가 산불 후 29개월이 지난 시점에서도 재연되는 연상 작용으로 인해 일상생활에 방해가 된다고 하였다. 이처럼 재난 상황에서 나타날 수 있는 심리적, 신체적인 반응은 다음과 같이 다양하게 나타난다.

① 동일시

다른 사람을 자신과 비슷한 사람으로 인식하면서 감정이 결부되는 과정으로, 희생자의 사체를 통해 가족이나 자신에게 느끼는 것과 비슷한 감정을 경험하고 이것으로 고통을 느끼게 된다.

② 죄책감

재난 현장에서 작업 중인 응급의료종사자들은 당장 피해자를 살려야 한다는 의무감에 임무를 수행하게 된다. 그리고 피해자들의 삶의 간절한 욕구가 응급의료종사자들에게 전달되어, 이들에게 부담감으로 작용하게 된다. 더군다나, 피해자가 사망하게 된다면, 이러한 느낌은 죄책감으로 남아 응급의료 종사자들에게 심적 부담으로 남는다.

③ 공포감

재난 현장의 상황이 어떻게 전개될지, 앞으로 어떤 것들과 대면할지 모르는 상황에서 벌이는 작업은 극도의 긴장감을 유발하게 되어, 공포감을 느끼게 된다.

④ 피로

응급의료종사자들은 극심한 피로와 신체적인 탈진 상태에서 작업을 진행하게 되는데, 이것 때문에 집중력이나 판단력이 저하되어 작업 효율성이 떨어진다. 이렇게 되면, 작업이 끝난 후에 무기력감과 죄책감을 더욱 호소할 여지가 있다.

⑤ 다양한 신체화 반응

재난 현장에 투입되었던 많은 응급의료종사자들은 불면을 호소하며, 현장의 상황이 떠오르는 악몽으로 인해 괴로움을 경험한다. 또한, 재난 상황이 끝난 후에도 재난 현장의 냄새가 코끝에 남아 있고, 씻어도 지워지지 않는다는 호소를 하기도 한다.

(1) 위기상황 스트레스 해소법

스트레스에 대한 대응방안으로 우리나라에서는 초보

단계지만 미국에서는 위기 상황 스트레스해소법(critical incident stress debrieng, CISD)을 운영하고 있다. 이는 현장 활동 후 투입된 대원(응급구조사 등)은 상호 간에 토의와 구술을 통해서 받았던 스트레스를 최소화하여 1차적으로 외상 후 스트레스 장애(PTSD)와 같은 정신장애를 최소화 혹은 예방하기 위해 만든 것이다. 위 방법은 스트레스에 대해 각자의 경험을 털어놓는 이야기 방식을 따르고 있으며 절대 상담형식은 아니다.

외상 후 스트레스 해소는 응급구조사뿐만 아니라, 소방공무원, 안전요원, 군인 그리고 재난사고 구조자들 같은 고위험 직업군 중에 생기는 외상 후 스트레스 자체와 외상 후 스트레스 증후군(PTSD)을 예방하기 위해 고안된 것이며, 전 세계적으로 확대 적용됐다. 스트레스 해소는 고도의 위험에 노출된 전문 직업인들이 경험에 대해 과거의 인지적인 과정에서 다루어 오던 것을 감정적인 과정을 거쳐 안전한 방법으로 구조화하려고 노력해 왔다. 위기 상황 스트레스 해소법(CISD) 혹은 스트레스 해소과정은 하나의 외상 사건 혹은 연속된 외상 사건들에 대한 모임 혹은 토론으로 정의되기도 한다. 이는 사건의 정신적 충격을 완화하기 위해 고안되었고, 전문가의 치료를 필요로 하는 외상 후 증상을 조기 발견하여 의뢰하는 데 그 목적이 있다.

일반화된 위기 상황 스트레스 해소법(CISD) 진행단계는 아래의 표 4-6과 같이 주로 7단계로 구성된다. 즉, 충격적 스트레스에 대한 해소(debrieng) 방식에는 7개의 주요 진행단계로 도입단계, 사실단계, 사고단계, 반응단계, 증상단계, 교육단계, 종결단계로 구성되어 있다.

① 도입단계에서는 진행자가 위기 상황 스트레스 해소법 과정의 취지와 의미 및 진행방식에 대하여 상호 간의 신뢰성에 바탕을 두어 설명하기로 되어 있다.

② 사실단계(2단계)부터 증상단계(5단계)까지는 진행자가 유도하는 대로 참석자 전원이 순서대로 돌아가며 당시 상황과 자기의 사고내용과 느낌 등을 말하게 되어 있다.

③ 과정을 통해 스트레스 해소의 최종목표는 구성원이 스트레스 상황 이전의 상태로 응급구조사 및 구조대원을 처음 상태로 되돌아오게 하는 데 있다.

표 4-6
스트레스 분산(CISD)의 단계

단계	구분	내용
1단계	도입	중재 팀원을 소개하고, 과정을 설명하며, 예상되는 결과를 설정한다.
2단계	사실	각 참여자들이 각자가 인지한 대로 사건을 기술한다.
3단계	사고	참여자들이 인지적인 반응을 서술하기 위함이며, 정서적인 반응으로 이행한다.
4단계	반응	참여자들에게 사건 중 가장 심리적으로 부담이 되었던 면을 확인한다.
5단계	증상	개인의 고통스러운 증상들을 확인하고 인지적인 수준으로 다시 돌아오기 위함이다.
6단계	교육	정상적인 반응과 바람직한 대처기전을 교육한다. 예: 스트레스 관리, 인지적인 목표를 제공한다.
7단계	종결	모호함을 명확히 하고 끝낼 준비를 한다.

8) 사망과 죽음

대부분의 응급구조사는 모든 병원전 현장에서 사망과 심장정지(임종) 과정이 개인적으로는 가장 불편하면서도 생명을 살려 내겠다는 도전적인 마음을 갖게 하는 과정이다. 죽음은 상실이라고 하는 하나의 슬픈 사건이자 피할 수 없는 것이기 때문이다. 각 사람은 상실에 대한 예전 경험, 자신만의 대응 기법, 종교적 확신 그리고 다른 개인적 배경에 따라 죽음의 상황을 받아들일 것이다. 이것은 축적되는 짐으로 느껴지며, 현명한 응급구조사는 슬픔에 적절히 대응하고, 스트레스를 관리하며 건강하게 대처할 것이다. 또한 친구나 가족의 사망에 대한 정서적 반응은 사람마다 다르고 문화마다 다르다. 어떤 사람은 침착하게 받아들이기도 하고 어떤 사람은 격한 감정을 드러내기도 한다. 따라서 간단한 용어를 사용하고 돌려 말하는 것은 피해야 한다. 또한 사망과 죽음의 과정은 응급의료의 일부분이다. 환자 가족에 관한 것뿐 아니라 사망 및 사망에 임박한 환자에 대한 적절한 인격적 태도를 개발하는 것 또한 중요하다.

(1) 상실, 비애, 그리고 비통함(슬픔과정)

환자뿐만 아니라 임종을 앞둔 가족은 선각자인 엘리자베스 퀴브레르-로스(Elisabeth kubler Ross)가 임종환자들과 함께 죽음과 임종에 대한 느낌을 나누며 깨닫게 되었다. 그전에는 경험을 표현하고 싶어 하지 않는다고 간주했었다. 퀴브레르-로스는 상실에 대해 5단계가 있다는 것을 알았다(죽음의 수용 5단계)(그림 4-32).

① 부정과 격리(Denial)

"이럴 리 없어", "무언가 잘못된 거야!", "나는 아니야"라고 반복해서 말한다. 상황을 부정하는 것이다. 이 과정은 죽음이 임박한 대부분 사람이 이용하고, 건강한 표현이다. 죽음에 대한 쇼크와 죽음을 다루는 사이의 정신적 완충제로 작용한다. 부정과 격리는 전체 질병 상태를 통해 일어난다. 흔히 수용의 길을 여는 일시적 단계이다.

사건의 실체를 받아들이기 거부하는 방어기전으로 이해한다.

일반적인 한국어 사용 시의 부인(否認)은 성명이나 주장이 사실이 아니라고 주장하는 것이다. 또한 같은 단어인 자제(독일어: verneinung)는 사람이 받아들여야 할 너무 불편하고 압도적인 흔적이 될 수 있음에도 불구하고 사실에 직면하는 대신에 사실이 아니라고 주장하고 거부하는 것이다. 이것은 정신분석학자 지그문트 프로이트에 의해 가정된 심리학적 방어 기제 개념이다.

이 소재는 이렇게 사용된다.

- 간단 부인: 자신에게 있는 모든 불쾌한 사실의 현실성을 부인한다.
- 행동화: 자신에게 있는 불쾌한 사실 중 금지된 행동은 의식에서 인정하려고 하지만 무의식중의 부인으로 자신도 모르게 금지된 행동을 하게 된다.
- 최소화: 자신에게 있는 모든 사실을 인정하지만, 그 심각성을 부인한다(부인과 합리화의 조합: 부인적인 사건을 극도로 좋게 해석).
- 투영: 자신에게 있는 사실과 심각성을 모두 인정하지만, 그 사실과 심각성을 타인의 것으로 판단한다.

② 분노(Anger)

"내가 뭘 잘못했지", "이런 일이 발생했지", "왜 나인가?" 나와 타인 탓을 한다.

환자와 그 가족은 "왜 내가?"라는 분노의 질문을 던진다. 사람들은 의식 없이 분노하게 되며 그들의 노함을 어떤 것, 그리고 누군가에 투사시킨다. 분노는 특정인이나

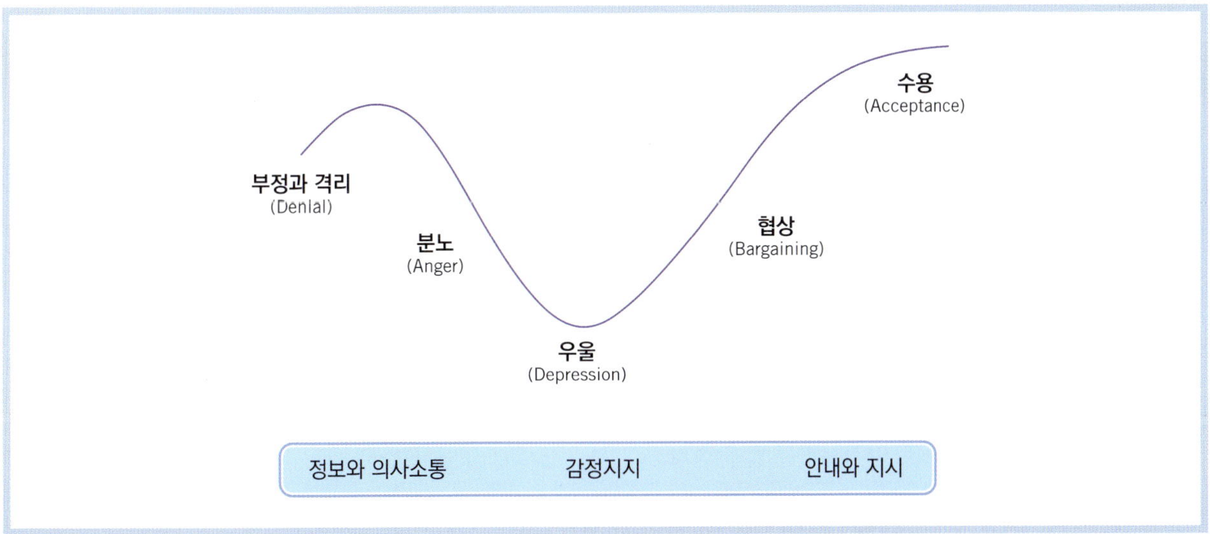

그림 4-32
퀴브레르-로스: 죽음의 수용 5단계.

특정한 것에 초점이 맞추어진다. 왜 나인가? 이러한 분노는 현장에 있는 사람 또는 사물과 관계가 없다는 것을 기억하는 것이 중요하다.

- 응급구조사는 이러한 분노함에 두려워하지 말아야 한다.
- 방어적 자세가 되지 말아야 한다.
- 환자 및 그 가족의 말을 경청한다. 상황을 통제할 수 없는 환자 자신의 능력에 대한 좌절감이다.

③ **협상**(Bargaining)

"내가 잘할 걸" 죄책감 들고 만약이라는 가정도 자주 한다. "알았어!" 그러나 나는 먼저 해야 할 일이 있다는 생각을 한다.

죽음에 임박한 환자가 마음속에서 피할 수 없는 어떤 지연상태라는 일종의 "동의"를 구체화시키기 위하여 사용되는 방어기전이다. 환자는 예상되는 결과를 취소하거나 변경하는 협상으로 시간을 벌고 싶어 한다.

④ **우울**(Depression)

"다 끝났어" 말이 없고 눈물만 흐르기도 한다. 혼자 있는다.

일반적이고, 예상 가능한 현상이다. 크나큰 상실감에 대한 정상 반응이다.

- 슬프고 절망적이고 종종 이루지 못한 꿈으로 슬픔에 빠진다.
- 환자 자신만의 세계로 위축되고 대화를 거부한다.
- 우울의 종류
  - 반응성우울(reactive depression): 죽음에 임박한 환자는 생의 필요성에 대해 반응을 보인다.
    예) 누가 아이들을 돌볼 것이며 누가 장례를 치러 줄 것인가이다.
  - 준비성 우울(preparatory depression): 환자는 침묵을 지키고, 환자 스스로 안심시키는 말을 한다.

⑤ **수용**(Acceptance)

침묵과 상실을 받아들이는 단계이다.

감정 기복 없이 자신의 마음을 추스르는 단계이다. 어쨌든 인생은 계속되어야 한다. 환자는 두려움 및 절망감이 없고, 감정이 결여되어 있는 상태를 말한다. 행복한 단계가 아니다.

- 자신의 운명을 받아들이고, 예상되는 결과에 대해 타당성이 있는 정도의 위안을 받는다.
- 환자가 홀로 죽음에 대한 준비를 하기 때문에 다른 사람과 있는 경우가 줄어든다.
- 환자보다 가족이 더 지지를 필요로 한다.

죽음 또는 임종에 임박한 환자를 대할 때, 응급구조사는 환자의 욕구를 인식하는 것이 중요하다. 죽음에 임박한 환자는 위엄 및 존경, 공유, 의사 존중, 소망, 사적인 일, 그리고 통제가 필요하며, 가족 또한 욕구를 가지고 있다는 것을 알아야 한다.

가족들은 흔히 환자와 비슷하게 슬픔 과정을 겪는다. 화냄, 분노, 그리고 절망감 등의 느낌을 표현할 수 있도록 응급구조사가 도와줄 필요가 있다. 응급구조사도 어느 정도의 슬픔 단계를 거칠 수 있으며, 이러한 상황의 대처는 감정을 누르는 데 상당한 에너지를 필요로 한다. 반영 및 논의를 위해서는 적절한 시간을 가져야 한다.

9) 죽음 또는 임종이 임박한 환자의 관리

응급구조사가 죽음 및 임종이 임박한 환자에게 반응을 보이는 방법은 응급구조사의 사고와 신념을 반영하는 것이다. 응급구조사가 현장에서 편치 못한 느낌이 드는 것은 당연한 일이고, 죽음 자체에 대해 거론하지 않은 채 환자가 하는 대로 그대로 두어야 한다.

① 환자 또는 환자의 가족에게 거짓으로 안심을 시키지 말아야 한다.

② 환자에게 죽음이 임박해 있다고 말하는 것을 피하지 않는다.

③ 부드러운 목소리의 톤, 적절한 표정 그리고 위로적인 접촉과 같은 비언어적 의사소통을 사용한다.

④ 환자가 사망한 경우, 환자 가족이 "환자"가 된다. 이웃, 가족 구성원 또는 성직자를 불러 환자를 편안하

게 해 준다. 가족은 "죽음"이란 단어를 들어야 할 필요가 있다. "돌아가셨다" 등의 완곡 표현을 피한다. 항상 고인의 이름으로 사망 환자를 부른다.

심각한 상실을 경험하는 사람은 충분한 시간을 두고, 여러 단계를 거쳐 간다. 비록 한 단계에서 다음 단계로 진행한다고 해도 임종 환자와 가족은 그들만의 독특한 방법으로 단계들을 경험한다. 단계를 건너뛸 수 있고, 단계를 이동하기도 한다. 또 이러한 단계를 마치지 않을 수도 있다. 따라서 응급구조사는 환자를 돌보는 동안 유연해야 하며, 어떤 방법이 가장 좋은 방법인지 결정해야 한다.

응급구조사는 임종하는 환자들을 접하기 때문에 잘 대처할 수 있다는 편견이 있다. 하지만 응급구조사도 인간이다. 그래서 사망한 사람이나 죽어가는 사람을 만났을 때 잘 대처할 수 있어야 한다. 친구와 가족의 도움을 받으려고 하지 마라. 참고 견디려고 노력하지 말라. 자신에게 충격을 준 애통함, 상실감을 통하여 건강한 방법으로 죽음이 진행되도록 모든 기회를 활용한다.

상실은 비애(grief)와 슬픔(mourning)의 과정이고, 슬퍼하는 사람은 대부분 괴로워하고 번뇌 속에 있으며, 슬퍼하는 사람은 행위로 드러내고 마지막 단계에서는 비애의 느낌을 소진해 버린다. 상실감은 소식을 접한 즉시 가장 심각하게 다가온다. 슬퍼하는 기간엔 여러 유형이 있지만, 대체로 친한 친구나 친지가 죽고 나서 1년 정도는 정상으로 본다.

사망 소식은 사람들을 행동 불능의 비애, 전신이 마비되는 느낌을 경험한다. 이런 느낌은 5~15분 동안 지속된다. 죽은 사실을 통지할 때, 생존자(가족 또는 친척 등)는 극심한 비통함으로 아무 기능을 하지 못한다는 사실을 기억해야 한다. 소식을 전한 후에는 이런 심한 고통이 사라지고, 가족이 정보를 받고 결정을 내릴 준비가 될 때까지 기다린다. 이 극심한 비통함은 4~6주까지 지속된다.

사망 소식을 통지할 때는 완곡한 표현을 사용하는 것이 좋다. 완곡한 표현이란 듣는 사람의 감정이 상하지 않도록 모나지 않고 부드러운 말을 쓰는 표현법을 말한다. 직접적이고 노골적인 표현 대신 정중한 단어나 표현을 사용하는 것을 "완곡어법(euphemism)"이라고 한다.

비통함이라는 감정 속에는 죽음을 둘러싼 관계와 주변 환경에 따른 상실, 분노, 적개심, 슬픔 그리고 죄책감이 포함될 수 있다. 점차 상실감의 강도와 긴급성은 사라지며 외로움이 지배하게 되어 6개월간 지속된다. 마지막으로 회복기로 이어지며 생존한 가족은 상실을 더욱 객관적으로 여기고, 삶에 대한 관심이 회복된다. 비통함 속에서 회복의 열쇠는 생일, 휴가 그리고 가족을 보게 되며 기일(忌日)이나 기념일을 어떻게 지내는가에 달려 있다.

죽음에 대하여 나라와 민족 그리고 문화에 따라 사람들이 대응하는 방법은 다양하다. 만일 어린이를 다룬다면, 어린이의 인식은 어른과 다르다는 사실을 이해해야 한다. 노인은 다른 구성원의 죽음에 영향을 받는 편이고, 장례에 드는 비용 등에 대해 관심을 가지며, 독립된 삶에 더욱 손상을 입을 수도 있다는 점을 이해하는 편이 좋다.

응급의료종사자들은 이제 누가 죽었다는 사실을 환자의 가족에게 말해 줘야 하는 위치에 놓이게 되었다. 이러한 곤란한 상황에서는 시나리오 같은 대본(script)을 준비하는 것이 좋다. 그러나 현실적으로 슬픈 소식을 전달하기 위한 가장 안전하고 동정적인 방법을 결정하기 위해 현장 그리고 상황별 처한 사람들을 평가해야 할 필요가 있다.

안전의 관점에서 응급구조사가 당사자들을 안다고 해도 어떻게 그들이 반응할지는 절대 알지 못한다. 대부분의 사람은 소식을 조용하게 받는다. 하지만 어떤 사람들은 신체적인 방법으로 매우 비통함을 표현하기도 한다. 예를 들면, 주위 물건을 집어던지고, 벽을 주먹으로 치고, 소리를 지르는 등 다양하게 육체적으로 표현을 한다. 따라서 초기에 생존자(가족 등)의 비통함은 절정에 이른다는 사실과 응급구조사가 환자와 가족에게 할 수 있는 일이 별로 없음을 인지하고 있어야 한다.

① 가족이 감정을 발산할 수 있는 안전한 자리를 마련해 주어야 한다.
② 안전을 고려하여 많은 사람이 있는 곳에서 소식을 전하지 않는다.

- 4~5명이 넘지 않는 범위에서 일차적인 사람들의 무리에서 나오도록 요청한다.
- 그 후 다른 사람들에게 나름 방법대로 전하도록 한다.

③ 생존자 중에서 누가 누구인지 파악하고, 사실을 가장 가까운 생존자에게 꾸미지 말고 위로의 말과 함께 알린다.

④ 생존자들 사이에 응급구조사가 서 있는 것을 피하고 앉아서 눈높이를 맞춘다.

⑤ 생존자가 혼자이면, 친구, 이웃, 성직자 또는 친척을 부르며, 그들이 올 때까지 생존자에게 말하지 말고 기다린다.

⑥ 자신의 이름과 역할을 소개한다("제 이름은 ○○○이고, 소방본부 ○○ 안전센터 응급구조사입니다").

⑦ 용어를 조심스럽게 선정한다. 딱딱해 보일 수 있지만, 잘못 해석되거나, 잘못 이해될 수 있는 완곡한 표현(euphemism)은 피하고, "사망" 그리고 "사망했다"라는 직설적인 표현을 한다.

⑧ 부드럽게 눈을 마주치고, 적절하다면 팔을 잡거나 손을 잡는 접촉을 한다. 신의 뜻이라거나 고통의 위로와 같은 주관적인 언급은 삼가해야 한다. 생존자(가족 등)의 종교적 선호를 충분히 알지 못하기 때문에 조심해야 한다. 기본적인 메시지는 다음과 같다.

- 사랑하는 사람이 죽었습니다.
- 누구도 더 이상 아무것도 할 수 없었습니다. 필요하면 생존자를 도울 수 있는 응급의료서비스를 받을 수 있습니다.

⑨ 경찰에 의한 현장 조사와 같은 병원 밖에서 죽은 사람을 위한 절차에 관한 안내를 한다.

많은 응급구조사는 때로 작은 마을에서 근무하게 되며, 호출하는 사람을 잘 아는 경우가 있다. 이런 요소들은 보람도 있지만 때로는 비통하고 슬픔이기도 하다. 사람들은 구급차 및 병원에서 잘 아는 사람이 도착하면 자신이 가장 무서운 순간에 지지를 해 주기 때문에 위안을 많이 받는다. 사람의 목숨이 위급하거나 사망하면, 응급구조사 또한 심한 충격을 받을 것이다. 이러한 스트레스를 감당하기에 고통은 너무 크고, 종종 같이 비통해한다. 따라서 응급구조사의 안녕을 위해서 스트레스 관리가 요구된다.

4 응급구조사의 노출될 수 있는 감염 및 예방법

사고 현장에서 응급구조사가 노출될 수 있는 감염병에는 코로나19, 에이즈(HIV/AIDS), B형 간염, C형 간염, 결핵 및 인플루엔자 등이 있다. 환자를 치료하다가 감염되어 사망하는 것을 배제하더라도 이미 응급의료체계는 상당히 많은 위험 요소로 가득하다. 이에 응급구조사 자신의 감염 위험을 최소화할 수 있는 많은 방법이 있다. 이 장에 제시된 내용을 습관화하는 것은 감염 위험을 감소시키는 좋은 첫걸음이 된다. 또한 적절한 식단 및 휴식과 스트레스 관리는 감염에 대한 면역체계를 강화하는 기본이다.

감염병(Infectious diseases)은 사람 간 전염이 가능한 박테리아나 바이러스와 같은 병원균(pathogens)에 의해 야기된다. 예를 들어, 감염 환자가 다른 사람의 피부와 접촉하거나 비경구 접촉이 있을 경우, 혈액전염성 병원체에 의한 감염이 발생할 수 있다. 공기전염성 병원체에 의한 감염은 감염 환자가 기침을 하거나 재채기를 하면서 튀게 된 작은 타액이 다른 사람이 들이마시게 되거나 눈, 코, 입의 점막에 접촉하는 경우 발생할 수 있다. 에이즈(HIV/AIDS), B형 간염, C형 간염, 결핵은 매우 치명적인 질병이다. 하지만 이외에도 노출될 수 있는 많은 전염병이 있다. 심지어 환자가 병원체 보균자임에도 불구하고 질병의 증상징후가 겉으로 드러나지 않을 수 있다. 때문에 응급구조사는 모든 환자의 혈액이나 체액이 감염성이 있다고 간주해야 한다.

1) 감염병 특징

대부분의 감염성 질환이 치명적이지는 않다고 하지만 응급구조사가 감염되지 않으려면 병원에 도착하기 전에 환자 응급처치 과정에서 전염성 질환을 알고 감염관리를 실천하여야 한다.

(1) 감염단계

감염은 단계를 밟으면서 진행되므로, 환자가 감염되면 응급구조사는 감염의 초기 증상과 징후를 관찰하고, 감염이 다른 환자에게 전파되지 않도록 적절한 중재를 취해야 한다. 감염과정의 단계는 잠복기, 전구기, 질병기, 회복기 단계로 이루어진다.

① 잠복기

잠복기는 생체에 미생물이 침입해서 초기 증상이 나타나는 시기까지를 말한다. 이 시기에 미생물은 개체에 적응하며 증식한다. 미생물에 따라 잠복기간은 다양하며 평균 잠복기는 7~10일이다. 예를 들면, 감기는 1~2일, 유행성감기는 1~3일, 수두는 2~3주, 유행성귀밑샘염(이하선염)은 18일 정도의 잠복기를 갖는다.

② 전구기

전구기에는 피로와 권태, 미열, 불쾌감 등과 같은 비특이적인 감염의 초기 증상과 징후가 나타나며 감염의 전형적인 증상이 나타날 때까지를 말한다. 가장 감염성이 큰 시기이기 때문에 질병을 전파시킬 가능성이 높다. 전구기는 일반적으로 몇 시간에서 며칠 정도 걸리게 된다.

③ 발병기

발병기는 감염 진행 증상들이 침범 전 신체 장기나 부위 또는 전신에 전형적인 증상이 나타나는 시기를 말한다. 예를 들면, 감기의 경우 편도가 붓고, 코곁굴(부비동)이 울혈되며 비염의 증상이 생기지만 유행성이하선염(유행성귀밑샘염)의 경우에는 귀가 아프고 열이 높아지고, 귀밑샘(이하선)이 붓는 증상이 나타난다.

④ 회복기

회복기는 그 증상이 사라지고 건강 상태로 돌아올 때까지를 말한다. 회복의 기간은 감염의 심각성과 환자의 일반적 건강 상태에 따라 결정된다.

2) 감염성 질환

감염성 질환은 박테리아 그리고 바이러스와 같은 병원균이 원인이 되며, 사람에서 사람으로 전염이 될 수 있다. 에이즈, B형 간염, 매독, 결핵은 생명을 위협할 수 있는 감염성 질환들이다. 때로는 한 사람이 다른 많은 질병에 노출이 될 수도 있다. 표 4-8은 흔한 전염성 질환과 전염경로, 그리고 잠복기(incubation period: 병원균과의 접촉과 초기 증상이 발생할 때까지의 기간)이다. 응급구조사가 노출로 인한 전염성 질병은 다음과 같다.

3) 감염성 질환의 전파

전염성은 감염질환을 일으키는 요소로 다음과 같은 두 가지가 있다.

(1) 직접전파

감염된 혈액 또는 다른 체액, 공기 중의 입자 등을 통하여 감염된 사람과 감염성이 있는 숙주 사이에서의 직

표 4-7
감염관리(표준주의지침)와 개인보호장비(PPE)의 착용

응급구조사는 신체적으로 건강한 상태의 유지 및 현장에서 감염 방지를 위한 개인보호장비를 착용하여야 한다. 2021년 구급차를 이용하여 이송된 환자는 180만 건에 달하며 손상에 의한 외상환자뿐만 아니라 호흡기(코로나환자, 결핵환자 등)감염병 환자들도 있다. 구급차라는 한정된 공간에서의 접촉은 혈액의 감염의 위험성과 더불어 호흡기 질환에 대한 감염위험성을 높이게 된다. 에이즈(HIV). 간염(B형, C형), 코로나19, 결핵환자 등 박테리아와 바이러스에 응급구조사는 노출되어 있으며 본인 스스로를 보호하기 위한 적절한 조치 등을 취하여야 한다.

보호장갑, 마스크와 보호안경, 가운과 호흡기 노출 환자에 따른 N-95마스크 착용 등 개인보호장비(PPE)를 착용함으로써 응급구조사의 안전, 건강을 유지하여야 한다. 또한 환자접촉 후 구급차 내의 청소 및 청결은 다음환자 이송을 위한 필수 조건이며 응급구조사의 신체적 안녕을 유지하기 위한 기본방법이 될 것이다.

접적인 전파와 인체 내 전파를 뜻하는 내적 전파 경로를 포함한다.

(2) 간접전파

사람끼리의 직접적인 접촉 없이 일어나는 것을 말하며 감염원이 어떤 오염원을 통하여 다른 사람에게 전해진다. 예를 들면 혈액이나 다른 체액이 구급차의 들것에 묻어 있다가 오염된 장비와 접촉함으로 인해 다른 사람에게 질병이 전파될 수 있다.

4) 감염성 질환 노출경로

외부에서 체내로 침입하려는 병원균을 항원(antigen)이라 하며, 이러한 항원에 대응해서 만들어지는 항균물질을 항체(antibody)라 한다. 혈액 내 항체가 있다는 것은 질환에 노출되었거나, 노출된 경험이 있다는 것을 의미하는데 어떤 질환의 항원(antigen)이 있다는 것을 검사하기는 어렵지만 대개 특정 질환이나 항원의 항체를 검출해 낼 수 있다. 질병의 징후는 질병에 노출되고 나서 시간이 지난 후 생기는데, 이 시기를 잠복기(incubation period)라고 한다. 잠복기는 감기와 같이 수일에서 AIDS나 간염과 같이 수개월 또는 수년이 걸리기도 한다. 그래서 어떤 환자가 생명에 위협적인 질환이 있다면 병원전 응급구조사에게 알려져야 한다.

어떤 사람이 병원균을 가지고 있더라도 질병의 증후가 명백하지 않은 경우 응급구조사가 응급처치하는 모든 환자의 혈액과 체액은 감염된 것으로 간주해야 한다. 감염에 대한 보호장구는 응급구조사에게 반드시 필수적인 장비이다. 이것은 "신체분비물격리(body substance isolation, BSI)"라는 감염 차단을 포함한다.

① 혈액 감염질환: 감염된 사람의 혈액이나 체액에 접촉(상처, 염증, 금간 부위와 접촉, 주삿바늘)함으로써 일어나는 AIDS, B형 간염, C형 간염, D형 간염, 매독 등이 해당된다.

② 비말 감염질환: 감염된 환자의 기침이나 재채기할 때 튀어나오는 물방울이 공기를 통하여 전파(호흡기 흡입, 눈, 코, 또는 입과 같은 점막에 접촉)되는 질환도 있는데 결핵, 뇌막염, 볼거리, 홍역, 풍진과 수두 등이 이에 속한다.

③ 항문-구강 감염질환: 음식물을 통해서도 전파되는 질환으로 식중독, 살모넬라증, 포도상구균에 의한 감염, A형과 E형 간염 등이 속한다.

5) 개인보호장비

환자의 혈액과 체액에서 응급구조사를 보호하는 동시에 응급구조사의 혈액과 체액으로부터 환자를 보호하는 장비와 조치들을 "신체분비물격리(BSI)"라고 한다. 신체분비물 예방조치는 감염관리(infection control)를 의미한다. 각각의 상황에서 예방조치를 하지 않는다면 질병에 노출될 위험이 증가할 것이고 지나치게 예방하면 환자를 고립시키고 치료의 효과도 감소시킬 가능성이 있다.

관련 당국 및 관리자는 노출 방지 계획을 가지고, 응급의료제공자에게 훈련, 예방접종 및 적절한 개인보호장비(personal protective equipment, PPE)를 제공하여 감염 질병의 전파를 예방해야 한다.

감염전파는 혈액의 포함 여부와 관련 없이 혈액, 체액, 분비물(혈액이 포함되지 않은 땀은 제외)에 의해 전파될 수 있다. 감염예방은 감염되었거나 감염되었을지도 모르는 환자로부터 감염원이 전파될 가능성을 줄이기 위해 모든 환자 응급처치 시 적용되는 것으로 환자의 진단명이나 감염상태 등에 상관없이 적용한다. 감염예방을 위해서는 항상 개인보호 장비인 일방향(one way) 휴대용 마스크, 장갑, 가운 등을 착용해야 한다.

6) 감염병 차단 행위

(1) 신체분비물격리

신체분비물격리는 혈액과 체액은 감염 가능성이 있다는 근거로 한 것이다. 응급의료시스템의 모든 직원들은 격리원칙을 지켜야 한다. 격리원칙을 지키기 위해서는 적절한 개인보호장비(personal protective equipment, PPE)가 모든 구급차 및 장소에 있어야 하며, 최소로 요구되는 개인보호장비는 아래와 같다.

개인보호장비는 환자의 혈액, 체액, 분비물, 오염된 물

표 4-8
응급구조사가 노출될 수 있는 전염성 질병

질병명	감염경로	백신 유무	증상
에이즈①/HIV	인체면역결핍바이러스(human immunodeficiency virus) 즉 HIV가 원인으로 성 접촉, 오염 주사기 사용, 오염 혈액 및 혈액제제 사용, 감염된 산모로부터 수직감염 등으로 설명	무	열, 야간발한, 체중감소, 기침 • 잠복기간: 몇 달-몇 해
수두	비말 또는 상처부위와 접촉	무	열, 발진, 수포 • 잠복기간: 11~21일
설사	배설물, 입	무	설사
풍진(Ger-man measles)	비말, 모체는 태아 전염	유	열, 발진 • 잠복기간: 10~12일
A형간염	배설물, 입	무	열, 식욕부진, 황달, 피로
B형간염②	주사바늘, 점막(눈, 입)에의 혈액 튀김, 상처에의 혈액접촉, 구강대구강 인공호흡	유	열, 피로, 식욕부진, 오심, 두통, 황달 • 잠복기간: 몇 주-달
C형간염		무	
D형간염	상동, 과거 또는 현재의 B형 간염 바이러스 따라 다름	무	B형 간염이 합병증, B형 간염의 심각성을 증가시킬 수 있음
non-A, non-B형 간염	경로가 다른 몇 가지 바이러스	무	열, 두통, 피로, 황달
결핵③	호흡 분비물, 비말 또는 오염 물질	유	• 잠복기간: 2주-6주
단순포진(H-erpes Simplex)	점막의 접촉, 감염에 있어 손가락은 특히 위험이 있음	무	입주변의 피부상처
대상포진	습성 상처와의 접촉	무	피부상처
인플루엔자	비말 또는 체액과 직접 접촉	유	열, 피로, 식욕부진, 오심, 두통 • 잠복기간: 4~6일
SARS	비말, 개인적 접촉		• 잠복기간: 4~6일
이	머리와 머리의 접촉, 직접 접촉(동상성적) 또는 속옷의 공동사용	무	심한 가려움증, 2차 감염
홍역	호흡분비물, 콧물·가래와의 접촉, 전염성 강함	유	열, 발진, 기관지염
수막염	호흡분비물(바이러스성은 배설물, 입)	무	열, 심한 두통, 목경직, 목통증
단구증가증	호흡분비물 또는 타액	무	열, 목통증, 피로
이하선염	호흡분비물 또는 타액접촉	유	열, 이하선의 부음
실모넬라증	음식물	무	열, 복통, 설사, 오심, 잦은 구토의 갑작스런 발병
포도상구균 피부 감염	상처부위나 오염물질과 직접 접촉	무	• 잠복기간: 4~6일수일
옴	가까운 신체접촉	무	가려움, 손가락·손목·발목 등 접히는 부분의 작은 선상 흔적
매독	원칙적 성적접촉, 수혈	무	생식선 및 피부장애, 신경변성
폐결핵	공기	무	열, 야간발한, 체중감소, 기침
백일해	호흡기 분비물이나 비말 감염	유	야간 심한기침, 기침이 가라앉고 나면 그르렁거림 • 잠복기간: 6~20일

건, 손상된 피부, 점막의 접촉 등으로 인한 감염으로부터 예방해 준다. 따라서 장갑, 마스크, 가운 등의 개인보호장비는 언제든지 사용할 수 있도록 비치되어 있어야 한다. 개인보호장비는 응급구조사뿐만 아니라 옆의 보조대원을 포함한 수행자 모두 착용해야 한다.

① 장갑

현장이나 병원 내에서 응급처치를 시작하기 전에 일회용의 의료용 장갑을 착용해야 한다. 응급처치 전 착용해야 하며 절대 재사용해서는 안 된다. 만약 처치 중 찢어지거나 구멍이 나면 조심스럽게 벗은 후 손을 씻고 새 장갑을 착용해야 한다. 응급상황이 한 명 이상이 되면, 그때마다 장갑을 교환해야 하고, 한 명의 환자를 응급처치 중에도 다른 부분을 응급처치 시에 새 장갑을 착용해야 한다. 장갑이 오염되면 가능한 빨리 교환한다.

② 보호안경

환자의 혈액과 체액이 눈으로 튀는 것을 보호하기 위해 착용해야 한다. 단순 보호안경과 마스크와 같이 있는 보호안경이 있다.

③ 마스크

동맥 출혈, 출산, 구강흡입, 기관내삽관, 침습성 처치 그리고 구강흡인(suction) 등에서 필요한 것으로 응급구조사와 환자 모두 비말감염의 가능성이 있는 경우엔 일회용 수술용 마스크를 착용해야 하며, 결핵과 같이 공기매개감염증이 있는 환자의 경우는 공기매개 전파를 예방할 수 있는 특수 마스크(KF-94)를 사용하도록 한다. 장비를 청소할 때도 사용해야 한다.

④ HEPA와 KF-94 호흡기

결핵은 고효율미립자여과공기호흡기(high-efficiency particulate air filter, HEPA) 또는 KF-94 호흡기로 자신을 보호하여야 한다. 특히 분무를 통한 투약(nebulized medications), 기관내삽관(endotracheal intubation) 또는 흡인(suction) 등 기도를 통한 처치할 때 반드시 호흡기를 착용해야 한다.

현재 의약외품으로 허가받은 제품으로는 'KF-80', 'KF-94', 'KF-99' 등이 있는데, KF 지수가 높을수록 입자가 작은 먼지 차단율이 높다. 미국국립산업안전보건연구원(NIOSH)의 기준에 의거한 방진(바이러스 및 박테리아를 포함한 입자상 물질을 걸러주는 기능) 필터 등급 중 하나로, N은 Not resistant to oil(비오일성 입자), 95는 필터 효율이 최소 95% 이상을 의미한다.

⑤ 가운

일회용 가운은 혈액 및 체액이 튀는 것을 방지하기 위해 착용하며 일반적으로 출산이나 외상환자 응급처치 시에 착용하게 되며, 다량의 혈액이 분출하는 경우에는 불침투성(impervious)의 가운을 입어야 한다. 가능하다면 일회용을 사용해야 하며 오염되었을 때에는 버리고 새로운 가운을 입어야 한다.

⑥ 소생기구

응급처치에서 인공호흡을 하게 될 때, 일회용 소생기구를 사용한다. 한 번 사용 후 폐기 및 적절한 소독을 실시해야 한다.

(2) 예방접종과 스크리닝 테스트

예방접종은 많은 질병에 대한 면역성을 기를 수 있다. 백신 주사로 "유해한" 질병도 피할 수 있다. 백신 주사가 가능한 질병은 풍진(rubella or German measles), 이하선염(mumps), 수두(chicken pox)와 같은 어린이 질환 그리고 파상풍/디프테리아(tetanus/diphtheria), 소아마비(polio), 독감(influenza), B형 간염(hepatitis), 라임병(Lyme disease-진드기가 옮김) 등이 있다. 파상풍은 주기적으로 접종을 받아야 하며, 동시에 개인 병력을 조사하여야 하며 또한, 주기적으로 결핵 반응 검사를 하여 결과를 기록하여야 한다.

(3) 장비의 소독

일회용으로 되어 있는 개인용 보호장비는 사용 후 적절하게 버려야 한다. 일회용 장비도 같은 요령으로 처리한다.

① "생물학적 위험물(biohazard)"이라고 봉인이 된 봉투에 넣어 처리한다.

② 바늘이나 날카로운 물건은 봉투가 아닌 케이스에 담아 찔리는 일이 없게 한다.

③ 용기는 국가의 지침에 따라 적절하게 폐기한다.

일회용이 아닌 비품이 오염이 되었을 경우 청결하게 세척(cleaning)하고, 소독(disinfecting) 또는 멸균(sterilizing) 처리가 되어야 한다.

- 세척: 비누와 물로 어떤 물품(미생물, 오물, 불필요물 등)을 세척하는 것이다. 환자를 처치하고 나서 비누로 씻는다. 씻어 낸 일회용 청결 물품은 생물학적 위험물 용기에 버린다.
- 소독: 물체의 표면에 있는 세균을 죽이는 소독 용액으로 청결하게 하는 것을 말한다. 이는 세균의 전파력 또는 감염력을 없애는 것을 말한다. 상용하는 소독제와 100대 1로 희석하는 표백제를 사용한다. 소독의 예를 들면, 부목처럼 환자의 피부와 접하는 물품은 소독해야 한다.
- 멸균: 증기 소독과 같이 물체에 있는 세균을 죽이기(살아 있는 세균, 포자, 병원성 바이러스 포함한 모든 미생물을 제거하여 무균 상태) 위해 사용하는 물리적 또는 화학적 방법을 말한다. 예를 들면, 환자의 인체에 들어가는 기구는 열, 증기 또는 복사에너지로 살균소독이 되어야 한다.

7) 감염 방지를 위한 기본예방법

(1) 장갑 착용 및 손 위생

① 장갑을 착용하고 처치 후에는 오염된 장갑으로 환자나 기구를 만지지 않는다.

② 처치 후 소독 비누로 손을 씻거나 물 없이 사용하는 손 소독제를 사용한다.

③ 장갑은 한 환자에게 사용하더라도 오염된 신체 부위에서 깨끗한 부위로 이동할 경우 교환해야 한다.

④ 반드시 흐르는 물을 이용해서 손목과 팔꿈치 아래까지 씻는다.

⑤ 가능한 일회용 수건을 이용해 물기를 완전히 제거한다.

⑥ 물과 비누가 없는 경우에는 손 소독제를 이용해 임시 세척을 하고 나중에 꼭 물과 비누를 이용해 손을 씻는다.

⑦ 평상시에는 일반 비누를 이용하여 손 씻기를 해도 무관하나 감염병 발생 등 감염 관리상의 문제가 발생 시에는 손 소독제를 사용하도록 한다.

⑧ 장갑을 벗는 즉시 손을 씻는다. 이때 손의 반지, 시계, 팔찌가 있다면 빼낸 후 씻어야 한다.

⑨ 거품을 충분히 낸 후 손가락 사이와 접히는 부위를 포함해 세심하게 문지른다.

⑩ 손톱 아래는 솔을 이용해 이물질을 제거한다.

⑪ 재사용 물품은 장갑을 착용 후 피, 점액, 조직물 등 오염물질을 세척하고, 소독 및 멸균 처리를 해야 한다.

(2) 가운

① 가운은 멸균될 필요는 없으며 깨끗하게 세탁된 가운이면 된다.

② 가운을 입어야 하며, 입었던 가운으로 인해 주위 환경이 오염되지 않도록 한다.

③ 가운, 옷이 체액에 오염되면 비닐백에 담아 오염되었음을 표시한 후 뜨거운 물에 25분 이상 단독 세탁을 해야 한다.

(3) 장비

① 날카로운 기구를 사용할 경우에는 손상을 당하지 않도록 주의한다.

② 바늘 끝이 사용자의 몸 쪽으로 향하지 않도록 한다.

③ 사용한 바늘은 다시 뚜껑을 씌우거나, 구부리거나, 자르지 말고 그대로 주삿바늘 통에 즉시 버린다.

④ 부득이하게 바늘 뚜껑을 씌워야 할 경우는 한손으로 조작하여 바늘 뚜껑을 주삿바늘에 씌운 후 닫도록 한다.

⑤ 주삿바늘, 칼날 등 날카로운 기구는 구멍이 뚫리지 않는 통에 모은다.
⑥ 피부염이나 피부에 상처가 있는 응급구조사는 환자를 직접 만지거나 환자의 검사대상물을 맨손으로 접촉하지 않도록 한다.
⑦ 구급차 내 바닥, 침상, 침상 난간 등 주위 환경을 깨끗이 청소하고 1회/주 이상 정기적으로 소독한다.
⑧ 혈액이나 분비물, 체액, 배설물로 오염된 것은 적당한 방법으로 피부나 점막이 오염되지 않도록 씻는다.

(4) 환자 처치 물품

① 환자가 사용했던 물건이나 만졌던 것, 그리고 재사용 물품은 소독한다.
② 심폐소생술 시행 시 반드시 일방향 휴대용 마스크를 이용하며 직접 접촉을 피한다.
③ 일회용 물품은 감염물 폐기물통에 버려야 한다.
④ HBV나 HIV환자에게 사용한 일회용 기구는 이중백을 이용해 밀봉 후 폐기해야 한다.
⑤ 시트는 혈액, 배설물, 분비물, 체액 등으로 오염된 것은 따로 분리하여 피부나 점막이 오염되지 않도록 운반 및 처리한다.

일반적으로 혈압계의 커프와 청진기 같이 단순 피부접촉기구들은 소독해야 하며, 개방 상처나 점막 접촉기구들은 반드시 멸균 처리해야 한다. 가능하다면 일회용 기구를 사용해야 하며 일회용 기구는 절대로 재사용해서는 안 된다. 마지막으로 응급구조사는 위의 모든 행동을 마친 후 뜨거운 물로 샤워를 하는 것이 좋다.

* 보호복(level D) 착용법과 탈의법은 그림 4-33과 같다.

8) 응급구조사의 감염관리

응급구조사의 경우 각종 감염질환에 노출될 가능성이 높으므로 정기적인 건강검진, 예방접종, 감염질환 발생 시 근무 제한, 감염질환에 노출되었을 경우 적절한 조치 등에 대한 관리가 필요하다. 이는 응급구조사와 환자 모두에게 감염성 질환으로부터 보호하는 데에 목적이 있다.

감염성 질환 여부와 감수성 여부를 확인하고, 필요시 발령 전에 적절한 예방접종을 받을 수 있도록 조치한다. 매년 1회 이상 모든 응급구조사는 건강검진을 실시하며, 감염성 질환과 감염성 질병에 대한 감수성 여부를 확인한 후 필요에 따라 예방접종이나 치료를 해야 한다. 감염질환에 노출되기 전, 정기적인 신체검진이나 신입직원 채용 검진을 통하여 노출되기 쉬운 감염질환으로부터 감염을 예방하기 위해 예방접종을 실시하는 것이 효율적이다.

예방접종은 다음의 내용을 고려하여 결정하도록 한다.
① 유해한 환경으로부터의 노출 가능성 및 백신을 맞지 않은 사람
② 주로 접촉하는 환자 및 주변 환경의 종류

예방접종으로는 파상풍(매 10년마다), B형 간염, 독감(매년), 소아마비, 풍진, 홍역, 볼거리 등이 있으며 몇몇 예방접종은 부분적인 예방역할만 하므로 풍진, 홍역, 볼거리에 대해서는 자체 면역 정도를 검사해야 하고, 결핵 피부반응 검사는 1회/년 이상 실시해야 한다. 예방접종 후에는 항체가 있다 하더라도 개인안전조치 및 보호장비를 꼭 착용함으로써 환자 혹은 응급구조사가 질병으로부터 감염전파를 예방하기 위한 가장 기본적인 관리 방법을 지켜야 한다. 감염에 대한 인식을 강화하고, 감염예방을 위한 주의사항, 감염에 노출될 경우 필요한 조치 등에 대한 지속적인 교육 및 관리가 필요하다. 감염 노출을 의심할 수 있는 경우는 다음과 같다.

- 주삿바늘에 찔린 경우
- 잠재적인 전염성 물체에 의해 베인 경우
- 혈액 또는 기타 잠재적인 감염성 물체가 눈, 점막 또는 상처에 튄 경우
- 포켓마스크나 one-way valve가 없이 구강 대 구강 인공호흡을 실시한 경우
- 응급구조사가 느끼기에 심각하다고 판단되는 기타 노출 등

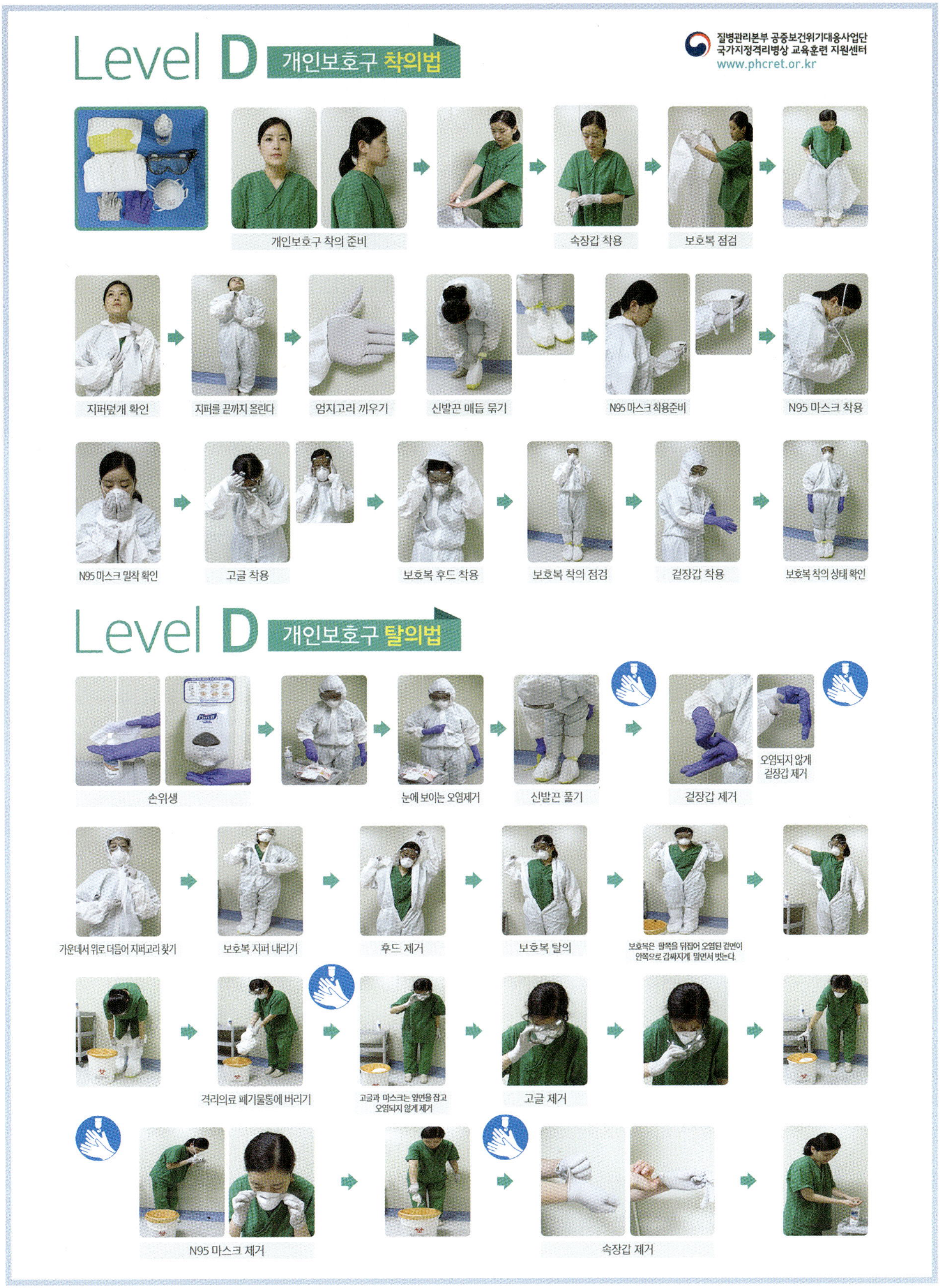

Level D 개인보호구 착의법
질병관리본부 공중보건위기대응사업단
국가지정격리병상 교육훈련 지원센터
www.phcret.or.kr
개인보호구 착의 준비
속장갑 착용
보호복 점검
지퍼덮개 확인
지퍼를 끝까지 올린다
엄지고리 끼우기
신발끈 매듭 묶기
N95 마스크 착용준비
N95 마스크 착용
N95 마스크 밀착 확인
고글 착용
보호복 후드 착용
보호복 착의 점검
겉장갑 착용
보호복 착의 상태 확인
Level D 개인보호구 탈의법
손위생
눈에 보이는 오염제거
신발끈 풀기
겉장갑 제거
오염되지 않게
겉장갑 제거
가운데서 위로 더듬어 지퍼고리 찾기
보호복 지퍼 내리기
후드 제거
보호복 탈의
보호복은 팔쪽을 뒤집어 오염된 겉면이
안쪽으로 감싸지게 말면서 벗는다.
격리의료 폐기물통에 버리기
고글과 마스크는 옆면을 잡고
오염되지 않게 제거
고글 제거
N95 마스크 제거
속장갑 제거

그림 4-33
레벨 D 보호복 착용법과 탈의법.

(1) 노출 이후의 절차

노출이란 혈액이나 체액이 손상되지 않은 피부, 눈 또는 점막 그리고 주삿바늘을 통한 접촉을 의미한다.

현장 출동 및 병원관리자는 감염된 체액에 노출될 가능성이 있는 직종 분류와 업무를 확인하고, 기록하는 계획을 수립해야 한다. 계획에는 언제, 어떻게 혈액매개병원체의 표준이 적용될 것인지에 관한 내용이 정해져 있어야 한다. 또한 피고용자의 위험 통보, 노출 후 평가, 추적조사를 위해 사용되는 확인 방법이 포함되어야 한다. 응급구조사의 혈액이나 다른 감염성 물질과 접촉된 점막 또는 피부의 상처와 같이 임무 수행으로 인해 노출이 의심되는 사건들을 즉시 보고해야 하며, 감염에 노출된 이후의 절차는 다음과 같다.

① 피부에 상처가 난 경우는 즉시 찔리거나 베인 부위에서 피를 짜내고 즉시 비누와 물로 접촉 부위를 씻어 낸 후 소독제를 바른다.

② 점막이나 눈에 혈액이나 체액이 노출된 경우는 노출 부위를 흐르는 물이나 식염수로 세척하도록 한다.

③ 의학적 검사를 받고, 적절한 면역 보조 주사(immunization booster)를 맞는다.

④ 감염통제 연락관에게 감염 노출경로를 보고하고 적절한 조치를 받도록 한다.

⑤ 감염을 줄이기 위해 취한 행동과 함께 노출된 주위 환경의 자료를 모은다.

⑥ 필요한 처치 및 검사를 48시간 이내에 받을 수 있도록 한다.

9) 병원전 단계 감염관리

(1) 병원전 처치 시 감염관리

병원전 단계에서 응급의료에 종사하는 응급구조사는 감염관리에 많은 주의를 기울이며 감염관리에 단계를 두고 항상 숙지해야 한다. 병원전 처치 시 감염관리의 네 가지 영역을 알아보도록 하자.

① 응급상황에 대처하기 전 준비

응급상황을 대처하기 전 준비는 기재된 표준 작동 시술 방법을 알고 시행해야 한다.

- 모든 사람이 자격 요건을 갖추어야 한다.
- 모든 응급구조사에게 감염조절에 대한 훈련을 받는다.
- 개인의 방어 장비를 제공하고 적절하게 보관한다.
- 모든 장비를 정기적으로 점검하고 관리한다.
- 응급구조사들은 응급처치하기 전에 상처를 먼저 치료하고, 개인위생을 청결히 유지해야 한다.
- B형 간염이나 인플루엔자와 같이 전염성이 있는 질환에 걸려 있으면 환자를 응급처치하지 않는다.
- 적절한 예방접종을 받고 B형 간염이나 인플루엔자와 같은 전염성 질환으로부터 안전하도록 한다.
- 구급차의 어떤 곳에서도 먹고, 마시거나 음식물을 열어 놓지 않는다.

(2) 응급상황 대처

응급상황 대처를 위해서는 다음을 고려해야 한다.

① 응급상황이 발생한 곳으로 가는 동안 병원전 응급구조사들은 즉각적인 처치를 할 수 있도록 준비를 시작해야 한다.

② 연락이 온 곳에 대해 가능한 많은 정보를 얻는다.

③ 이동하는 중에 환자와 접촉할 것에 대해 대비를 한다. 장갑 끼고 안경 쓰고, 감염 방지를 실시한다.

④ 마음의 준비와 함께 감염조절을 생각한다.

(3) 응급상황에서 행동

응급상황에서 활동할 때는 반드시 구급차에서 나오기 전에 모든 장비를 착용하고 있어야 한다. 그리고 다음과 같은 지침을 따른다.

① 신체 모든 부위를 격리하여 환자 중 누구와도 접촉하지 않는다.

② 적절한 개인 방어 장비를 착용한 후 필요한 대원만 환자와 접촉한다.

③ 가능한 적은 사람에게 위험을 줄여서 노출을 최소

화한다.

④ 휴대용 마스크나 Bag-Valve-Mask와 같은 장비를 사용하여 노출을 최소화한다.

⑤ 위험한 쓰레기를 적절하게 치우고, 날카로운 도구는 주의하여 다룬다.

⑥ 바늘을 구부리거나 뚜껑을 다시 씌우거나 버리지 않는다.

⑦ 구멍이 뚫리지 않는 재질의 표시된 용기에 오염된 날카로운 기구를 버린다.

⑧ 현장에서 흡연 및 음식을 먹거나 마시지 않는다.

⑨ 노출되었을 가능성이 있는 화장품이나 구강 방향제를 사용하지 말고 안경을 만지지 않는다.

⑩ 환자와 접촉 후 현장에서 즉시 물기 없는 세척 용액으로 손을 씻는다.

⑪ 구급대로 돌아오면 반드시 비누와 물로 손을 씻는다.

⑫ 적절하게 자주 손을 씻는 것은 아무리 강조해도 지나치지 않는다.

(4) 응급상황으로부터의 복구

응급상황으로부터의 복구에서 감염관리는 현장에서 끝나는 것이 아니다. 병원에 도착하거나 구급차에 돌아와서도 감염관리는 계속해야 한다.

① 정해진 법과 규칙에 따라 오염된 폐기물을 처리한다. 새지 않도록 고안된 용기에 오염된 쓰레기를 치우고, 오염된 시트는 봉지에 넣어 세탁 시 구분할 수 있도록 한다.

② 모든 의류와 재활용할 수 있는 장비를 소독한다.

10) 감염방지대책

구조대 및 구급대 편성·운영 등에 관한 규칙에서 감염방지대책을 수립하고 응급구조사 중 유해 물질에 노출되거나 전염성 질병에 걸린 요구자를 접촉한 때에는 그 사실을 인지한 때부터 48시간 이내에 유해물질 등 접촉보고서(그림 4-34)를 작성하여 소방서장에게 보고하여야 한다.

① 소방청장 등은 구조·구급대원의 감염 방지를 위하여 구조·구급대원이 소독을 할 수 있도록 소방서별로 119감염관리실(그림 4-35)을 1개소 이상 설치하여야 한다.

② 구조·구급대원은 근무 중 위험물·유독물 및 방사성물질, 유해물질 등에 노출되거나 감염성 질병에 걸린 구조대상자는 응급환자와 접촉한 경우에는 그 사실을 안 때부터 48시간 이내에 소방청장 등에게 보고하여야 한다.

③ 제2항에 따른 보고를 받은 소방청장 등은 유해물질 등에 노출되거나 감염성 질병에 걸린 요구조자 또는 응급환자와 접촉한 구조·구급대원이 적절한 진료를 받을 수 있도록 조치하고, 접촉일부터 15일 동안 구조·구급대원의 감염성 질병 발병 여부를 추적·관리하여야 한다. 이 경우 잠복기가 긴 질환에 대해서는 잠복기를 고려하여 추적·관리 기간을 연장할 수 있다.

④ 제1항에 따른 119 감염관리실의 규격·성능 및 119 감염관리실에 설치하여야 하는 장비 등 세부 기준은 소방청장이 정한다.

응급구조사는 주 1회 이상 구급차 및 응급처치 기구 등에 대한 소독을 실시하여야 하며 규정에 의한 소독 실시를 위해 구급차가 배치된 곳마다 소독장비 등을 비치하여야 한다. 소방공무원은 연 1회, 응급구조사는 연 2회 건강검진을 실시하고 항목은 표 4-9와 같다.

5 응급구조사의 철학과 윤리

1) 철학으로서 응급구조사의 직업윤리

철학은 인간의 온갖 지식 욕구를 충족시키고자 하는 학문 중의 학문이다. 도덕 철학은 인간에게 행동 지침을 제공하는 일에 관심을 기울인다. 플라톤(Platon

감염성 질병 및 유해물질 등 접촉 보고서

결재	부대장 (부센터장)	대 장 (센터장)

소방서
구조대 · 구급대 · 안전센터

성 명		계급		생년월일	
구조·구급활동 일지 일련 번 호		접촉 일시		접촉지역 주 소	
사고 유형	[ ]화학반응 [ ]누출 [ ]화재현장 [ ]폭발 [ ]유증기 [ ]구조 · 구급			착용복장 (복수 선택 가능)	[ ]화학보호복 [ ]공기호흡기 [ ]방화복 [ ]보호안경 [ ]기동복 [ ]장갑 [ ]기타(______) [ ]마스크
활동영역	[ ]통제지역 [ ]제한지역 [ ]안전지역 [ ]구조 · 구급차량 [ ]기타(________________)			현장오염 제거	[ ]예 [ ]아니요
주된 증상 및 생체징후 (보고 당시)	주된 증상: 혈 압: 맥 박: 호 흡: 체 온:				
자각증상					
감염경로	[ ]주사바늘에 찔림 [ ]호흡 [ ]혈액 [ ]기타( )				
접촉시간 (분)	[ ]통제지역: [ ]제한지역: [ ]구조대상자 · 응급환자 접촉:			검진 내용	[ ]현장확인(구조 · 구급대원) [ ]병원검진(의사)
위험물질등 명칭 (감염성 질병명)					

20 . . .

보고자 계급:__________ 성명:____________(서명 또는 인)

210㎜×297㎜[백상지(80g/㎡) 또는 중질지(80g/㎡)]

그림 4-34
감염병 및 유해물질 접촉 보고서(119구조 · 구급에 관한 법률 시행규칙[별지 제9호서식]).

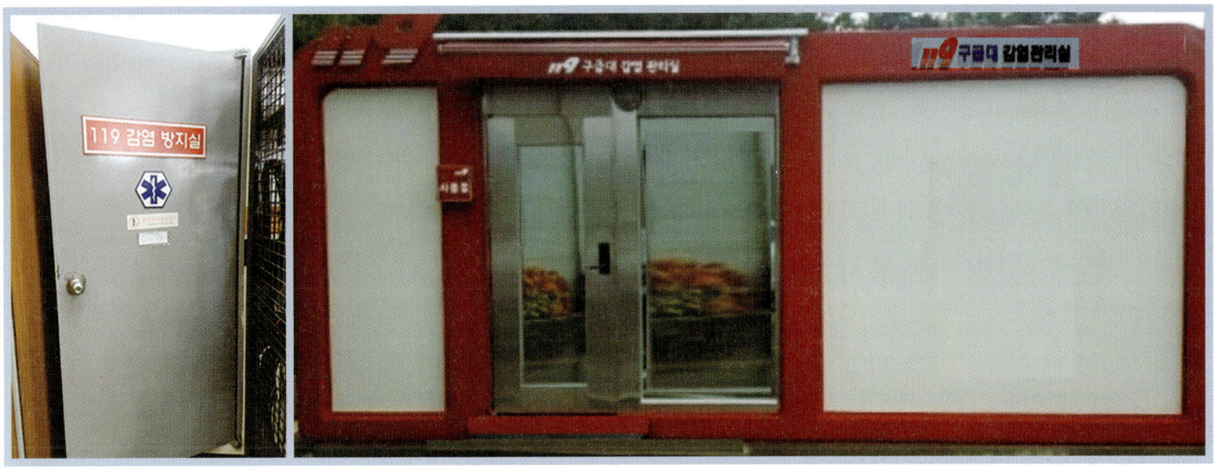

그림 4-35
119 구급대 감염관리실.

표 4-9
구조·구급대원의 정기건강검진 항목(제22조 관련)

구분	검사 항목	관련 질환	1회	2회	비고
혈액검사	SGOT	급성·만성 간염 B형간염 항원, 항체	◎	◎	
	SGPT		◎	◎	
	HBs Ag/Ab		◎	◎	
	공복 시 혈당	당뇨병	◎	⊙	2회 선택
	AIDS	후천성면역결핍증	◎	◎	
	HCV	C형간염	◎	◎	
	HAV	A형간염	◎	◎	
	C.B.C 11종	빈혈, 혈액질환	◎	⊙	2회 선택
	소변 10종	비뇨기계 감염 및 종양	◎	⊙	2회 선택
	V.D.R.L	매독	◎	◎	
장비검사	요추 MRI 검사	추간원판 탈출증	◎		
	흉부 X선검사	폐결핵, 폐암, 기관지염	◎	⊙	2회 선택
	심전도검사	심장 관련 질환	◎	◎	
	초음파검사	간, 신장, 비장, 췌장, 담낭	◎	⊙	2회 선택

<비고>
1. 횟수는 검진 시기를 나타내며, 1회는 상반기, 2회는 하반기를 나타낸다.
2. 표기 중 ◎는 필수항목, ⊙는 선택항목을 말한다.
3. 검진대상자가 3개월 내에 개인적으로 위 검사 항목에 대한 검진을 받아 그 검사 결과가 적합한 경우와 위 검사 항목의 질환에 대하여 예방접종을 한 경우에는 해당 항목의 검사를 생략할 수 있다.

B.C.472~347)은 모든 인간은 자연스럽게 '최고선'을 알 수 있다고 믿었고, 아리스토텔레스(Aristotles B.C.384~322)는 인간 이성에 관한 연구의 필요성을 지적했다. 밀(Johns Mill 1806~1873)은 합리적인 개인은 자신의 지성을 이용해서 선악의 차이를 식별할 수 있다고 믿었다. 칸트(I. Kant 1724~1804)는 순수 이성에 근거한 '의무와 윤리(ethics of duty)를 내세웠다.

철학의 영향을 받은 윤리는 크게 규범적 윤리(nomative ethics)와 메타 윤리(meta ethics)로 구분한다. 전자는 도덕적 규범을 행동의 지침으로 제시하며, 후자는 도덕적 언어와 개념의 논리적 분석에 관심을 둔다.

윤리는 법이 아니라 어떤 특정 단체의 구성원들과 행위를 제한하는 규칙 또는 규범이며, 그 단체에 의해 만들어진 명예로운 행동을 위한 기준이다.

(1) 직업윤리

① 정의

직업윤리란 개인적 직업 활동이나 영역에서 지키지 않으면 안 되는 규범 중 최고의 규범을 말한다. 여기서 최고란 자신의 직업 행위에서 하기로 또는 하지 않기로 약속(계약)한 것들을 다른 규범 간 갈등(회사의 규칙에 따를 것인가, 인간 간의 도리를 지킬 것인가의 갈등)이 있을 때 윤리에 따른다는 뜻이다. 직업윤리란 직업생활에서 반드시 지켜야 할 보편적인 규범이다. 직업윤리의 핵심은 바로 인성교육이다. 어떤 직업 활동에 속하느냐를 불문하고 직업을 가진 사람이라면 반드시 지켜야 할 규범이 직업윤리이다.

직장생활에서 필요한 윤리는 소명 의식, 직업을 대하는 태도, 동료 간의 예의와 인간애, 직업에 대한 기본 소양과 자질, 직업적 양심, 연대와 협력, 직업에 필요한 전문적 기술과 지식, 독립성과 자율성, 사회적 책임감과 의무감, 올바른 노동관 등을 말한다. 직업윤리는 '기초적'인 직업능력이다. 기초적이라는 말은 직업인이면 '누구나'의 의미가 담겨 있다. 특별한 것이 아닌 상식에 가까운 기초 직업능력으로서의 직업윤리는 개인이 생계를 유지하고 자아실현을 돕고, 직장이라는 공동체에 참가와 봉사하게 하며, 사회와 국가의 진정한 일원이 되는 통로의 역할을 하는 매우 중요한 규범이다. 이런 의미에서 기초직업능력을 향상하는 일은 자신과 자신 외 사람들 그리고 사회·국가를 위해 필수적인 덕목이다.

② 직업윤리의 필요성

일반시민들의 행동을 제약하는 최고의 규범을 일반윤리라고 한다면 직장인의 직업 활동을 제약하는 윤리를 직업윤리라고 한다. 일반윤리는 직업윤리를 포함하기도 하지만 직업윤리는 일반윤리와 별개로 하는 특수한 윤리라고 밝힌 바 있다. 개인은 사회라는 공동체 안에서 자신과 타인에게 해를 끼치지 말아야 한다는 등의 제약과 통제의 규범 안에서 타인과 협력하며 조화를 이루고 그 다음 자아를 실현한다.

③ 응급구조사의 직업윤리인 의료윤리

의료윤리란 <응급구조사 윤리 강령>의 기본정신을 바탕으로 개인의 윤리가 아니라 의료 현장에서, 환자에게 적용되는 모든 활동에, 본인을 위한 자율적인 실천 규범이다. 그동안 의료윤리의 세부 항목은 의학의 발전과 의료인의 활동 영역의 다변화 그리고 사회적 요청에 따라 지금도 현재진행형으로 무수하게 분화하고 있다.

의료윤리의 4대 원칙으로 자율성 존중의 원칙, 악행 금지의 원칙, 비밀보호의 원칙, 정의의 원칙 등이 있다. 이것은 전통적인 의료윤리로서 일반적인 임상 현장 및 연구실에서 흔히 접할 수 있고, 직업적인 행위 가운데에 늘 숙지하고 있어야 할 원칙들이라고 할 수 있다. 모든 응급구조사는 환자의 생명과 신체에 직접적인 영향을 미치는 관계로 엄하게 적용하여야 하며 법은 아니지만 '법'으로 봐야 할 것이다.

④ 개인윤리와 직업윤리의 갈등

개인윤리와 직업윤리 충돌을 예방하기 위해서는 직업에 임하는 다섯 가지 기본 원칙을 잘 준수하면 된다. 첫째, 업무의 공공성을 바탕으로 공사(公私) 구분을 명확히 하고 모든 것을 숨김없이 투명하게 처리하는 객관성의 원칙, 둘째, 환자에 대한 봉사를 최우선으로 생각하고 현장 중심, 실천 중심으로 일하는 환자 중심 원칙, 셋째, 자기 업무의 전문가로서 능력과 의식을 가지고 책임을 다하며 능력을 연마하는 전문성의 원칙, 넷째, 업무와 관련된 모든 것을 숨김없이 정직하게 수행하고 본분과 약속을 지켜 신뢰를 유지하려는 정직과 신용의 원칙, 다섯째, 법규를 준수하고 경쟁 원리에 따라 공정하게 행동하려는 공정경쟁의 원칙이다.

2) 응급구조사의 윤리 강령

응급구조사는 사회에 봉사하는 직업으로 높은 수준의 직업윤리를 제시하는 선서와 윤리 강령(Oath & ethics code)을 갖출 필요가 있다. 직무를 성실히 수행하고 규범을 철저히 따르겠다고 스스로 다짐하는 것이 선서이며 전문가 집단이 지켜야 할 기본적인 행동규범과 지향하고 있는 바를 요약해 스스로 지키고자 하는 것이 윤리 강령이다.

미국 의학계에서는 American College of Emergency Physician (ACEP) 및 Society for Academic Emergency Medicine (SAEM), 그리고 Emergency Medicine Residents' Association (EMRA) 등에서 응급의학과 의사를 위한 윤리 강령 및 지침을 제정해 놓고 있다. 의사를 위한 윤리 강령뿐 아니라 응급구조사 및 전문 응급간호사를 위한 윤리 강령 또한 개발되어 있다.

언제 어느 곳에서나 올바른 도움을 주는 바람직한 전문직업인으로서의 다짐을 나타내고 응급구조사의 역할을 알릴 수 있도록 만들어진 응급구조사 선서와 윤리 강령이다.

(1) 응급구조사 선서(그림 4-36)

응급구조사 선서는 한 문장의 서문과 다섯 문장의 본문으로 구성되었다. 서문에는 헌법정신과 같은 기본권을 언급했으며 거시적으로 안전한 사회 구축의 의지가 포함되었다. 본문에는 이성적 판단에 따른 의료 제공과 감성적 지지에 의한 권익옹호의 책임을 밝혔고 응급환자의 발생과 상태에 언제든 대응할 능력을 키우자는 내용

"우리 응급구조사는 모든 사람이 존엄, 가치를 지키며 행복한 삶을 누릴 수 있는 건강하고 안전한 사회를 만들기 위해 다음을 굳게 다짐한다."

하나. 응급환자와 보호자의 처치제공자, 옹호자로서 차가운 머리, 따뜻한 가슴으로 맡은 몫을 다한다.

하나. 언제 어느 곳에서나 응급환자에게 필요한 도움을 줄 수 있도록 응급처치 능력을 개발하고 맡은 바 업무에 성실히 임한다.

하나. 권위, 이익, 경험, 상식에서 벗어나 의학적 근거와 사회적 합의에 따른 윤리규범에 의해 판단하고 행동한다.

하나. 응급환자의 발생을 줄일 수 있는 안전한 환경을 만들고 일반인 대상 응급처치교육에 앞장선다.

하나. 열린 마음으로 두루 소통하고 어울려 협력하여 응급의료서비스체계의 발전에 창조적으로 이바지한다.

그림 4-36
응급구조사 선서.

이다. 관료적인 권위, 경제적인 이익, 개인적인 경험, 일상적인 상식에 의존하지 않고 의학 연구에 의해 객관적으로 입증되고 윤리적, 법적, 제도적으로 합의된 방법에 따라 처치하도록 하였고 응급환자 발생을 줄이는 안전한 사회조성과 응급환자 생존에 필수적인 빠른 응급처치를 위한 일반인 교육을 강조하고 있다. 여러 상황에서 동료 응급구조사뿐만 아니라 다른 전문가와 함께 다양한 환자에게 응급처치해야 하고 응급의료서비스의 구성원과의 협조를 통해 체계의 발전에 기여해야 하므로 협력과 소통을 제시하고 있다.

(2) 응급구조사 윤리 강령(그림 4-37)

응급구조사 윤리 강령은 한 문단의 서문과 열 문장의 본문으로 구성되었다. 서문에는 활동 장소와 필요성을 제시하였다. 본문에는 시공간의 제약을 뛰어넘어 공정하게 제공해야 하는 응급처치를 사회안전망으로 인식시켰으며 환자와 보호자가 이해하는 방식의 설명 및 동의를 통한 환자 권리의 보호와 무리한 요구에 대한 설득, 거절을 담았다. 응급처치와 환자인계 및 법적 증거 등 요건에 따른 환자 정보 공유, 불법행위 피해자의 보호 및 신고, 응급의료서비스 체계의 다양한 개선 의지를 제시하고 있다. 응급환자에 대한 바람직한 역할뿐만 아니라 대두하

- **응급구조사는 현장, 이송중, 의료기관 등에서 상담, 구조, 이송 등의 응급처치 업무를 수행하는 응급의료서비스체계의 전문직업인이다.**
- **고도의 전문성을 갖추고 사회에 봉사하는 직업정신을 뒷받침할 수 있는 철저한 직업윤리의 필요성에 따라 응급구조사 윤리강령을 제정한다.**
- **이를 통해 우리나라 응급의료서비스체계에 헌신하는 응급구조사의 행동규범을 정립하고자 한다.**

01	응급구조사는 모든 사람이 스스로의 존엄과 가치를 존중받고 행복을 추구할 권리를 보장받도록 사회안전망의 구성원으로서 언제 어디에서나 필요한 응급처치를 공정하게 시행한다.
02	응급구조사는 응급환자와 보호자의 합리적 치료결정을 위해 필요한 정보와 쉬운 설명으로 알 권리를 보호하고 자기결정권을 존중한다.
03	응급구조사는 응급환자와 보호자의 판단에 따른 합리적 요구를 존중하지만 불합리하고 비윤리적인 요구는 거부하거나 설득한다.
04	응급구조사는 적절한 환자평가, 응급처치, 병원이송이 응급환자를 정상생활로 복귀시킬 수 있음을 인식하고 주어진 환경에서 창조적으로 응급의료를 시행한다.
05	응급구조사는 응급환자와 보호자의 사생활을 존중하며 알게 된 모든 사실에 대해 비밀을 유지하고 관련자에 한해서 필요한 정보를 나눈다.
06	응급구조사는 모든 형태의 범죄와 학대, 방임, 유기 가능성에 대해 주의를 기울이고 피해를 막기 위해 환자격리, 상부보고, 경찰신고 등의 필요한 조치를 바로 한다.
07	응급구조사는 도착 전 시민응급처치, 병원 응급처치, 수술, 회복, 재활 등의 중요성도 인식하고 개선을 위한 노력을 기울인다.
08	응급구조사는 일상적인 응급환자뿐만 아니라 비응급환자 나아가 재난 다수사상자에 대해 의학적 판단에 따라 응급의료를 실시한다.
09	응급구조사는 응급처치의 적절성을 높여 응급환자의 생존율을 개선시킬 뿐만 아니라 안전강화, 예방활동, 응급처치교육 등을 통해 안전한 환경조성에 기여한다.
10	응급구조사는 바람직한 역할을 다하고 의료지도체계를 개선하기 위해 병원전과 병원뿐만 아니라 다양한 분야에서 관련 직무를 수행하며 첨단의료 환경과 정보통신 사회에 능동적으로 대응한다.

그림 4-37
응급구조사 윤리 강령.

고 있는 비응급 퇴행성 만성 질환자에 대한 역할 확대와 재난 피해자에 대한 대응 나아가 시민교육과 예방 활동을 통한 안전한 사회의 조성 노력을 강조하였다. 우리나라 응급의료서비스 체계의 개선을 위한 자원 연계 역할의 강화, 간접의료지도와 개괄주의의 확대를 통한 효율적 의료지도 체계 확립과 함께 빠르게 변화하고 있는 응급의료 환경에 대응하기 위한 교육, 훈련, 연구, 개발 등에 자발적으로 참여하여 첨단 의료 환경과 정보통신 사회에 주도적으로 대응하는 자세를 미래지향적으로 제시하고 있다.

3) 응급구조사와 환자 간의 윤리 문제

(1) 실무에서의 윤리의 영향

일관성이 있는 윤리적 행동을 보임으로써 응급구조사는 동료와 환자의 존경과 신뢰를 얻을 수 있다. 응급구조사는 직업상의 (명시적 혹은 묵시적) 책임을 이해하고 준수해야 한다. 때때로 이는 문제의 원인으로 작용하기도 한다. 예를 들어 위험할 수도 있는, 통제되지 않은 환경에서 응급구조사가 임무를 수행하는 것을 요구한다. 이 경우, 현장의 위험이 모두 제거되기 전까지 접근 혹은 진입하지 않으려는 것은 응급구조사의 기대치에 맞게 행동하는 것이 아니다. 반대로 매우 위험한 응급 현장에서는 위험요소가 제거되기 전까지 응급구조사가 접근 혹은 진입하지 않아야 한다. 상식에 기초한 행동이 이러한 문제를 해결할 수 있다.

(2) 생명 윤리학적 기본 원칙

현대 생명 윤리의 문제에 대한 일반적인 해결법은 4가지 기본 원칙 혹은 가치를 적용하는 것이다. 이러한 원칙은 자율성 존중(autonomy), 악행금지(nonmaleficence), 선행(beneficence), 정의(justice)이다.

① 선행(beneficence)은 더욱 익숙한 단어인 자선(benevolence)과 연관이 있는 용어이다. 두 단어 모두 "좋은 일을 행함(bene)"이라는 라틴어 어근에서 파생되었다. 자선은 선한 행위를 하려는 의도(예. 사람들이 응급구조사가 되려는 이유)지만, 선행은 실제 선한 행위를 의미(예. 환자에 대한 응급구조사의 의무)한다.

② 악행은 선행의 반대 개념으로 악한 행위를 하는 것을 의미한다. 악행금지(nonmaleficence)는 악한 행위를 하지 않는 것을 의미한다. 모든 치료는 어느 정도의 위험성을 내포한다. 하지만 비불법행위의 원칙에 따라 응급구조사는 위험을 최소화할 의무가 있다. 예를 들어, 반드시 현장 안전을 확보하고, 손상을 입거나 자격 미달인 의료 전문 인력으로부터 환자를 보호해야 한다. "무엇보다 사람을 해치지 않는다"라는 라틴어 문구는 비불법행위의 원칙을 잘 표현한다.

③ 자율(autonomy)은 질병이나 손상에 대한 치료와 같은 일반 성인 환자의 신체 결정권을 의미한다. 응급구조사는 환자의 자기 결정권을 존중할 의무가 있다. 특수한 상황을 제외하고 응급구조사는 처치를 시작하기 전에 환자의 동의를 반드시 구해야 한다. 물론 의식과 지각력이 감퇴하여 묵시적 동의의 원칙이 적용되어야 하는 등의 예외적인 상황도 있다. 하지만 의사결정 능력이 있는 환자는 합리적인 설명된 동의를 위한 정확한 정보를 제공받을 권리가 있다. 이는 응급구조사가 환자에게 증상과 치료의 혜택 및 위험을 최대한 자세히 설명해야 하는 것을 의미한다. 또한 환자의 사생활이 존중받고 보호되어야 한다는 것을 의미한다.

④ 공정성 또는 정의(justice)는 응급구조사가 모든 환자를 동등하게 치료해야 하는 의무에 해당한다. 예를 들어, 응급구조사는 성별, 종교, 지불 능력, 문화적 배경 등의 이유에 상관없이 모든 환자에게 응급치료를 제공해야 한다.

(3) 윤리적 분쟁

현재 발생한 문제가 이미 규칙을 세워 둔 기존의 문제와 유사한지 아닌지를 판단해 본다. 유사한 경우, 기존의 규칙을 따른다. 유사하지 않은 경우, 시간적 여유를 버는 방법을 모색한다. 마지막으로 문제해결 시점을 미룰 수 있는 합리적인 방법이 있는 경우, 그 방법을 사용한다. 그

럴 수 없는 경우에는 최고의 방법을 이서슨(Iserson)의 테스트(공평성, 보편화 가능성, 상호타당성 테스트)를 통해 분석한다.

① 공평성 테스트(impartiality test): 응급구조사가 환자와 같은 처지에 있더라도 같은 의료 조치 및 절차를 원할 것인지를 판단한다. 공평성 테스트는 "남에게 대접받기를 원하는 대로 대접하라"라는 황금 법칙을 잘 보여주는 것으로 편향의 가능성을 감소시킨다.

② 보편화 가능성 테스트(universalizability test): 보편화 가능성 테스트는 응급구조사가 해당 조치를 모든 유사 상황에 적용할지를 판단하는 것으로 판단의 편협성을 최소화할 수 있다.

③ 상호타당성 테스트(interpersonal justifiability test): 상호타당성 테스트를 통해 응급구조사의 행동이 타인의 앞에서 변론 혹은 정당화할 수 있는지를 판단할 수 있다. 이는 자기 행동에 대해 타인도 합당하다고 생각할 것이라는 응급구조사의 판단을 통해 행동의 타당성을 보장한다.

4) 응급구조사의 윤리적 문제

(1) 소생 시도

환자의 소생술 포기지시가 있는 경우 병원전 의료인력이 특정 치료를 중단하도록 하는 법안이나 규제안은 여전히 많은 어려움을 가지고 있다. 합법적인 소생술 포기지시는 특정 환자가 거부하는 치료 방법을 서면으로 기술하여야 한다.

응급구조사는 소생술 포기지시를 따르기 전에 다음과 같은 사항을 기억한다.

첫째, 소생술 포기지시는 (보통 제공되는 규격화된 형식과 같은) 기술 방식과 증인과 관련한 법 규정을 준수한다.

둘째, 소생술 포기지시를 내린 환자는 특수 문양이 적힌 팔찌와 같이 거부 명령을 표시하는 도구를 소지하거나 착용해야 할 수도 있다. 어떠한 치료 방법을 어떠한 환경에서 중단해야 하는지에 대한 분명한 설명해야 한다.

셋째, 모든 환자는 여전히 편안하게 할 수 있는 합리적 처치를 받을 수 있다.

이와 마찬가지로 환자의 가족이나 유가족에게는 응급구조사가 감정적인 위로를 제공해야 한다.

응급구조사는 생명을 위협하는 질환의 평가 및 치료법을 배우는 데 많은 시간과 노력을 들인다. 응급구조사의 관점에서 아무런 시도도 하지 못하고 환자의 죽음을 바라보는 것은 참으로 힘든 일이다. 그럼에도 불구하고 환자가 치료에 대한 자기 의사를 분명히 밝혔다면 응급구조사는 이를 존중해야 한다. 소생술 포기지시는 의사의 서명 혹은 승인을 필수로 하기 때문에 결정을 내리는 데 충분한 심사숙고의 시간이 있었다는 것을 반증한다. 그렇기 때문에 소생술 포기지시가 있을 때 응급구조사는 환자의 죽음을 받아들이기가 덜 어려워진다. 하지만 소생술 포기지시가 없는 경우 응급구조사는 환자의 진정한 의사가 무엇인지를 판단하기가 어려워진다. 환자의 가족이 환자의 의사를 대신 설명해 줄 수 있지만, 가족 간의 이해관계 충돌로 인해 설명의 신빙성이 떨어질 수 있다. 예를 들어 환자는 자기 가족이 마음의 준비가 되기 전에 이미 죽음을 받아들이기로 했을 수도 있다. 이 사실을 모르는 가족은 환자의 결정과는 다르게 소생술을 부탁할 수도 있다. 또 다른 예로 소생술을 원하는 환자와는 달리 환자의 가족은, 자신들의 고통을 멈추기 위해 혹은 이와 비슷한 이유로 소생술을 거부하는 때도 있다.

응급구조사의 자의적 판단을 위해 선행의 원칙과 비불법행위의 원칙을 희생시키는 부분이 있다. 그럼에도 불구하고 기대할 수 있는 긍정적인 측면은 소생술은 되돌릴 수 없는 것이 아니란 것이다. 소생술의 시도를 중단할 경우, 환자는 분명히 사망한다. 소생을 시도하는 경우, 환자가 소생한다는 보장은 없다. 하지만, 차후에 적절하다고 판단되면, 생명을 유지하기 위한 장비들을 제거할 수 있다. 이 원칙의 또 다른 장점은 추후의 문제를 해결할 시간이 더욱 많아진다는 점이다.

생각해 봐야 하는 또 다른 문제는 소생술이 시작되고 나서 사전 의료의향서가 제시되는 경우이다. 소생술 포기지시의 타당성과 환자의 신원이 검증되면 응급구조사는 윤리적으로 소생술을 중단해야 할 의무가 발생한다. 이는 응급구조사에게 감정적으로 매우 힘든 상황이 될 수 있지만, 반드시 환자의 결정권을 존중하고 환자가 원치 않는 조치는 취하지 않아야 한다. 소생술 중단 절차와 관련된 현행 의료지침을 준수한다.

(2) 비밀성

환자에 대한 응급구조사의 의무는 처치 중 알게 된 환자의 비밀 정보를 보호하는 것이다. 응급구조사가 환자의 사생활을 위해 할 수 있는 최고의 방법은 비밀 정보를 발설하지 않는 것이다. 또한 응급구조사가 하는 보고의 정확성에 대한 문제도 있다. 환자가 알코올이나 마약의 복용을 부인하고 응급구조사는 환자의 주장을 반증할 객관적인 징후를 찾지 못한다. 환자는 그저 잠이 많은 것일 수도 있다. 환자에게서 알코올이나 마약의 복용이 의심된다고 보고하면 응급구조사는 면직되거나 법적 책임을 물게 될 수도 있다.

환자의 비밀 정보를 존중해야 하는 이유는 많다. 응급 상황 시 환자는 자신을 구조해 줄 사람에 대한 선택권이 거의 없다. 환자는 응급구조사가 자신의 사생활을 보호해 줄 것이라고 믿기 때문에 솔직하게 대할 것으로 생각한다. 합당한 이유 없이 이러한 신뢰가 깨질 경우, 환자는 당황하거나 수치심을 느끼게 된다. 이는 응급의료체계에 대한 전반적인 신뢰를 붕괴시키고 환자의 집에 들어오는 응급구조사에 대한 신뢰를 무너뜨린다. 민감한 사생활 정보가 쉽게 유출된다는 말이 돌기 시작하면, 환자가 자신의 기존 병력에 대해 솔직하게 얘기를 하지 않게 되면서 심각한 상황이 초래될 수 있다. 예를 들어 발기 부전 문제로 인해 비아그라를 복용하는 남성 환자는 응급구조사가 니트로글리세린을 투여하기 전에 발기 부전제의 복용을 부인할 수도 있다. 이 경우 니트로글리세린과 비아그라의 화학작용은 위험할 수 있고 치명적인 상황이 발생할 수도 있다.

하지만 환자의 비밀 정보를 공개하는 것이 적절한 상황도 있다. 모든 주는 법을 통해 출산, 사망, 특정 전염병, 아동 방임과 학대, 노인 방임과 학대와 같은 특정 보건 정보를 신고 및 보고할 것을 의무화하고 있다. 신고 및 보고의 의무에 관한 규정은 응급의료에 가장 자주 적용된다. 이러한 규정은 사회의 시선에서 볼 때 (위해나 사망으로부터의 보호와 같은) 취약 계층에 대한 혜택과 (아동에게 안전한 환경과 같은) 시민에 대한 혜택은, 특정 개인의 사생활 보호보다 중요하기 때문에 비밀 정보의 공개에 대한 합당한 이유로 작용한다. 또한 유효한 법원 명령은 비밀 정보의 공개에 대한 합리적인 근거로 인식된다. 특정인에 대한 환자의 위협이 분명하거나 동일 환자를 다른 의료인력이 치료할 때 환자의 정보를 공유해야 한다.

환자의 비밀 유지는 중요한 원칙임이 분명하지만, 불가침 권리는 아니다. 비밀 유지 조항에 예외를 두기 위해서는 위해의 가능성, 예상되는 위해의 정도, (비밀을 유지하면서도) 해를 피할 수 있는 대안 등을 고려해야 한다.

(3) 동의

법적 나이에 도달한 일반 환자는 치료를 희망하거나 혹은 거부할 수 있는 권리가 있다. 이는 환자의 자율권에 해당한다. 자율권을 행사하기 위해서 환자는 합리적인 결정을 내리기에, 충분한 사전 정보를 제공받아야 하고, 다양한 치료 방법의 위험과 혜택을 합리적으로 판단할 수 있는 지각력이 있어야 하고 위협과 같이 자율권의 행사를 방해하는 요소로부터 자유로워야 한다.

병원 이송을 강제하기 위해 묵시적 동의의 원칙을 적용하는 것이 적절한 때도 있다. 묵시적 동의의 원칙을 사용하기 위해 환자는 동의 의사를 표현할 수 없는 상태여야 한다.

일반적으로 환자가 의사소통 능력을 상실하였을 때 묵시적 동의를 사용하지만, 약물 복용, 질환, 혹은 질병과 같은 이유로 신체가 무능력해질 때도 적용될 수 있다. 하지만 위와 같은 상황에서 환자는 무능력의 징후를 보이지 않고 있다.

환자는 의식이 명료하고 사람, 장소, 시간에 정상적인 지남력을 보이고, 주변 환경을 잘 인지하며, 판단을 내리고 질문에 대답하는 데에 있어 정상이다. 권장하는 치료를 환자가 거부하는 것이 반드시 환자가 무능력 상태임을 시사하는 것은 아니다.

환자의 곁을 떠나기 전에 응급구조사는 법적인 문제에 대비하기 위한 조처를 해야 할 뿐만 아니라 환자가 당면한 문제를 모두 이해하고 합리적인 결정을 내리고 있는지 확인해야 한다. 쉽지 않은 일이겠지만 환자가 정상적인 지남력을 보이며 합리적인 결정을 내리고 있다면, 응급구조사는 환자의 의사를 존중하고 현장을 떠나야 할 수 있다

(4) 자원 분배

응급구조사는 자신이 한정된 자원을 수호하는 역할을 한다는 생각을 자주 하지 않지만, 때때로 그러한 역할을 해야 하는 경우가 있다. 가장 두드러지는 예로 응급구조사가 감당할 수 없을 정도로 많은 환자가 발생하는 다중사상자 사고(multiple-casualty incident)를 들 수 있다. 응급구조사는 같은 현장에서 발생한 다수의 환자에게 응급처치를 제공하는 방법을 기억하면서 다음과 같은 질문을 하게 될 수 있다.

"환자 분류에는 어떠한 윤리적 기준이 적용되는가?" 한정된 자원을 효율적으로 활용하는 몇 가지 방법이 있다. 우선, 모든 환자에게 같은 양의 자원과 같은 수준의 의료를 집중할 수 있다(사실적 분배). 환자의 필요에 따라 자원을 분배할 수 있다. 혹은 환자에게 미리 배정된 자원을 제공하는 때도 있다.

손상의 중증도가 심각할수록 높은 수준의 처치를 제공하는 중증도 환자분류법은 환자의 필요에 따라 결정된다. 이는 최대 다수에게 최적의 치료를 제공하기 위함이다. 하지만 다른 유형의 분류법도 있다. 예를 들어 군대의 경우 최대한 많은 수의 군인이 임무에 복귀할 수 있게 하려면 가장 중증도가 낮은 환자부터 치료를 제공한다. 대통령이나 총리가 지역에 방문하는 경우 귀빈을 위해 구급차가 지원된다. 이 구급차는 오직 귀빈용으로만 사용된다. 귀빈은 많은 사람이 필요로 하는 중대한 임무를 수행하기 때문에 일반적인 치료의 순위에서 예외가 된다.

일반인보다 명성 있는 사람(예: 연예인 등)을 우선 치료하는 문제를 놓고 논란이 있다. 찬성론자는 이들의 등장으로 인해 응급실이 혼란스러워지고 치료 후 정상적인 운영을 위해 이들을 밖으로 신속히 인도해야 하는 어려움이 발생한다는 점을 피력한다. 반대론자는 이들에게 치료의 우선권을 부여하는 것은 형평성과 정의에 어긋난다고 주장한다.

이 모든 방법은 상황에 따라 찬반이 갈리게 된다. 한정된 자원의 효과적인 배분을 하는 방법은 현 상황에 대해 첨예하게 대립하는 이론을 잘 분석하는 데에 있다.

(5) 응급처치를 제공할 의무

응급구조사는 직업 특성상 타인을 도와야 하는 의무가 있다. 시민은 정부를 통해 전문가에게 특권을 부여하고, 여기에는 전문적인 행동에 대한 기대라는 전제가 있다. 응급구조사는 특히 많은 의무를 부여받는다. 응급의료를 제공하는 인력은 타인을 도와야 하는 의무가 있다. 많은 전문 의료인력은 보험 상태나 지불 능력 등을 기준으로 환자를 선별할 수가 있는 여지가 있지만, 응급구조사는 환자를 고를 수가 없다.

다른 응급의료 전문가와 마찬가지로 응급구조사는 지불 능력에 상관없이 의료적 도움이 필요한 환자를 치료할 의무가 있다. 또한 응급구조사는 지불 능력이 없을 거 같더라는 이유로 공립 병원이나 자선 병원으로 환자를 이송하는 "환자 유기 행위"를 방지하고 신고할 의무가 있다. 경제적 이익에 반하더라도 환자를 위한 최선의 치료를 제공할 의무가 있다.

비번일 때 제공하는 응급처치는 다른 차원에서 고려해야 한다. 응급처치해야 하는 사람과 마주친 응급구조사는 처치를 제공한다고 법으로 규정하지는 않았지만, 윤리적 의무는 남아 있다. 다음 사항에서는 응급처치를 제공해서는 안 된다.

① 절벽에서 떨어질 것 같은 차량에 진입하는 것
② 응급구조사 자신이 위험할 수 있는 것
③ 자기 자녀를 차량에 내버려 둔 채 응급처치를 제공하는 것
④ 다른 사람에 대한 책임을 희생시키는 경우

⑤ 이미 타인에 의해 도움이 제공되고 있는 경우

(6) 교육

응급의료 체계에서 응급구조사는 교관 혹은 멘토의 임무를 수행한다. 이 역할과 관련하여 두 가지 문제가 발생할 수 있다. 응급구조과 실습생이 치료를 제공하고 있다는 사실을 환자에게 알려야 하는가? 환자에 생명에 필수적인 치료를 제공할 때 응급구조사가 개입될 때까지 응급구조과 실습생에게 몇 번의 치료 기회가 주어지는지를 설명해야 하는가?

환자가 응급의료체계에 신고할 때는 응급구조과 교육을 이수하고 충분한 자격 요건을 갖춘 응급구조사가 출동할 것으로 기대한다. 응급구조과 실습생의 존재를 알리지 않기로 하는 응급의료 체계는 환자로부터 중대한 정보를 감추는 행위를 감수하는 것과 다름없다.

이러한 문제를 피하려고 실습생 제도를 운용하는 응급의료 체계에서 실습생은 유니폼을 입는 등 자신의 신분에 대한 소개를 의무화해야 한다. 교관인 응급구조사는 환자에게 실습생의 존재를 알려야 하고, 실습생이 치료를 시작하기 전에 환자의 설명된 동의를 구해야 한다. 실습생의 치료를 진행하는 것은 생각보다 쉽지 않다. 동의 의사를 표현할 수 없는 상태에 있는 환자의 경우, 묵시적 동의의 원칙을 적용한다.

동의 의사를 표현할 수 있는 환자는 실습생에게 경험이 필요하다는 사실에 공감하는 경우가 많다. 응급구조사 자신이 감독을 엄격히 하고 있다는 점을 강조하면 환자 대부분은 설명된 동의를 흔쾌히 한다.

또 나른 문세는 정맥주사의 사용이나 기도 내 삽관과 같은 중재를 수행하는 데 있어 응급구조사가 개입하기 전까지 실습생에게 허용되는 기회이다. 여기서 고려되어야 하는 사항에는 교실 환경에서의 마네킹 실습과 기존 현장실습 경험 등에 의해 결정되는 실습생의 숙련도, 환자에 따라 삽관술이나 정맥로 확보가 어려워지듯이 의료 중재의 예상 난이도, 모든 정맥주사 중재가 중요한 것이 아니듯이 의료 중재의 상대적 중요성 등이 있다. 실습생이 중재를 시도할 기회의 허용 범위를 제한할 필요가 있다. 이러한 허용 범위는 각 응급 의료체계의 지도의사와 상의를 통해 결정되어야 한다.

(7) 전문 직업적인 관계

응급구조사는 의료전문가로서 환자와 의사의 대리인으로서 의료 지도의사와 피고용자로서(혹은 봉사 인력으로서) 응급 의료체계와 소통한다. 이렇게 다양한 역할로 인해 어긋난 이해관계는 응급구조사의 삶을 복잡하게 만들 수 있다. 각각의 관계마다 윤리적 딜레마가 존재한다.

일반적으로 응급구조사와 의사 사이에는 세 가지 유형의 갈등이 있다.

① 의료 지도의사의 지시가 응급구조사의 판단으로 금기라고 여겨지는 경우이다. 예를 들어, 지도의사는 중증 둔상 환자에게 현장이 되든, 45분으로 예상되는 이송 과정이든, 아무런 정맥로 확보 없이 병원으로 이송할 것을 명령한다. 이는 의료 표준에 어긋나는 지시이다. 이 경우 환자가 외상을 입은 이후로 정맥 수액의 투여 없이 혹은 정맥로가 확보되지 않은 상태로 1시간을 보내야 하기 때문이다.

② 의료지도 의사의 지시가 의료적으로 적절한 치료이지만 환자를 위한 최고의 방법이 아닌 경우이다. 예를 들어 응급구조사는 활력 징후가 안정적이고 복부 통증을 호소하는 환자를 이송 중이다. 의료지침에 따라 응급구조사와 동료는 각자 2회씩 정맥 확보 시도를 했으나 실패한다. 이렇게 정맥로 확보가 어려웠던 환자는 없었지만 좀 더 시도하면 정맥로를 확보할 수 있을 것 같은 생각이 든다. 정맥로 확보를 시도할 때마다 환자는 심한 통증을 느끼고 이제는 눈물을 흘리며 중단하라고 애원한다. 하지만 의료지도 의사는 정맥로 확보 시도를 계속하라고 지시한다.

③ 의료지도 의사의 명령이 의료적으로 적절한 치료이지만 도덕적으로 잘못된 방법인 경우이다. 예를 들어 타박상을 입은 이후 심정지가 발생한 젊은 남성 환자에 대한 심폐소생술을 중단하라는 지시가 떨어진다고 가정하자. 환자의 초기 심전도는 무수축 상

태로 변하지 않고 응급구조사는 이것이 죽음과 다름없다는 것으로 본다. 하지만 심폐소생술을 지속한다 해도 환자가 소생할 확률은 거의 없지만 여기서 소생 시도를 그만두면 평생 죄책감을 견디지 못할 것 같다.

세 가지 사례의 경우, 응급구조사가 지시를 재확인해 달라고 부탁하는 것이 적절하다. 지시가 확정된 경우, 응급구조사는 첫 번째와 두 번째 상황(세 번째 상황의 경우 의료지도 의사의 판단과 목표가 상당히 분명했기 때문에)의 특성을 고려할 때 의료지도 의사에게 설명을 요구해 보는 것이 바람직하다. 다음 단계는 의료지도 의사의 설명, 환자의 상태, 응급구조사의 판단에 따른 중재의 필요성, (정맥로 확보와 같은) 처치의 실행 가능성, 문제에 대해 상의할 수 있는 시간 등에 따라 결정된다. 안타깝게도 응급구조사는 환자를 위한 최선의 중재를 스스로 결정해야 한다.

보통 대립적인 상황이 연출되지는 않지만 앞서 설명한 상황이 발생할 수도 있다.

① 응급구조사는 선행, 비불법행위, 자율, 정의의 원칙 간의 상충하는 이해관계
② 의사와 응급구조사의 역할
③ 응급구조사 자신의 의료 윤리적 판단에 대한 자신감
④ 환자에 편에 서고자 하는 응급구조사의 의지
⑤ 의료지도 의사의 지시에 이견을 제기할 수 있는 허용 범위 등을 고려해야 한다.

응급구조사는 어떠한 결정을 내리더라도 이를 변론할 수 있어야 한다. 의료지도 의사의 지시에 따르기만 했다는 설명(혹은 의료지도 의사의 지시가 맞는 것 같았다는 설명)은 충분한 변론이 되지 않는다. 응급구조사는 맹목적으로 명령에 따르는 로봇이 아니다. 의사의 대리인으로서 의사의 감독을 받음과 동시에, 의료전문가로서 부적합한 의료 지시를 발견하고 의심할 수 있는 능력과 자율성이 있다. 응급구조사는 자신이 부도덕하다고 느끼는 행동을 하지 않는다. 하지만 전문 직업의 경우 개인의 도덕관념보다 직업에 대한 기대가 앞선다.

의사의 지시에 대립하는 경우는 드물다. 있다면 (중의적 표현을 쓰거나 통신의 수신 상태에 문제가 있는 것과 같이) 의사소통에 문제가 있거나 충분한 정보를 전달받지 못한 경우이다. 위의 사례처럼 의사와 응급구조사간의 대립이 발생하는 일은 거의 없다. 심한 대립이 발생하는 경우, 응급구조사는 환자의 편에 서서 환자에게 최선의 치료를 제공할 준비가 되어야 한다.

(8) 연구

아직 걸음마 단계인 응급의료 연구는 응급구조학의 발전에 핵심적인 역할을 한다. 연구는 의학을 포함한 모든 과학의 토대가 된다. 연구는 환자 결과를 개선하는 혁신을 도입하고 환자 결과 개선에 도움이 되지 않는 요소는 제거하는 기능을 한다. 응급구조사는 연구 지침을 수행하고 자료를 수집하는 데 중요한 역할을 맡게 될 것이다. 연구 프로젝트에 참여하는 응급구조사는 임상 실험자의 명시적 동의(expressed consent) 확보의 중요성이나 묵시적 동의(implied consent)에 대한 정부 규제의 중요성을 잘 이해해야 한다.

환자 치료의 목적은 환자의 증상을 개선하는 데 있다. 하지만 연구의 목적은 특정 중재 치료에 대한 지식을 습득하면서 미래의 환자에 대한 더욱 효과적인 치료를 하는 데 있다. 이 두 가지 목적에는 차이가 있어서 환자는 원치 않는 결과로부터 최대한 보호받아야 한다. 한 가지 중요한 환자 보호 방법의 하나는 명시적 동의를 확보하는 것이다. 여기에는 몇 가지 어려움이 따른다. 우선 응급 상황에 처한 환자는 감정적 동요를 겪고 있어서 진정한 의미의 동의 의사를 표현하지 못할 수도 있다. 최대한 차분하고 객관적으로 설명하려는 응급구조사의 노력에도 불구하고 환자의 감정적 동요는 불가피할 수 있다.

또 다른 문제는 환자가 동의 의사 표현을 할 수 없는 경우이다. 적절한 예로 심정지 연구가 있다. 연구 주제의 속성으로 인해 연구자는 환자로부터 설명된 동의를 얻지 못할 수도 있다. 이 경우, 지역사회에 관한 연구 전 고지나 환자가 연구에 참여한 이후 최대한 빨리 환자나 환자

가족으로부터 동의를 구해야 하는 등 엄격한 규칙을 가지고 있다.

응급구조사는 응급 의료체계 연구에서 발생하는 이와 같은 문제를 예방할 의무가 있다.

6 법적 문제 및 책임

1) 응급구조사의 법적 의무와 윤리적 책임

(1) 개요

응급구조사는 현장 출동에서 의료시설에서 응급환자에게 응급의료서비스를 제공하고자 할 때 법적 문제나 의료윤리에 직면하게 된다. 응급구조사가 의학적, 법적, 윤리적 문제를 이해한다는 것은 모든 응급처치를 제공하는 부분에 기초가 된다. 현장에서나 의료시설에서나 의학적, 법적, 윤리적인 지식과 실무를 갖추고 있다면 직면할 수 있는 법적인 문제를 줄이거나 예방할 수 있다.

(2) 업무 범위

응급구조사는 윤리지침 및 법적으로 규제받는다. 법에서 정해진 범위 안에서 환자의 안녕을 위하여 필요하고 법적으로 허용된 처치를 제공할 수 있다. 이러한 업무 범위 내에서는 윤리적인 책임이 따르게 되며 일차적으로 환자의 관리와 안녕이 우선시 되어야 하고 이를 위해서는 응급구조사의 개인 희생까지도 요구될 수 있다. 응급구조사는 전문성을 갖추기 위하여 지식과 술기뿐만 아니라 자신감과 꾸준한 연습이 필요하다. 지속적인 보수교육을 통하여 모든 환자에게 최상의 응급처치를 제공할 수 있는 능력이 있어야 한다.

(3) 법의 일반원칙

① 법적 의무와 윤리적 책임

응급구조사는 환자, 동료, 의료 지도의사, 시민에 대해 특수한 법적 의무가 있다. 이러한 의무는 일반적으로 허용된 업무지침에 근거하고 법령과 규정에 따라 정해지는 경우가 많다. 응급구조사가 적절하게 업무를 수행하지 못했을 때는 민사 또는 형사 책임이 따를 수 있다. 법적 책임(liability)으로부터 최선의 보호를 받으려면, 체계적인 환자 평가, 적절한 처치의 제공, 모든 사건에 대해 정확하고 완전하게 문서로 만드는 것이다. 윤리적 기준은 법률과는 다르다. 윤리적 기준은 특정 집단의 구성원들이 취해야 하는 바람직한 행동을 규정하는 원칙이다. 응급구조사의 윤리적 책임은 다음을 포함한다.

- 환자의 신체적·정서적 요구에 신속하게 대응한다.
- 환자와 환자 가족을 정중하게 대한다.
- 전문 기술과 의료 지식을 최상의 수준으로 유지한다.
- 지속적 교육 프로그램, 세미나, 보수교육 과정에 참가한다.
- 자신의 업무수행 능력을 객관적으로 평가하고 지속해서 개선점을 찾는다.
- 정직하게 보고하고 환자의 비밀을 철저히 지킨다.
- 다른 응급의료 전문가와 협력하고 존중한다.

② 법률 체계

네 가지 법(헌법, 관습법, 입법, 행정법)의 근원에서 출발한다.

ㄱ. 헌법(constitutional law)은 국가의 설립 근거가 된다. 정부의 기본 구조인 행정부(대통령), 입법부(의회), 사법부(법원)를 규정한다. 헌법은 국민에 대한 정부 권력의 남용을 방지하기 위해 제정되었다. 예를 들어, 정부의 부당한 수색과 압류로부터 국민을 보호한다.

ㄴ. 관습법(common law)은 시간이 지남에 따라 관습과 규범으로 사회적 인정받으면서 정착되었다. 관습법은 정착된 원칙이 검증받고 새로운 상황에 맞게 수정되면서 진화한다. 법원에 구금되게 되는 사람에게 사전에 다음과 같은 질문을 하게 된다.

- 묵비권 행사할 권리
- 변호사 선임할 권리

- 변호사 선임할 여유가 없으며 원할 시 국선 변호사 선임할 권리

ㄷ. 국회법(national assembly law)은 법원 판례가 아니라 입법부에 의해 만들어지고 법령은 국회에서 제정된다. 국회법은 간결하고 명료하게 기술된 것으로 관습법보다 우선한다.

ㄹ. 행정법(administrative law)은 행정부나 행정기관에 의해 제정된다. 행정기관은 입법부에 의해 제정된 법률에 따르고 이를 실행하기 위한 규칙과 규제를 제정한다. 행정기관은 법률에 근거하여 규정을 제정하고, 규칙, 규정, 법령의 실행, 위반 사항에 대한 처벌을 적용하기 위해 청문회를 소집하는 등의 권한을 부여받는다.

가. 법의 범주

형법(criminal law)은 범죄와 형벌을 다룬다. 형법은 정부가 사회 보호 차원에서 법규를 위반한 개인을 기소하는 법 영역이다. 살인, 강간, 절도 등은 형사 처벌 대상이 되는 범죄에 해당한다. 형법을 위반하면 징역, 벌금, 또는 징역과 벌금이 복합된 처벌을 받게 된다.

민법(civil law)은 개인 상해, 계약 분쟁, 혼인 문제 등 민사 문제를 다룬다. 두 명 이상의 당사자가 분쟁에 관여된 민사 소송에서 소송을 제기한 원고는 소송을 당한 피고를 대상으로 손해 배상을 청구한다. 민법의 한 영역인 불법 행위법(law of tort)은 한 개인이 사회가 아닌 타인을 대상으로 저지르는 민사 범죄를 다룬다. 불법행위법 소송은 과실, 의료과오, 폭행, 구타 등을 포함한다.

▶BOX 4-5 민법과 형법의 차이

민사사건은 개인 간의 분쟁이 대부분이나 형사사건은 개인의 범죄에 대하여 국가가 형벌권을 작용하는 것을 말한다.

나. 민사 소송의 이해

법적 분쟁에 연루된 적이 있다면, 고소당하거나 법정 증인으로 출두하는 것이 무척이나 불편한 경험이라는 것을 잘 알 것이다. 이 경우, 법체계에 대한 기본적인 이해가 되어 있으면 크게 도움이 된다. 다음은 민사 소송의 과정을 간단히 줄인 것이다.

ㄱ. 사건: 도로에서 운전하던 운전자가 정지 신호를 못 보고 지나친다. 교차로를 지나는 도중 다른 차와 충돌 사고를 일으키고 상대 차량의 운전자는 심각한 손상을 입는다.

ㄴ. 조사: 손상을 입은 운전자의 법정대리인은 차량 사고의 정황과 사실을 조사하면서 법적 소송을 제기할 가치가 있는지를 판단한다.

ㄷ. 고소장 제출(소송 제기): 손상을 입은 운전자(이하 "원고")는 법원에 소송을 제기하면서 민사 소송을 시작한다. 일부 주에서는 소송을 고소라고도 한다. 민사 소송에는 당사자의 성명, 소송에 대한 법적 근거, 원고가 희망하는 배상 내용 등이 담긴다. 고소장의 사본이 피고에게 전달된다.

ㄹ. 고소에 대한 답변(변론): 피고의 변호사는 고소장에 기술된 주장을 반박하는 변론을 준비한다. 피고의 변론이 법원으로 제출되고 사본이 원고에게 전달된다.

ㅁ. 개시(증거 공표): 판사나 배심원 앞에서 재판이 열리기 전에 원고와 피고는 공판 전 증거 공표 절차에 참여한다. 이때 원고와 피고가 재판 전략을 준비할 수 있도록 사건과 관련된 모든 정보와 증거 자료가 공유된다. 증거 공표 절차는 다음과 같다.

- 재판 전 심문: "증언"이라고 하며, 선서한 상태에서 질문에 대한 대답을 법원 속기사가 기록하는 절차
- 서면 질의: 양면에 적힌 질문란에 기재하는 과정
- 문서 제출 요청: 환자 처치 보고서, 환자를 수용한 병원의 기록, 이후의 진료 기록, 경찰 기록, 고소 내용을 입증하거나 변론하는 데 도움이 되는 기록물 등을 포함한 모든 증거를 피고와 원고에

게 요청한다.

ㅂ. 재판: 재판은 소송의 수준에 맞는 법원에서 개시된다. 법정에서는 원고와 피고에게 관련이 있는 모든 증거 자료와 목격자의 증언을 제시할 기회가 주어진다.

ㅅ. 판결: 판사나 배심원은 심의 후 때에 따라서 피고의 죄 혹은 법적 책임을 판단하고 그에 따라 필요하다면 원고에게 보상해야 하는 배상액을 결정한다.

ㅇ. 항소: 법정에서 배심원의 결정이 내려진 뒤에 원고나 피고는 항소를 할 수 있다. 일반적으로 항소를 위한 법적 근거는 법원이 정한 법의 오류에 한정된다. 항소는 대개 상소 법원으로 제출된다.

ㅈ. 합의: 합의는 소송의 어느 시점에서라도 발생할 수 있다. 일반적으로 피고는 원고가 희망하는 배상액보다 낮은 금액을 제공하려고 한다. 이에 원고는 (예를 들어, 고소를 취하하는 것과 같은) 특정 조건을 약속하고 제시된 배상액을 받아들일 수 있다.

③ 응급 의료체계와 응급구조사들에게 영향을 미치는 법

가. 업무의 범위

응급구조사에게 수행하도록 허용되고 기대되는 책임과 기술의 범위를 의료행위의 범위(scope of medical practice)라고 한다. 의료행위법에서는 의사가 응급구조사에게 부여할 수 있는 권한의 정도를 규정하고 있다. 응급구조사는 공인된 의사로부터 권한 위임받고 의사의 직접적인 감독 아래 업무를 수행할 수 있다. 일반적으로 응급구조사는 온라인 혹은 오프라인으로 의료 지도를 받아야 한다. 하지만 의학적으로 부적절한 지시에 맹목적으로 따르는 것은 피해야 한다.

나. 면허와 자격

응급구조사의 업무 능력에 직접적인 영향을 미치는 또 다른 법은 면허와 자격에 대한 것이다.

ㄱ. 자격: 특정 활동에 참여할 수 있는 요건을 충족한 개인의 자격을 인정하는 것이다. 이러한 자격은 응급구조사 교육과정을 이수하고 필기와 실기 시험에 통과한 학생은 응급구조사가 된다.

ㄴ. 면허: 전문 직업군을 규제하기 위해 사용되는 과정이다. 정부 기관은 특정 전문직 직업군에 종사하는 데 필요한 요건을 충족한 개인에게 면허를 발급한다.

응급구조사의 업무와 자격, 자격갱신이 필요한 사항을 전한 법을 가지고 있고, 응급구조사는 응급의료에 관한 법률과 규정을 잘 이해해야 할 책임이 있다.

다. 자동차 법

일반적으로 구급차나 구급 장비의 운용에 관한 자동차 관련된 법이 있다.

예로 자동차관리법, 도로교통법, 119구조·구급에 관한 법률, 소방장비관리법 등이 있다.

이러한 법은 구급차 정비와 사용, 관리 및 경광등 및 사이렌의 사용 등 관련된 내용들이 적시 되어 있다.

응급구조사는 해당 자동차 관련 최신 법들과 최신 규정을 잘 숙지하고 준수할 필요가 한다.

라. 특별한 보고 사항

응급의료종사자는 배우자 학대, 아동 폭행과 방치, 노인 폭행 등이 의심이 될 때 보건의료 인력은 바로 보고하도록 규정하는 법이 있다. 대부분의 성폭행, 총상, 흉기 손상과 같은 폭력 범죄는 경찰에 신고되어야 한다. 동물 물린 상처, 전염성 질환 등 시민의 건강을 위협하는 응급 상황 또한 관련 당국에 보고해야 한다. 보고 내용과 보고 대상은 법률, 규정, 정책에 의해 정해진다. 응급구조사는 보고가 필요한 상황을 잘 숙지해야 한다. 만약 필수적인 보고 사항을 누락할 경우, 방임에 대한 민·형사상 책임이 따를 수 있다. 또한, 방임으로 인해 면허나 자격이 박탈되는 위기에 처할 수도 있다.

2) 응급구조사에게 발생할 수 있는 법적 문제

응급구조사는 자신의 교육 및 훈련 수준과 일치하고 동등한 훈련을 받은 다른 응급구조사의 수행 능력과 갈은 수준의 처치를 환자에게 제공해야 한다. 또한 비슷한 상황일 경우 다른 응급구조사와 마찬가지로 합리적이고 신중하게 업무를 수행해야 한다. 이와 같은 표준적인 기대치를 충족하지 못하는 경우, 결과적으로 발생하는 문제에 대해 과실과 법적 책임의 혐의를 피할 수 없게 된다. 태만은 응급구조사의 과실이며, 이에 의한 손해 결과에 대해서는 책임을 져야 할 수도 있다.

(1) 과실과 의료책임

과실(negligence)은 불합리한 위험으로부터 타인을 보호하기 위해 법에서 승인하는 표준 처치를 제공하지 않은 것을 의미한다. 과실은 법적 책임으로 이어질 수 있다. 보건의료 전문 분야에서 과실은 의료 과오와 다름없는 것이다.

과실에 대한 민법적 판단은 행동 기준에 대한 개인의 행위를 재물의 손실로서 평가하는 제도이다. 한 개인의 부당한 손해 및 상해를 받게 되거나 과거 질병 상태가 악화하는 경우 상해나 악화를 유발한 사람은 상해 받은 사람에게 보상해야 한다.

① 과실의 구성요건

응급구조사에 대한 의료과오 소송 중 원고는 과실을 주장으로 소송하기 위해서 4가지 특정 요소를 증명하고 확립해야 한다. 즉 행위 의무의 존재, 의무의 불이행, 환자나 다른 사람에 대한 실질적 피해, 그리고 직접적인 인과관계이다.

가. 원고는 응급구조사의 행위 의무가 있음을 확립해야 한다.

원고는 응급구조사가 직무 수행의 의무(Duty to perform duties)가 있었다는 점을 입증해야 한다. 그것은 응급구조사가 처치를 제공해야 한다는 의무나 비공식적인 법적 의무가 있었다는 점을 밝혀야 하는 것이다.

응급구조사에게 요구되는 의무는 다음과 같다.

- 현장에 출동하여 질병이나 손상을 입은 환자에게 처치를 제공할 의무
- 연방, 주, 지방 정부의 법률과 규정을 준수할 의무
- 합리적이고 신중하게 구급차를 운용할 의무
- 기대 수준에 부응하는 응급처치와 이송 서비스를 제공할 의무
- 응급구조사의 업무 범위와 지역 의료지침 내에서 처치 및 이송 서비스를 제공할 의무
- 적절한 판단을 통해 지속적인 처치와 환자 이송을 할 의무

나. 원고는 응급구조사 의무 불이행을 증명해야 한다.

원고는 응급구조사가 직무 태만(dereliction of duty)이 있었다는 사실을 입증해야 한다. 응급구조사가 제공하는 정도의 처치, 기술, 판단력을 발휘할 수 있어야 한다.

직무 태만은 불법행위(malfeasance), 부당행위(misfeasance), 의무 불이행(nonfeasance) 등으로 나타날 수 있다.

- 불법행위, 응급구조사가 부정하거나 불법적인 행동을 한 경우(예: 응급구조사가 환자를 폭행하면 불법행위에 해당함)
- 부당행위, 합법적이라도 상대에게 해를 끼치거나 손상을 입힌 경우(예: 응급구조사가 부주의하게 환자의 식도로 삽관하고, 튜브 고정을 확인하지 않아서 튜브가 빠졌을 때는 부당행위에 해당함)
- 의무 불이행, 필수적인 행위나 의무를 수행하지 않은 경우(예: 병원으로 이송하기 전에 환자를 들것과 구급차에 안전하게 고정하지 않으면 의무 불이행에 해당함)

다. 원고는 손해가 있음을 증명해야 한다.

직무 수행의 의무 위반과 직무 태만이 밝혀지면 과실 소송에서 실질적 피해(material damages)를 입증하게 된다. 원고는 배상액에 상응할 정도의 실제적인 피해가 있었다는 것을 증명해야 한다. 이것은 필수적인 요소다. 만약 응급구조사의 행동이 나쁜 결과를 유발하지 않았다면 승소할 수 없게 된다. 원고는 의료비, 임금 손실, 미래 소득손실, 자각하는 통증, 불법 사망 등과 같이 보상이 필요한 신체적, 심리적, 재정적 손해를 입었음을 밝혀야 한다.

라. 원고는 응급구조사의 행위가 손상의 주요한 원임임을 증명해야 한다.

원고는 과실을 증명하기 위하여 응급구조사의 조치 또는 무조치가 피해의 주요한 원인(proximate cause)이라는 점을 입증하여야 한다. 즉, 응급구조사의 조치 또는 무조치가 원고의 피해 정도를 즉각적으로 유발 혹은 악화할 때 컸다는 것을 보여줘야 한다.

② 과실의 책임에 대한 방어

과실 소송을 당한 응급구조사는 원고의 소송에 효과적으로 방어함으로써 법적 책임을 피할 수 있다. 과실 소송에 활용할 수 있는 방어 방법은 다음과 같다.

가. 응급의료에관한법률(일명: 선한사마리안법)

응급구조사의 행위가 선한 사마리아인 법으로 보호받을 수 있는 것이라면, 응급구조사는 법적 책임을 면할 수 있다. 중과실, 무모한 행동, 의도적이거나 부당한 행위(고의적 불법행위 등)의 경우에는 선한 사마리아인 법에 따른 보호를 받지 못한다.

1965년 미국 플로리다주에서 제정한 '선한 사마리아인의 법'은 현장에서 위험에 처해 있는 사람을 발견했을 때 그 사람을 구조해 주어도 자기가 위험에 빠지지 않는데도 외면해 버리는 나쁜 사마리아인을 처벌하는 것을 내용으로 하는 법 규정을 말한다. 그 유래는 신약성서 누가복음 10장 30~37절이다.

- 일상적이고 합리적이며 분별력 있는 사람이 위할 수 있는 행동을 행한 경우에만 적용된다.
- 제공된 응급처치에 대해 무보수인 경우에만 적용된다.
- 응급구조사의 업무는 응급치료비 및 이송 처치료 등으로 진료비가 산정되므로 해당 법이 적용되지 않지만, 비번일 때 응급환자를 발견하고 환자를 도와주었다면 해당법으로부터 보호받을 수 있다.
- 근무 태만이나 업무상 과실로 인한 환자의 피해에 대해서는 그 책임을 면해 주지 않는다.

> **▸BOX 4-6 과실의 구성요건**
>
> 1. 행위 의무의 존재
>   - 응급구조사가 응급처치를 제공해야 하는 공식적 혹은 비공식적 법적 책임
> 2. 의무의 불이행
>   - 응급구조사로서 기대되는 치료기준을 위반하는 작위 또는 부작위
>   - 요구된 행위 의무를 이행하지 않음으로써 발생하는 의무 불이행
> 3. 환자나 다른 사람에 대한 실질적 피해
>   - 보상받을 수 있는 신체적, 정신적 혹은 물질적 피해
> 4. 직접적인 인과관계
>   - 환자가 받은 피해의 직접적인 원인이 되거나 이를 더욱 악화시킨 것으로 응급구조사의 행위 또는 행위 불이행

나. 정부의 면책 특권

미국의 많은 주에서는 의료과실 소송을 당한 응급구조사 개인은 정부의 면책 특권에 의한 보호를 크게 받지 못한다. 정부 면책 특권의 범위는 주마다 차이가 있으며, 근무하는 지역의 정부 면책 특권에 충분히 숙지를 해야 하는 경우가 있다.

우리나라에서는 정부의 면책 특권의 필요성이 대두되어 '응급의료에 관한 법률 개정안'이 법안심사제2소위 계류 중에는 있다.

다. 공소 시효

이것은 특정 행위가 법정 소송으로 갈 수 있는 최대 기간을 규정하는 법이다. 공소 시효가 지나면 과실 여부에 상관없이 법적 행위 자체가 불가능해진다. 공소 시효의 기간은 주마다 차이가 있으므로, 해당 지역의 법 조항을 신중하게 검토한다. 또한 공소 시효는 과실의 유형별로 다르거나 어린이 관련 사건일 때 달라질 수 있다.

라. 기여 과실 또는 비교 과실

원고 자신에 의해 손상이 유발되거나 악화한 사실이 밝혀지면 원고의 배상금을 취소 혹은 감소시킨다. 예를

들어, 차량 충돌에 관련된 환자가 목의 통증을 호소하지만, 응급구조사가 척추를 고정하려고 하자 이를 거부했다고 가정하자. 응급구조사는 치료 거부에 따르는 위험성을 설명했지만, 환자가 아랑곳하지 않고 "면책 양식"에 서명했다. 나중에 영구적인 척수 손상을 입은 환자가 응급구조사의 과실을 주장한 것 고소한다. 대부분의 법원에서는 환자가 필요한 치료를 거부해서 상태가 악화한 것이기 때문에 응급구조사는 과실이 없는 것으로 판결할 것이다.

마. 책임보험 가입 및 변호사 의뢰

책임에 대한 피해를 최소화하기 위해서는 변호사에게 조언을 구해야 할 수도 있다.

의료 과실 소송에 대해 자신을 방어하기 위해서 응급구조사는 적절한 교육, 훈련, 보수교육을 받고, 온라인/오프라인으로 적절한 의료 지도를 받아야 하며, 항상 정확하고 확실하게 기록하고, 항상 전문가다운 태도와 행동을 보이며, 정직하게 행동하고, 상식적으로 행동해야 한다. 또한 응급구조사들은 의료배상책임보험에 가입하는 것이 필수적이다. 응급구조사가 근무하는 기관이나 회사 대부분이 보험 적용을 받지만, 의료 과실 배상책임보험과 같이 소속기관에서 적용되지 않는 보험은 개인적으로 가입하는 것이 현명하다.

(2) 특별한 책임 관계자들

① 의료지도

응급구조사가 현장에서 범한 실수로 손상을 입은 환자가 소송을 제기하는 경우, 환자는 의료지도 의사와 온라인으로 지시를 내린 의사에 대해서도 소송을 제기할 수 있다. 온라인 의사는 응급구조사에게 의학적으로 부적절한 지시나 조언을 한 경우, 의학적으로 필요한 약물의 투여를 승인하지 않은 경우, 환자를 구급차로 부적절한 의료시설에 이송하도록 지시한 경우는 환자에 대해 법적 책임을 질 수 있다.

지도의사는 응급구조사에 대한 감독을 소홀히 했다는 이유로 환자에 대한 법적 책임이 있을 수 있다. 이러한 형태의 소송에서 환자가 승소하기 위해서는 지도의사가 응급구조사에 대한 감독 의무를 소홀하였고, 이러한 직무 태만이 환자의 손상을 초래한 주요한 원인으로 작용했음을 증명해야 한다.

② 평등권

응급구조사로서 인종, 신념, 피부색, 성, 국적 또는 경제적 지급 능력 같은 이유로 의료행위를 거부해서는 안 된다. 모든 환자는 지휘나 사회경제적 여건, 질병과 관계없이 적절한 의료행위를 받아야 한다. (응급의료에 관한 법률 제3조 응급의료를 받을 권리)

③ 비번의 응급구조사

법적 책임은 비번인 응급구조사가 질병이나 손상을 입은 응급환자에게 도움을 제공했을 때도 발생할 수 있다. 일반적으로 위험에 처한 타인에게 기본적인 응급처치를 제공한 사람은 선한 사마리아인 법에 따라 법적 책임을 면하게 된다.

대다수 지역의 응급 의료체계에서 응급구조사는 응급의료서비스 체계의 범위를 벗어나는 전문 의료행위를 할 수 없다. 비번인 응급구조사가 의사로부터 위임받지 않은 전문적인 의료기술과 조치를 시행하는 것은 무면허 의료행위에 해당하는 죄를 범하는 것이다.

(3) 응급구조사와 환자 관계

응급구조사와 환자의 관계는 매우 중요하다. 응급구조사는 최선의 의학적 처치를 제공해야 할 뿐만 아니라, 환자의 사생활을 보호하고 정중하고 진실하고, 동정하는 마음으로 환자를 대해야 하는 법적 및 윤리적 책임이 있다.

① 비밀유지

환자에게 제공한 응급처치와 관련된 모든 자료는 엄격하게 비밀이 유지되어야 한다. 환자의 비밀 유지(maintain patient's confidentiality)는 환자의 병력, 진단 결과, 치료 내용 등 개인 정보와 의료 정보를 환자나 보호자의 동의 없

○ 응급의료에 관한 법률

제5조의2(선의의 응급의료에 대한 면책) 생명이 위급한 응급환자에게 다음 각호의 어느 하나에 해당하는 응급의료 또는 응급처치를 제공하여 발생한 재산상 손해와 사상(死傷)에 대하여 고의 또는 중대한 과실이 없는 경우 그 행위자는 민사책임과 상해(傷害)에 대한 형사 책임을 지지 아니하며 사망에 대한 형사 책임은 감면한다. [개정 2011. 3. 8., 시행 2012. 2. 5]]

1. 다음 각 목의 어느 하나에 해당하지 아니하는 자가 한 응급처치
   가. 응급의료종사자
   나. 「선원법」 제86조에 따른 선박의 응급처치 담당자, 「119구조·구급에 관한 법률」제10조에 따른 구급대 등 다른 법령에 따라 응급처치 제공 의무를 가진 자
2. 응급의료종사자가 업무수행 중이 아닌 때 본인이 받은 면허 또는 자격의 범위에서 한 응급의료
3. 제1호나목에 따른 응급처치 제공의무를 가진 자가 업무수행 중이 아닌 때에 한 응급처치 [전문개정 2011. 8. 4.]

제63조(응급처치 및 의료행위에 대한 형의 감면) ① 응급의료종사자가 응급환자에게 발생한 생명의 위험, 심신상의 중대한 위해 또는 증상의 악화를 방지하기 위하여 긴급히 제공하는 응급의료로 인하여 응급환자가 사상(死傷)에 이른 경우 그 응급의료행위가 불가피하였고 응급의료행위자에게 중대한 과실이 없는 경우에는 정상을 고려하여 「형법」 제268조의 형을 감경(減輕)하거나 면제할 수 있다.

② 제5조의2 제1호 나목에 따른 응급처치 제공 의무를 가진 자가 응급환자에게 발생한 생명의 위험, 심신상의 중대한 위해 또는 증상의 악화를 방지하기 위하여 긴급히 제공하는 응급처치(자동심장충격기를 사용하는 경우를 포함한다)로 인하여 응급환자가 사상에 이른 경우 그 응급처치행위가 불가피하였고 응급처치행위자에게 중대한 과실이 없는 경우에는 정상을 고려하여 형을 감경하거나 면제할 수 있다. [2016. 5. 29]

이 제3자에게 제공하지 않는 것이다. 하지만 환자의 비밀 정보를 공개할 수 있는 특수한 상황들이 있다.

가. 기록 열람에 대한 환자의 동의

특정한 이유로 환자가 자신의 의료 기록 사본을 요청할 수 있다. 환자가 소아일 때 부모나 다른 법정대리인으로부터 의료 기록 공개에 대한 동의를 얻어야 한다. 정보 요청은 서면으로 작성되어, 기록을 담당하는 기관에 제출해야 하며, 환자 서명(또는 허가권자의 서명)이 있어야만 인정된다. 이와 같은 조건이 충족된 경우, 환자의 기록은 의사, 보험회사, 변호사, 또는 환자가 지정한 제3자에게 제공할 수 있다. 응급구조사 소속기관은 반드시 환자 동의서 사본을 확보해야 한다.

나. 다른 보건의료 종사자가 알아야 할 필요가 있는 경우

예를 들어, 온라인 의료 지도를 통해 환자 상태에 대해 논의하거나 병원에 도착한 후 응급실 간호사에게 환자 기록을 제공하는 것은 환자 비밀보장 원칙을 위반하는 것이 아니다. 이러한 정보의 공유는 환자에게 적절한 의학적 처치를 지속하는 데 필요하므로 허용된다. 하지만 환자 치료에 책임이 없는 의료 제공자에게 비밀스러운 환자의 정보를 알려주는 것은 허용되지 않는다.

다. 법에 따른 환자 기록 열람

환자의 의료 기록은 판사의 서명이 있는 법원 명령이나 소환장(특정 시간과 장소에 출석하여 증언하라는 명령)이 발부되는 경우 공개할 수 있다. 소속기관이 법원 명령이나 소환장을 받는 경우, 변호사 상담을 통해 법원 명령의 타당성을 판단하고 준수 절차를 확인한다. 법원 명령이나 소환장에 따르는 절차를 이행하지 않는 경우 심각한 처벌을 받을 수도 있다.

라. 제3자의 기록 열람 요구

환자에게 서비스 비용을 청구하는 응급의료기관은 민간 보험회사 등으로부터 보험금을 받기 위해 환자의 비밀 정보를 일부 공개해야 할 경우가 있다. 가능하다면 응급의료기관은 이에 대한 환자의 승인을 받아두어야 한다.

환자 비밀보장 의무를 위반할 때 법적인 처벌을 받게 된다. 환자의 정보를 부적절하게 공개할 경우, 응급구조사는 명예훼손(비방 또는 중상), 비밀보장 의무 위반, 사생활 침해 등의 명목으로 소송을 당할 수 있다. 유죄가 인정되면 응급구조사는 환자에게 금전적인 배상을 해야 할

수도 있다.

② 명예훼손

가. 명예훼손(defamation)

한 개인이 타인의 명성이나 평판을 해치는 거짓된 말을 의도적으로 퍼트리는 경우 발생한다. 응급구조사가 아무런 법적인 권한이나 동의 없이 환자의 성격이나 평판에 대해 유언비어를 퍼트릴 경우, 환자는 응급구조사를 명예훼손으로 고소할 수 있다. 명예훼손은 구두로 혹은 서면상으로도 발생할 수 있다.

나. 비방(libel)

문서에 의한 비방(libel)은 악의적인 의도를 갖거나 사실이 아닌 내용을 서면이나 대중매체를 통해 허위 사실을 퍼트려 개인의 인격, 명성, 평판 등을 해치는 행위를 말한다. 비방의 혐의를 피하려면 정확성, 전문성, 비밀성을 유지하면서 환자처치보고서를 작성해야 한다. 환자처치보고서에는 속어와 가치편향적 단어나 표현을 삼간다(예를 들어, 환자를 "멍청"하다고 쓴다거나 인종 차별적인 용어를 사용하지 않는다).

말에 의한 비방(slander)은 악의적인 의도를 갖거나 사실이 아닌 내용을 말로 퍼트려서 개인의 인격, 명성, 평판 등을 해치는 행위를 의미한다. 비방 혐의를 피하려면 환자 상태를 말로 보고할 때 적절한 사람에게만 해야 한다. 많은 응급 의료체계에서 구급차-병원 간 무선 송수신을 사용한다는 사실에 유념한다. 무전기를 통해 전송되는 정보는 환자 치료에 있어서 필수적인 부분에 한정되어야 한다. 일반적으로 환자의 이름과 보험 상태는 무선통신으로 언급되지 말아야 한다.

다. 중상(slander)

악의 있는 의도와 부주의로 거짓된 진술(말)을 하여 사람의 인격, 명성, 평판에 흠집을 내는 행위를 말한다.

③ 사생활 침해

응급구조사는 합리적인 법적 근거가 없이 환자에게 조롱, 악평, 수치심을 유발할 만한 환자의 사생활 관련 정보를 유출할 때 사생활 침해(invasion of privacy)로 고소당할 수 있다. 예를 들어, HIV 감염, 여타 민감한 의료 정보, 또는 환자가 처한 수치스러운 상황 등에 대한 정보가 유출되는 경우를 포함한다. 사생활 침해의 경우, 공개된 정보가 진실인지 거짓인지는 중요하지 않다.

3) 환자나 보호자에 대한 동의 과정과 방법

의료행위는 환자의 몸에 대해 일정한 개입을 하는 행위이며 환자 몸에 대한 침습 및 비침습을 하는 행위이다. 의료행위에 대한 환자의 권리는 자기 신체 그리고 더 나아가 삶에 관한 중요한 결정을 할 권리가 있다.

응급구조사가 환자를 처치할 때 인식하고 고려해야 하는 환자의 동의와 거부가 있다. 동의는 응급처치 허가를 인정하는 것이다. 계획된 응급처치의 이점과 위험은 환자가 이해할 방법으로 설명되어야 한다.

(1) 동의

법적으로 응급구조사는 의학적 처치나 이송을 하기 전에 반드시 환자의 동의(agreement)를 얻어야 한다. 동의는 치료해도 좋다는 허락을 말하는 것이다. 더 정확하게는 환자의 몸에 손을 대도 된다는 허락을 의미한다. 환자 동의는 모든 성인의 경우 자기 신체에 어떠한 조치가 취해져야 하는지에 대해 합리적인 판단을 할 수 있다는 점에 근거를 두고 있다. 적절한 동의 없이 환자의 몸에 손을 대는 경우 폭행과 구타의 혐의가 적용될 수 있다.

환자는 동의 여부를 표현할 수 있는 법적 능력(legal capacity)이 있어야 한다. 법적 능력이 있는 성인이란 의학적 처치에 관해 설명된 동의를 할 수 있는 명료함을 지닌 사람을 말한다. 정상 상태의 성인은 응급구조사의 질문과 권고 사항, 그리고 의학적 처치에 대해 자신의 결정이 어떤 영향을 끼칠지 충분히 이해한다. 법적 능력에 대한 절대적인 측정 방법은 없지만, 정신적 상태, 질문에 대답하는 능력, 환자의 인지력에 대한 친지나 가족의 의견, 약물이나 알코올의 영향, 쇼크나 저산소증 징후 등 의사결정에 영향을 미치는 핵심 요소를 지속해서 관찰한다.

▶BOX 4-7 헌법 제10조

모든 국민은 인간으로서 존엄과 가치를 가지며, 행복을 추구할 권리를 가진다. 국가는 개인이 가지는 불가침의 기본적 인권을 확인하고 이를 보장할 의무를 진다.

▶BOX 4-8 의료행위에 대한 환자의 동의

- 정보를 제공받는 상태에서의 동의
- 정보 제공 동의
- 정보 동의

응급처치나 이송을 위해 응급구조사가 알아야 하는 동의는 3가지 유형이 있다. 명시적, 묵시적, 비자발적 동의이다.

① 고지된 동의(설명된 동의)

의식이 있고 법적 능력이 있는 환자는 어떤 의학적 처치를 받을지 선택할 권리가 있다. 하지만 동의가 법적으로 인정받기 위해서는 설명된 동의(explained agreement)라야 하며, 충분한 정보가 제공된 상태에서 얻어진 동의라야 한다. 환자는 제공받는 치료 절차에 관한 내용, 위험성, 이로운 점 등에 대해 정확히 이해해야 한다. 그러므로 응급구조사는 의학적 처치를 제공하기 전에 환자에게 반드시 다음과 내용을 설명해 주어야 한다.

ㄱ. 환자에게 발생하거나 발생할 수 있는 질병이나 손상의 내용
ㄴ. 응급 검사 및 권장되는 치료의 내용
ㄷ. 치료 내용에 대한 위험성과 이점
ㄹ. 대안적인 치료 방법과 그에 따르는 위험성과 이점
ㅁ. 치료 및 이송 거부에 수반되는 위험성

동의에는 다음과 같은 사항이 있다.

- 응급처치가 시작되기 전 모든 법적 능력이 있는 성인으로부터 얻어야 한다.
- 의식이 있는 환자는 응급처치나 이송 도중 어느 때라도 동의를 취소할 수도 있어야 한다.
- 미성년자의 부모나 법정대리인은 환자의 응급처치가 시작되기 전에 고지된 동의를 해 주어야 한다.
- 환자가 동의하기 이전에 절차와 범위를 충분히 설명하여 이해해야 한다.
- 환자는 적절한 판단을 내릴 만큼 충분한 정신적 또는 육체적 능력을 갖추고 있어야 한다.
- 대부분 동의하거나 동의를 철회하려면 20세이거나 그 이상 성인이어야 한다.
- 기혼이나 군필의 법적으로 부모의 권한에서 독립한 18세 미만은 성인으로 간주한다.

② 명시적 동의

명시적 동의(Express agreement)는 가장 일반적인 것이다. 이것은 개인이 언어적, 비언어적 또는 서면으로 치료에 대해 직접 동의하는 것이다. 흔히 환자가 구급차 출동을 요청하는 것은 치료를 원한다는 동의의 표현으로 간주할 수 있다. 하지만 환자가 병원 이송을 원한다고 해서 모든 종류의 치료에 동의한 것을 의미하지는 않는다(정맥주사나 약물 투여 등). 응급구조사는 환자에게 제공하려는 각각의 치료에 대해 동의를 얻어야 한다. 환자의 동의를 항상 구두로 얻을 필요는 없다. 제공되는 처치를 허용하는 것으로 동의를 표한다.

③ 묵시적 동의

묵시적 동의(Implied agreement)는 무의식 환자는 동의 의사를 표현할 수 없다. 무의식 환자나 응급처치가 필요하지만, 정신적, 신체적, 혹은 감정적인 문제로 인해 동의 의사를 표현할 수 없는 환자를 처치할 때는 묵시적 동의에 의존해야 한다. 환자가 설명된 동의를 할 수 있는 상태였다면 치료에 분명히 동의했을 것이라는 추정에 의한 것이다. 묵시적 동의는 환자가 더 이상 응급처치를 필요로 하지 않거나 의식과 지적 능력이 회복될 때까지만 유효하다.

④ 비자발적 동의

비자의적 동의(Compulsory agreement)는 환자의 거부 의사에 상관없이 법원이 치료를 명령하는 경우가 있다. 비자의적 동의는 정신건강 상태가 의심스러운 환자나 법 집행 인력이 체포하고 있는 환자일 때 흔히 적용된다. 또한 지역사회로 확산할 위험이 있는 감염병(결핵 등) 환자를 강제로 치료해야 할 경우에도 비자의적 동의가 필요하다. 법 집행 인력은 대개 법원 명령에 따라 치료받는 환자와 동행할 것이다.

⑤ 특수한 동의 상황

미성년자(Minor)(「민법」 제4조 만19세, 「형법」 14세가 되지 않은 자 의미)의 경우에는 부모(친권자), 미성년 후견인, 법정 대리인으로부터 동의를 얻어야 한다. 정신적으로 무능력한 성인의 경우와 마찬가지다. 만일 보호자를 찾을 수 없는 소아 환자나 지적 무능력 상태의 성인 환자가 생명을 위협하는 손상이나 질병 상태에 놓여 있다면, 묵시적 동의의 원칙 아래에 치료를 진행해야 한다.

일반적으로 독립된 미성년자(emancipated minor)는 성인으로 간주한다. 18세 미만이지만 기혼자, 임산부, 부모, 군인, 타향에서 경제적으로 자립하여 생활하는 사람은 독립된 미성년자로 본다. 독립된 미성년자는 성인과 같이 법적으로 설명된 동의를 할 수 있다. 하지만 독립된 미성년자를 제외한 18세 미만의 미성년자는 설명된 동의를 할 수 없다.

⑥ 동의의 철회

의식과 지각이 있는 성인은 언제든지 어떤 치료에도 동의를 철회할 수 있다. 하지만 거부에 따른 결과에 대해 사전 정보가 제공되어야 한다. 환자는 지속적인 치료나 병원 이송이 이뤄지지 않을 때 예상되는 위험에 대해 충분히 이해하고 있어야만 한다. 포도당을 투여받던 저혈당 환자가 의식이 완전히 회복된 후 동의를 철회하는 것은 흔한 경우이다.

환자는 응급실에 가도록 비강압적인 방식으로 권유받게 된다. 만약 환자의 의식과 지각이 정상인 경우, 환자는 병원 이송을 거부할 수 있다. 이러면, 환자가 무의식 상태였을 때 시작되었던 수액 투여와 같은 전문소생술 관련 조치를 중단해야 한다. 이런 환자는 반드시 치료 및 이송 거부양식(면책 각서)에 서명해야 한다.

> **▶BOX 4-9 설명과 동의는 다양한 형태의 시퀀스(SEQUENCE) 유형**
>
> - 의료적 개입 전의 설명: 자기 결정을 위한 설명
> - 의료적 개입 중의 설명: 환자의 조력이 필요한 경우 필요한 조력에 관해 설명
> - 의료적 개입 후의 설명: 환자의 상태, 주의 사항 등

(2) 치료 거부권

환자의 연명치료 거부권을 인정한 법원의 판례와 관련, 헌법상 치료 거부권과 죽을 권리, 존엄사 또는 소극적 안락사 등의 개념에 대한 명확한 인식이 필요하다. 우리 헌법상으로는 인간의 존엄과 가치 및 행복추구권을 보장한 헌법 제10조에 의해 환자의 자기 결정권의 일환으로서 같은 개념을 인정할 수 있다.

모든 응급의료서비스에서 환자를 병원으로 이송하는 상황이 발생하는 것은 아니다. 손상이나 질병이 아무리 경미하더라도 환자에게 응급의료가 제공되어야 한다. 하지만 치료를 거부하는 환자가 있기 마련이다. 이런 상황에서, 응급구조사는 다음과 같이 행동한다.

① 환자가 법적으로 치료를 거부할 권리가 있는지를 확인한다. 즉, 환자는 법적 능력이 있는 성인이어야 한다.
② 환자가 치료받도록 여러 차례 설득을 시도한다.
③ 환자가 치료받도록 설득하기 위해 환자의 가족 또는 친지 등 주변 사람에게 도움을 요청한다.
④ 치료에 대한 모든 정보와 치료 거부에 따르는 잠재적인 위험성을 환자에게 자세히 설명한다.
⑤ 의료지도 의사와 온라인으로 상의한다.
⑥ 경찰과 같은 제3자를 증인으로 한 가운데 환자가 치료 및 이송 거부양식에 서명하도록 한다.

⑦ 환자에게 필요하다면 다시 출동을 요청할 수도 있다고 알린다.
⑧ 친지와 가족이 환자의 곁에 머물도록 한다.
⑨ 환자 처치보고서에 모든 상황을 상세히 기록한다.

환자가 치료를 거부할 때는 모든 정보를 이해한 상태이어야 한다. 다시 말해서 환자는 치료 거부에 따라 발생할 수 있는 모든 위험성을 알고 있어야 한다는 것이다. 병원 이송을 하지 않는다는 결정에는 의료지도 의사가 관여되어야 한다. 환자와 지도의사가 직접 통화하도록 하는 것도 좋은 방법이다. 모든 시도가 실패하는 경우, 환자가 치료를 거부하는 이유와 환자를 설득하기 위한 응급구조사의 활동 내용을 상세히 기록한다. 만약 지도의사와 온라인으로 연결된 경우, 환자 처치보고서에 지도의사의 서명을 받는 것도 좋은 방법이다(그림 4-38).

(3) 특수한 환자

응급구조사는 난폭한 자, 약물 과다 복용자, 술에 취한 성인 또는 미성년자, 치료에 대해 동의할 수 있는 보호자가 없는 미성년환자와 같은 "문제 환자"와 간혹 만나게 될 것이다. 이런 환자들의 경우, 응급구조사를 법적/의료적 딜레마에 빠지게 할 수 있다. 예를 들어, 약물을 과다 복용한 것으로 알려진 환자가 있다. 이에 당황한 가족들이 응급 의료체계에 도움을 요청한다. 하지만 응급구조사가 현장에 도착하자, 정상적인 의식상태와 지남력을 보이는 환자가 자신은 어떠한 약물도 복용한 적이 없다면서 처치와 병원 이송을 거부한다. 이러한 경우에 응급구조사는 환자와 신뢰를 쌓고 원만한 관계를 유지할 수 있도록 해야 한다. 환자가 의식이 명료하고 지남력이 있는 상태에서 계속 거부한다면, 경찰이 증인으로 입회한 가운데 치료 및 이송 거부양식에 서명하도록 한다.

만일 환자가 거부양식에 서명하는 것을 거부할 경우, 경찰이나 환자의 가족이 서명하도록 하고 환자가 구두로 치료를 거부했다는 것을 명시한다. 하지만 상황이 위험해지고 환자가 자해할 것으로 의심된다면, 경찰이나 환자 가족은 환자에게 강제로라도 치료를 제공할 수 있도록 법적인 조치를 고려해야 한다.

술에 취한 환자가 치료 및 이송을 거부하는 경우 또한 응급구조사에게 문제를 초래할 수 있다. 응급구조사는 환자가 치료나 이송을 받을 수 있도록 최대한 설득해야 한다. 환자가 의료서비스를 거부할 경우, 거부를 하는 데 따르는 부정적인 결과에 대해 차분한 태도로 상세하게 설명한다. 하지만 환자가 질병의 속성과 치료 거부에 따른 결과를 잘 이해하지 못하는 것으로 보이는 경우, 환자가 이해력이 부족해서 치료를 거부하는 것이 아닐 수도 있다. 이 시점에는 경찰의 도움이 필요하다. 환자가 그 같은 결정을 내릴 수 있는 의식과 지각 능력이 있다면, 치료 거부양식에 서명하도록 한다. 환자와의 대화나 환자의 치료 거부 의사 표시는 경찰과 같은 제3자가 있는 가운데 진행되어야 한다.

문제 환자의 유형에 상관없이 보고서는 항상 상세하게 기록되어야 한다. 보고서에는 환자의 신상 정보, 신체검진 결과(없을 때 누락에 대한 이유), 환자나 현장에 있던 사람의 진술, 증인의 이름과 주소가 반드시 포함되어야 한다. 환자 처치보고서에 환자나 증인의 중요한 진술을 포함할 때에는 인용 부호("…")를 사용하여 정확하게 인용한다.

모든 문제 환자가 있는 현장에는 경찰이 배치되고 증인으로서 환자 치료 보고서에 서명하거나, 응급구조사의 안전에 위협이 되는 경우 경찰이 병원 응급실까지 환자와 응급구조사를 동행하는 것이 이상적이다.

(4) 동의와 관련한 법적 문제

치료에 대한 환자 동의와 관련하여 많은 법적 문제가 있다. 응급구조사가 환자로부터 치료에 대한 동의를 얻지 못하거나 적절한 치료를 지속하지 못하게 되는 경우, 유기, 폭행, 구타, 불법 감금과 같은 불법행위로 손해배상 책임이 주어질 수 있다.

① 유기

유기(Abandonment)는 환자에게 지속해서 요구되고 필요로 하는 처치를 적절하게 제공하지 않음으로써 응급구조사와 환자의 관계를 종결짓는 행위이다. 응급구조사는

소방서
구급대·안전센터

구급 거절·거부 확인서

결재	119구급대장(센터장)

구급일지 일련번호	-	
구분	[ ] 이송 거절(구급대원)	[ ] 이송 거부(환자/보호자)

환자평가			
환자평가	환자의 병력·증상 및 주변상황, 발병 또는 손상의 상태를 종합적으로 평가한 결과 환자의 상태가 심각한가?		[ ] 예 [ ] 아니요
	세부 항목 [ ] 평가 거부	▶자살시도	[ ] 예 [ ] 아니요
		▶머리 손상	[ ] 예 [ ] 아니요
		▶약물중독(intoxication)	[ ] 예 [ ] 아니요
		▶흉통 또는 복통	[ ] 예 [ ] 아니요
		▶호흡곤란	[ ] 예 [ ] 아니요
		▶실신(syncope)	[ ] 예 [ ] 아니요
※ ■부분에 체크한 경우 의료지도에 따를 것.	생체징후 [ ] 정상 [ ] 측정 거부	[ ] 맥박수 비정상 [ ] 혈압 비정상 [ ] 호흡수 비정상 [ ] 의식상태 이상(異常) 또는 당뇨인 경우 혈당치 비정상(Chemstrip/Glucometer) [ ] 흉통, 호흡곤란 또는 의식상태 이상인 경우 SpO_2 비정상(가능한 경우) <정상 범위> 맥박수 60~100회, 수축기 혈압 100~140 ㎜Hg, 이완기 혈압 60~90 ㎜Hg, 호흡수 12~20회, 혈당치 60 ㎎/dl 이상, SpO_2 95% 이상	
	※ 비응급 환자로 추정되는 상황에서 세부 항목의 평가거부 또는 생체징후의 측정 거부 시에는 이송 거절을 원칙으로 함.		

이송 거절 확인		
이송 거절 확인	거절 사유	[ ] 단순 치통환자 [ ] 단순 감기환자(38 ℃ 이상의 고열 또는 호흡곤란이 있는 경우는 제외) [ ] 혈압 등 생체징후가 안정된 타박상 환자 [ ] 술에 취한 사람(강한 자극에도 의식이 회복되지 아니하거나 외상이 있는 경우는 제외) [ ] 만성질환자로서 검진 또는 입원 목적의 이송 요청자 [ ] 단순 열상(熱傷) 또는 찰과상(擦過傷)으로 지속적인 출혈이 없는 외상환자 [ ] 병원 간 이송(의사가 동승한 응급환자 제외) 또는 자택으로의 이송 요청자 [ ] 구급대원에게 폭력을 행사하는 등 구급활동을 방해하는 경우
	구두 확인	[ ] 이송을 요청한 사람 [ ] 목격자
	환자 고지	[ ] 상태가 악화되면 119에 다시 신고 [ ] 다른 이동수단의 종류 및 이용방법 [ ] 이송 거절의 이유, 구급대원의 소속·성명·전화번호 및 이의제기방법
이송 거부 확인	이송 거부	이송 거부로 인하여 환자에게 미친 영향에 대해서는 본인이 책임을 지겠습니다. 환자/보호자 (서명 또는 인) 전화번호:
	서명 거부	[ ] 구두 확인 1차 [ ] 구두 확인 2차
	목격자	본인은 환자 또는 보호자가 119구급대의 이송을 거부하는 것을 목격하였습니다. 목격자 (서명 또는 인) 전화번호:
	환자 고지	[ ] 상태가 악화되면 119에 다시 신고 [ ] 병원진료가 필요함을 고지
녹음 등 유무	[ ]녹음/녹화 자료 있음 [ ]녹음/녹화 자료 없음 [ ]그 밖의 자료 있음	

본인은 구급업무와 관련된 본인의 교육·자격 및 경험 등에 따라 환자의 상태를 성실히 평가하였으며, 그 결과에 따라 해당 환자에게 필요한 조치를 하고, 환자를 이송하지 아니하였습니다.

20 . . . : 구급대원 (서명 또는 인)

210㎜×297㎜[백상지(80g/㎡) 또는 중질지(80g/㎡)]

그림 4-38
구급거절·거부확인서(119구조·구급에 관한 법률 시행규칙 [별지 제2호서식]).

정당한 사유가 없이 환자에 대한 처치를 시작하거나 중단할 수 없다.

자신보다 훈련 수준이 낮은 요원에게 환자를 처치하도록 넘기는 경우 유기 행위에 해당하는 법적 책임 문제가 발생할 수 있다. 현장이나 병원 응급실과 같이 환자와 접촉하는 곳에서는 어디에서든지 유기 행위가 발생할 수 있다. 환자를 잠깐이라도 물리적으로 방치하는 것 역시 유기의 혐의를 받을 수 있다. 예를 들어, 응급구조사가 의사나 간호사에게 환자 처치에 대해 제대로 인수인계를 하지 않고 환자 곁을 떠날 때도 유기에 해당하는 법적 책임을 질 수 있다. 간호사나 의사에게 환자를 인계할 때는 환자 처치보고서에 해당 간호사나 의사의 서명을 받는 것이 바람직하다.

② 폭행과 구타

치료 전에 환자로부터 적절한 동의를 얻지 못할 경우, 응급구조사가 폭행 및 구타 혐의를 받을 수도 있다. 폭행(Assault)은 한 개인을 당사자의 동의 없이 신체적 위해의 불안을 느끼게 하는 불법적 행위이다. 예를 들어, 응급구조사가 정맥주사를 시작하려고 하는데 환자가 주사 공포증이 있으므로 이를 거부한다. 그런데 응급구조사가 정맥주사를 시작하려고 카테터를 보이면서 팔로 가져간다면, 폭행에 해당하는 법적 책임 문제가 발생할 수 있다.

구타(Battery)는 한 개인의 동의 없이 다른 사람이 불법적으로 접촉하는 행위이다. 환자의 거부에도 불구하고 정맥주사를 시작하는 순간 구타가 성립될 수 있다. 이 경우, 응급구조사는 폭행 및 구타 혐의로 민형사상 소송을 당할 수 있다.

③ 강제 구금

불법 감금(False imprisonment)은 동의 없이 이송된 환자나 정당한 근거 또는 권한 없이 제압당한 환자에 의해 제기될 수 있다. 불법 감금은 동의나 법적 권한이 없이 한 개인을 의도적이고 부당하게 감금하는 것을 의미하며, 민형사상 책임이 발생할 수 있다. 폭행 및 구타와 마찬가지로 적절한 동의를 얻으면 불법 감금의 혐의를 피할 수 있다.

이것은 정신질환자를 다룰 때 자주 발생하는 문제다. 대부분은, 응급구조사는 경찰관이 환자를 인도해서 병원까지 동행해 주도록 요청함으로써 불법 감금 혐의를 피할 수 있다. 하지만 경찰이 없을 때, 응급구조사는 의료지도 의사와 상의하면서 환자를 억제한 뒤 치료하는 것의 장점과 불법 감금의 위험성에 대해 충분히 비교하고 판단해야 한다.

응급구조사는 환자에게 즉각적인 의학적 처치가 필요한 것인지, 치료나 이송 과정에서 환자가 자기 자신이나 시민에게 위험을 초래할 수 있는지를 판단해야 한다.

④ 정당한 완력

위험하지 않다면 응급구조사는 적절한 수준의 물리력을 사용하여 통제 불능이거나 난폭한 환자를 제압할 수 있다. 정당한 물리력(Reasonable force)이란 환자가 자기 자신, 응급구조사, 그 밖의 타인에게 해를 끼치지 않게 하기 위해 필요한 최소한의 힘을 말한다. 과도한 힘을 사용할 때 응급구조사에 대해 법적 책임을 물을 수 있다. 폭행 및 구타로 간주할 정도로 체벌하는 것 같은 힘을 사용할 경우, 환자는 손해 배상을 청구하고 응급구조사는 형사 처벌받게 될 수도 있다.

난폭한 환자의 경우에는 억제대를 사용하는 것이 바람직하다. 억제대 사용은 해당 지침에 따라야 한다. 응급의료 제공자에 의해 흔히 사용되는 억제용 장비에는 고정끈, 조끼, 제압용 담요가 있다. 응급구조사는 제압된 환자가 체위성 질식에 빠지지 않도록 특별히 유의해야 한다. 체위성 질식은 환자가 호흡할 수 없거나 제대로 호흡할 수 없는 자세로 있을 때 발생한다.

난폭한 환자의 경우, 응급의료팀의 목표는 환자의 불편을 최소화하면서 환자를 안전하게 통제하는 데 필요한 최소한의 힘을 사용하는 것이다. 환자를 통제하기 위해 힘을 쓰거나 억제대를 사용하는 경우, 반드시 경찰이 함께하도록 한다.

(5) 환자 이송

환자를 이송하는 것은 환자 치료의 연속성을 위해 중요한 부분이다. 환자를 병원으로 이송하는 동안에도 현장에서 제공한 것과 동등한 처치 수준을 유지해야만 한다. 만약 현장에서 응급구조사에 의해 전문소생술이 시행되었다면, 응급구조사가 병원으로 이송되는 환자와 함께 구급차에 탑승하거나 다른 응급구조사가 환자와 동행할 수 있도록 해야 한다. 만약 이러한 조치 없이 환자의 상태가 악화한다면, 유기에 해당하는 법적 책임 문제가 발생할 수 있다.

응급구조사에게 가장 많이 발생하는 법적 책임 문제 중의 하나가 구급차 운용이다. 응급구조사는 해당 지역의 법률에 대해 충분히 이해하고 있어야 한다. 운전 관련 법규의 예외 조항에 따라, 제한 속도를 초과할 수 있는 등의 예외가 있지만, 응급구조사가 구급차를 운전하는 동안 과실을 범할 때 법적 책임을 피할 수 없을 것이다

환자의 이송기관 선택에 관한 것이다. 가장 가깝거나 가 적절한 의료시설로 환자를 이송하지 않았다는 이유로 일부 응급구조사가 소송을 당하기도 했다. 일반적으로 이송 병원의 선정은 환자의 요구, 환자 상태, 의료기관의 수용 능력에 따라 결정하게 된다. 이송 병원선정에는 문서로 만들어진 지침, 응급구조사, 온라인 의료지도 의사, 그리고 환자가 모두 관여하게 된다. 특수한 상황이나 환자의 상태 때문에 다른 의료시설을 선택해야 하는 경우가 아니라면, 가능한 한 환자의 선택을 존중해 준다. 이송하게 될 병원뿐만 아니라, 외상센터 또는 뇌졸중 센터와 같은 특수 의료시설의 수용 능력에 대해서도 해당 지역의 지침을 숙지하고 있어야 한다.

(6) 소생 문제

일반적으로 응급구조사는 현장에서 환자가 무반응, 무맥박, 무호흡 상태일 때 소생 조처를 해야 할 의무가 있다. 하지만 소생 조치가 권장되지 않는 상황도 있을 것이다. 여기에는 유효한 소생술 포기지시(DNR) 문서를 소지한 경우, 사망이 명백한 경우(예를 들면, 목 절단 등), 조직 부패나 사지에 시반이 분명하게 나타난 경우, 접근이 어려운 위험 지역에 환자가 있는 경우가 포함한다.

① 사전연명의료의향서

병원과 의료진은 의학적 치료와 심폐소생술(CPR), 인공 환기, 수분 및 영양공급, 수혈 등과 같은 생명 유지 조치를 시행할 때 환자와 환자 가족들이 합리적인 결정을 내릴 수 있도록 충분한 정보를 제공해야 한다.

그렇기 때문에 환자와 가족들은 앞으로 받게 될 의학적 처치에 대한 환자 자신의 선택을 서면으로 기록해 놓거나 사전연명의료의향서(Advance Medical Directives)를 준비해 놓아야 한다(그림 4-39). 사전연명의료의향서는 환자가 무의식 상태에 빠지거나 치료 방법 선택할 때 의사표명을 할 수 없게 될 때 특정 치료 방법을 선택하겠다는 내용을 담은 문서이다. 사전 의료의향서는 다양한 유형들이 있다. 현장에서 볼 수 있는 가장 흔한 유형은 생존유서, 보건의료 위임장, 소생술 포기지시, 장기기증 카드 등이다.

② 소생불가지시

심폐소생술포기지시(Do not resuscitate[DNR] order)(그림 4-40)는 사전연명의료의향서의 일반적인 형태이다. 환자에게 적용되는 DNR 동의는 의사와 환자 또는 환자 대리인 간에 합의된 의사 결정이다. 심폐소생술 포기지시는 환자의 심폐 기능이 정지했을 경우, 호흡이 중단될 경우 의료적 처치를 더 이상 시행하지 않는 것을 의미한다(그림 4-41). (국내에는 DNR 동의서 공통 양식이 없으며 해외 양식 참고할 것.)

DNR에는 7가지 종류가 있으며 「심폐소생술(CPR), 기관내삽관(Inrubation), 혈액투석, 항마제 투여, 수혈, 혈압상승제, 체외막산소공급기(ECMO)」 중 선택할 수 있다. 7가지 모든 것을 안 한다고 했을 때 DNR 동의서를 작성했다고 하고, 일부만 한다고 했을 때는 DNR 부분 동의서라고 한다.

③ 장기기증

장기 이식의 횟수와 이식 환자의 생존율이 증가해 왔

(앞쪽)

사전연명의료의향서

※ 색상이 어두운 부분은 작성하지 않으며, [ ]에는 해당되는 곳에 √표시를 합니다.

<table>
<tr><td>등록번호</td><td></td><td colspan="2">※ 등록번호는 등록기관에서 부여합니다.</td></tr>
<tr><td rowspan="3">작성자</td><td colspan="2">성 명</td><td>주민등록번호</td></tr>
<tr><td colspan="3">주 소</td></tr>
<tr><td colspan="3">전화번호</td></tr>
<tr><td>호스피스 이용</td><td colspan="2">[ ] 이용 의향이 있음</td><td>[ ] 이용 의향이 없음</td></tr>
<tr><td rowspan="2">사전연명의료의향서 등록기관의 설명사항 확인</td><td>설명 사항</td><td colspan="2">[ ] 연명의료의 시행방법 및 연명의료중단등결정에 대한 사항
[ ] 호스피스의 선택 및 이용에 관한 사항
[ ] 사전연명의료의향서의 효력 및 효력 상실에 관한 사항
[ ] 사전연명의료의향서의 작성·등록·보관 및 통보에 관한 사항
[ ] 사전연명의료의향서의 변경·철회 및 그에 따른 조치에 관한 사항
[ ] 등록기관의 폐업·휴업 및 지정 취소에 따른 기록의 이관에 관한 사항</td></tr>
<tr><td>확인</td><td colspan="2">위의 사항을 설명 받고 이해했음을 확인합니다.
년 월 일 성명 (서명 또는 인)</td></tr>
<tr><td>환자 사망 전 열람허용 여부</td><td colspan="3">[ ] 열람 가능 [ ] 열람 거부 [ ] 그 밖의 의견</td></tr>
<tr><td rowspan="2">사전연명의료의향서 등록기관 및 상담자</td><td colspan="2">기관 명칭</td><td>소재지</td></tr>
<tr><td colspan="2">상담자 성명</td><td>전화번호</td></tr>
</table>

본인은 「호스피스·완화의료 및 임종과정에 있는 환자의 연명의료결정에 관한 법률」 제12조 및 같은 법 시행규칙 제8조에 따라 위와 같은 내용을 직접 작성했으며, 임종과정에 있다는 의학적 판단을 받은 경우 연명의료를 시행하지 않거나 중단하는 것에 동의합니다.

작성일 년 월 일

작성자 (서명 또는 인)

등록일 년 월 일

등록자 (서명 또는 인)

210㎜×297㎜[백상지(80g/㎡) 또는 중질지(80g/㎡)]

그림 4-39

사전연명의료의향서(호스피스 · 완화의료 및 임종과정에 있는 환자의 연명의료결정에 관한 법률 시행규칙[별지 제6호서식]).

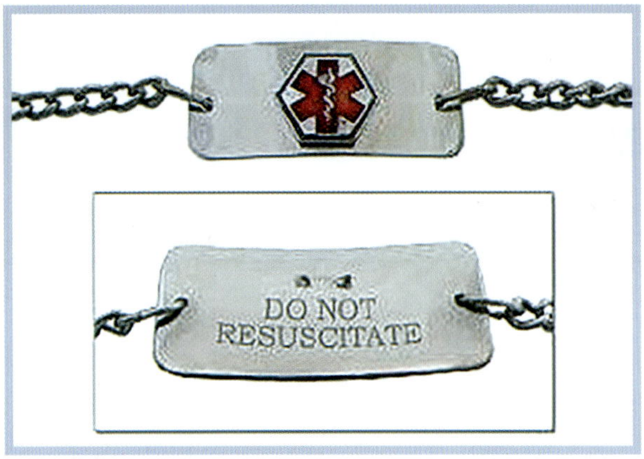

그림 4-40
DNR 의사 표시 팔찌.

다. 장기와 조직은 높은 수요에 비해 공급이 부족하므로, 상당수의 응급 의료체계가 장기 확보와 이식 과정에서 핵심적인 연결고리 역할을 하고 있다.

장기기증(Organ Donation)이란 건강한 삶을 살다가 이 세상을 떠날 때 더 이상 필요 없는 장기를 기증하거나, 살아 있을 때 사랑하는 가족이나 말기 장기부전 환자에게 자신의 소중한 장기를 대가 없이 기증하여 꺼져 가는 소중한 한 생명을 살리는 생명나눔이다.

장기기증의 형태로는 타인의 망가진 장기의 회복을 위하여 대가 없이 자기 장기의 일부 혹은 전부를 기증하는

심폐소생술 거부 서약서 (DNR)

등록번호:	환자성명:	성별/나이 :

위 환자에 대하여 환자의 상태 악화시 (심장정지나 호흡곤란이 발생할 경우)
생명유지를 위한 심폐소생술 (기관내 삽관, 인공호흡기, 심장마사지)의 필요성이 있을 때
이러한 처치의 시행을 하지 않을 것을 요청합니다.
또한 환자의 병의 특성 및 진행 경과상 입원 치료 중 예기치 못하게 사망할 수 있음을
이해하고 이에 대하여서는 의료진에게 책임이 없음을 인정합니다.

▶심폐소생술 시행 시 발생되는 문제점
심장박동이 정지된 기간 동안 뇌의 산소공급이 차단되면서
의식이 회복되지 않거나 호흡기능이 유지되지 않음
심장마사지를 시행 시 압박에 의한 늑골 골절
(만약 환자의 의식이 유지되고 있다면 극심한 고통을 겪을 수도 있습니다.)

상기 시술의 미 시행으로 인한 환자의 사망 시 귀 병원측에 어떠한 민·형사상의
법적 책임을 묻지 않기로 서약합니다.

※ 응급 시 심폐소생술을 원할 경우 전원 갈 병원:

년　　월　　일

환자성명:	(서명)	주치의:	(서명)
보호자:	(서명)		
연락처:		관계:	

※대리인이 서명하게 된 사유
□ 환자의 신체 정식적 장애로 인하여 약정 내용에 대하여 이해하지 못함.
□ 미성년자로서 약정 내용에 대하여 이해하지 못함.
□ 설명하는 것이 환자의 심신에 중대한 나쁜 영향을 미칠 것이 명백함.
□ 환자 본인이 특정인에게 동의권을 위임함.
□ 기타

그림 4-41
심폐소생술 거부 확인서.

이타적인 행동을 말한다.

장기기증은 주로 네 가지 형태로 나뉘게 된다.

- 사후 각막기증
- 뇌사 때 기증
- 인체 조직 기증
- 생존 시 신장 기증

장기 기증은 만 16세 이상이라면 온라인, 등록기관 방문 등을 통하여 기증희망등록을 할 수 있다. 운전면허증에 장기기증 의사표시 스티커를 부착할 수 있는데(그림 4-42), 장기기증 희망등록 신청서 작성 시 '운전면허증 장기기증 의사표시' 부분을 '예' 로 체크하면 된다(그림 4-43).

④ 현장에서의 사망

응급구조사가 현장에 도착하기 전에 환자가 이미 사망한 경우이든, 소생술 포기지시를 받은 경우이든, 현장에서 사망자가 발생하면 적절한 대응과 함께 상세하게 기록해야 한다. 응급구조사는 의료지침을 준수해야 하며 의료지도 의사와 온라인으로 접촉하여 지도받는 것도 중요하다.

4) 범죄 및 사고 현장 등 특수상황에서의 책임과 의무

범죄 현장에서 발견된 환자를 치료하는 것 역시 응급구조사의 의무이기 때문에, 범죄 현장의 보존에 대해서도 잘 알고 있어야 한다. 하지만 범죄 현장 증거를 보존하거나 수사 과정에 참여하기 위해서 환자 처치를 미뤄서는 안 된다. 환자를 적절하게 치료하면서 증거를 훼손하지 않도록 최선을 다하는 것이 수사관들을 도와주는 것이다.

현장에서 증거는 기록 증거와 실제 또는 물리적 증거를 말한다.

① 기록 증거(document evidence)

사실에 대한 목격자에 진술로 작성한다.

ㄱ. 범죄 현장에서는 사실만을 정확하게 기록한다.

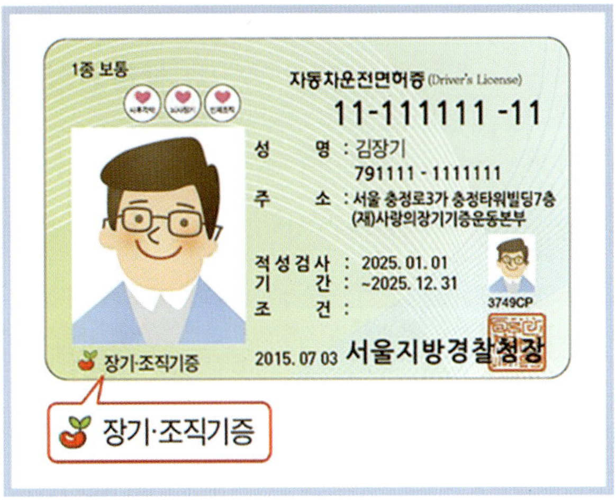

그림 4-42
장기기증 표시.

ㄴ. 현장의 주변 사람 또는 화자의 말을 인용할 때는 인용구를 반드시 사용한다.

ㄷ. 환자가 사망하였을 때 추후 밝혀질 내용과 상충할 만한 의견은 무리하게 제시하지 않는다.

- 흉기가 사용되었을 때 사실이 밝혀질 때까지 어떠한 흉기 손상이 아니다.
- 환자의 신체에서 뚫리거나 잘린 부분의 해부학적 위치와 형태를 기록한다.
- 즉흥적으로 말하는 말은 법정에서 증언으로 사용될 수 있다.

ㄹ. 범죄 사건의 기밀 유지와 관련된 정책 및 법적 규제를 준수한다.

② 실제 또는 물리적 증거(physical evidence)

용의자, 피해자, 범죄와 연관된 신체나 물건을 말한다.

▶BOX 4-10 증거의 유형

- 흔적- 지문, 발자국, 타이어 흔
- 혈액 및 혈흔
- 체액
- 미세 증거물
- 응급의료 인력의 현장 관찰

사랑의장기기증 희망등록서

성명 주민등록번호

전화번호

이메일

주소

정보수신여부 ☐ 이메일 ☐ 문자메시지 ☐ 우편물

기증형태 ☐ 사후 각막기증 ☐ 인체조직(뼈, 피부, 인대 등)

☐ 뇌사시 기증(신장, 심장, 간장 등)

☐ 생존시 신장기증 ※ 중복선택 가능

운전면허증에 장기기증 의사표시를 원하십니까? ☐ 예 ☐ 아니오

※운전면허증 신규발급, 갱신, 재발급시 표시할 수 있습니다.

법정대리인의 동의

성명 **주민등록번호** **관계** **서명**

· 16세 미만인 경우, 동의인이 법정대리인임을 증명하는 서류 . 정신질환자나 지적장애인인 경우, 본인이 동의 능력을 갖추었다고 인정하는 소견서 첨부.

「장기등이식에관한법률」 제15조제1항 및 같은 법 시행규칙 제7조와 「인체조직안전 및 관리 등에 관한 법률」 제7조의2제1항 및 같은 법 시행규칙 제3조제2항에 따라 위와 같이 신청합니다.

20 년 월 일

신청인 (서명)

그림 4-43
장기기증 희망 등록서.

범죄 현장에서 응급구조사의 책임은 다음과 같다.

ㄱ. 현장에서 범죄가 발생했다고 믿어지는 경우, 신고가 되지 않았다면 경찰에 즉시 연락한다.

ㄴ. 응급구조사 자신과 다른 응급의료 인력의 안전을 확보한다. 이것은 항상 최우선으로 고려해야 할 사항이다. 만약 현장에 진입하는 것이 안전하지 않은 경우, 업무수행을 하지 않았다고 해서 법적 책임을 지지 않는다.

ㄷ. 범죄 현장의 안전이 확보되면 환자에게 다가가 의학적 처치를 시작한다.

ㄹ. 환자 처치를 위해 필요한 것이 아니라면 범죄 현장에 있는 어떤 것도 이동시키거나 만지지 않는다. 동료에 의해 움직여진 물건이 있으면 원래 위치를 관찰하고 기록해 둔다. 환자의 옷에 총상이나 흉기에 의해 뚫린 부분 있는 경우 가능하면 그대로 보존한다. 환자가 목이 잘리는 등 치명상을 입었을

때 신체에 손을 대지 않도록 한다. 범죄의 증거를 보존할 수 있도록 최선을 다한다.

ㅁ. 현장에서 신체에 꽂혀 있는 무기나 약병과 같은 물건을 제거해야 한다면, 응급구조사의 행동을 기록하고 경찰에게 알려줘야 한다.

사고 현장에서도 범죄 현장에서와 마찬가지로 행동해야 한다. 응급구조사의 목표는 자기 자신과 동료의 안전을 지키면서 환자에게 필요한 의학적 처치를 제공하는 것이다. 이용할 수 있는 자원은 최대한 활용하고 필요한 만큼의 추가 인력과 구조 장비를 동원할 준비를 한다.

문서에는 3가지 요소가 필요하며 응급구조사는 자기 행동을 명확히 기록해야 한다.

- 본 것(무기, 파손된 가구 등)
- 들은 것(비명, 현장 사람들의 진술 등)
- 보관한 것(옷, 무기)

문서에는 현장 상황의 설명이 포함되어야 한다.

- 환자가 몇 명인가?
- 환자가 어떻게 있었는가?
- 주목할 만하고 특징적인 현장 상황이 있었는가?

응급구조사가 응급처치하는 동안 범죄 현장에서 증거를 보존하기 위해 취해야 하는 행동은 다음과 같다.

ㄱ. 응급구조사가 손댄 것을 기억한다.

ㄴ. 응급 현장에 영향을 주는 행위를 최소화한다. 환자를 움직이거나 응급처치를 위해 가구 등을 이동해야 한다면 가능한 옮기지 않는 것이 낫다. 현장을 배회하거나 불필요한 장소는 가지 않는다.

ㄷ. 현장에서는 경찰과 함께 일한다. 응급처치하는 동안에는 기록이 어려울 수 있으므로 병원에 도착 후 현장에서 응급구조사가 관찰한 것과 취했던 조치에 대해 기록해 둔다.

아동학대, 강간, 노인학대, 가정폭력 등과 같은 범죄를 보고할 때는 의료지침, 법, 윤리적 사항을 고려한다. 범죄 사건의 비밀 유지는 준수되어야 하며, 응급구조사가 즉흥적으로 말하는 부분은 법정에서 증언으로 사용될 수 있으므로 언행에 조심해야 한다.

성폭행 및 학대 현장에 출동 시 응급구조사는 자신과 환자의 안전을 보장하는 것이 첫 번째 의무이다.

ㄱ. 자신의 안전이 확보되지 않았으면 절대 현장에 들어가지 않고, 위험이 느껴지는 현장은 즉시 피한다.

ㄴ. 응급구조사의 기본적인 의무는 외상을 입은 환자에게 안전한 환경을 제공한다.
- 폭행과 학대 피해자는 자신이 입은 폭행으로 위험을 느낄 수 있다.
- 안전한 장소를 제공하기 위해 구급차로 옮기거나 다른 장소로 이동한다.

ㄷ. 학대와 폭행 피해자에게 적절한 심리 치료를 제공할 의무가 있다.
- 정서적 보조를 제공한다.
- 환자의 개인 프라이버시를 고려한다.
- 환자 평가 중 환자를 노출해야 하는 경우 가능한 한 신속히 진행하고, 피해자를 가려주는 타인의 시선에서 피할 수 있게 한다.

ㄹ. 피해자와 같은 성의 응급구조사가 환자를 상대한다.

ㅁ. 환자와 대화 시 개방형 질문을 하여 현장을 통제한다.

ㅂ. 환자를 처치하는 동안 객관적 태도를 유지한다.

BOX 4-11 위험에 대한 경고

- 난폭한 행동
- 정신적 상태의 변화
- 차 안에서 특정 물건을 꽉 쥐거나 감추는 행위
- 탑승자 간의 말다툼 혹은 싸움
- 어떤 종류의 행동이 예상되지만 어떠한 행동이 없는 경우
- 알코올 또는 마약 복용의 물리적 징후
- 문이 열린 트렁크
- 탑승자 간의 진술 불일치

▶BOX 4-12

- 의료과오 책임을 피하기 위해서는 다음의 사항을 준수한다.
- 의료적 처치 행위 전 항상 환자나 보호자에게 동의를 구해야 한다.
- 응급처치가 같거나 유사한 상황에서 이성적이고 신중해야 하며 유사한 기술과 절차로 실시해야 한다.
- 응급처치는 지도의사 또는 표준 지침에 따라 시행한다.
- 현장에서 응급실까지의 응급 의료체계와 관련된 출동 시 정확하고 합법적인 기록을 작성한다.
- 환자 정보가 필요한 사람 또는 가관하고 토의한다. 환자의 응급처치에 대한 기본 정보는 구두보고나 서류 보고는 제한한다.
- 의료과오 관련 보험에 가입하는 것도 가능하다.

과실에 의한 원고가 승소하기 위해서는 다음의 요건이 입증되어야 한다.

- 행위 의무
- 의무 불이행 - 부정행위
  - 부당행위
  - 의무 불이행
- 실질적 피해
- 직접적인 원인

과실 책임에 대한 방어

- 선한 사마리안법: 책임을 피할 수 있으나 고의나 악의가 있을 때는 보호하지 않는다.
- 정부의 면책
- 시효
- 기여 또는 상대 과실

ㅅ. 환자나 폭행범에게 주관적인 언급은 피하도록 한다.

ㅇ. 안심시키는 말투로 환자가 사건에 대해 진술할 수 있도록 격려하고 증거 보존의 중요성을 설명한다.

참고문헌 REFERENCE

1. 광주소방본부 Facebook[인터넷]. Available from: https://www.facebook.com/gwangjufire
2. 국립연명의료관리기관[인터넷]. 사전연명의료의향서란. Available from: https://www.lst.go.kr/addt/medicalintent.do
3. 국민건강지식센터[인터넷]. 생리학적 요인에 따른 운동의 종류. Available from: http://hqcenter.snu.ac.kr/archives/jiphyunjeon/28169
4. 김정호, 김선주. 스트레스 이해와 관리. 시그마프레스; 2002.
5. 김효식, 엄태환. 응급구조사 선서 및 윤리강령의 제안. 한국응급구조학회지. 2017;21(1):7~15.
6. 네이버 지식백과[인터넷]. 심리학용어사전 스트레스. Available from: https://terms.naver.com/entry.naver?docId=2094122&cid=41991&categoryId=41991
7. 대한응급의학회. 응급의학. 군자출판사; 2011.
8. 두산백과 두피디아 terms.naver.com
9. 박기용. 운동처방과 트레이닝. 영남대학교 출판부; 2003.
10. 사단법인대한응급구조사협회[인터넷]. 응급구조사 선서문. Available from: www.emt.or.kr/emrrsc/emrrsc_base/emrrsc_main/emt_oath
11. 사단법인대한응급구조사협회[인터넷]. 응급구조사 윤리강령. Available from: www.emt.or.kr/emrrsc/emrrsc_base/emrrsc_main/ethics_cndt
12. 선상규. 윤성원, 트레이닝론 Ⅱ. 동원사; 1997.
13. 소방청. 2022년 119구급서비스 통계연보. 2022.
14. 소방청 나라배움터[인터넷]. PTSD 이해와 관리. Available from: https://nfsa.nhi.go.kr/
15. 연세대학교 원주의과대학 응급의학교실. 응급구조와 응급처치. 군자출판사; 2017.
16. 윤가현, 권석만, 김경일, 김신우 외. 심리학의 이해. 학지사; 2011.
17. 이인혜. 스트레스 및 대처가 신체지각에 미치는 영향. 한국심리학회지: 건강, 1991;
18. 이재민, 윤형완, 안주영, 김근영 외. 응급구조학 개론. 제2판. 군자출판사; 2022.
19. 이재민, 윤형완, 안주영. 응급구조학 개론. 군자출판사; 2018.
20. 이재민, 윤형완, 안주영 외. 응급구조학개론. 제2판. 군자출판사; 2022.
21. 이재민. 환자구조 및 이송. 군자출판사; 2022.

22. 이현수. 건강과학개론. 중앙대학교 출판부; 1997.
23. 장창민. 의사의 설명의무에 대한 연구 - 보호법익을 중심으로. 아주법학. 2019;13(2):80-100.
24. 장현갑, 강성군. 스트레스와 정신건강. 학지사; 2003.
25. 재단법인 사랑의장기기증본부[인터넷]. 기증 및 이식. Available from: https://www.donor.or.kr/home/donor/donalnfo.asp
26. 재단법인사랑의장기기증운동본부[인터넷]. 장기기증 희망등록. Available from: www.donor.or.kr/home/donor/organ_donation_apply.asp
27. 재단법인사랑의장기기증운동본부[인터넷]. 장기기증 운전면허증표시. Available from: www.donor.or.kr/home/donor/donor_DrvLice.asp
28. 전국응급구조과교수협의회, 대한응급의학회. 전문응급처치학 1, 2권. 대학서림; 2000.
29. 전국응급구조과교수협의회. 병원전응급처치학 총론. 대학서림; 2007.
30. 전국응급구조과교수협의회. 응급환자평가. 한미의학; 2006.
31. 전국응급구조과교수협의회. 일반응급처치학. 대학서림; 2009.
32. 전국응급구조과교수협의회. 특수상황에서의 전문응급처치학. 대학서림; 2006.
33. 전국응급구조학과교수협의회. 응급환자평가. 한미의학; 2018.
34. 전문응급구조학과교수협의회. 전문응급구조학 총론. 대학서림; 2014.
35. 정지연 외. 전문응급구조사를 위한 응급구조학 개론. 아카데미아; 2013.
36. 정창우. 의사의 설명의무 범위와 보건의료적 제언 - 대법 2015. 1. 20. 선고 2012다41069 판결을 중심으로. 연세 의료·과학기술과 법. 2012;8(2):107-48.
37. 질병관리청[인터넷]. 개인보호구(Level D) 착탈의법. Available from: https://www.kdca.go.kr/gallery.es?mid=a20503020000&bid=0003&b_list=9&act=view&list_no=136764&nPage=25&vlist_no_npage=44&keyField=&keyWord=&orderby=
38. 체육학연구회. 체육학사전. 스포츠북스; 2012.
39. 한국스포츠정책과학원. Available from: https://www.sports.re.kr/
40. 한국스포츠정책과학원. 대표적인 체력 요인에 따른 측정법. 2020.
41. 황성오, 안무업. 재난의학. 제2판. 군자출판사; 2018.
42. American College of Sports Medicine (ACSM). ACSM's Guidelines for Exercise Testing and Prescription, 11th ed. LWW; 2021.
43. Bledsoe , Porter , Cherry. 번역: 전문응급구조학과교수협의회. 전문응급처치학 총론 7. 대학서림; 2015.
44. Cannon W. The Wisdom of the Body. New York: Norton; 1932.
45. Choi HJ, Park JM, Seo SR. Emergency medical technician secondary traumatic stress and related factors. The Korean Society of Emergency Medical Technology. 2009;13(2):5-15.
46. Cureton TK. The physiological effects of exercise programs on adults (No. 728). Charles C Thomas Pub Limited; 1969.
47. Department of Health and Human Services (DHHS). DC Healthy People 2020 Framework: Understanding and Improving Health. Washington D.C: Government of the District of Columbia Department of Health; 2008.
48. Dorevitch S, Forst L. The occupational hazards of emergency physicians. The American journal of emergency medicine. 2000;18(3):300-11.
49. Goldberger L, S Breznitz. Handbook of Stress: Theoretical and Clinical Aspects. New York: Free Press; 1986.
50. Hettinger T. Physiology of strength. Pickle Partners Publishing; 2017.
51. Hettler B, National Wellness Institute. Six Dimensions of Wellness Model. NationalWellness.org; 1976. Available from: https://cdn.ymaws.com/members.nationalwellness.org/resource/resmgr/pdfs/sixdimensionsfactsheet.pdf
52. Holmes TH, Rahe RH. The social readjustment rating scale. Journal of Psychosomatic Research. 1967;11(2):213-8.
53. H Selye. The stress of Life, McGraw-Hill. 1976;31.
54. Izuma K, Adolphs R. The brain's rose-colored glasses. Nature Neuroscience. 2011;14(11):1355-6.
55. Jeong TS, Shin BC, Moon CW, Cho YD, et al. The analysis of radiation exposure of hospital radiation workers. Radiation Oncology Journal. 2000;18(2):157-66.
56. Jo HT. Working in national emergency management agency and hospital. Korean Journal Occupational Health Nurse 2013;22(4):295-304.
57. Joseph J Mistovich, Keith J Karren. PREHOSPITAL EMERGENCY CARE. 11th ed. Pearson. 2017.
58. LaBar G. A healthy dose of worker protection. Occup Hazards. 1992;54:21-6.
59. Lawrence m lewis, Gary quick. 전문응급구조학 Ⅰ, Ⅱ, Ⅲ. 군자출판사; 2012.
60. Lazarus RS, Folkman S. Stress, Appraisal, and Coping. New York: Springer; 1984.
61. Lazarus RS. From psychological stress to the emotions: A history of changing outlooks. Annual Review of Psychology, 1993;44:1-21.
62. Lee BJ, Kim YK, Min KU, Kim YY. occupational asthma due to latex in health care workers occurred. The Korean

Academy of Asthma, Allergy and Clinical Immunology. 1998;18(3):510-7.

63. Lee K, Lim H, Kim SK. Status of the occupational health and safety programs of several hospitals in Korea. Korean Journal of Occupational and Environmental Medicine. 2003;15(4):351-63.

64. Limmer D, O' keefe MF, Michael F, Grant H, et al. Emergency care. 13th ed, New Jersey: Pearson Education; 2016. pp. 9-12.

65. Marc Cornock. Legal principles of responsibility and accountability in professional healthcare. Orthopaedic & Trauma Times. 2021;23:16-8.

66. National Highway Traffic Safety Administration. National Standard Curriculum, Emergency Medical Technician-paramedic, Washington D.C: U.S Department of transtant; 1985.

67. Nilsen P, Hudson D, Kullberg A, Timpka T, et al. Making sense of safety. Inj Prev. 2004;10(2):268-74.

68. Occupational Safety and Health Administration[Internet]. Ionizing radiation. Series No.1. Available from: https://www.osha.gov/ionizing-radiation/standards

69. Park JS, Kim MS. Impacts of Emergency Medical Technicians' Personal Traits on Job Related Outcome Variables. The Korean Journal of Health Service Management. 2012;6(3):1-11.

70. Ramsay J, Denny F, Szirotnyak K, Thomas J, et al. Identifying nursing hazards in the emergency department: A new approach to nursing job hazard analysis. Journal of safety research. 2006;37(1):63-74.

71. Rice PL. Stress and Health. Pacific Grove. CA: Brooks/Cole Publishing Company; 1992.

72. RICHARD S LAZARUS. 스트레스와 평가 그리고 대처. 대광문화사; 2001.

73. Richard Weinmeyer. Lack of Standardized Informed Consent Practices and Medical Malpractice. Virtual Mentor. 2014;16.

74. Sharot T, Korn CW, Dolan RJ. How unrealistic optimism is maintained in the face of reality. Nature Neuroscience. 2011;14(11):1475-9.

75. Thompson Leigh, Hastie Reid. Social perception in negotiation. Organizational Behavior and Human Decision Processes. 1990;47(1):98-123.

76. Thygerson AL, Thygerson SM. Fit tobe Well: Essential Concepts. 3rd ed. Jones & Bartlett Learning; 2013.

77. Travis AC, Pawa S, LeBlanc JK, Rogers AI. Denial: What is it, how do we recognize it, and what should we do about it?. The American Journal of Gastroenterology. 2011;106(6):1028-30.

78. Uhm TH. A study on textbook for training of emergency medical dispatchers in Korea. Korean J Emerg Med Ser. 2001;5(1):7-14.

79. Uhm TH. Improvement strategies for prehospital medical direction in Korea. Korean J Emerg Med Ser. 2007;11(3):111-8.

80. Van der Ploeg E, Kleber RJ. Acute and chronic job stressors among ambulance personnel: predictors of health symptoms. Occupational and environmental medicine. 2003;60(suppl 1),i40-6.

81. Vos MS, de Haes HJCM. Denial indeed is a process. Lung Cancer. 2011;72(1):138.

82. Weaver VM, McDiarmid MA, Guidera JA, Humphrey FE, et al. Occupational chemical exposures in an academic medical center. Journal of occupational medicine. 1993;25(7):701-6.

83. WHO. MANIFESTO for safe communities, Safety. A universal concern and responsibility for all. adopted in stockholm. september 20th 1989 at the first world conference on accident and injury prevention. 1989.

84. WHO. Safety and safety promotion. conceptual and operational aspects. 1998.

85. Wilburn SQ, Eijkemans G. Preventing needlestick injuries among healthcare workers: a WHO-ICN collaboration. International journal of occupational and environmental health. 2004;10(4):451-6.

86. Zegans L. Stress and the development of somatic disorders. In L; 1982.

CHAPTER 5

의료지도

Chapter editor. 박제성
Authors. 박제성, 한승태

이 장의 학습을 마치면 다음을 수행할 수 있다.

1. 의료지도의 개요를 설명할 수 있다.
2. 직접의료지도와 간접의료지도를 설명할 수 있다.
3. 현장에서의 의료지도를 설명할 수 있다.
4. 의료지도의 요청을 설명할 수 있다.

KEYWORDS

의료지도
응급의료종사자
지도의사
대한응급의료지도의사협의회
직접의료지도
간접의료지도
119구급대원
소방 구급지도의사
중앙구급지도협의회
스마트의료지도
특별구급대
영상통화
국군의무사령부 의료종합상황센터
해양경찰
해양응급의료시스템
해양원격 응급의료
해양응급의료지원센터
구급 함정
사설구급차

1 의료지도 개요

1) 의료지도의 정의

병원 전 응급의료 활동 중에 법률적, 의학적 적정성을 담보하기 위해 의사에 의해 행해지는 지도시스템으로, 응급구조사가 현장에서 환자에게 행하는 상담과 이송, 응급처치 등에 관하여 의사의 전문적인 지도와 자문을 제공하는 행위를 말한다.

2) 응급의료종사자와 의료지도의 필요성

응급구조사는 응급의료에 관한 법률 제2조 4항 응급의료종사자로서 관계 법령에서 정하는 바에 따라 자격의 범위에서 응급환자에게 응급의료를 제공할 수 있는데, 여기서 응급의료는 의료법 제27조(무면허 의료행위 등 금지) '① 의료인이 아니면 누구든지 의료행위를 할 수 없으며 의료인도 면허된 것 이외의 의료행위를 할 수 없다'에 의거하여 의료인면허 소지자 이외의 어느 누구에게도 제한되지만 응급구조사는 예외적으로 의료법 제41조(응급구조사의 업무) '① 응급구조사는 응급환자가 발생한 현장에서 응급환자에 대하여 상담·구조 및 이송 업무를 수행하며, 「의료법」 제27조의 무면허 의료행위 금지 규정에도 불구하고 보건복지부령으로 정하는 범위에서 현장에 있거나 이송 중이거나 의료기관 안에 있을 때에는 응급처치의 업무에 종사할 수 있다'는 법률적 근거에 의거하여 응급처치 업무가 가능하다. 다만 응급의료에 관한 법률 의료법 제42조(업무의 제한) '응급구조사는 의사로부터 구체적인 지시를 받지 아니하고는 제41조에 따른 응급처치를 하여서는 아니 된다'는 조항으로 의료지도는 응급처치 업무에 있어 반드시 선행되어야 한다.

3) 지도의사

지도의사란 응급의료에 관한 법률 제52조에 따라 응급환자 이송을 위해 구급차 등을 사용할 때에 상담·구조·이송 및 응급처치를 지도받기 위하여 위촉된 자들로 응급구조사에게 직접 또는 간접의료지도를 하는 자를 말한다. 이들은 「의료법 시행규칙」 제41조의 진료과목이 응급의학전문의 혹은 응급의료 관련 의사들 중 보건복지부 지도의사 양성과정 교육을 수료한 전문의들로 해당 본부에서 승인을 받아 활동하는데, 임기는 2년으로 낮 근무 3명(08:00~20:00), 밤 근무 3명(20:00~익일 08:00)으로 교대근무를 수행한다.

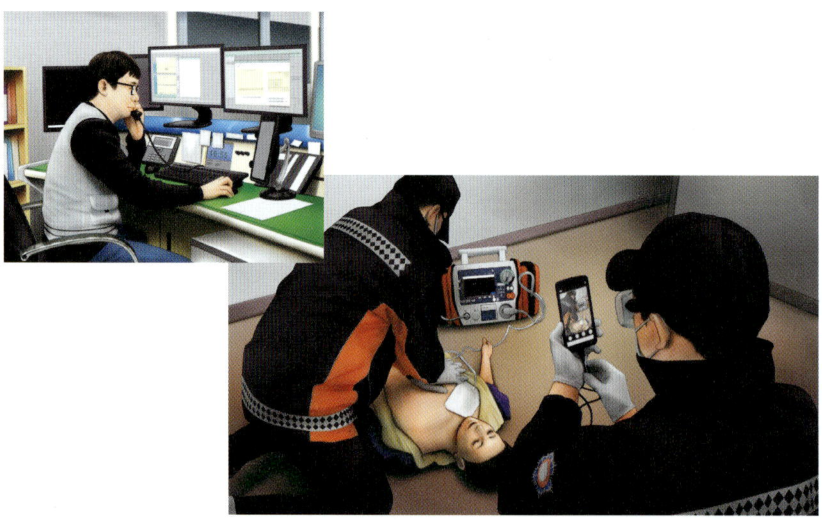

그림 5-1
응급구조사와 의사와 전화로 의사소통.

표 5-1

지도의사의 역할

- 환자치료에 직접적인 방향 제시
- 응급구조사의 교육 및 훈련 참여
- 인력 및 구급장비 선정 과정에 조언
- 구급품질의 평가 및 감독
- 응급의료체계와 다른 보건의료기관과의 교류 및 연결
- 의료적 지역사회 내에서 대변자

4) 대한응급의료지도의사협의회

대한응급의료지도의사협의회는 응급의학과 전문의 혹은 대한응급의학회에서 인증한 응급의료지도의사로 구성되어 있으며, 국민에게 양질의 응급의료 제공하기 위해 응급의료시스템 개발 및 응급의료종사자에 대한 체계적인 교육과 의료지도 시행 그리고 연구와 사업(표 5-2) 및 학술 활동을 하는 단체이다.

표 5-2

대한응급의료지도의사협의회 추진사업 내용

- 응급의료체계 관련된 학문연구 및 학술 관련 사업
- 응급의료지도와 관련된 지침개발, 교육, 평가 관련 사업
- 응급의료지도의사에 대한 전문적 교육 및 훈련 관련 사업
- 회지 혹은 도서발행 사업
- 회원의 친목 및 자질향상을 위한 사업
- 기타 조직의 목적을 위해 필요하다고 인정되는 사업

5) 대한구급지도의사협회

대한응급의학회, 대한응급의료지도의사협의회 정회원 및 임원, 소방청, 시도 소방본부 및 소방서가 위촉한 구급지도의사로 구성된 단체로 구급지도의사의 역량강화 및 자격 관리, 지역별 의료지도체계 수립 및 운영, 지도의사 법적 권한 강화 등 구급지도의사들의 인력 양성과 업무지원 등 회원들의 권익 향상을 목표로 하고 있다.

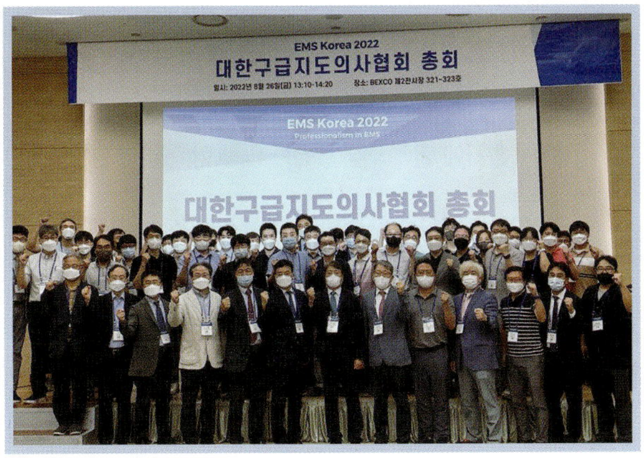

그림 5-2

2022 대한구급지도의사협회 임시총회.

2 직접의료지도(Direct M.O)와 간접의료지도(Indirect M.O)

1) 직접의료지도(Direct M.O)

응급현장에서 통신장비나 전화를 통해 의료지도의사에게 직접적으로 의료지도를 받는 행위를 말한다.

직접의료지도란 지도의사가 응급구조사와 함께 현장에 출동하거나, 통신 등을 통하여, 병원 전 의료행위 개별 수행에 대해 직접 책임과 권한을 위임하는 것으로, 직접의료지도가 효과적이기 위해서는 현장 응급구조사가 환자의 정보를 올바르게 수집 분석하고 행동 및 전달할 수 있어야 하며, 지도의사 또한 환자와 응급구조사에게 올바른 처치가 무엇인지 생각하며 적극적인 자세로 임해야만 가장 효과적인 현장 활동이 될 수 있다.

표 5-3

직접의료지도 요청지침

- 표준지침에서 정한 기준에 해당되거나 지침에서 다루지 못한 부분
- 보다 전문적인 환자의 의학적 상태 평가
- 응급처치를 거부하거나 불필요한 환자에 대한 조언 및 판단
- 소생불능 환자에 대해 소생술 유보 또는 중단 여부의 판단
- 이송병원 선정에 대한 조언
- 2급 응급구조사의 업무범위 이상의 응급처치가 필요한 경우

표 5-4
직접의료지도를 요청하는 경우

- 보다 전문적인 환자의 의학적 상태평가가 필요한 경우
- 소생불능환자에 대해 소생술 유보 및 중단 여부의 판단이 필요한 경우
- 응급조치가 불필요한 환자에 대한 판단이 필요할 경우
- 환자 이송대상기관 선정에 대한 조언이 필요한 경우
- 응급처치를 거부하는 환자에 대한 조언이 필요한 경우
- 표준지침이 없거나 적용하기 어려운 환자의 처치

직접의료지도행위는 지정된 거점 병원에서 이송되는 환자에 대하여 직접 지시하는 거점 병원 기반형 직접의료지도(base hospital model)와 중앙 구급 관제센터에서 통합적으로 직접의료를 지시하는 중앙형 모델(centralized model)로 구분된다. 응급의료자원의 분포, 지도의사의 분포를 고려하여 다양한 조합으로 운영될 수 있으며, 우리나라는 소방청 구급상황관리센터 중심의 중앙형 모델을 채택하고 있다.

현장에서 조직 체계와 관계가 없는 의사나 중도개입의사가 자신의 신분을 밝히고 환자 치료에 대한 의지를 보인다면, 응급구조사는 환자 치료에 관한 직접의료지도를 받아 환자를 처치할 수 있으며, 이를 구급일지에 기록함과 동시에 이송병원에 의사와 동행해야 한다. 중도개입의사가 현장에 있지만 지도의사로부터 직접의료지도가 있는 경우에는 직접의료지도의사의 지침을 따라야 한다.

2) 간접의료지도(Indirect M.O)

응급상황을 대비하여 사전에 법률적 업무범위 안에서 지도의사에 의해 규정되어 있는 훈련과 교육, 지침 혹은 지침개발(프로토콜)을 말한다.

간접의료지도는 응급상황에 대해 응급구조사가 수행하여야 하는 병원 전 진단 및 치료과정이 사전에 지침으로 제시되고(프로토콜, 지침), 이 지침대로 응급의료를 제공할 수 있도록 사전에 교육, 훈련, 평가를 수행하며(응급구조사 교육, 전향적 의료감독), 절차와 지침에 따라 의료행위를 수행하였는지 업무 수행 후에 평가하고 환류하는 절차(품질관리, 후향적 의료감독)로 구성된다.

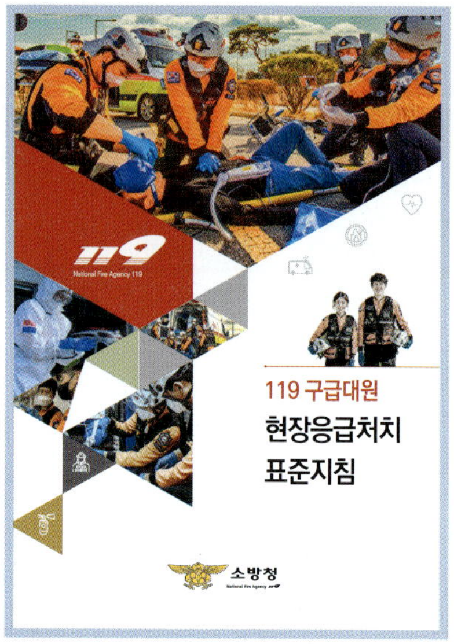

그림 5-3
의료지침 책 사진.

표 5-5
간접의료지도의 종류

- 지침: 지도 의사가 특정상황에서 응급구조사나 다른 사람들이 특정 술기를 환자에게 제공할 수 있는 권한을 주는 정책 혹은 지침
- 프로토콜: 특정 질병이나 부상에 맞는 응급처치 술기를 사전에 치료계획 수립한 지침
- 전향적 의료감독: 인력 및 장비선정, 교육 및 훈련
- 후향적 의료감독: 감시(구급활동일지 평가), 동료평가, 분쟁해결, 질관리 과정

응급구조사에게 전문응급의료서비스(advanced life support, ALS)를 폭넓게 허용하고 있는 영미식 모델에서는 간접의료지도 프로그램을 통해서 의사의 책임과 권한을 위임하고 있으나, 한국을 포함하는 동아시아 모델의 경우 간접의료지도 프로그램보다는 직접의료지도를 통하여 개별 의료행위에 대해 지시하는 방식을 채택하고 있다.

대표적인 예로 보건복지부에서 발행한 '응급구조사에 대한 의료지도 지침'이 있으며 이는 응급구조사가 현장 또는 이송 중에 응급환자에게 제공하는 긴급 구조, 응급처치 및 이송 중 의료지도를 하기 위한 표준적인 절차와 방법을 제시하는 데 그 목적을 두었다.

표 5-6
구급지도의사의 운영에 관한 규정 [소방청훈령 제251호]

자격기준	1. 「의료법 시행규칙」 제41조에 따른 진료과목이 응급의학 전문의로서 보건복지부 지도의사 양성과정 교육을 수료한 전문의 2. 「의료법」 제5조에 따른 의사면허를 취득한 전문의로서 응급의료에 종사하고 있는 사람 3. 그 밖에 「의료법」 제3조의3에 의한 종합병원장이 전문의 중 구급지도의사로 적합하다고 소방기관의 장에게 추천하는 사람
선임	1. 「119구조·구급에 관한 법률 시행령」 제27조의2제1항에 따라 각 소방기관별로 1명 이상의 지도의사를 선임하거나 위촉하여야 한다. 2. 제1항에 따라 선임된 구급지도의사의 임기는 2년으로 하며 연임할 수 있다.
업무범위	「119구조·구급에 관한 법률 시행령」 제27조의2제3항 제7호에 따라 그 밖에 구급대원에 대한 교육·훈련 및 구급활동에 대한 지도·평가와 관련하여 응급의료 관계법령에 규정되어 있지 않거나 응급의료 관계법령에 규정된 내용을 초과하여 규정할 필요가 있다고 소방청장이 판단하여 정하는 업무는 다음과 같다. 1. 구급활동 품질관리에 관한 사항 2. 구급대원의 간접의료지도를 위한 현장응급처치 표준지침의 개선 및 개발 3. 응급의료장비 및 응급처치 약품 등에 대한 교육·자문 4. 구급대원에 관한 감염관리에 관한 사항 5. 구급활동 중 발생한 민원 및 법률적 문제에 대한 의학적 평가 및 자문 6. 그 밖에 소방기관의 장이 구급활동에 필요하다고 요청한 사항 등

3 현장에서의 의료지도

1) 소방에서의 의료지도

(1) 119구급대원

위급상황에서 발생한 응급환자에게 상담, 응급처치 및 이송 등의 활동을 행하며, 의료기관에 긴급히 이송하는 등의 구급업무를 수행하는 소방공무원으로 편성된 단위 조직이다.

표 5-7
구급지도의사의 업무

1. 구급활동 품질관리에 관한 사항 2. 구급대원의 간접의료지도를 위한 현장응급처치 표준지침의 개선 및 개발 3. 응급의료장비 및 응급처치 약품 등에 대한 교육·자문 4. 구급대원에 관한 감염관리에 관한 사항 5. 구급활동 중 발생한 민원 및 법률적 문제에 대한 의학적 평가 및 자문 6. 그 밖에 소방기관의 장이 구급활동에 필요하다고 요청한 사항 등 7. 매월 구급대원 평가 (추가 또는 변경 가능함) ○ 응급환자 증상 및 질환종류별 현장응급처치 표준지침 이행 여부 『심정지·심뇌혈관질환자·중증외상 환자에 대한 구급활동 평가』 ○ 현장·이송단계 환자이송 관련 사항 ○ 구급활동 품질관리 사항별 지표

(2) 소방 구급지도의사

의사로서 구급대원을 직접 또는 간접의료지도 할 수 있는 사람을 뜻한다. 특히 소방관서에 근무하면서 의료지도를 하는 사람을 "직접의료지도의사"라 한다. 구급지도의사의 운영에 관한 규정은 소방청 훈령에 따라 구급지도의사의 자격, 업무범위 등을 규정하고 있다(표 5-6).

2012년부터 구급활동의 품질관리를 위해 각 시도별 소방본부 및 소방서에 1인씩 구급지도의사를 위촉하여 관할 구급대원에 대한 교육 및 구급활동에 대한 피드백을 통해 구급 품질이 향상하도록 하였으며(표 5-6, 표 5-7), 2020년 기준 선임된 구급지도의사는 응급의학과 전문의가 215명(86%)이며, 기타 비응급의학과 전문의 14%(35명)으로 구성되었다.

구급지도의사는 구급활동에 대한 평가 업무를 제출된 구급활동일지와 세부상황일지에 근거하여 간접의료지도 평가(표 5-8)를 시행하며, 심정지, 급성 심·뇌혈관 증상, 중증외상, 아나필락시스, 응급분만 및 심폐소생술 유보 및 중단에 대해 평가하기 위해 매월 1회 이상 소방서를 직접 방문하여 진행하며, 방문일 기준 전월 작성된 기록지를 평가한다.

표 5-8
구급지도의사 간접의료지도 평가

평가 항목	환자평가	표준지침에 제시된 환자의 필수 평가를 수행하였는가?
	구급처치	표준지침에 제시된 해당 필수 구급처치를 적절히 수행하였는가?
	적정이송 의료지도	표준지침에 제시된 적정이송과 의료지도요청을 수행하였는가?
지도의사 의견	1차	구급활동에 대한 1차 평가 후 지도의사 의견 기술
	2차	구급대원 의견 확인 후 추가할 지도의사 의견 기술
구급대원 의견	1차 지도의사 의견 및 평가 결과에 대한 구급대원 의견	

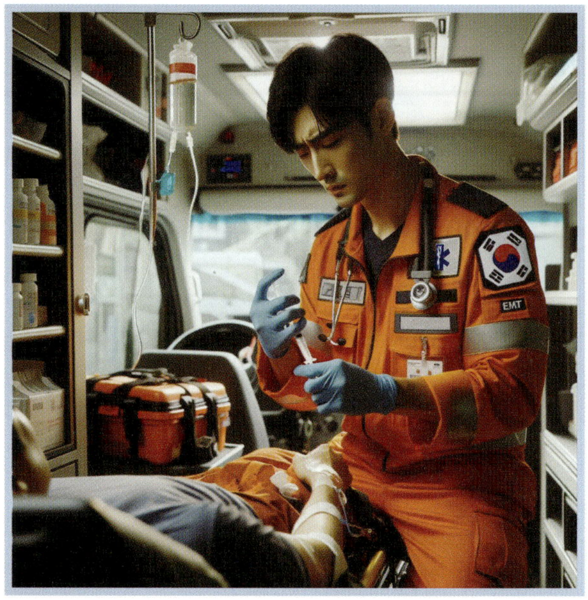

그림 5-4
약물을 사용하고 있는 구급대원 사진.

(3) 중앙구급지도협의회

중앙구급지도협의회는 2013년부터 현장활동을 하는 구급대원에 대한 의학적 지도와 자문을 담당하며 구급품질서비스 향상방안 등의 구급정책 자문의 업무를 수행하고 있다. 인적 구성은 소방청 119대응국장을 위원장으로 부위원장 1명을 포함하여 총 25명의 위원들로 표 5-9와 같은 사항들을 협의·조정한다.

표 5-9
중앙구급지도협의회의 협의 조정 사항

- 병원 전 단계 의료지도체계 개선에 관한 사항
- 시·도별 구급지도의사 운영에 관한 사항
- 구급대원 직접의료지도에 관한 사항
- 구급활동 품질관리와 평가지표에 관한 사항
- 구급과 관련된 새로운 기술의 연구개발에 관한 사항
- 간접의료지도를 위한 현장응급처치 표준지침 개선 및 개발에 관한 사항
- 그 밖에 구급업무와 관련하여 위원장이 회의에 부치는 사항

(4) 스마트의료지도

일부 지역을 대상으로 진행하고 있는 보건복지부 주관 시범사업이다. 심정지 환자가 있는 현장에서 스마트폰과 전용 앱을 사용하여 구급대원과 지도의사와 영상통화로 소통하며, 전문소생술을 실시하는 시스템이다. 의료지도 외 지역의 거점병원 의료지도의사가 상황요원과 구급대원에게 대면 실습교육도 실시하며, 각자의 역할 및 업무에 대한 역량을 강화하고 현장 전문소생술 술기 능력을 표준화하고자 함을 목표로 하고 있다.

(5) 특별구급대

응급상황이 발생한 현장 혹은 병원 이송 중인 상황에서 특별 지역이 아닌 전국 모든 국민이 숙련된 119구급대원으로 부터 확대된 응급처치 혜택을 누릴 수 있도록 하기 위하여 소방청에서 시작된 시범사업으로 증가하는 구급수요 및 고품질 구급서비스에 대한 사회적 요구를 충족시키는 것에 목표를 두고 있다. 인증받은 전문 자격자(1급 응급구조사, 간호사) 중 의료지도의사로부터 일정기간

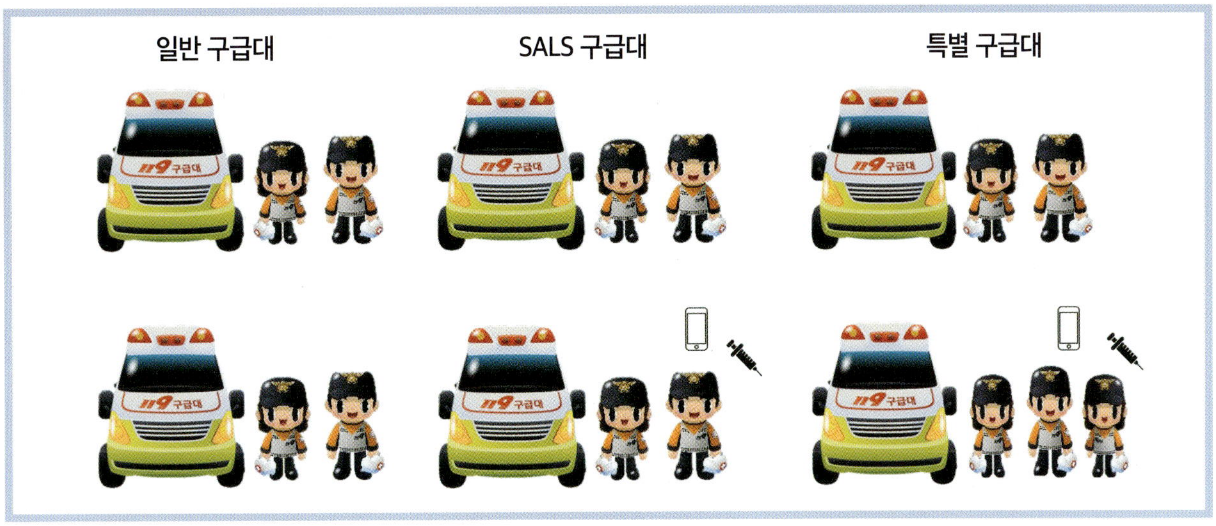

그림 5-5
특별구급대와 스마트의료지도 소방 시범사업의 비교.

특별구급대 교육과정을 이수한 구급대원들로 구성 되며, 그들의 확대된 처치 범위는 표 5-10과 같다.

표 5-10
특별구급대 처치범위

- 12유도 심전도의 측정
- 응급분만 시 탯줄 결찰 및 절단
- 다발성/중증손상환자에 대한 아세트아미노펜(프리믹스) 정맥 투여
- 아나필라시스 시 에피네프린 자동주사 근육 내 투어
  ** 자가투여용 에피네프린(Ex Epi-Pen)
- 심폐소생술 시 에피네프린 정맥 투여

표 5-11
특별구급대와 스마트의료지도 시범사업의 비교

	특별구급대	스마트의료지도	비고
수행 지역	전국적 실시	시범지역 일부	
출동 체계	심정지 시 다중출동 (구급차 2대 이상)	심정지 시 다중출동 (구급차 2대 이상)	
사용 약물	• 심정지: 에피네프린 • 중증외상: 진통제(아세트아미노펜) • 아나필락시스 환자: 에피펜	• 심정지: 에피네프린, 아미오다론	3인 탑승 원칙

(6) 영상통화를 사용한 직접의료지도

현재 스마트의료지도를 시행하는 일부지역과 특별구급대를 시범사업으로 행하는 지역에서만 실시하고 있는 의료지도 방법으로, 영상통화를 사용한 의료지도는 휴대전화 영상통화시스템을 사용하여 지도의사에게 환자의 상태, 손상기전을 보다 직관적·객관적으로 전달이 가능하며, 현장상황 또한 전달하여 지도의사로부터 TEAM CPR의 질 관리, 적절한 약물투여를 가능하게 한다. 다중출동 시 보통 선착 구급대원 선임이 리더와 영상의료지도 전달을 담당한다.

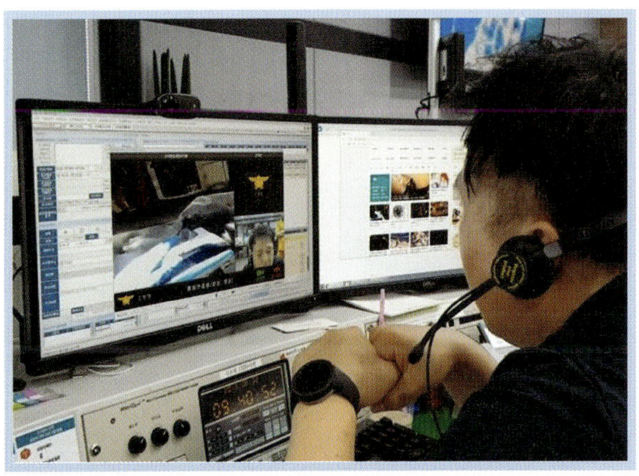

그림 5-6
영상의료지도를 실시하고 있는 현장 사진.

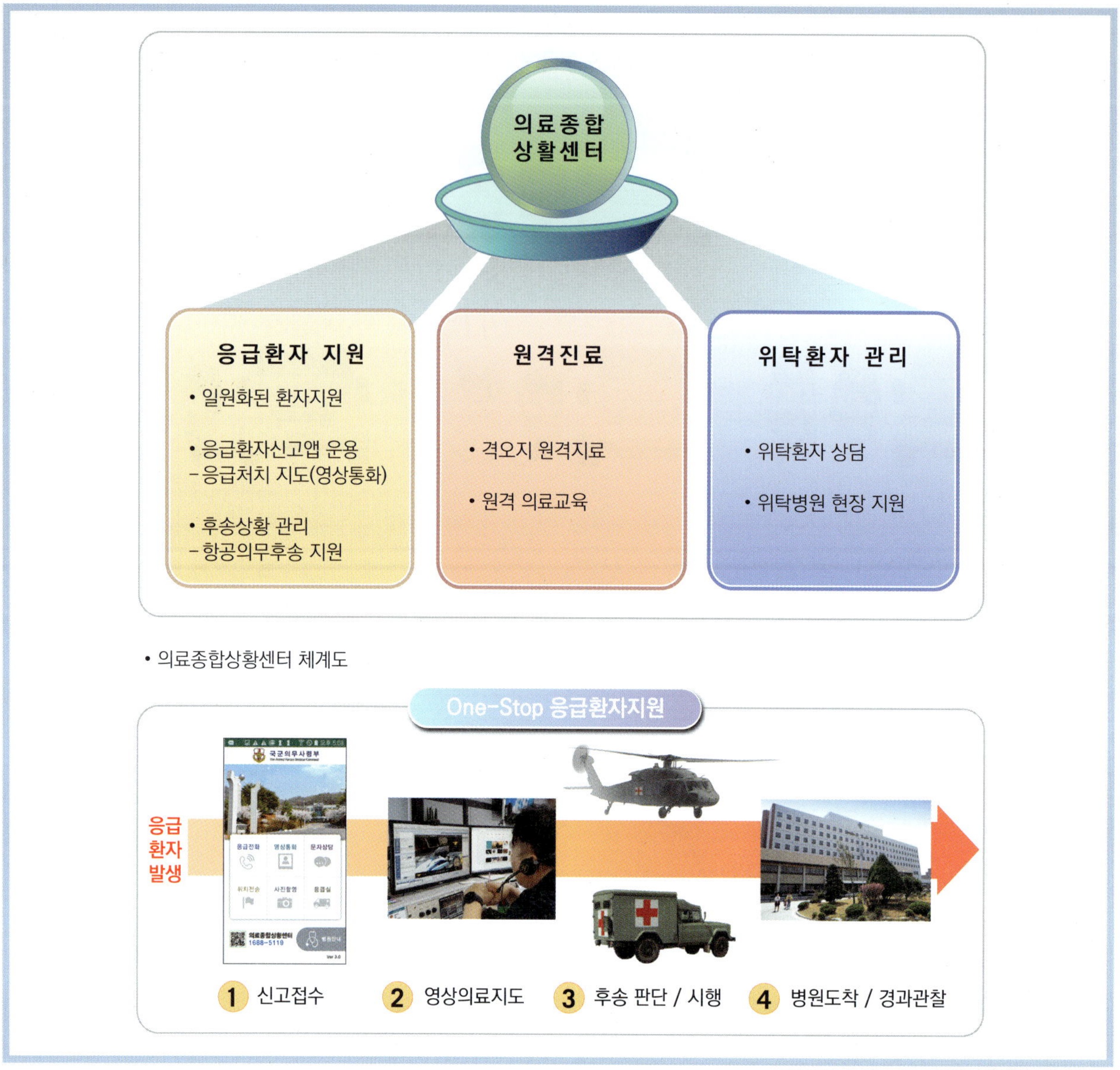

의료종합
상황센터
응급환자 지원
• 일원화된 환자지원
• 응급환자신고앱 운용
- 응급처치 지도(영상통화)
• 후송상황 관리
- 항공의무후송 지원
원격진료
• 격오지 원격지료
• 원격 의료교육
위탁환자 관리
• 위탁환자 상담
• 위탁병원 현장 지원
• 의료종합상황센터 체계도
One-Stop 응급환자지원
응급
환자
발생
1 신고접수
2 영상의료지도
3 후송 판단 / 시행
4 병원도착 / 경과관찰

그림 5-7
의료종합상황센터 체계도.

표 5-12
TEAM CPR 영상 의료지도 연결 시 주의할 점

- 영상 의료지도 전달자는 영상 연결 전 음성전화로 미리 영상의료지도 요청을 알림과 동시에 파악된 환자 정보와 구급차 출동대 수, 자격자 유무에 관해 의료지도 의사에게 알린다.
- 영상 의료지도 전달자는 영상 연결 전 보호자에게 전문소생술에 대한 설명과 동의를 구하고 동의가 되었을 시에만, 전문소생술을 진행하며 위의 상황을 팀원과 의료지도 의사에게 전달한다.
- 영상 의료지도 전달자는 TEAM CPR의 리더로 영상 통화 연결이 되면 CPR의 진행상황과 전문소생술 동의여부, 환자의 History를 간단히 전달한다.
- 연결 후 전체적인 CPR 현장을 전달 후, 환자의 전반적 상태, 환자의 EKG리듬, CPR 시행자의 모습, 기도기의 적정 깊이, 구강내 출혈 여부, 가슴 함몰 여부, IV 확보 여부 등을 영상으로 의료지도 의사에게 전달한다.
- 영상이 좌우로 흔들리거나, 다른 곳을 촬영하지 않도록 유의하며, 리듬 분석 시에는 제세동기 모니터를 촬영하여 분석리듬을 전달한다.
- 실시한 술기 및 주입된 약물을 팀원끼리 복명복창하여 실수를 줄이고, 의료지도 의사에게 전달한다.

2) 군에서의 의료지도

(1) 국군의무사령부 의료종합상황센터

군 응급환자 발생 시 Control Tower로서 119상황센터와 유사한 역할을 담당하는 국군의무사령부의 부서이며, 24시간 365일 응급환자 처치·후송·치료에 대한 One-Stop 지원 임무를 수행하고 있다.

(2) 군 응급환자신고 앱을 활용한 의료지도

군 응급환자 신고 앱은 의료종합상황센터로 전화연결되어 응급조치 및 후송 상담 지원 및 영상통화를 통한 응급의학 전문의와 실시간 의료지도를 시행할 수 있는 시스템이다.

3) 해양경찰에서의 의료지도

(1) 해양응급의료시스템 용어 정의

① 해양응급의료시스템

구급 함정 등의 응급의료를 시행하기 위한 장비로서 컴퓨터, 화상통신 등 정보통신기술 및 첨단장비를 활용하여 실시간 환자상태, 환자관리, 생체정보의 전송 또는 감시하는 장비를 말한다.

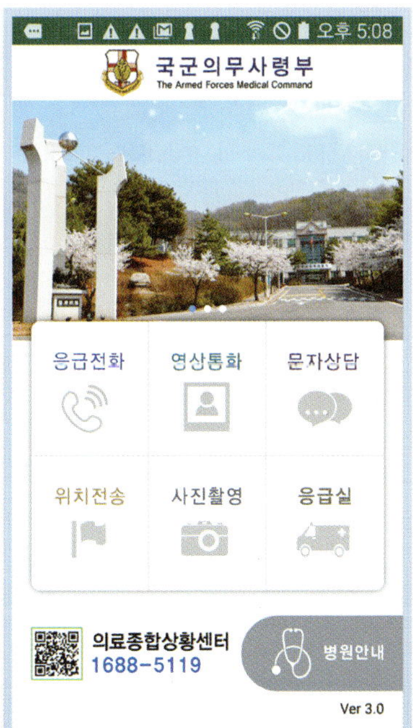

그림 5-8
군 응급환자신고 앱 화면.

② 해양원격 응급의료

컴퓨터, 화상통신 등 정보통신기술을 활용하여 응급환자를 해양응급의료지원센터 지도 의사가 환자 상태를 진단하여 적절한 응급처치를 함정의 응급구조사 또는 해양응급의료시스템 담당자에게 지시하는 행위이다.

③ 해양응급의료지원센터

응급환자에게 해양원격응급의료 제공을 위하여 전문의료진의 진료 등을 지원하는 의료기관이다.

④ 구급 함정 등

해양응급의료시스템, 응급의료장비, 구급약품을 보유하고 의료인, 응급구조사 또는 해양응급의료시스템 담당자가 지정되어 응급의료를 제공할 수 있는 해양경찰청 또는 해양응급의료지원센터 소속의 함정·구급차 및 항공기 등을 말한다.

(2) 해양 응급환자 이송시 의료지도

① 응급환자 이송수단은 긴급의 정도와 기상상태 등을 감안하여 구급 함정 등을 지정

② 관할 해양경찰서 상황센터 또는 신고자에게 문의하여 환자상태 확인

③ 의료장비 및 구급의약품을 준비하고 해양응급의료시스템을 이용하여 의료지도 가능한 해양응급의료지원센터 연결

④ 해양응급의료시스넴에 환자를 등록하고 특이사항 입력 후 연결된 해양응급의료지원센터에 환자 접수

⑤ 지도의사에게 신고 받은 환자상태를 설명하고 지도의사의 의료지도에 따라 필요한 의료장비 및 구급의약품 준비

⑥ 항공기 이송의 경우는 응급구조사를 편승하여 응급처치 및 이송업무를 수행

- 환자를 구급 함정 등에 이송 시 지도의사의 의료

○ 응급의료에 관한 법률 제52조(지도의사), 응급의료에 관한 법률 시행규칙 제42조(지도의사의 수 및 업무)

제52조(지도의사)

① 구급차등의 운용자(제44조 제1항 제2호에 따른 의료기관을 제외한다. 이하 이 조에서 같다)는 응급환자를 이송하기 위하여 구급차등을 사용하는 경우 상담·구조·이송 및 응급처치를 지도받기 위하여 지도의사(指導醫師)를 두거나 응급의료지원센터 또는 응급의료기관의 의사를 지도의사로 위촉하여야 한다. <개정 2015. 1. 28.>

② 구급차등의 운용자에 따른 지도의사의 수(數)와 업무 및 선임(選任) 등에 관하여 필요한 사항은 보건복지부령으로 정한다. [전문개정 2011. 8. 4.]

제42조(지도의사의 수 및 업무)

① 구급차등의 운용자(법 제44조 제1항 제2호에 따른 의료기관을 제외한다)는 법 제52조 제1항에 따라 관할 시·도에 소재하는 응급의료기관에 근무하는 전문의중에서 1인 이상을 지도의사로 선임 또는 위촉하여야 한다. <개정 2012. 8. 3.>

② 제1항의 규정에 의한 지도의사의 업무는 다음 각호와 같다.

1. 응급환자가 의료기관에 도착하기 전까지 행하여진 응급의료에 대한 평가
2. 응급구조사의 자질향상을 위한 교육 및 훈련
3. 이송중인 응급환자에 대한 응급의료 지도

지도에 따라 또는 직접 응급처치를 실시

- 응급의료행위를 수행하기 위하여 환자상태를 해양응급의료지원센터 및 현장에서 모니터링 가능하도록 환자감시장치 등 연결

4) 사설구급차의 의료지도

응급의료법상 119구급대뿐만 아니라 민간이송업체도 상담·구조·이송 및 응급처치를 지도받기 위하여 지도의사를 두거나, 응급의료지원센터 또는 응급의료기관의 의사를 지도의사로 위촉해야 한다.

시행규칙에 따르면 지도의사는 이송 중인 환자의 응급의료지도뿐만 아니라 의료기관 도착 전까지 행해진 응급의료에 대한 평가와 응급구조사의 자질향상을 위한 교육, 훈련을 담당하게 되어 있으나 각 항목의 시행 여부를 신고, 보고하거나 기록하는 체계는 구성되어 있지 않다.

지도의사의 전문과목이 명시되어 있지 않고, 지도의사 위촉 자격에 '응급의료지도의사 양성과정'을 이수한 의사 등의 권고 사항이 없다. 또한, 위촉 이후 지도의사의 민간환자이송업체의 관리/감독의 업무 등의 규정이 없어, 결론적으로 민간이송업체에 대한 의료지도는 거의 이루어지지 않고 있다.

4 의료지도의 요청

1) 의료지도 요청 방법

① 의료지도 요청을 하는 응급구조사의 최소한의 소개를 간결하게 전달한다(소속지역, 기관, 자격, 성명).

② 직접 의료지도를 요청하게 된 목적을 밝힌다.

③ 환자의 정보를 객관적으로 전달한다(그림 5-9).

④ 응급구조사가 시행한 검사 및 처치 결과를 전달한다.

⑤ 지도의사의 지도를 받아 술기나 상담을 수행한 경우, 수행한 결과를 지도의사에게 다시 전달한다.

⑥ 지도의사의 지도를 수행하기 어려운 경우에는 수행 불가 이유를 전달 후 내용을 기록한다.

표 5-13
의료지도 요청방법(예시)

G: 안녕하십니까?
경상북도 OO소방서 1급 응급구조사 소방O 홍길동입니다.
환자 이송병원 선정 의료지도 요청합니다.
60대 여성 1시간 전 갑자기 발생한 흉통으로 119 신고하였고, 다른 기왕력은 없다고 합니다. 현재 의식은 명료하나 지속적인 통증을 호소하고 있는 상태로, 활력징후는 혈압 110/70, 맥박 90회, 호흡수 18회, 체온 37.0도, 산소 포화도는 공기 중에서 93%로 측정됩니다. 혈당 100 mg/d이고 심전도 촬영한 바 비정상적 리듬이 확인됩니다.

D: 네 NTG 1 T 설하투여해 주시고, 심혈관 처치가 가능한 지역 응급의료센터급 이상으로 이송해 주세요.

G: 선생님! 환자분께서 약물을 거부하고 계신 상태로 수행이 어렵습니다.

D: 그렇다면 심전도 모니터링 유지하며 빠른 이송해 주세요.

G: 모니터링 유지하며 빠른이송 알겠습니다.

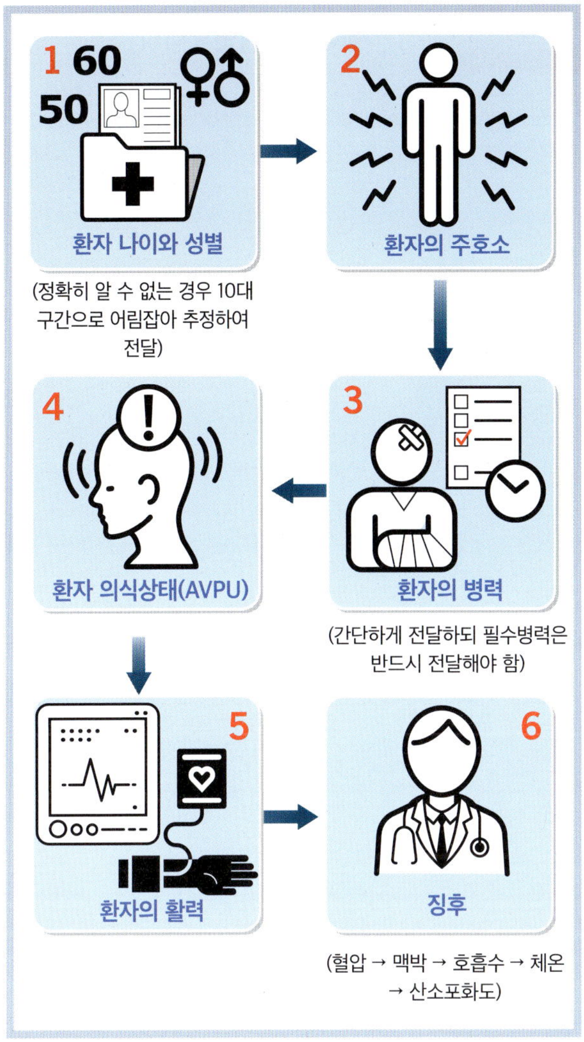

그림 5-9
환자의 임상정보 전달 순서.

참고문헌 REFERENCE

1. 김재민, 박종학, 현수엽, 신용식 외. 119 구급대원 직접의료지도 체계 구축 및 간접프로토콜에 의한 업무 수행 확대-경기도에서의 경험. 대한응급의학회지. 2015;26(4):276-85.
2. 대한민국 119 소방청 공식 블로그[인터넷]. Available from: https://blog.naver.com/safeppy
3. 대한응급의료지도의사협의회[인터넷]. Available from: https://www.kaemsp.org
4. 전문응급구조학과교수협의회. 전문응급구조학 총론. 대학서림; 2014.
5. 주미현, 한미아. 119구급대원의 직접의료지도 이용경험과 관련 요인, 한국화재소방학회 논문지. 2016;30(3):124-32.

CHAPTER 6

응급의료정보 활용

Chapter editor. 김근영
Authors. 김근영, 윤종근

이 장의 학습을 마치면 다음을 수행할 수 있다.

1. 통신 및 기록과 관련된 주요 용어를 정의할 수 있다.
2. 응급의료통신체계의 주요 요소에 대해 설명할 수 있다.
3. 통신장비의 원리에 대해 설명할 수 있다.
4. 유무선통신장비를 이용하여 환자의 정보를 제공하고 이와 관련하여 응급처치와 관련된 필요한 정보를 제공받을 수 있다.
5. 효과적인 언어의 기술과 원리를 증명하고, 비언어적 상호의사소통에 대해서도 설명한다.
6. 구급활동일지를 서식에 맞게 작성한다.
7. 기록과 연관된 법적 문제와 특정 상황을 이해한다.

KEYWORDS

기지국
이동국
휴대국
재생중계기
셀룰러 무선통신
원격기지국
무선통신
유선통신
이송기록

통신은 응급의료체계를 구성하는 중요한 요소로서, 응급의료와 관련된 각 부서를 연결하는 데 중요한 역할을 한다. 통신체계는 응급구조사, 119구급대, 경찰서 그리고 응급의료센터를 연결시킴으로써 정보를 공유하고 그들의 기능을 효과적으로 수행하도록 한다. 응급구조사들은 응급의료체계의 통신범위와 통신장비를 파악하고 사용할 수 있도록 훈련하는 것이 필수적이며 응급의료의 통신체계를 효과적이고 충분히 이용할 수 있도록 해야 한다.

1 응급의료 통신체계 요소

효과적인 통신체계는 응급상황에 효과적으로 대응하기 위해 필요하다. 상황실은 구급대원, 소방대원, 타 기관, 병원 간의 통신을 연결하여야 한다. 무선통신은 출동 소방대에게 정확한 지령과 재해현장에 필요한 정보지원, 지휘통제 및 신속한 상황보고 등에 있어 절대적으로 필요한 통신수단이다. 소방에서 사용하는 주파수 대역은 400 MHz (UHF)이며 장애물이 많은 도심지역 등에서 전파 효율성이 높게 나타난다. 무전기의 출력 강도의 단위는 W (watt)이다.

1) 기지국

기지국은 육상이동국과 통신을 하기 위하여 육상에 개설하여 이동하지 않고 고정된 무선국으로, 소방서 내 상황실, 산악지역 등과 같이 고정된 장소에 있는 쌍방향 무전기이다. 응급의료체계에서 기지국은 대출력을 사용할 수 있으며 원거리 교신이 가능하다. 출력은 20 W로 20 km 거리까지 전파가 가능하다.

2) 이동국

이동국은 이동 중 또는 특정하지 않는 지점의 정지 중에 운용하는 무선국으로, 육상이동국·선박국·선상통신국·구명부기국 및 항공기국에 해당하지 않는 무선국을 말한다. 긴급차량에서 장착되거나 사용되는 쌍방향 무전기인 이동국은 차량 전원을 활용하여 작동하며 대출력의 송신기기를 갖출 수 있고 운송수단 상단에 안테나를 설치할 수 있다. 소방에서 사용하는 차량용 무전기는 기지국과 같은 20 W이지만 기지국보다는 낮은 위치에 있어서 전파거리가 짧아진다.

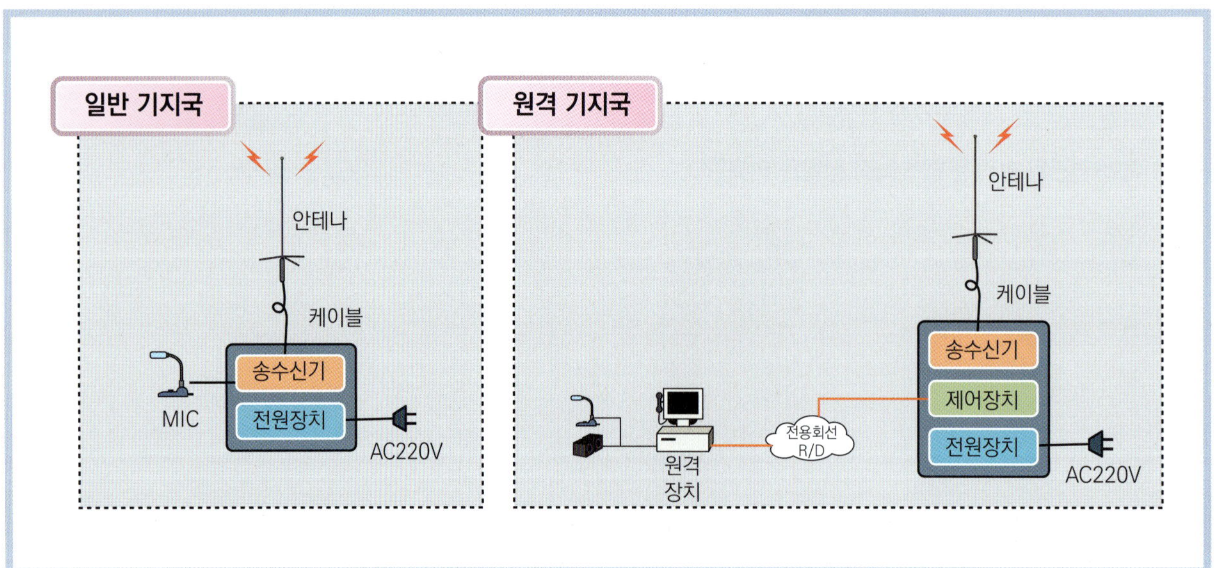

그림 6-1
기지국용 무전기 구성.

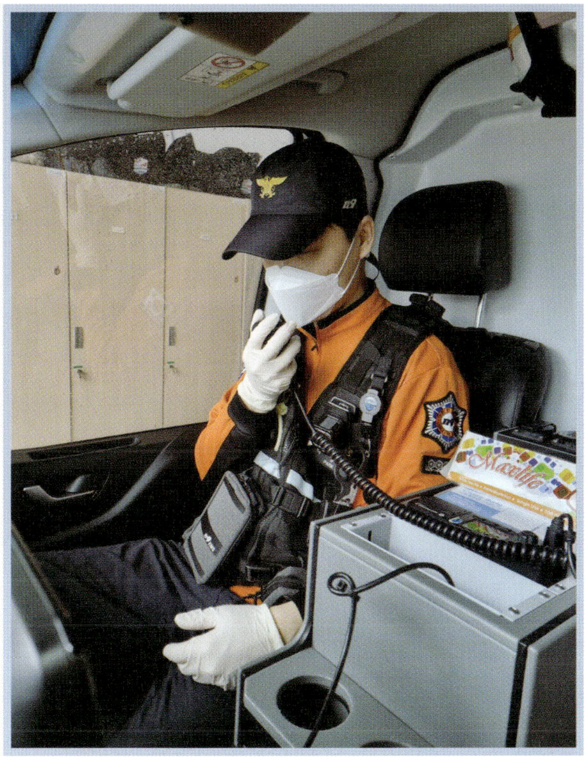

그림 6-2
무선통신은 출동 소방대에게 정확한 지령과 필요한 정보지원, 지휘통제 및 신속한 상황보고 등을 효과적으로 할 수 있다.

3) 휴대국

휴대국은 육상, 해상, 항공의 하나 또는 둘 이상에 걸쳐서 휴대하며, 이동 중이거나 정지 중에 사용할 수 있는 쌍방향 무선국이다. 오랜 시간 사용은 불가능하고 단말기가 소출력이다. 휴대용 무전기는 개인 휴대용으로 간편하게 사용할 수 있으며 4 W로 4 km 거리까지 전파가 가능하나, 상대적으로 범위는 제한적이다. 구급차에서 떨어져 있는 경우 구급통신관리자, 지도의사, 기타 응급의료종사자와 통신을 가능하게 해준다. 휴대용 무전기는 재생중계기와 함께 사용되어야 한다.

4) 재생중계기

송신 범위가 제한적인 휴대용 무전기 등의 낮은 에너지를 전달받아 높게 증폭·송신시켜 충분한 수신 범위를 확보 장치로 전파를 장거리로 보내야 할 때 이용되는 장치이다. 재생중계기는 이동국이나 휴대용 무전기와 같은 저출력 장비에서 수신한 신호를 고출력으로 전송하기 위한 장치로, 재전송은 일반적으로 다른 주파수로 이루어진다.

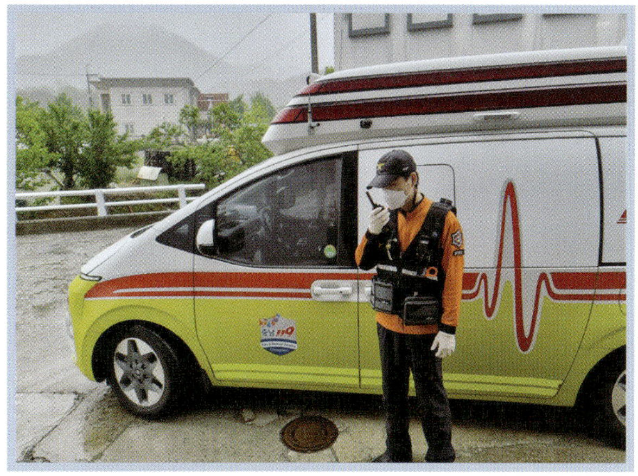

그림 6-3
휴대국은 구급차에서 떨어져 있는경우 의료종사자와 통신을 가능하게 해준다.

휴대용 무전기나 이동 무전기는 충분한 통신 범위를 갖지 못하므로, 재생중계기는 낮은 출력의 전파를 수신하기 위해 탑형 안테나를 설치해야 한다. 응급의료체계에서는 단일 재생중계기보다는 다수의 재생중계기를 이용하며, 이동국에서는 송신할 때 전파를 수신하기 위해 많은 증폭기를 사용하게 된다.

5) 셀룰러 무선통신(Cellular Telephone)

셀룰러 무선통신은 지리적으로 분산된 셀(cells)이라는 단위 영역을 사용하여 대규모 사용자들에게 무선통신 서비스를 제공하는 무선기지국이다. 송신신호가 기지국의 범위를 벗어나더라도 다른 기지국에서 수신이 가능하다. 또한, 휴대전화는 심전도 모니터 등으로부터 수집된 제한적인 수준의 데이터를 전송할 수 있다.

요즘 많이 사용되는 스마트폰(smart phone)은 휴대전화의 음성기능, 사진·영상 전송, 이메일 전송, 문자 전송과 같은 다양한 데이터 메시지 기능, 인터넷 접속, 다양한 통신 기능이 추가된 기기이다.

휴대전화는 쌍방향 통신을 지원하여 양방향으로 음성 통화와 문자메시지를 주고받을 수 있는 무선통신 장치로, 전통적인 유선통신에 비해 형식적인 제약을 완화하고 빠른 소통을 가능하게 하며, 보다 넓은 지역에서 널리 사용될 수 있다. 휴대전화는 구급차, 구조차 내에 비치되며 원거리 지역이나 병원과의 직접통화가 가능하다는 장점을 가지고 있다.

반면, 휴대전화는 각 기지국에서 처리할 수 있는 통화량이 한정되어 있어 제한이 있을 수 있다. 특히 대도시 지역에서는 통화량이 많아지는 시간대에나 재해와 같은 상황에서 기지국 최대수용능력에 따라 과부하가 될 수 있고, 통화량 초과로 인한 문제가 발생할 수 있다. 또한, 휴대전화는 무전기와 달리 1대 다 통신 기능이 없어 여러 수신자에게 동시에 음성 메시지를 전송하려면 개별적으로 통화를 해야 한다.

의료지침에 따라 휴대전화와 스마트폰을 사용하는 경우, 통화 내용은 녹음이 가능한 회선을 통해 응급 상황 관리 센터에 소속된 의사나 지도자와 통화하는 것이 중요하다. 이렇게 녹음된 내용은 법적 자료나 교육적 자료로 사용될 수 있으며 응급 상황에서 환자의 안전을 보장하고, 의료진 간의 원활한 의사소통을 돕는 데 큰 역할을 한다.

6) 원격기지국

일반적으로 기지국은 가능한 넓은 지역을 수용할 수 있는 위치에 설치되어야 하지만, 이를 위한 공간이 부족하거나 어려운 경우 원격 기지국을 이용할 수 있다. 원격 기지국은 산이나 아파트 옥상 등 더 높은 위치에 설치되며, 기지국과 원격 기지국은 RD (Ring Dial)선으로 연결된다. 이렇게 원격 기지국을 설치함으로써 전파장애가 있는 음영지역에서도 원활한 무선통신을 할 수 있게 된다.

2 통신장비 원리

1) 전파의 역사

전파는 영국 물리학자인 맥스웰로부터 시작되었다. 맥스웰은 1864년 전자기파를 전기장과 자기장이 동시에 존재하면서 일정한 관계를 가지고 증감을 반복해가는 파동으로 설명되는 맥스웰방정식을 통해 전자기파의 존재를 수학적으로 예언하였다. 이 예언은 1888년 독일의 헤르츠에 의해 실험으로 증명되었는데, 전자기파의 전파거리가 너무 짧아 실용적인 결과로 사용되기가 어려웠다. 이후 전자기파는 이탈리아의 전기공학자 마르코니에 의해 실용화가 되었는데, 마르코니는 전자기파의 송수신 거리를 늘리는 데 주력하였고 무선통신에 성공하였다. 마르코니의 열정과 노력으로 무선통신 기술이 발전하고 그의 불굴의 도전으로 다양한 어려움을 극복하여 오늘날 우리가 편리하게 이용하고 있는 무선통신 시대가 열렸다.

2) 전파의 개념

전자기파는 전기장과 자기장의 두 가지 성분으로 이루어진 파동으로, 빛의 속도로 공간을 전파한다. 전자기파를 간단히 전자파라고도 부르며, 전자파는 주파수가 높은 순서대로 감마선, X선, 자외선, 가시광선, 적외선, 그리고 전파(마이크로파, 초고주파, 고주파, 저주파) 등으로 분류된다.

(1) **전자파**: 전파, 적외선, 가시광선, 자외선 등을 포괄하는 개념이다(그림 6-4).

(2) **전파**: 인공적인 유도 없이 공간에 퍼져나가는 전자파로서 국제전기통신연합(ITU)이 정한 범위의 주파수를 가진 것으로 3,000 GHz 이하의 주파수 범위를 갖는다.

(3) **주파수**: 일정한 크기의 전압 또는 전기장과 자기장의 진동과 같은 주기적 현상이 1초 동안에 몇 번 발생하는지를 나타내는 수치로 진동수라고 말할 수

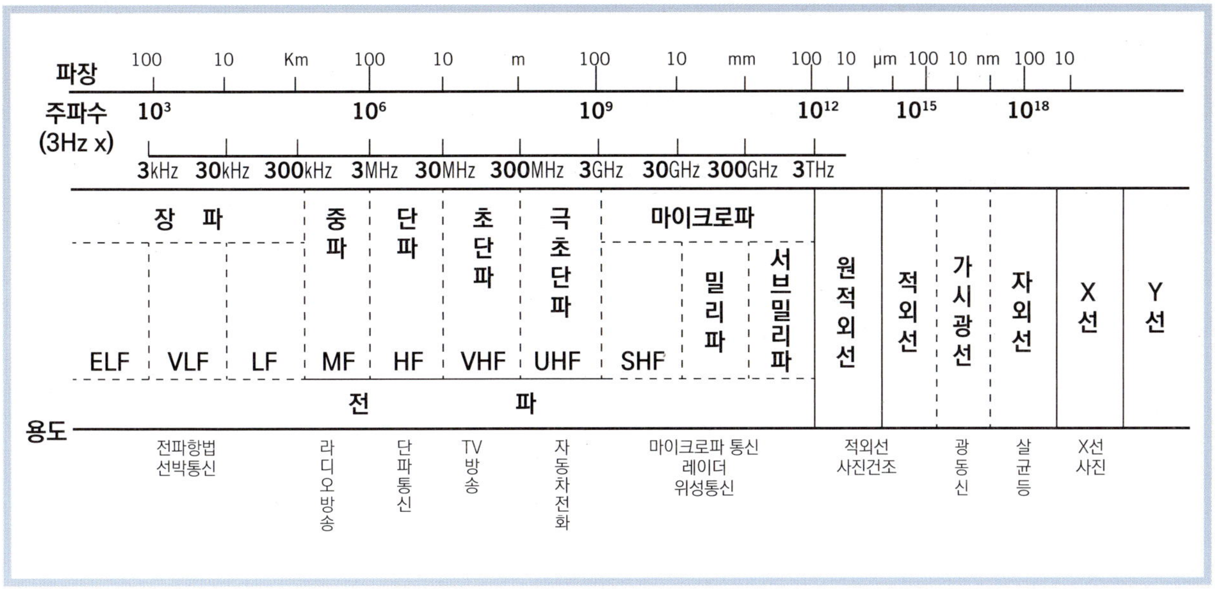

그림 6-4
전자파의 분류.

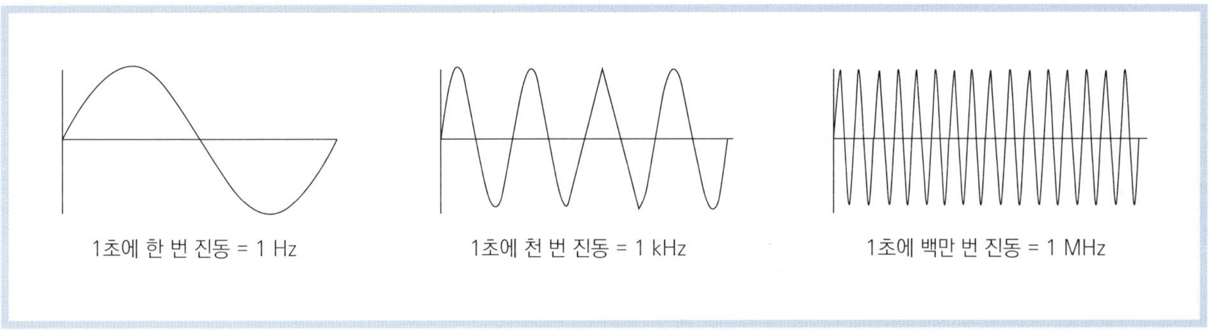

그림 6-5
주파수의 개념.

있다. 단위는 헤르츠(Hz)를 사용한다(그림 6-5).

- 파장은 전자파의 파동이 한 번 진동할 때 얼마만큼 진행하는지를 나타내는 거리이며, 단위는 미터(m)를 사용한다.
- 주파수와 파장의 길이는 반비례하기 때문에, 전파는 주파수가 낮을수록 파장이 길어져 장파라고 부르고, 주파수가 높을수록 파장이 짧아져 단파라고 부른다.
- 주파수에 의한 전파의 분류(표 6-1)

3) 전파의 발생

안테나는 전파를 송수신하는 데 사용되는 장치로, 전기 신호를 공간에 전파하거나 공간에서 전기 신호를 수신하여 전기 신호로 변환하는 기기이다. 안테나의 크기는 이론적으로 파장 길이의 반일 때 성능이 가장 좋으므로 파장이 길면(주파수가 낮으면) 크기가 커지게 된다.

4) 전파의 특성

(1) **직진**: 빛과 같이 직진하는 성질을 갖고 있다.

(2) **반사**: 건물, 지면에 부딪히면 반사된다.

표 6-1
주파수에 의한 전파의 분류

명칭	파장구분	주파수범위	용도
VLF (very low frequency)	초장파	3~30 KHz	해상통신
LF (low frequency)	장파	30~300 KHz	항공통신
MF (medium frequency)	중파	300~3,000 KHz	국제단파통신
HF (high frequency)	단파	3~30 MHz	해상통신, 아마추어
VHF (very high frequency)	초단파	30~300 MHz	TV, FM라디오
UHF (ultra high frequency)	극초단파	300~3,000 MHz	이동전화
SHF (super high frequency)	마이크로파	3~30 GHz	위성통신

(3) **간섭**: 동일한 주파수 신호가 발생하는 경우 간섭을 일으킨다.
(4) **회절**: 건물 등 장애물 뒤로 일부 휘어져 수신한다.

3 통신장비를 이용한 통신방법

1) 무선통신

무선통신이란 두 지점 간에 매개체(전선)를 통하지 않고, 전파를 통해 음성, 문자, 화상 등의 정보를 상호 교환하는 통신방식이다.

(1) 무선통신 기능

음파송신을 무선주파수로 변환한다.

(2) 무선통신 형태

① AM송신

AM송신은 낮은 주파수 범위에서 동작하는 송신 방식으로, 500~1,600 kHz의 주파수를 사용한다. 이 주파수 범위는 장애물이 있어도 멀리까지 전파가 쉽게 전달되지만, 음질이 좋지 않아 응급의료서비스와 같은 분야에서 사용하기 어렵다.

② FM송신

FM송신은 87~108 MHz의 높은 주파수를 사용하며, AM송신 방식에 비해 잡음과 간섭이 적고 음질이 뛰어나 대부분 응급의료체계에서는 FM송신을 이용하여 통신을 한다. FM통신은 고주파 전파를 이용하며, 파장이 짧기 때문에 전파의 직진성이 강하다는 특징을 갖고 있으며 지구 상층부 전리층의 반사파를 이용하여 원거리까지 전파된다. 지하 공간에서 작업 중인 응급구조사와 지상의 지휘본부와 무선통신이 소통되는 원리 또한 직접파가 아닌 반사, 굴절, 회절, 투과 때문에 이루어진다고 볼 수 있다. FM통신은 전파의 직진성이 강하여 지하나 건물 지하, 터널 등 장애물을 만나면 반사나 회절이 잘 일어나지 않기 때문에 수신 감도가 현저히 나빠지는 단점이 있다.

2) 무전기

무전기란 특정한 주파수를 사용하여 무선으로 통신할 수 있게 해 주는 장치이다. 한 사람의 음성을 여러 사람이 동시에 들을 수 있고, 하나의 주파수 대역에서 송수신이 가능하다. 이때 사용되는 가청 주파수 범위는 일반적으로 20 Hz에서 20 kHz 사이를 사용한다.

3) 소방에서의 무선통신

(1) 우선순위 무선교신

소방에서는 우선순위에 따라 교신하고, 중간 개입 및 불필요한 교신을 자제한다.

우선순위는 ① 종합상황실 → ② 현장지휘관 → ③ 현장대원으로 119 종합상황실과 현장지휘관은 지휘망통신을, 현장대원은 작전망통신을 이용한다.

- 지휘망 통신이란 재난 대응수준, 방법, 출동력 규모 등을 종합적으로 판단하고 결정하기 위한 지시, 보고, 정보전달 용도로 사용되는 무선망이다.
- 작전망 통신이란 재난현장 지휘관이 작전 수행을 위해 실무적이고 구체적인 명령을 전달하고 현장대원 상호 간의 정보교환 용도로 사용하는 무선망이다.

4) 무선통신의 일반원칙

현장활동 시 적극적으로 무선통신(단식통신)을 활용하여 지시사항을 전달하고 응답을 대기해야 한다.

① 무전기 사용 전에 볼륨을 조절하고 켜져 있는지 확인한다.

② 창문을 닫아 외부 소음을 줄인다.

③ 처음 무전을 시작할 때 잘 들리는지 확인한다.

④ 송수신 전에 사용할 채널이 사용되고 있는지 채널을 경청한다. 만약 타인이 교신 중일 때에는 송신 버튼을 누르지 않아야 혼선을 피할 수 있다.

⑤ 송신기 버튼을 누른 후 약 1초간 기다리고 음성을 송신한다.

⑥ 무전기는 입에서부터 약 5~7 cm 정도 간격을 두고 입에서 45° 방향에 위치시킨다.

⑦ 다른 기관이나 사람과의 무전을 원할 때는 다음과 같이 한다.

- "(다른 기관이나 사람), 여기(본인이나 소속기관)"라고 시작한다.
  예) "상황실, 여기 구급하나(구급대장)"
- 무전을 받을 때는 "여기(본인이나 소속기관)"라고 말한다.
  예) "여기 상황실"

⑧ 감정이 없는 목소리로 보통 음높이를 유지하며 말은 천천히, 그리고 분명하게 끊어서 말을 해야 한다.

⑨ 항상 간결하게 말해야 하며, 30초 이상 말을 해야 한다면 중간에 잠깐 무전을 끊어 몇 초간 쉬었다가 필요하다면 다시 통신을 이용하도록 하고, 다른 무전기 사용자가 응급 상황을 말할 수 있게 해 줘야 한다.

⑩ 송신내용을 즉각 처리하고, 다른 상황이 발생하여 송신을 중단해야 할 경우에는 "대기 요망(Stand by)"이라고 알린다.

⑪ 송신 후에 "이상"이라고 말하여 상대방에게 전달하고자 하는 메시지가 끝났다는 것을 확인하기 위해 기다린다.

⑫ 복명복창을 실시한다.

⑬ 송신이 완료되면 상대방이 메시지를 받았는지, 이해했는지를 확인한다.

⑭ 복잡한 부호나 약호보다는 일반적인 언어로 교신한다. 표준언어를 사용한다.

⑮ 불필요한 말은 생략한다.

⑯ 숫자를 말할 때에는 반복하여 숫자를 한 번 더 불러준다.

⑰ 무전내용은 모든 대원들이 듣는다는 것을 명심해서 욕설이나 개인에 관련된 내용을 말해서는 안 된다.

⑱ 환자의 사생활을 보호한다. - 환자의 이름을 사용하지 않는다.

⑲ 환자에 대해 평가결과를 말해야지 진단을 내려서는 안 된다.

- 환자평가를 전달하는 데 있어 환자 문제에 대해 분석해서는 안 된다.
- "가슴통증 같다"가 아닌 "환자가 가슴통증을 호소한다"로 해야 한다.

4 통신장비의 효율적 운영 및 관리

1) 구급상황관리자와의 통신

구급상황관리자는 일반인의 신고를 첫 번째로 받기 때문에 적절한 정보 수집과 행동 요령에 대한 노하우를 습득하고 출동차량에 지속적으로 정보를 제공하도록 훈련받아야 한다. 현장에 출동한 응급구조사는 현장에 도착하여 구조 작업을 시작하기 전, 구조대상자의 상태를 파악하고 구조 방법 등을 결정해야 한다. 이때 구조 작업을 원활히 진행하기 위해 구조대상자와의 의사소통이 매우 중요하다. 따라서 응급구조사는 구조대상자와의 의사소통을 원활히 하기 위해 필요한 정보를 수집하고, 상황에 따라 추가 지원이 필요한 경우 상황실에 요청하여 협조를 받아야 한다. 또한, 구조 작업이 완료되면 상황을 상황실에 알리고 이송할 병원을 안내하고 이송하여야 한다.

출동한 응급구조사는 다음과 같은 목적으로 구급상황관리자와과 무전을 취해야 한다.

- 출동과 관련된 사항 안내
- 현장 도착시간을 줄이기 위한 도로상황이나 지름길 정보 제공
- 현장 도착을 알리고 추가지원이 필요한 경우 요청
- 현장에서 이동을 알리고 환자의 수와 이송할 병원 안내
- 병원 도착시간을 알리고 이송 후 출동대기의 가능성 안내
- 관계기관에 도착한 시간을 안내

2) 이송기관과의 통신

환자를 이송하기 전에 이송할 기관에 환자의 상태를 알리는 것은 기관에서 필요한 인원과 장비를 사전에 준비할 수 있도록 하기 때문에 중요하다.

통신 내용은 간결하고 명확해야 하며, 환자 처치를 우선적으로 실시한 후에 해야 한다. 만약 계속적인 처치가 필요한 환자이며 이송할 기관과의 통신할 시간이 없다면, 구급상황관리자에 요청해 상황실에서 통신하도록 해야한다.

이송 중에 환자 상태가 악화되거나 변화가 있다면 반드시 이송할 기관과 상황실에 알려야 한다.

- 본인의 소속기관
- 환자 나이와 성별
- 환자의 주호소
- 현 증상과 관련 있는 병력
- 주요 과거병력
- 환자 의식상태
- 생체징후 및 환자평가 내용
- 제공한 응급처치 내용
- 응급처치 후 환자상태
- 이송할 기관에 도착할 예정 시간

3) 지도의사와의 통신

지도의사에게 정확하고 명확한 정보를 제공하는 것은 응급구조사의 중요한 역할 중 하나이다.

① 투약이나 술기에 대한 의료지도를 받은 후에 그 지도를 복창한다.

② 의료지도가 불명확한 경우, 의료지도를 명확하게 수신한 경우 모두 지도의사에게 다시 반복해서 말한다.

③ 의료지도가 부적절하다면, 지도의사에게 다시 질문해야 한다. 이때 질문을 통해 오해를 배제하며 잘못된 투약을 막아야 한다. 지도의사가 의료지도 내용을 확인하면 그 이유를 설명할 것이다.

④ 수행하고자 하는 술기를 정할 때 조언이 필요하면 의료지도 의사에게 문의한다.

4) 이송 후 통신

이송할 기관에 도착한 후에는 이송 중 통신내용에 대해 모든 의료진이 알고 있다고 할 수 없기 때문에 구두상으로 환자상태에 대한 정보를 알려줘야 한다. 환자의 주호소와 현증상과 관련 있는 병력 및 주요정보, 이송 중 처치내용 및 그에 따른 환자상태, 이송 중 환자의 생체징후에 대한 정보를 전달한다. 이송기관의 의료진의 질문

에 대답할 준비를 해야 하며 환자를 인계한 후에는 작성한 구급일지에 서명을 받고 1부를 의료기관에 제출 또는 전송해야 한다.

5) 전송형태

(1) 단식(Simplex) 통신

단식통신은 간단하면서도 신속하게 통신할 수 있는 기본적인 통신방식으로, 한 번에 한 방향(하나의 주파수)으로만 메시지를 송신하거나 수신할 수 있어, 동시에 쌍방향 통신이 불가능하다. 메시지를 전달한 송신자는 메시지를 전송한 후 반드시 응답이 돌아올 때까지 대기해야 하며, 수신자는 응답을 받은 후에야 다음 메시지를 전송할 수 있다. 응답을 기다리는 시간이 필요하므로 의사소통 소요시간이 증가할 수 있지만, 사고 현장에서 중요한 명령이나 지시를 정확하고 빠르게 전달하기 위해서는 다른 통신 방식보다 가장 효과적이다. 이 방식은 사고지휘자나 응급의료통신자가 중간에 방해받지 않고 명령이나 지침을 내려야 하는 응급의료 현장에서 가장 효과적이다. 대부분의 응급의료 통신체계 또는 현장에서 이용되는 방식이다.

(2) 복식(Duplex) 통신

복식통신은 각 사용자가 서로 다른 주파수를 사용하기 때문에 양방향 통신을 동시에 할 수 있는 방식이다. 이 통신방식은 송신과 수신을 동시에 가능하게 하며 전화와 작동 원리가 유사하다. 같은 주파수를 통해 양방향으로 통신을 할 수 있어 상대방이 송신을 마칠 때까지 기다리지 않아도 된다는 장점이 있어 응급구조사와 지도의 사간의 자유로운 토론과 상의를 가능하게 한다. 송신자와 수신자 간의 통신이 동시에 이루어지므로 효율적인 의사소통이 가능하며, 응급 상황에서 신속하고 정확한 정보 전달에 매우 유용하다. 반면, 응급구조사와 지도의사 간의 말을 지나치게 무시할 수 있다는 문제가 발생할 수 있다. 보통 1개의 주파수는 이동지휘차량에서 지휘본부로 송신할 때 사용하고, 다른 하나는 역으로 지휘본부에서 이동지휘차량으로 송신할 때 주로 사용하게 된다.

(3) 다중식(Multiplex) 통신

하나의 회선을 통해 여러 사람이 공유하여 통화하거나 데이터 교환을 할 수 있는 전송방식으로, 동일한 시간에 지도의사와 대화를 하면서 심전도 수치 데이터를 전송할 수 있게 한다. 반면, 데이터를 전송하면서 말을 할 경우, 심전도 수치에 상당한 방해가 발생할 수 있다.

(4) 디지털(Digital) 통신

디지털 통신이란 아날로그 신호를 디지털 신호로 변환하여 송신하고 변환된 디지털 신호를 다시 아날로그 신호로 변환하여 수신하는 통신방식이다. 무선 통신과 컴퓨터 기술이 결합된 디지털 통신 기술은 점점 더 발전하고 있으며, 이에 따라 아날로그 통신에서 디지털 통신으로의 전환은 가속화되고 있다. 디지털 통신은 아날로그 신호를 디지털 신호로 변환하여 정보를 처리하므로, 노이즈와 왜곡이 발생하는 아날로그 통신과 달리 높은 품질의 통신이 가능하다. 디지털 통신장비는 잡음이나 왜곡 현상이 발생하더라도 펄스의 유무를 판단하면 원래의 정보를 복원할 수 있으며, 안정성이 높아 고품질화가 용이하여 아날로그 통신보다 신속하고 정확하게 정보를 전송할 수 있다. 또한 메시지가 응축된 형태로 전송되어 무선 주파수의 병목 현상이 쉽게 발생하지 않아 더욱 빠르고 안정적인 데이터 전송이 가능하다는 장점이 있다.

구급차에 구비된 모바일데이터단말기(mobile data unit, MDU)는 협소한 대역폭으로 인해 적용범위가 제한되는 무선기반 장비를 대체하고 있다. MDU는 긴급전화통신소의 지령과 여타정보를 수신하고 "이동 중", "도착", "병원으로 이송 중"과 같은 상태정보를 송신하는 데 사용될 수 있을 뿐만 아니라 PCR (prehospital care report, 병원전 처치기록) 전자데이터를 병원이나 본부로 전송하는 데 사용될 수 있다.

5 유선통신

1) 유선통신

유선통신이란 전송 라인을 통해 전기적 신호를 전달하여 통신하는 방식으로 유선전화, 인터넷 통신, 케이블 텔레비전 등에 사용된다. 소방 유선통신 장비로는 전화교환기, 119 수보대, 출동예고방송장치, 팩스 등이 있다. 전송로에는 나선, 시내·외 케이블, 반송케이블, 동축케이블, 해저케이블, 광섬유케이블이 있으며 최근에는 통신기술의 발달에 따라 전송로 일부에 무선을 포함하게 되는데, 방송국, 교환국 등과 단말수신자가 유선전송로로 결합되어 있는 경우에는 유선통신으로 볼 수 있다. 전기 신호가 전기적 전송라인을 따라 흐르기 때문에 전송 속도나 품질에 영향을 주는 요인이 많다. 유선통신은 설치에 많은 비용이 들고 이용을 위해서는 전용선을 설치하고 가입하는 등의 절차가 필요하다. 유선통신은 설치 위치가 한정되어 이동성이 없는 단점이 있지만, 통화품질이 안정적이고 속도가 빠르다는 장점이 있다.

2) 전화교환기

전화교환기는 가입자들 간의 전화통화를 가능하게 하기 위해 전자회선을 집중시켜 교환하는 시스템으로, 소방에서는 교환기에서 신고전화를 수신하여 119 상황실에서 접수하고 출동지시를 하는 역할을 한다. 교환기에서 신고전화를 시·도 소방본부 119 상황실에서 수신할 수 있도록 하고, 접수대에서 교환기에서 수신된 전화를 119 상황실 직원이 접수하여 소방서 등에 출동지시를 한다. 119 수보대는 화재 신고 및 출동 관련 정보를 처리하는 장소로, 신고접수, 출동지령, 관련 기관과의 연결 등을 담당한다.

6 응급의료정보기술

1) 긴급통화대응시스템

응급의료체계 내에서 사고 및 환자발생 초기단계에서 신고는 긴급통화대응시스템(public safety answering point, PSAP)에 연결되어 컴퓨터를 활용한 데이터관리 시스템으로 처리된다.

(1) 상황관리

상황관리란 화재, 재난, 재해 그 밖에 구조·구급이 필요한 위급상황에서 신고접수처리 및 통신체계 운영유지, 재난정보의 수집전파, 현장지휘 및 조정통제 등 소방활동을 위하여 상황요원이 수행하는 업무이다.

(2) 상황요원

행정안전부와 시도의 소방본부 및 소방서에 각각 설치·운영하는 종합상황실에서 소속되어 근무하는 소방공무원으로 화재, 재난, 재해, 그밖에 구조·구급이 필요한 위급상황에서 신고·접수처리 및 통신관리, 재난정보의 수집·전파 등의 업무를 하는 사람을 말한다(소방기본법 시행규칙 제2조)(119상황관리 표준대응). 상황요원은 접수요원과 관제요원으로 구분된다.

① 접수요원

119신고를 접수하고 소방력을 편성하고, 출동지령과 유관기관에 통보 등의 업무를 수행하는 상황요원을 말한다.

② 관제요원

현장상황을 지속적으로 모니터링하며 출동대 조정, 유관기관 공조, 현장진행상황 처리 등을 담당하는 상황요원이다.

(3) 구급상황관리사

응급환자의 안내, 상담 및 지도업무, 응급환자를 이송

중인 자에 대한 응급처치의 지도 및 이송병원의 안내업무, 응급의료에 관한 각종 정보의 제공 및 관리업무, 의료통신망 및 응급의료 전상망 관리·운영 및 그에 따른 업무, 응급의료 생활화를 위한 대국민 홍보 및 실생활에 필요한 응급처치교육, 이송업체 등 응급의료 관련자에 대한 현황파악 및 교육지원, 대규모 재난에 따른 대량환자 발생 시 신속한 응급의료정보제공 등의 업무를 하는 자이다.

2) 응급의료정보체계

응급의료정보체계는 응급환자의 신속하고 효율적인 응급처치 및 이송을 위해 정보화된 체계를 의미한다. 응급환자 발생으로 인한 신고부터 의료진과 구급대원 간의 의료정보 교환, 이송병원 결정, 응급환자 이송 중 정보교환까지 일련의 과정을 거친다. 이러한 전반적인 응급의료 과정에서 정보화 기술을 활용하여 체계적으로 관리하고 이를 통해 응급환자에게 신속하고 정확한 의료서비스를 제공할 수 있게 된다.

- 환자발생의 신고와 구급차 출동
- 전화상담원(dispatcher)은 환자 발생 시 신속한 조치를 취하고, 구급차가 도착하기 전까지 응급처치요령을 안내하여 생명을 구할 수 있도록 지도한다.
- 구급대는 현장에서 응급처치를 실시하여 생명을 구조한다.
- 정보통신체계를 이용한 구급차-병원-응급의료정보센터 간의 정보교환으로 이송병원 결정, 현장에서 병원까지 이송 중에 이뤄지는 이송처치

3) 응급의료정보관리자

응급의료정보관리자는 응급의료기관에서 응급의료서비스 질 향상을 위하여 병원 내외의 실시간 정보를 수집하고 최신화하는 사람으로, 중증응급의료정보의 신뢰도를 높여 중증응급환자에 대한 수준 높은 응급의료서비스를 제공할 수 있도록 하는 전문가를 말한다.

응급의료정보관리자는 정보시스템에 대한 이해와 기술력이 높아야 하며, 대응 능력과 커뮤니케이션 능력뿐만 아니라 응급의료정보의 수집, 분석, 활용 등을 적극적으로 추진하여 응급환자에게 신속하고 정확한 응급의료서비스를 제공할 수 있도록 노력해야 한다.

7 국가응급진료정보망(NEDIS)

1) 개요

국가응급진료정보망(National Emergency Department Information System, NEDIS)은 전국 응급의료기관으로부터 전송되는 진료 관련 정보를 실시간으로 수집하여 선진국형 응급의료체계구축 기반 마련 및 응급의료에 관한 연구와 정책수립의 기초자료 제공을 위해 응급의료에 관한 법률 제15조(응급의료정보통신망의 구축), 제17조(응급의료기관 등에 대한 평가)에 근거하여 2003년에 구축되었다.

국가응급진료정보망은 응급의료 정보를 수집하고 관리하며, 이를 응급의료 인력들이 효과적으로 활용할 수 있도록 제공하는 역할을 하고, 이는 환자의 상태나 응급의료 시스템의 상황 등을 실시간으로 공유함으로써 응급의료 시스템의 효율성을 높이는 데에 큰 역할을 수행한다.

응급의료기관으로 지정된 의료기관의 응급실에 질병, 질병 외, 진료 외 방문으로 내원하여 접수한 경우 또는 NEDIS로 중증도분류 결과를 전송한 이후에 접수 취소한 환자의 내원정보가 NEDIS 등록대상이 된다(중증도 분류결과 전송 전 접수 취소사는 전송 내상에서 세외).

의료기관에서 응급환자 진료 시 의료기관의 전자의무기록시스템(OCS/EMR)에 실시간으로 생성되는 정보는 전용 컴퓨터(gateway PC)를 통해 중앙응급의료센터 국가응급진료정보망 데이터베이스(NEDIS DB)에 전송된다.

2) 목적

응급의료기관, 구급차운용자 및 지방자치단체가 제공하는 응급의료의 질을 평가하고, 응급의료에 관한 통계

와 모니터링 지표를 산출하여 정책의 근거 기반을 강화하고, 응급의료에 관한 각종 연구 및 감시에 필요한 정보를 제공함으로써 궁극적으로 국민에게 전달되는 응급의료서비스의 질 향상에 기여하고자 하는 목적을 갖는다.

3) 활용

NEDIS를 기반으로 한 응급의료서비스는 응급환자의 발생 현황, 응급환자 처리 및 이송 정보를 실시간으로 수집하고 공유함으로써 응급의료서비스의 효율성과 질을 향상시키는 데 기여하고 있다.

- 의료진과 의료기관은 응급의료기관 평가결과와 데이터 검토결과에 대한 환류를 통해 각 응급의료기관의 지속적인 질 개선 자료로 활용할 수 있다.
- 국가 및 지방자치단체는 응급의료 질 향상을 위한 정책 수립의 기본자료로 활용할 수 있으며, 응급의료체계 정비 및 정책효과에 대한 모니터링, 응급의료기관 현황 모니터링에 활용할 수 있다.
- 연구 및 개발자들은 응급의료 연구·개발의 기초자료, 선진형 응급의료 서비스 제공의 방향 제시를 위한 기본자료로 활용할 수 있다.

4) NEDIS 통계연보(그림 6-6)

중앙응급의료센터는 응급의료시스템 이용자 현황을 파악하여, 응급의료정책의 수립, 수행, 평가를 위한 기초자료로서 매년 응급의료 통계연보와 전국 응급의료기관으로부터 전송되는 응급진료정보를 분석하여 매년 NEDIS 통계연보를 발행하고 있다. 통계연보 자료를 활용하면 응급의료 서비스의 발전 및 개선방향을 파악하고 응급환자의 특성과 발생 현황을 파악할 수 있다. 또한 응급의료 인프라의 발전을 위한 기초자료로 활용되고 의료정책에도 활용될 수 있다.

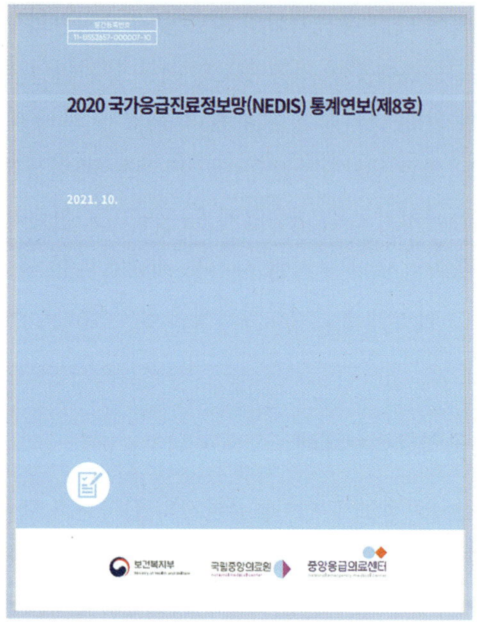

그림 6-6
NEDIS 통계연보.

5) 응급의료 종합상황판

E-GEN 홈페이지의 실시간 응급의료종합상황판에서는 응급의료 기관별 병원 자원 현황과 각 기관에서 전송하는 상태메세지를 확인할 수 있으며, 그 외 응급실 찾기 정보와 자동심장충격기 위치정보, 민간구급차 정보 등도 확인할 수 있다(그림 6-7).

6) 응급의료모니터링 시스템

(1) 정의

응급의료모니터링 시스템은 다종의 공공정보를 연계하여 단일 DB를 구축하고 응급환자의 발생·이송·진료·퇴원 과정에서 일어나는 응급의료체계의 가동실태를 파악함으로써 응급의료 정책 의사결정을 지원하기 위한 시스템이다.

(2) 배경 및 목적

응급의료 모니터링 시스템은 한정된 응급의료 자원을 효율적으로 배치하여 응급환자의 생존율을 높이기 위해, 응급의료와 연관된 공공데이터를 집약적으로 수집하고 분석하여 빅데이터 기반의 분석체계를 확보하기 위해 구축되었다. 이를 통해 응급의료 자원의 최적화와 응급자의 빠른 구조 및 치료가 가능해지며, 응급의료체계의 효율성을 높이는 데에 큰 도움이 된다.

중증응급환자의 이동경로를 추적하여 병원간 전원의

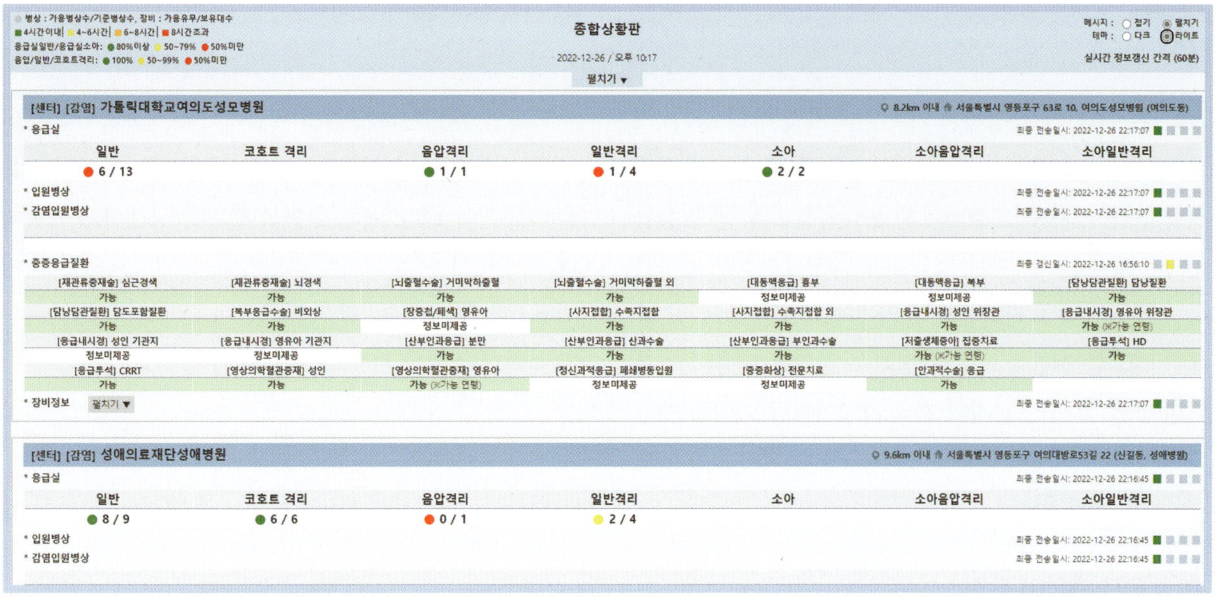

그림 6-7
응급실 종합상황판.

실태를 파악하고, 권역응급의료센터 등에서 수용을 기피하는 병원들에 대해 책임성을 부여하고 건보수가 등에 반영하여 행태변화를 유도하는 시스템이다. 이를 통해 응급환자의 이송과 수용이 빠르고 원활하게 이루어지며, 권역응급의료체계의 개선과 확립에 큰 도움이 될 수 있다.

정보와 근거에 기반하여 국가안전체계에서 응급의료의 역할을 구체화하고 관련 부처와의 협조체계를 구축하기 위해 구성되었다.

(3) 시스템 구성

이 시스템은 NEDIS, 119구급활동, 건강보험심사평가원 등 다양한 기관에서 수집된 데이터를 ODS를 통해 DW로 통합하고, DM에서 요약된 후 현황통계, 주요지표, GIS보고서, 감시체계, NEDIS 전송현황 등을 통해 내외부 사용자에게 서비스된다.

(4) 활용

- 지역별, 질환별, 의료기관 유형별 세부 형태에 따른 현황 파악이 가능하고 시각화된 인터페이스를 통해 상시적으로 응급의료 현황과 문제점을 파악할 수 있다.
- 응급환자 전체의 이송과정을 파악하고 응급환자의 진료과정과 결과를 모니터링하여 의료의 질과 환자안전을 향상시킬 수 있다. 이를 통해 전원문제나 과밀화 등의 문제를 예방하고 대기시간을 최소화할 수 있으며, 이를 통해 응급의료체계의 효율성을 높일 수 있다. 또한 모니터링 결과를 바탕으로 의료정책을 결정하고 개선할 수 있으며, 이는 진료결과의 개선 및 사망률 등의 관리가 가능하다.
- 응급의료 자원의 효율적인 배분과 이동 경로 최적화에 기반한 응급의료 전달체계를 구축하여 응급환자의 생명을 보호하고 질병 및 부상의 경감에 기여하는 데 도움이 될 수 있다. 이를 통해 형평적인 자원배분과 응급의료의 효율성을 향상시키며, 응급의료분야의 주요 이슈를 해결하는 데 도움이 될 수 있다.
- 예측 모델을 통해 의료수요의 증감 패턴을 파악하고, 이에 맞추어 인력, 시설, 장비 등의 자원을 효율적으로 배치하여 수급과 수요의 균형을 유지하며 응급의료 서비스의 질과 효율성을 향상시킬 수 있다.

8 기록

응급구조사가 작성하는 기록은 환자의 상태 평가, 처치, 이송 및 관련된 모든 정보를 기록한 문서로, 환자의 질병과 검사, 치료 및 결과에 관한 내용을 포함한다. 응급환자가 발생한 현장에서 응급구조사가 작성하는 의무기록과 병원전 의료기록은 환자의 치료와 관리를 위해 중요한 정보를 제공하므로, 완전하고 정확한 내용이 기록되어야 한다. 이는 환자의 치료 과정에서 연속성을 제공하며, 응급구조사와 의료진 간의 원활한 의사소통과 협력을 가능하게 한다.

1) 기록지 작성의 목적(그림 6-8)

- 의료진과 환자 상태에 대한 정보를 연계하기 위함이다.
- 신고에 따른 진행 과정에 대한 법적인 증거로 활용될 수 있다.
- 환자 처치 및 이송에 대해 체계적으로 실시되었음을 나타낼 수 있다.
- 응급의료체계 발전을 위한 필수적인 자료로 활용될 수 있다.
- 연구 및 통계에 활용될 수 있는 자료를 제공한다.

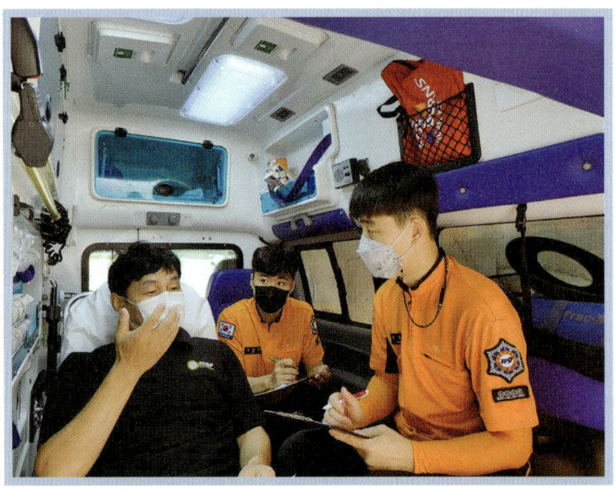

그림 6-8
응급구조사가 작성하는 기록은 환자평가 및 처치에 중요한 역할을 수행한다.

2) 기록의 기능

(1) 의료 기능

기록의 주 기능은 양질의 응급처치를 제공하기 위함이다. 환자상태를 평가하고 주호소, 생체징후, 처치내용 등을 기록해야 한다. 처치 내용과 결과를 상세하게 기록하여, 병원에서 이를 분석하고 평가할 수 있고, 응급처치의 계속성을 갖게 하여, 향후 의료진이 환자 상태를 파악하고 적절한 조치를 취할 수 있도록 한다.

(2) 법적 기능

환자의 응급상황에서 기록지는 법적 증거 자료로 활용될 수 있다. 특히 분쟁의 소지가 발생하여 법적 소송이 제기되거나 환자가 범죄현장과 관련이 있는 경우에는 기록지가 핵심적인 증거자료로 활용될 수 있다. 이러한 법적 과정은 몇 달 또는 몇 년에 걸쳐 진행될 수 있기 때문에, 사건이 발생했을 때부터 적절히 준비해 두어야 한다. 기록지는 판결에 영향을 미치는 중요한 증거자료가 될 수 있으므로 정확하고 간결하게 신고를 받은 순간부터 이송을 마칠 때까지 기록해야 한다. 이러한 방식으로 기록된 기록지는 응급처치의 적절성과 관련한 증거로서, 법적 분쟁에서 중요한 역할을 수행할 수 있다.

(3) 행정적 기능

환자의 유형 및 지역별 통계 자료를 분석함으로써 응급의료 시스템의 개선과 필요한 장비 및 인력의 재배치에 도움이 되고, 환자평가와 처치내용을 재평가하여 추가적인 교육을 제공할 때 활용될 수 있다. 이러한 분석과 교육을 통해 응급의료 인력들은 더욱 전문적이고 체계적인 응급처치를 제공할 수 있게 된다.

(4) 교육 및 연구 기능

기록지를 분석하여 환자의 처치나 의약품 사용에 대한 효과성을 평가하고, 이를 토대로 응급처치의 질을 향상시킬 수 있다. 또한 수집된 통계자료나 개정사항 등은 응급구조사 교육에 활용될 수 있다. 최근에는 병원전 처치 기록은 전자상으로 관리되고 있기 때문에 후향적인 연구도 가능하다.

3) 기록의 법적사항

(1) 비밀성

의료분야에서는 개인정보보호가 매우 중요하며, 무분별한 정보전달은 금지되어 있다. 의료진 이외의 사람들에게는 적법한 근거 없이 정보를 제공하거나 이야기해서는 안 되며 이에 대한 법적 근거는 분명히 명시되어 있다. 다만 보험회사나 경찰과 같은 기관의 경우에는 적절한 법적 절차를 거쳐 정보를 제공할 수 있으며 또한, 환자가 자살을 시도하거나 전염성 질환이 있다면 배우자나 가족 등에게 알릴 수 있다.

(2) 이송 및 처치거부 환자

성인 환자는 치료를 거부할 권리가 있지만, 이를 거부할 수 있는 나이인지, 알코올이나 약물 중독 상태가 아닌지, 의식 상태가 정상적인지를 점검해야 한다. 만약 이송이 필요한 상황이라면, 이유를 설명하고 설득해야 한다. 그럼에도 불구하고 거절이나 거부가 있는 경우, '이송 거절·거부확인서'를 작성하고 상황실에 알려야 한다.

(3) 위조·변조

기록지는 응급상황에서 기록하는 신고나 처치 내용 등 중요한 정보를 담고 있기 때문에 정확하고 신뢰성 있는 기록이 필요하다. 그러나 기록이 잘못되거나 부정확한 정보가 제공되면 환자에게 불필요한, 부적절한 그리고 위험한 처치를 받을 수 있으며 응급구조사 자신도 법적인 책임을 져야 할 수 있다. 따라서 응급구조사는 정확하고 성실하게 기록을 작성해야 하며, 만약 기록이 잘못되었다면 소속기관 및 이송할 기관에 알려야 한다.

(4) 특수상황

환자가 전염성 질환에 노출되었거나 현장활동 중 손상을 입었을 경우, 아동학대 또는 노인학대 사례, 법적 보호가 필요한 환자의 경우에는 적절한 기록 및 보고가 필요하다.

(5) 다수사상자 사고

다수의 사상자가 발생할 가능성이 있는 사고에서는, 우선적으로 환자를 안전한 장소 또는 치료 장소로 이송한 후 적절한 처치를 시행해야 한다. 이때 환자의 기본정보(주호소, 상처, 우선순위, 생체징후, 처치내용)를 환자분류표(triage tag)에 기록하여야 한다.

4) 전자기록(그림 6-9)

응급의료체계의 최근 경향 중 하나는 환자기록의 전산화이다.

전자의무기록(Electronic medical record, EMR)은 과거에는 수기로 작성되던 환자의 진료기록을 정보통신기술을 활용하여 전자문서의 형식으로 전산화하는 의료서비스 시스템이다. 이를 통해 병원에서 발생한 환자에 대한 의료정보를 효율적이고 정확하게 관리할 수 있다. 우리나라에서는 진료차트를 영상이미지화 하여 관리하는 시스템인 CMR (computerized medical record)과 임상전자기록 시스템인 EMR(Electronic medical record)을 함께 사용하고 있다.

이러한 시스템은 문서 작성과 보관에 드는 시간과 비용을 줄일 수 있고, 의료 기관 내 보건의료 종사자들 간의 데이터 공유와 전달, 타 의료 기관으로의 데이터 전송, 그리고 국가적 차원에서 EMR을 활용하여 의료 정보 체

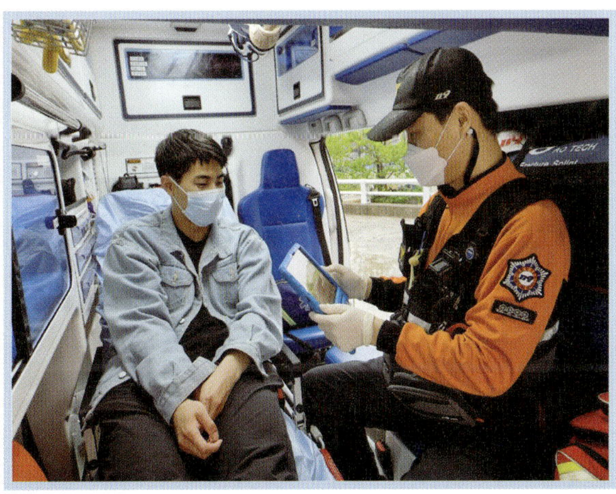

그림 6-9
전자기록.

계를 구축하고 보건 의료의 질을 향상시킬 수 있는 효율적인 장점을 갖고 있다.

5) 병원 전 의무기록

병원 전 기록에서도 구급차에 이동단말기가 설치되어 있는 경우, 병원전 처치활동과 관련하여 작성하는 확인서, 일지 및 상황표 등을 이동단말기로 작성할 수 있다. 저장된 정보는 삭제되지 않고 지속적으로 보존되며, 정보에 오류가 있을 경우 수정할 수 있다. 실수로 저장된 부정확한 정보도 수정이 가능하며, 수정한 날짜와 시각은 물론 수정자의 서명도 함께 기록되어 보다 정확하고 신뢰성 높은 정보를 유지할 수 있게 된다.

병원에서는 "구급 활동 정보 병원 제공 시스템"(그림 6-10)을 활용하여, 환자가 병원에 도착하기 전에도 환자 정보를 미리 수신할 수 있으며 병원에서 이송 중인 환자에 대한 정보를 공유할 수 있고, 119 구급대의 구급활동이 종료된 후에도 병원에서 구급활동일지를 조회할 수 있다. 하지만, 환자의 개인정보에 대한 진료기록의 무단 침해 및 유출 등의 보완문제가 발생할 수 있으며 해킹 등의 공격으로 인한 정보 유출의 가능성도 존재한다. 이를 방지하기 위해서는 사생활 보호 및 자료보완을 위한 법적 제도의 확립과 암호화 등의 감시프로그램 등의 대책이 필요하다.

6) 서술 기록

서술은 응급출동에서 일어난 내용을 자세하게 서면 또는 문서로 작성하는 부분이다. 서술은 체크박스와 같이 구조적인 형태가 아니기 때문에 상황에 구체적으로 자유롭게 평가한 결과를 작성할 수 있다. 모든 환자는 주관적 서술, 객관적 서술, 평가 및 처치 3가지 부분이 포함되어 있다.

(1) 주관적 서술

서술의 주관적 서술은 환자의 병력에서 나온 정보로

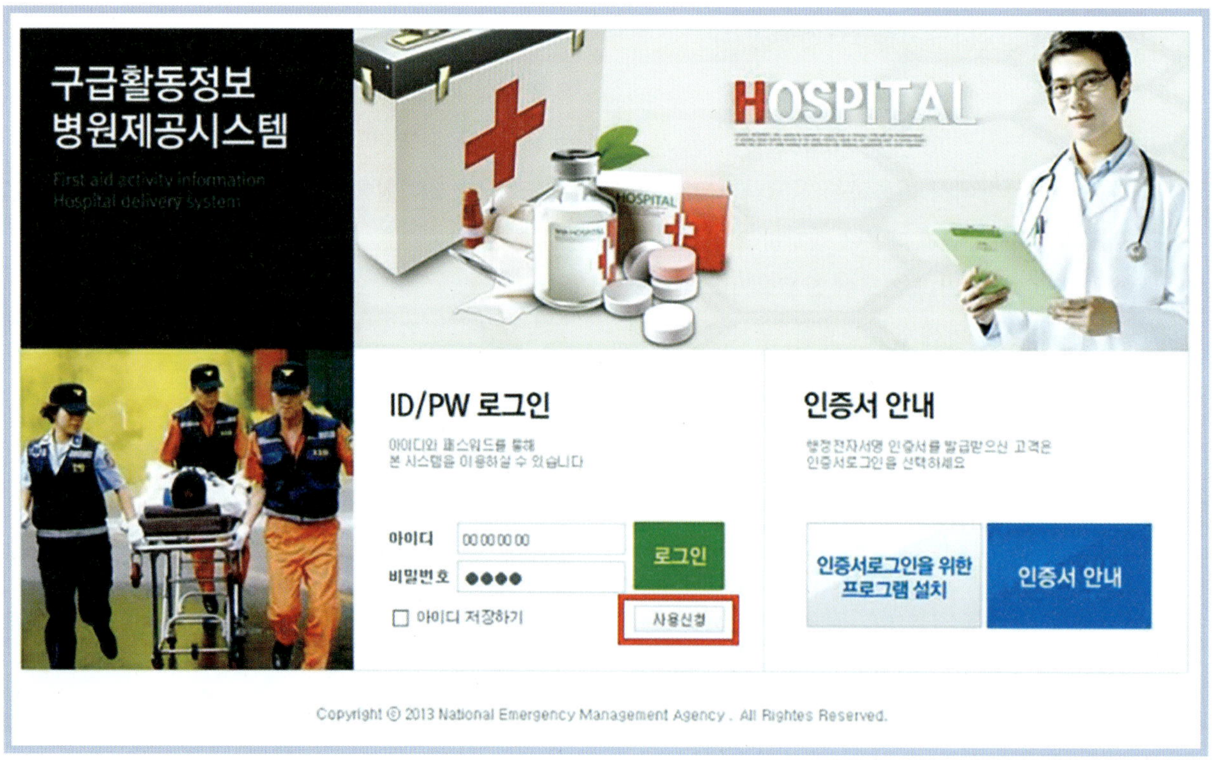

그림 6-10
구급 활동 정보 병원 제공 시스템.

이루어져 있다.

- 주호소(Chief complaints, CC): 환자의 주된 호소증상
  예) "가슴이 아파요"
- 현병력(History of present illness, HPI): 증상의 시작시간, 유발·완화요인, 통증의 특징, 부위/방사, 중증도, 지속시간
  예) 1시간 전부터 가슴통증이 지속되었고, 어떻게 해도 통증이 나아지지 않음, 쥐어짜는 듯한 통증, 어깨쪽으로 뻗치는 듯한 통증, 6점 정도의 통증, 통증이 점점 심해지고 있음
- 과거병력(Pass history, PH): 알레르기, 복용중인 약물, 입원·수술여부, 마지막 식사 등
  예) 4년 동안 심장질환과 2년 전 관상동맥중재술, 아스피린 복용중
- 현재 건강상태(Current health status, CHS): 약 복용, 약물 알레르기, 흡연량, 음주여부
- 계통검사(Review of system, ROS): 호흡기, 심장계, 말초혈관계, 등
- 외상의 경우 손상기전(Mechanism of injury, MOI)

(2) 객관적 서술

전반적인 인상 및 검사, 시진, 촉진, 청진, 타진 및 진단검사에서 수집한 정보이다.

① 활력징후: 혈압, 맥박, 호흡, 체온
② 심전도 모니터링
③ 맥박산소측정 및 혈당검사 등
④ 신체검사

- 전신방법: 머리에서 발끝까지, 순서대로 평가 결과를 작성하는 방법으로 중증외상 및 심각한 응급상황에서 사용하는 방법이다.
- 신체 계통 방법: 현재 질병 또는 손상과 관련된 기관에만 중점을 두고 심층적으로 평가하는 방법이다. 문서화를 위해 가장 종합적인 방법 중 하나이다.

(3) 평가 및 응급처치

응급구조사는 환자의 문제점을 판단하고 현장진단(field diagnosis)과 전반적인 인상(impression)을 기록한다. 예를 들어, '뇌졸중 가능성, R/O심근경색' 처럼 정확한 진다보다는 환자의 주요 문제점을 기록한다. 의증(Role out)이라고 작성된 부분은 환자를 진료할 응급의학과 의사가 반드시 확인했으면 하는 것을 말한다.

(4) 관리 계획

환자를 어떻게 접촉하고 구출하고 이송하는지, 시작부터 끝까지 기록하는 것을 말하며, 이는 환자의 구조와 이송, 진료, 치료 등의 모든 과정을 기록하는 것이다.

현장에서 구출하는 방법, 기도·호흡·순환 유지방법, 이송방법, 이송 중 평가내용, 이송 중 의료지도 방법, 이송 중 처치내용, 도착 시 병원 내 의료인력에게 인계가 포함된다.

(7) 주관적 정보와 객관적 정보로 나누어 사용하는 서식

ㄱ. SOAP 서식

① 주관적(Subjective): 주호소, 현병력, 과거병력, 현재 건강상태, 가족력, 정신사회력, 계통검사
② 객관적(Objective): 활력징후, 전반적 인상, 신체검사, 진단검사
③ 평가(Assessment): 현장진단
④ 계획(Plan): 정규처방, 의사지시, 중재효과, 이송방법, 이송평가

ㄴ. CHART 서식

① 주호소(Chief complaint): 일차적 문제 또는 호소
② 병력(History): 현병력, 과거병력, 현재 건강상태, 계통검사
③ 평가(Assessment): 활력징후, 전반적인 인상, 신체검사, 진단검사, 현장진단
④ 처치(Rx): 정규처방, 의사지시
⑤ 이송(Transport): 중재의 효과, 이송방법, 이송 중 평가

7) 병원전 단계 기록

병원전 처치기록(Prehospital care report, PCR)이란 응급의료상황 혹은 그 외 상황에서 환자와 접촉 중 일어나는 일들의 사실적 기록으로, 의료 현장에서 발생한 응급 상황에서는 환자의 상태와 응급 처치, 병원 도착까지의 모든 과정을 기록하는 것이 중요하다.

① 기록을 작성하기 위해 환자이송이 늦어져서는 안 된다.

② 이상적인 병원전 처치기록은 출동을 완료한 직후에 작성하는 것이며, 바쁜 경우 메모용지에 메모를 하고 나중에 완벽하고 정확하게 작성하는 것이 좋다.

③ 보고, 듣고, 느끼고 냄새를 맡은 객관적인 정보를 서술적으로 기록하며, 정보는 구체적으로 정확히 기재한다. 예를 들어, 환자는 술에 취한 상태이다(×), 환자에게 술 냄새가 난다(○).

④ 의학용어는 정확한 철자를 사용하고, 혼동을 일으킬 수 있는 약어는 정확한 맞춤법으로 정확히 기록한다.

⑤ 논리적 형식과 체계에 따라서 불필요한 단어나 부적절한 세부설명을 피하고 간결하고 간단하게 정리하는 것이 좋다.

⑥ 환자와 접촉한 순간부터의 관찰과 처치를 시행한 시간을 24시간제로 정확히 기록하며, 가능한 같은 시계를 이용하여 모든 시간을 기록한다.

⑦ 수정이나 삭제 등은 기록의 진실성 및 신뢰도를 의심받을 수 있어 함부로 고치지 않는 것이 원칙이다. 기록의 일부분을 삭제하거나 수정하고자 할 때에는 원안의 글자를 알아볼 수 있도록 글자의 중앙에 가로로 두 줄을 긋고 'error'나 '기록상 실수'라고 줄 위나 옆에 적고 서명 또는 도장을 찍는다. 한 면 전체의 수정 시에는 사선을 긋고 'error'라고 쓰고 새로운 기록지인 수정본 뒤에 원본을 첨부한다. 최근에는 단말기를 활용한 전자기기를 이용하여 수정 및 서명이 편리해졌다.

출동사항과 응급처치를 수행한 처치내용에 대한 병원전 단계기록은 119 구급대(소방)가 작성하는 '구급활동 일지'와 응급환자 이송업자 등이 기록하는 '출동 및 처치 기록지', 그리고 특수상황에서 기록하는 '특수보고서'가 있다.

(1) 출동 및 처치 기록지

① 응급의료에 관한 법률에 의한 출동기록지(그림 6-11)

② 해양 응급환자 출동기록지(그림 6-12)

(2) 구급활동일지(그림 6-13)

우리나라에서는 119구조·구급에 관한 법률 제22조(구조·구급활동의 기록)과 시행규칙 제18조(구급활동상황의 기록 유지)에 따라 구급활동에 대한 기록을 수행하여야 한다.

> **▸BOX 6-1**
>
> 구급대원은 구급활동일지(이하 "구급활동일지"라 한다)에 구급활동상황을 상세히 기록하고, 소속 소방관서에 3년간 보관하여야 한다. 또한 구급대원이 응급환자를 의사에게 인계하는 경우에는 구급활동일지(이동단말기로 작성하는 경우를 포함한다)에 환자를 인계받은 의사의 서명을 받고, 구급활동일지(이동단말기에 작성한 경우에는 전자적 파일이나 인쇄물을 말한다) 1부를 그 의사에게 제출하여야 한다.

ㄱ. 일반적인 구급활동일지

병원전 단계에서 응급구조사(119 구급대원)가 출동하여 접촉한 모든 환자를 대상으로 구급활동일지, 심폐정지환자 응급처치 세부상황표(그림 6-14), 중증외상환자 응급처치 세부상황표(그림 6-15), 심뇌혈관질환자 응급처치 세부상황표(그림 6-16)를 작성한다. 이때 이송된 환자뿐만 아니라 미이송 환자까지 포함하여 작성한다.

구급 활동일지와 해당 환자 응급 처치 세부 상황표는 작성 기준에 해당하는 모든 환자에 대해 작성되어야 한다. 해당여부에 대한 기준이 모호한 경우 우선 작성을 하고 나중에 수정할 수 있다. 이는 환자의 안전을 위해 필요한 작업이며, 작성 기준을 모호하게 둘 경우에는 의료진 간의 혼란이나 불일치가 발생할 수 있다. 따라서 작성

출동 및 처치 기록지

1. 요청 및 출동에 관한 사항 (앞쪽)

요청 연월일*	년 월 일 시 분	요청자(기관)*		연락처	
출동 연월일*	년 월 일 시 분	이송의 종류*	1현장 이송 2의료기관간 이송 9기타		
현장도착 연월일*	년 월 일 시 분	출발지 주소*			
이송개시 연월일*	년 월 일 시 분	출발지 명칭*			
이송종료 연월일*	년 월 일 시 분	도착기관 명칭*		이송거리	km

환자인계의사	면허번호		성명	(서명)	환자인수의사*	면허번호		성명	(서명)
이송지도의사*	소속		성명		의사통신방법*	1전화번호( ) 2TRS 9기타( )			

의료기관 선정자*	1환자/보호자 2의사 3구급대(이송자) 9기타( )	선정 이유*	1치료받던 병원 2전문진료 가능 3근거리 4환자/보호자원함 9기타:( )	선정 방법*	1이송정보체계 2 직접 연락 3구급상황관리센터 4 자체 판단 9기타 ( )

2. 인적사항

환자	성명*	([ ]확인불가)	생년월일*	년 월 일 [ ]확인불가		보호자	성명		연락처	
	성별*	1남 2여 ([ ]확인불가)	주소*	([ ] 확인불가)	연락처 ([ ] 확인불가)		관계	1없음2부모3자녀4친척 5친지 9기타( )		

3. 출발시 환자상태에 관한 사항

중증도*	1 응급 2 비응급 3 사망	분류*	1 질병 2 질병외	의심질환명*	

의식수준*	1A 2V 3P 4U	생체 징후	혈압 / mmHg	맥박수 회/분	호흡수 회/분	체온 ℃

출발시 처치상태*	1 기도: ① 없음 ② 기도기 ③ LMA ④ 기관내삽관 ⑤ 기관절개 ⑨ 기타: 2 호흡: ① 없음 ② BVM ③ 인공호흡기 ④ 비관 ⑤ 마스크 ⑥ 산소투여: 리터/분) 3 순환: ① 없음 ② 모니터링 ③정맥로1(수액명/잔여량): / ④ 정맥로2: / 4 약품: ① 없음 ② 약품1(품명/잔여량): / ③약품2: / 5 고정: ① 없음 ② 경추 ③ 척추 ④ 상지 ⑤하지 ⑨ 기타: 6 기타: ① 없음 ② 비위관(鼻胃管, L-tube) ③ 도뇨관 ④ 중심정맥 ⑨ 기타:
기타 소견 및 처치	

4. 이송 중 경과 및 처치에 관한 사항

의식수준*	1A 2V 3P 4U	생체 징후	혈압 / mmHg	맥박수 회/분	호흡수 회/분	체온 ℃

이송/도착시 처치상태*	1 기도: ① 없음 ② 기도기 ③ LMA ④ 기관내삽관 ⑤ 기관절개 ⑨ 기타: 2 호흡: ① 없음 ② BVM ③ 인공호흡기 ④ 비관 ⑤ 안면마스크 ⑥ 산소투여: 리터/분 3 순환: ① 없음 ② 모니터링 ③정맥로1(수액명/잔여량): / ④ 정맥로2: / 4 약품: ① 없음 ② 약품1(품명/잔여량): / ③약품2: / 5 고정: ① 없음 ② 경추 ③ 척추 ④ 상지 ⑤하지 ⑨ 기타: 6 기타: ① 없음 ② 비위관 ③ 도뇨관 ④ 중심정맥 ⑨ 기타:
기타 소견 및 처치	

5. 이송차량 및 이송자 등에 관한 사항

	소속기관명*	종별(차량,자격,면허)*	번호(등록,자격,면허)*	성명*
이송차량*		1특수구급차 2 일반구급차 3 헬기 9 기타		
운전자*				(서명)
동승자*		1 1급 응급구조사 2 2급 응급구조사 3 간호사 4 의사 8없음 9기타( )		(서명)

비고 1. 전자문서로 작성하는 경우 「전자서명법」 제2조제2호의 '전자서명'으로 환자인계·인수의사, 운전자 및 구급대의 서명을 갈음할 수 있습니다.
2. '*'표시는 반드시 적습니다.

210mm×297mm[백상지 80g/㎡(재활용품)]

그림 6-11
출동 및 처치 기록지(응급의료에 관한 법률 시행규칙[별지 제16호서식]).

작성방법

1. 요청 및 출동에 관한 사항

① 요청일시는 구급차 출동 요청을 받은 연월일 및 시각을 적습니다.
② 요청자(기관)는 최초 구급차를 요청한 성명(기관명)과 전화번호를 적습니다.
③ 출동일시는 구급차가 출동을 시작한 연월일 및 시각을 적습니다.
④ 이송의 종류는 현장이송, 의료기관간 이송, 기타로 구분하여 표기합니다.
⑤ 현장도착시간은 출동 장소에 도착한 연월일 및 시각을 적습니다.
⑥ 출발지의 주소 및 명칭은 이송을 위해 구급차가 도착한 현장의 주소 및 의료기관명을 적습니다. 다만, 주소를 정확히 알 수 없을 경우에는 주요 도로 및 건물명 등을 적습니다.
⑦ 이송개시일시는 현장(보내는 기관)에서 구급차가 출발한 연원일 및 시각을 적습니다.
⑧ 이송종료일시는 기관(시설)에 구급차가 도착하여 환자를 인계한 연원일 및 시각을 적습니다.
⑨ 도착기관 명칭은 환자가 이송된 기관(시설)의 명칭을 적습니다.
⑩ 이송거리는 구급차에 이송 환자 탑승 후부터 도착 기관(시설)까지의 거리를 Km 단위로 적습니다.
⑪ 환자인계의사 및 환자인수의사는 환자를 인계 및 인수한 의사의 면허번호와 성명을 각각 적어야 하며, 이때 서명은 필하여 합니다. 환자 인계 · 인수의사가 없을 시에는 적지 않습니다.
⑫ 이송지도의사의 소속은 이송지도를 한 의사가 실제 의료지도를 수행한 장소의 기관명을 기준으로 하며, 의사통신방법은 전화, TRS, 기타로 구분합니다. 전화를 이용하였을 경우에는 전화번호를 적습니다.
⑬ 의료기관 선정과 관련하여 이송 의료기관의 선정자 및 선정이유, 선정방법으로 구분하여 표기합니다.

2. 인적 사항

① 환자의 인적사항은 성명, 생년월일, 주소 및 연락처를 적습니다. 인적사항을 확인할 수 없는 경우에는 확인불가에 표기합니다.
② 보호자 인적사항은 성명, 연락처를 적으며, 환자와의 관계를 표기합니다.

3. 출발시 환자상태에 관한 사항

① 중증도는 환자의 응급증상 해당 유무를 나타내며 응급, 비응급, 사망으로 구분하여 표기합니다.
② 응급상황의 분류는 질병에 의한 경우와 질병외로 구분하여 표기합니다. 각종 사고에 의한 경우는 질병 외에 해당됩니다.
③ 의심 질환명은 이송 당시의 환자의 병명 또는 주증상을 적습니다.
④ 의식수준은 A(명료), V(목소리에 반응), P(통증자극에 반응), U(반응없음)로 구분하여 표기합니다.
⑤ 생체징후는 환자의 혈압(수축기, 이완기), 맥박수(분당), 호흡수(분당), 체온을 측정하여 적습니다.
⑥ 출발시 처치상태는 출발할 당시 현장 또는 의료기관에서 이미 실시한 처치 및 투약 상태 등을 확인하여 표기합니다.
⑦ 환자와 관련된 기타 소견 및 처치가 있을 경우에 그 내용을 적습니다.

4. 이송 중 경과 및 처치에 관한 사항

이송 중 경과 및 처치에 관한 사항은 이송중의 환자 상태변화와 처치 및 투약 등의 내용을 표기합니다.

5. 이송차량 및 이송차 등에 관한 사항

① 이송차량은 소속기관명, 차량의 구분(특수구급차, 일반구급차, 헬기, 기타), 차량등록번호를 적습니다.
② 이송차 운전자의 소속기관, 성명을 적고, 서명을 반드시 하여야 합니다.
③ 이송차 동승자의 소속기관, 성명, 자격 • 면허의 구분과 그 번호를 적고, 서명을 반드시 하여야 합니다.

그림 6-11
출동 및 처치 기록지(응급의료에 관한 법률 시행규칙[별지 제16호서식]).

출동 및 처치 기록지

소속 | 결재: 구조대장

사고번호 | 신고수단: [ ]전화 [ ]VHF [ ]SSB [ ]EPIRB [ ]V-Pass SOS [ ]DSC 조난신호 [ ]해로드 SOS [ ]방문신고 [ ]현지발견 [ ]기타(　)

구급출동

- 신고 접수 　. . . :
- 출동 시각 　:
- 현장 도착 　:
- 거리 　해리(마일)
- 환자 접촉 　:
- 현장 출발 　:
- 병원(부두) 도착 　:
- 복귀 시각 　:
- 출동 유형: [ ]정상 [ ]오인 [ ]거짓 [ ]취소

신고자: 연락처 | 접수경로: [ ]119통합신고 [ ]해경상황실 [ ]112통합신고 [ ]파출장소 [ ]함정 [ ]VTS [ ]어업정보통신국 [ ]국제안전통신센터 [ ]운항관리실 [ ]군 [ ]기타(　)

환자 인적사항:
- 성 명 | 나 이: 만 　세 | 성 별: [ ]남 [ ]여 | 생년월일
- 주 소: (연락처　)
- 직 업: [ ]영아 [ ]유아 [ ]학생 [ ]어민 [ ]선원 [ ]도서민 [ ]관광객 [ ]낚시객 [ ]다이버 [ ]행인 [ ]기타(　) [ ]외국인 (국적:　)

보호자 등: 성 명 | 관 계 | 연락처

환자발생 장소: [ ]해상(선박) [ ]해안가 [ ]해수욕장 [ ]방파제 [ ]항·포구 [ ]갯바위 [ ]갯벌 [ ]기타(　) [ ]도서지역 여부

환자 발생 위치: (Fix :　-　-　N,　-　-　E)

환자 증상 (복수 선택 가능):
- ■ 통증([ ]머리 [ ]가슴 [ ]복부 [ ]허리/척추 [ ]사지 [ ]등부위 [ ]분만 [ ]그 밖의 통증)
- ■ 외상([ ]골절 [ ]탈구 [ ]염좌(삠) [ ]열상 [ ]자상 [ ]찰과상 [ ]타박상(멍) [ ]절단 [ ]화상)
- [ ]의식장애 [ ]기도이물 [ ]기침 [ ]호흡곤란 [ ]호흡정지 [ ]심계항진 [ ]심정지 [ ]경련 [ ]발작 [ ]실신
- [ ]오심/구토 [ ]설사 [ ]변비 [ ]배뇨장애 [ ]객혈 [ ]토혈 [ ]비출혈 [ ]질출혈 [ ]그 밖의 출혈 [ ]고열
- [ ]저체온증 [ ]어지러움 [ ]편마비 [ ]사지마비 [ ]전신쇠약 [ ]정신장애 [ ]그 밖의 이물질 [ ]기타(　)

환자 발생 유형 (복수 선택 가능)

- 질 병 — 과거병력 ([ ]없음 [ ]미상): [ ]고혈압 [ ]당뇨 [ ]뇌혈관질환 [ ]심장질환 [ ]폐질환 [ ]간질환 [ ]알러지(종류:　) [ ]암(종류:　) [ ]기타(　)
- 질병 외 — [ ]사고(외상) 원인(택일): [ ]낙상(넘어짐) [ ]추락 [ ]충돌(　) [ ]중독 ■화상([ ]화염 [ ]고온체 [ ]전기 [ ]물 [ ]화학물질) [ ]열상 [ ]자상 [ ]그 밖의 둔상 [ ]관통상 [ ]익수 [ ]질식 [ ]동물/곤충 [ ]자연재해 [ ]기계손상 [ ]열손상 [ ]상해 [ ]기타(　)
- [ ]비외상성 손상 (택일): [ ]출산 [ ]주취자 [ ]목맴 · 목졸림 [ ]기타(　)
- 범죄의심: [ ]형사계인계 [ ]상황실통보 [ ]긴급이송 [ ]기타(　)
- 기 타: [ ]임산부 [ ]단순주취 [ ]기타(　)

환자 평가

- 의식상태: [ ]A(정상) [ ]V(언어반응) [ ]P(통증반응) [ ]U(무반응)
- 동공반응 — 좌: [ ]정상 [ ]축동 [ ]산동 | [ ]반응 [ ]무반응 [ ]측정불가
- 동공반응 — 우: [ ]정상 [ ]축동 [ ]산동 | [ ]반응 [ ]무반응 [ ]측정불가

활력 징후 [ ]불가 [ ]거부	시 각	혈 압	맥 박	호 흡	체 온	SpO_2	혈당체크
	:	/ mmHg	회/min	회/min	℃	%	mg/dL
	:	/ mmHg	회/min	회/min	℃	%	mg/dL

- 중증도분류: [ ]긴급 [ ]응급 [ ]비응급 [ ]지연 [ ]사망([ ]추정)
- 구급대원 평가소견: ◦주 호소:　◦발생일시([ ]추정):　. . . :

사고부위(복수선택 가능)

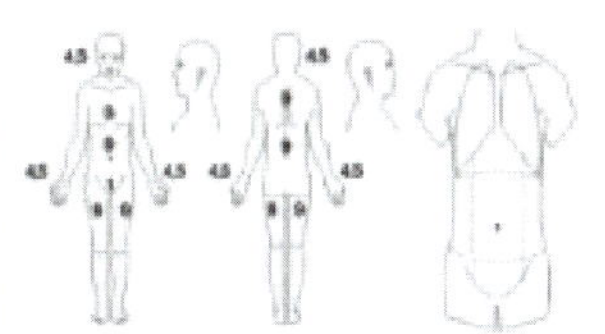

응급처치 (복수 선택 가능)

- ■ 기도확보:[ ]도수조작 [ ]기도유지기(airway) [ ]기도삽관(Intubation) [ ]성문외 기도유지기(supraglottic airway) [ ]흡인기 [ ]기도폐쇄처치
- ■ 산소투여:　L/min([ ]비관 [ ]안면마스크 [ ]비재호흡마스크 [ ]BVM(백밸브마스크) [ ]산소소생기 [ ]포켓마스크 [ ]네뷸라이저 [ ]기타(　)
- ■ CPR([ ]실시 [ ]거부 [ ]DNR [ ]유보) [ ]ECG ■ AED([ ]Shock [ ]Monitoring) [ ]기타(　)
- ■ 순환보조([ ]정맥로 확보 [ ]수액공급(　cc) 확보) [ ]약물투여(　)
- ■ 상처처치([ ]지혈 [ ]상처드레싱) [ ]분만 [ ]보온([ ]온 [ ]냉) ■ 고정([ ]경추 [ ]척추 [ ]부목 [ ]머리)
- ■ [ ]미 시행

의료지도

- 의료지도: [ ]연결 [ ]미연결 | 요청시간 　: | 요청방법: [ ]원격응급의료시스템 [ ]전화([ ]음성 [ ]화상) [ ]무전기/LTE망 [ ]기타(　)
- 의료지도 기관: [ ]소방 [ ]병원 [ ]기타(　)
- 의료지도 의사: 성명
- 의료지도 내용:
  - [ ]응급처치: [ ]기도유지기(airway) [ ]기도삽관(Intubation) [ ]성문외 기도유지기(supraglottic airway) [ ]ECG [ ]AED [ ]CPR [ ]IV [ ]BVM(백밸브마스크) [ ]산소투여 [ ]고정 [ ]상처처치 [ ]혈당체크 [ ]보온 [ ]기타(　)
  - [ ]약물투여: [ ]N/S [ ]D/W [ ]NTG [ ]기관지확장제 [ ]에피네프린 [ ] 아미오다론 [ ]기타(　)
  - [ ]병원선정 [ ]환자평가 [ ]CPR유보 · 중단 [ ]이송거절 [ ]이송거부 [ ]기타(　)

연계이송: 1차 | 2차 | 3차

구급활동: ※ 본 구급대는 환자의 추가 손상 및 악화(사망 등) 방지를 위해 응급처치에 적합하고 최단시간 이내에 이송이 가능한______병원으로 이송을 권유 하였으나 ______씨가 원하는 ______병원으로 이송함에 따라 발생하는 민사 · 형사상 책임을 지지 않습니다. 위 내용을 고지합니다. (서명 또는 인)

환자이송

이송 기관명	의료기관 등 선정자	환자 인수자	
	[ ]구급대 [ ]상황실 [ ]환자/보호자 [ ]기타(　)	[ ]의 사 [ ]응급구조사 [ ]간호사 [ ]기 타	(서명 또는 인)

장애요인: [ ]없음 [ ]기상(　) [ ]기타(　)

미이송: [ ]취소 [ ]환자 없음 [ ]현장처치 [ ]이송거부 [ ]소방인계 [ ]이송 불필요 [ ]다른 이송 수단

이송자

구분	자격	계급		성명	
구급대원(1)	[ ]1급 [ ]2급 [ ]간호사 [ ]구급교육 [ ]기타	계급		성명	(서명 또는 인)
구급대원(2)	[ ]1급 [ ]2급 [ ]간호사 [ ]구급교육 [ ]기타	계급		성명	(서명 또는 인)

그림 6-12
해양 응급환자 출동기록지(해양경찰구조대 운영규칙 [별지 제1호서식]).

소방서 119구급대(안전센터)
전화) -

구급활동일지

결재	119구급대장(센터장)

차량번호		구분	[ ]특수일반 [ ]특수특별 [ ]헬기 [ ]펌뷸런스 [ ]기타

구급 출동

신고 일시	. . . :	신고자	전화번호	신고방법 [ ]일반전화 [ ]휴대전화 [ ]기타( )
		환자 인적 사항	성명	나이 세 / 성별 [ ]남 [ ]여 / 생년월일
출동 시각	:		주소	(Tel)
현장 도착	:		직업	[ ]영아 [ ]유아 [ ]학생 [ ]주부 [ ]자영업 [ ]직장인 [ ]무직 [ ]기타( ) [ ]외국인(국적:)
환자 접촉	:	보호자 등	성명	관 계 / 전화번호
거리	km	환자발생 위치		
현장 출발	:	환자 발생 장소(택일)		[ ]집 [ ]집단거주시설 [ ]도로 [ ]도로외 교통지역 [ ]오락/문화 시설 [ ]학교/교육시설 [ ]운동시설 [ ]상업시설 [ ]의료관련시설 [ ]공장/산업/건설시설 [ ]일차산업장 [ ]바다/강/산/논밭 [ ]기타( )
병원 도착	:	환자 증상 (복수 선택 가능)		■ 통증([ ]두통 [ ]흉통 [ ]복통 [ ]요통 [ ]분만진통 [ ]그 밖의 통증)
귀소 시각	:			■ 외상([ ]골절 [ ]탈구 [ ]삠 [ ]열상 [ ]찰과상 [ ]타박상 [ ]절단 [ ]압궤손상 [ ]화상)
출동 유형	[ ]정상[ ]오인 [ ]거짓[ ]취소 [ ]기타			[ ]의식장애 [ ]기도이물 [ ]기침 [ ]호흡곤란 [ ]호흡정지 [ ]두근거림 [ ]가슴불편감 [ ]심정지 [ ]경련/발작 [ ]실신 [ ]오심 [ ]구토 [ ]설사 [ ]변비 [ ]배뇨장애 [ ]객혈 [ ]토혈 [ ]혈변 [ ]비출혈 [ ]질출혈 [ ]그 밖의 출혈 [ ]고열 [ ]저체온증 [ ]어지러움 [ ]마비 [ ]전신쇠약 [ ]정신장애 [ ]그 밖의 이물질 [ ]기타( )

환자 발생 유형

[ ]질 병	병 력 ([ ]없음 [ ]미상)	[ ]고혈압 [ ]당뇨 [ ]뇌혈관질환 [ ]심장질환 [ ]폐질환 [ ]결핵 [ ]간염 [ ]간경화 [ ]알레르기 [ ]암(종류:) [ ]신부전(투석여부 :) [ ]기타( )
[ ]질병외	[ ]교통사고 사상자	[ ]운전자 [ ]동승자 [ ]보행자 [ ]자전거 [ ]오토바이 [ ]그 밖의 탈 것( ) [ ]미상
	[ ]그 외 외상 (택일)	[ ]낙상 [ ]추락 [ ]그 밖의 둔상 [ ]열상 [ ]자상 [ ]관통상 [ ]기계 [ ]농기계
	[ ]비외상성 손상 (택일)	[ ]중독 [ ]익수 ■ 질식([ ]연기흡입 [ ]외력에 의한 압박 [ ]이물질에 의한 기도막힘) ■ 화상([ ]화염 [ ]고온체 [ ]전기 [ ]물) [ ]화학물질 [ ]동물/곤충 [ ]자연재해 [ ]온열손상 [ ]한랭손상 [ ]성폭행 [ ]상해 [ ]기타( )
	범죄의심	[ ]경찰통보 [ ]경찰인계 [ ]긴급이송 [ ]관련기관 통보
[ ]기타	[ ]임산부 [ ]단순주취 [ ]기타( )	

환자 평가

의식상태	1차 (:)[ ]A [ ]V [ ]P [ ]U	2차 (:)[ ]A [ ]V [ ]P [ ]U
동공반응 좌	[ ]정상 [ ]축동 [ ]산동 [ ]측정불가	[ ]반응 [ ]무반응 [ ]측정불가
동공반응 우	[ ]정상 [ ]축동 [ ]산동 [ ]측정불가	[ ]반응 [ ]무반응 [ ]측정불가

활력 징후 [ ]불가 [ ]거부	시각	혈압	맥박	호흡	체온	SpO_2	혈당체크
	:	/ mmHg	회/min	회/min	℃	%	mg/dL
	:	/ mmHg	회/min	회/min	℃	%	mg/dL

사고부위(복수선택 가능)

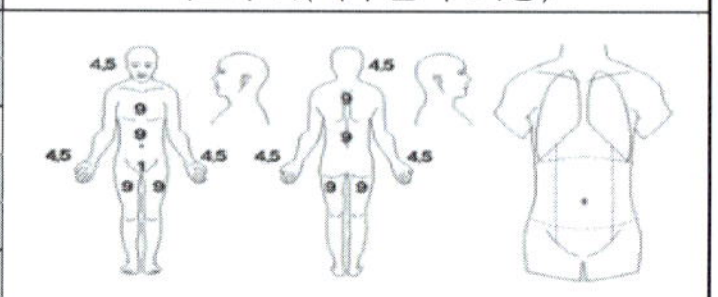

환자분류 [ ]응급 [ ]준응급 [ ]잠재응급 [ ]대상 외 [ ]사망([ ]추정)

구급대원 평가소견 · 주 호소: · 발생시간([ ]추정): :

응급처치 (복수 선택 가능)

■ 기도확보: [ ]도수조작 [ ]기도유지기(airway) [ ]기도삽관(Intubation) [ ]성문외 기도유지기(supraglottic airway) [ ]흡인기 [ ]기도폐쇄처치
■ 산소투여: L/min([ ]비관 [ ]안면마스크 [ ]비재호흡마스크 [ ]BVM [ ]산소소생기 [ ]포켓마스크 [ ]네뷸라이저 [ ]기타)
■ CPR([ ]실시 [ ]거부 [ ]DNR [ ]유보) [ ]ECG ■ AED([ ]Shock [ ]Monitoring) [ ]기타( )
■ 순환보조([ ]정맥로 확보 [ ]수액공급(cc) 확보) [ ]약물투여( ) ■ 고정([ ]목뼈 [ ]척추 [ ]부목 [ ]머리)
■ 상처처치([ ]지혈 [ ]상처 소독 처치) [ ]분만 [ ]보온([ ]온 [ ]냉)

의료지도

의료지도	[ ]연결 [ ]미연결	요청시간 : / 요청방법 [ ]일반전화 [ ]휴대전화([ ]음성 [ ]화상) [ ]무전기 [ ]기타( )
의료지도 기관	[ ]소방 [ ]병원 [ ]기타( )	의료 지도 내용: [ ]응급처치: [ ]airway [ ]Intubation [ ]supraglottic airway [ ]ECG [ ]AED [ ]CPR [ ]IV [ ]BVM [ ]산소투여 [ ]고정 [ ]상처처치 [ ]혈당체크 [ ]보온 [ ]기타( )
의료지도 의사	성명	[ ]약물투여: [ ]N/S [ ]D/W [ ]NTG [ ]기관지확장제 [ ]에피네프린 [ ]아미오다론 [ ]기타( ) [ ]병원선정 [ ]환자평가 [ ]CPR유보·중단 [ ]이송거절 [ ]이송거부 [ ]기타( )

환자 이송

	이송 기관명		도착시간 (거리)	의료기관 선정자 등	재이송 사유	환자 인수자
1차		[ ]관할 [ ]타시·도	: (km)	[ ]구급대 [ ]119상황실 [ ]구급상황센터 [ ]환자/보호자 [ ]병원 수용곤란 등 [ ]기타( )	■ 병상 부족([ ]응급실 [ ]수술실 [ ]입원실 [ ]중환자실) [ ]전문의 부재 [ ]환자/보호자의 변심 [ ]의료장비 고장 [ ]1차 응급처치 [ ]주취자 등 [ ]기타( )	[ ]의 사 [ ]간호사 [ ]응급구조사 [ ]기 타
2차		[ ]관할 [ ]타시·도	: (km)	[ ]구급대 [ ]119상황실 [ ]구급상황센터 [ ]환자/보호자 [ ]기타( )	■ 병상 부족([ ]응급실 [ ]수술실 [ ]입원실 [ ]중환자실) [ ]전문의 부재 [ ]환자/보호자의 변심 [ ]의료장비 고장 [ ]1차 응급처치 [ ]주취자 등 [ ]기타( )	[ ]의 사 [ ]간호사 [ ]응급구조사 [ ]기 타

연계 이송 [ ] 소방 활동 [ ] ※ 본 구급대는 환자의 추가 손상 및 악화(사망 등) 방지를 위해 응급처치에 적합하고 최단시간 이내에 이송이 가능한______병원으로 이송을 권유 하였으나 _씨가 원하는______병원으로 이송함에 따라 발생하는 민사·형사상 책임을 지지 않습니다. 위 내용을 고지합니다. (서명 또는 인)

미이송 []취소 ■ 타차량([]병원차 []경찰차 []자가용 []택시 []헬기) []환자 없음 []현장처치 []이송거부 []이송거절 []경찰인계 []이송 불필요 []사망 []기타( )

출동 인원

의 사	소속:	성명: (서명 또는 인)				
구급대원(1)	[ ]1급 [ ]2급 [ ]간호사 [ ]구급교육 [ ]기타	계급	소방	성명		(서명 또는 인)
구급대원(2)	[ ]1급 [ ]2급 [ ]간호사 [ ]구급교육 [ ]기타	계급	소방	성명		(서명 또는 인)
운전요원	[ ]1급 [ ]2급 [ ]간호사 [ ]구급교육 [ ]기타	계급	소방	성명		(서명 또는 인)
기 타	[ ]1급 [ ]2급 [ ]간호사 [ ]구급교육 [ ]기타			성명		(서명 또는 인)

장애요인 [ ]없음 [ ]장거리 이송 [ ]보호자 요구 [ ]원거리 병원 [ ]원거리 출동 [ ]만취자 [ ]폭행 [ ]언어폭력 [ ]환자 과체중 [ ]기관협조 미흡 [ ]환자위치 불명확 [ ]교통정체 [ ]폭우 [ ]폭설 [ ]기타( )

일련번호 | 재난번호 | 뒷장이 동시에 기록되도록 제작

210mm×297mm[백상지(80g/㎡) 또는 중질지(80g/㎡)]

그림 6-13
구급활동일지(119구조 · 구급에 관한 법률 시행규칙[별지 제5호서식]).

(앞쪽)

심폐정지환자 응급처치 세부상황표

결재	119구급대장(센터장)

구급활동일지 일련번호:

심정지 상황

심폐정지 발생시간(추정) 20 . . . ___:___ (단말기 미상 삭제)

발생장소	[ ]공공장소	[ ]비공공장소	[ ]구급차 안
	[ ]도로/고속도로 [ ]공공건물(학교, 공공기관 등) [ ]여가시설(공원, 경기장, 공연장, 극장, 해변, 유원지 등) [ ]산업시설(공장, 공사장, 창고 등) [ ]상업시설(상점, 식당, 술집, 호텔 등) [ ]교통시설(철도역사, 지하철역사, 버스정류장, 공항, 버스내, 열차내, 비행기내 등) [ ]기타(__________)	[ ]집(주차장, 마당 포함) [ ]집단거주시설(기숙사, 군대 등) [ ]요양기관(양로원, 요양원) [ ]의료기관 [ ]농장	[ ]미상 [ ]기타(______)

발견자					
환자와의 관계	[ ]일반인	[ ]근무 중 관련 종사자	[ ]근무 중이 아닌 관련 종사자	[ ]미상
	[ ]가족 [ ]행인(주위 사람) [ ]동료(친구) [ ]기타(_______)	[ ]의료인 [ ]소방공무원 [ ]경찰 [ ]보건교사 [ ]체육시설안전담당자 [ ]인명구조원 [ ]여객/운송 사업용 자동차의 운전자 [ ]산업안전보건교육 대상자 [ ]관광산업 종사자 중 의료, 안전관련 담당자	[ ]소방공무원 [ ]의료인	
심정지 목격	[ ]미상 [ ]목격되지 않음 [ ]목격함 ■ 목격(추정)시각(:)			
처치 내용	■ 심폐소생술 실시 여부 [ ]미상 [ ]심폐소생술 시행 않음 [ ]심폐소생술 시행함 ■ 심폐소생술 시작(추정)시각 ___:___			
	■ 자동심장충격기(AED) 부착 여부 [ ]미상 [ ]AED 부착하지 않음 [ ]AED 부착함			
	■ 제세동 실시 여부 [ ]미상 [ ]제세동 실시하지 않음 [ ]제세동 실시함			
	최초 심폐소생술 시행자 정보	■ 성별 [ ]남성 [ ]여성 [ ]미상 ■ 연령 ___세 [ ]미상 ■ 심폐소생술 교육 여부 [ ]없음 [ ]있음 [ ]미상		
구급차 도착전 지도	[ ]없음 [ ]구급대원 [ ]소방상황실/구급상황관리센터 [ ]기타(__________)			
	■ 자동심장충격기(AED) 안내 여부 [ ]안내하지 않음 [ ]안내함			

심폐소생술 및 제세동

구급대 심폐소생술 실시	[ ]아니요	[ ]예(심폐소생술 시작 시각 ___:___)
	■ 심폐소생술 유보 사유 [ ]명백한 사망(머리, 체간(體幹)의 절단, 부패 등) [ ]DNR 처방 보유 [ ]보호자 거부 [ ]기타(__________)	■ 심폐소생술 시행 처치(중복 표기) [ ]기도확보 [ ]호흡확보 [ ]흉부압박 [ ]기계식 압박장치 사용(장치 종류:__________) (사용 시작 시각 ___:___, 종료 시각 ___:___) [ ]가슴압박 품질측정 장치 사용(장치 종류:__________) (사용 시작 시각 ___:___, 종료 시각 ___:___) [ ]기타 처치(__________) ■ 다중출동CPR [ ]아니오 [ ]예([ ]구급차 [ ]펌뷸란스)
구급대 자동심장충격기 (AED) 사용여부	[ ]비부착	[ ]부착함(AED 이용 심전도 리듬 최초 분석 시각 ___:___) * AED 이용 심전도 출력물 뒷면 첨부 ■ 심전도 리듬 최초 분석 장소 [ ]현장 [ ]구급차 안 [ ]기타(__________) ■ 심정지 발생 후 최초 확인 심전도(AED 이용 소견) [ ]감시하지 않음 [ ]심실세동(VF) [ ]무맥성 심실빈맥(Pulseless VT) [ ]불명료한 제세동 가능 리듬 [ ]기타(__________) [ ]무맥성 전기활동(PEA) [ ]무수축(Asystole) [ ]불명료한 제세동 불가능 리듬 [ ]서맥(Bradycardia) [ ]미상
구급대 제세동	[ ]실시하지 않음 ■ 제세동 미실시 이유 [ ]미적응증 [ ]기기상태 불량 [ ]가족 거부 [ ]기타(__________)	[ ]실시함(실시 횟수:______회) ■ 최초 제세동 실시 시각 ___:___ ■ 심전도 리듬 [ ]VF [ ]Pulseless VT [ ]불명료한 제세동 가능 리듬 ■ 최종 제세동 실시 결과 [ ]제세동 리듬 지속 [ ]제세동 리듬 제거

추가처치

전문기도 유지술	[ ]실시하지 않음 ■ 미실시 사유 [ ]의료지도 [ ]기타( )	[ ]실시함 ■ 시도 횟수 ______회 ■ 성공 여부 [ ]실패 [ ]성공(성공 시각 ___:___) ■ 종류 [ ]기도삽관 [ ]성문상 기도유지기([ ]I-gel [ ]LMA [ ]King airway [ ]Combitube [ ]기타(______))
정맥로 확보	[ ]실시하지 않음 ■ 미실시 사유 [ ]실패 [ ]의료지도 [ ]기타(___)	[ ]실시함(정맥로 확보 시각 ___:___) ■ 수액 종류 [ ]N/S [ ]기타(______) ■ 투여량 ______ml
약물 투여	[ ]에피네프린	■ 최초 투여 시각 ___:___ ■ 투여횟수 ______회
	[ ]아미오다론	■ 최초 투여 시각 ___:___ ■ 투여횟수 ______회

소생술중지

심폐소생술 중지	■ 중지 시각 ___:___ ■ 중지 이유 [ ]자발순환 회복 [ ]병원 인계 [ ]명백한 사망 [ ]보호자 거부 [ ]의료지도 [ ]기타(______)	
병원 도착전 자발순환 회복	[ ]없음	[ ]있음(자발순환 회복 시각 ___:___) ■ 회복장소 [ ]현장 [ ]구급차 내 [ ]기타(__________) ■ 병원 인계 시 자발순환 회복 여부 [ ]없음 [ ]있음

의료지도

[ ]미요청	[ ]요청 실패	[ ]요청함
	■ 요청 실패 사유 [ ]통신 실패 [ ]지도의사 부재 [ ]지도 거부 [ ]기타(_____)	■ 의료지도의사 소속 [ ]소방상황실 [ ]이송병원 [ ]의료지도위탁병원 [ ]기타(__________) ■ 의료지도 내용(중복 표기) [ ]현장처치 [ ]병원선정 [ ]환자평가 [ ]CPR유보·중단 [ ]기타(______) ■ 의료지도 내용·처치(중복 표기) [ ]기도확보([ ]기도유지기 [ ]기도삽관 [ ]성문상 기도유지기 [ ]LMA [ ]기타) [ ]BVM [ ]산소투여 [ ]ECG [ ]AED [ ]CPR [ ]CPR유보·중단 [ ]고정 [ ]경찰인계 [ ]정맥로 확보 [ ]약물투여 ⟨[ ]N/S [ ]에피네프린 [ ]아미오다론 [ ]기타(______) ■ 지도사항 수행 [ ]예 [ ]아니요 ■ 지도사항 미수행 시 사유 [ ]병원 도착 [ ]환자 거부 [ ]장비 부재/고장 [ ]숙련도 부족 [ ]기타(______)

병원 사전 연락	[ ]연락 안 함(사유 ______) [ ]연락 실패 [ ]연락함	
담당자	[ ]의사 [ ]간호사 [ ]1급 응급구조사 [ ]2급 응급구조사	계급: ______ 성명: ______ (서명 또는 인)

210mm×297mm[백상지(80g/㎡) 중질지(80g/㎡)]

그림 6-14
심폐정지환자 응급처치 세부상황표(119구조 · 구급에 관한 법률 시행규칙[별지 제6호서식]).

중증외상환자 응급처치 세부 상황표

소방서	구급대/안전센터	결재	부대장(부센터장)	대　장(센터장)
구급활동일지 일련번호				
지령분류	[ ] 구급 [ ] 구조 [ ] 화재 [ ] 기타			

중증외상 발생 시각	20___년 _____월 _____일 _____시 _____분 (정확한 시각을 모를 경우 추정하여 작성)		
구급처치 시작 시각	20___년 _____월 _____일 _____시 _____분	발생 환자 수	_________ 명
중증외상 목격 여부	[ ]목격됨 [ ]목격되지 않음 [ ]미상	구급처치 전 구조작업	[ ]시행됨 [ ]시행되지 않음 [ ]미상
의도성	[ ]비의도성 사고 [ ]자해/자살 [ ]폭력/타살 [ ]기타 (　　　　　　) [ ]미상		
손상기전	[ ]운수사고([ ]자동차 탑승자 [ ]오토바이 탑승자 [ ]보행자 [ ]기타운송수단(기차, 배, 비행기등)) [ ]추락 및 미끄러짐(높이 ___ m) [ ]둔상 [ ]관통상 [ ]기계 [ ]화상/일사병/한랭손상/연기흡입 [ ]익수/질식/목맴/목졸림 [ ]중독 및 화학물질 [ ]신체과다사용 [ ]기타(　　　　　　) [ ]미상		

중증외상 선정이유

[ ] 생리학적 소견	[ ] 신체검사 소견	[ ] 손상기전
[ ]의식수준 V 이하 [ ]수축기혈압 < 90mmHg [ ]분당호흡수 < 10 또는 > 29 [ ]호흡보조 필요	[ ]관통 또는 자상 (머리/목/가슴/배/상완/대퇴부) [ ]흉곽의 불안정 또는 변형 (동요가슴) [ ]두 개 이상의 근위부 긴뼈 골절 [ ]압궤/벗겨진/썰린/맥박이 소실된 사지 [ ]손목 또는 발목 상부의 절단 [ ]골반골 골절 [ ]두개골의 열린 또는 함몰 골절 [ ]외상성 마비	[ ]고층 낙상 (성인 6m / 소아 3m) [ ]고위험 교통사고 ■ 차량전복/30cm 이상 차체 찌그러짐 ■ 자동차에서 튕겨져 나감 ■ 동승자의 사망 [ ]자동차 대 보행자/자전거 사고 ■ 충돌후 나가떨어짐/치임/30km/h 이상 [ ]30km/h 이상 속도의 오토바이 사고
[ ] 그 외 구급대원 판단 [ ] 다음에 해당(55세 이상, 15세 이하, 항응고 치료, 출혈성 질환, 화상과 외상이 동반, 투석필요, 시간을 다투는 사지손상, 임신 20주 이상) [ ] 기타(　　　　　　)		

환자정보

심정지/호흡정지 상황	[ ]예 [ ]아니오 [ ]미상	명백한 사망 (사후경직/ 시반/ 체간절단 등)	[ ]예 [ ]아니오 [ ]미상
약물	예 ([ ]협조 가능 [ ]협조 불가능) [ ]아니오 [ ]미상	음주	예 ([ ]협조 가능 [ ]협조 불가능) [ ]아니오 [ ]미상
GCS 의식상태 – 현장도착	[ ]확인안함 E　　M　　V	병원도착	[ ]확인안함 E　　M　　V

GCS 평가시 참고							
개안반응 E	4 자발적으로 눈뜸	3 큰소리에 눈뜸	2 통증자극에 눈뜸	1 반응없음			
운동반응 M	6 지시에따름	5 통증부위지적	4 통증회피	3 굴곡반응	2 신전반응	1 반응없음	
언어반응 V	5 지남력정상	4 혼돈된 언어	3 부적절한 단어	2 이해불명 소리	1 반응없음	Ve 기관삽관	

주외상 위치	[ ]①머리 [ ]②목 [ ]③가슴 [ ]④배 [ ]⑤등 [ ]⑥비뇨생식기 [ ]⑦상지 [ ]⑧하지 [ ]⑨전신 [ ]⑩기타
발생장소	[ ]집　[ ]집단거주시설　[ ]도로/고속도로　[ ]도로외 교통지역　[ ]오락/문화 공공시설 [ ]학교/교육 시설　[ ]운동시설　[ ]상업시설　[ ]의료관련 시설　[ ]공장/산업/건설 시설 [ ]농업(농장)/일차산업장　[ ]야외/바다/강　[ ]기타 (　　　　　　) [ ]미상

외상처치

기도확보	■필요하지 않음 [ ]의식명료 [ ]대화가능 [ ]적절한 기도의 개방성 ■필요함 [ ]심정지/호흡정지 [ ]의식저하 (P 이하 또는 GCS<8) [ ]상하악골/기관/후두 골절 [ ]기도폐쇄 [ ]기타 (　　　　) ■기본기도유지술 [ ]구인두기도유지기 [ ]비인두기도유지기 [ ]기도폐쇄처치 ■전문기도유지술 [ ]후두마스크 혹은 성문위기도유지기 (시도 ____회, [ ] 성공 [ ] 실패) [ ]기도삽관 (시도 ____회, [ ] 성공 [ ] 실패) 처치 후 적정 기도개방 및 유지: [ ]성공 [ ]실패
경추척추고정	■필요하지 않음 [ ] 적응증 없음 ■필요함 [ ]고 위험 손상 기전 ■고속충돌 사고(80km/hr) ■자전거/오토바이 사고(30km/hr) ■전복/튕겨져나감 ■다이빙 ■1m 이상 또는 5 계단 이상의 낙상 [ ]의식소실 및 의식변화 [ ]중독 가능성 (알콜/약물 등) [ ]척추 가운데 통증/압통 존재 [ ]신경학적 결손 (운동/감각이상) [ ]기타 구급대원 판단 (　　　　) ■구급처치 시행여부 [ ]통나무굴리기 [ ]경추보호대 경추고정 [ ]척추고정판 척추고정 [ ]머리고정
호흡보조	■필요하지 않음 [ ]의식명료 [ ]정상호흡수 (10회- 20회) [ ]산소포화도 ≥ 94% [ ]호흡노력 없음 ■필요함 [ ]무호흡 [ ]비정상 호흡수 [ ]과도한 호흡노력 [ ]산소포화도 < 94% [ ]청색증 [ ]기타 (　　　　) ■산소투여 [ ]비관 [ ]안면마스크 [ ]부분재호흡마스크 [ ]비재호흡마스크 ■양압환기 [ ]구강대구강인공호흡 [ ]포켓마스크 [ ]BVM [ ]산소소생기 산소유량　　L/min 처치전 산소포화도　　% 처치후 산소포화도　　%
순환보조	■필요하지 않음 [ ]의식명료 [ ]수축기혈압 90mmHg이상 [ ]정상 분당 맥박수 (60회이상, 100회미만) ■필요함 [ ]수축기혈압 < 90mmHg [ ]빈맥 (>100/분) [ ]심각한 출혈 의심 [ ]기타 (　　　　) [ ]정맥로 확보 (시도 _____회, [ ] 성공 [ ] 실패) [ ]수액투여 ([ ]생리식염수 [ ]젖산 링거액 [ ]하트만 수액) 투여수액량　　mL 처치전 수축기혈압　　mmHg 처치후 수축기혈압　　mmHg

그외 외상처치				미수행사유
개방성기흉	[ ]아니오 [ ]예	삼면 밀봉 드레싱	[ ]시행 [ ]미수행	[ ]물품부재 [ ]환자거부 [ ]기타 (　　　)
심한외부출혈	[ ]아니오 [ ]예	거즈 압박 지혈	[ ]시행 [ ]미수행	[ ]물품부재 [ ]환자거부 [ ]기타 (　　　)
골반골 골절	[ ]아니오 [ ]예	골반고정장치	[ ]시행 [ ]미수행	[ ]물품부재 [ ]환자거부 [ ]기타 (　　　)
사지완전절단	[ ]아니오 [ ]예	세척 후 냉장이송	[ ]시행 [ ]미수행	[ ]물품부재 [ ]절단물 압궤/소실 [ ]기타(　　　)

의료지도

[ ]요청하지 않음	[ ]요청 실패 [ ]통신 실패 [ ]지도의사 부재 [ ]지도 거부 [ ]기타(　　　　)
[ ] 요청함 – ■의료지도의사 소속	[ ]소방상황실 [ ]이송병원 [ ]의료지도위탁병원 [ ]기타(　　　　)
■의료지도 내용(중복표기)	[ ]환자평가 [ ]현장처치 [ ]이송병원 선정 [ ]기타(　　　　)
■의료지도 내용 · 처치 (중복 표기)	[ ]기도확보 [ ]산소투여 [ ]CPR [ ]ECG [ ]AED [ ]약물투여 [ ]순환보조([ ]정맥로 확보 [ ]MAST) [ ]고정([ ]경추고정 [ ]척추고정 [ ]부목고정) [ ]상처처치([ ]지혈 [ ]상처드레싱) [ ]혈당체크 [ ]보온 [ ]기타(안위 도모 및 안정 포함)
■지도사항 수행	[ ]아니오　[ ]예
■지도사항 미수행 사유	[ ]병원 도착 [ ]환자 거부 [ ]장비 부재/고장 [ ]숙련도 부족 [ ]기타 (　　　　)

이송

헬기이송 – [ ] 필요하지 않음	[ ]이송예상 시간 1시간 이내 [ ]이송예상 거리 30km 미만 [ ]기타 (　　　　)
[ ] 필요함	[ ]이송예상 시간 1시간 이상 [ ]이송예상 거리 30km 이상 [ ]기타 (　　　　)
헬기이송요청	[ ]요청하지 않음 [ ]연락실패 [ ]요청함
헬기이송시행	[ ]이송불가 [ ]이송시행
이송 불가 사유	[ ]날씨 [ ]헬기부재/고장 [ ]이착륙 문제 [ ]기타 (　　　　)
이송병원 – 사전 연락	[ ]아니요 [ ]연락 실패 [ ]예
이송병원 수준	[ ]권역응급의료센터 [ ]지역응급의료센터 [ ]지역응급의료기관 [ ]응급의료기관외
담 당 자	[ ]의사 [ ]간호사 [ ]1급 응급구조사 [ ]2급 응급구조사　계급:__________ 성명:__________(서명 또는 인)

210mm×297mm[보존용지(2종) 70g/㎡]

그림 6-15
중증외상환자 응급처치 세부상황표.

심뇌혈관질환자 응급처치 세부 상황표

소방서		구급대/안전센터		결재	대 장 (센터장)
구급활동일지 일련번호					
주 증상 유형	[ ] 심혈관계 응급 [ ] 뇌혈관계 응급				

심혈관증상 환자정보	주 호소	주 증상 (1개 선택)	[ ] 흉통 [ ] 호흡곤란 [ ] 심계항진 [ ] 실신 [ ] 기타 심혈관계 의증 (　　)	발생시각	____ 년 _ 월 _ 일 _ 시 _ 분
		동반증상 (중복허용)	[ ] 없음 [ ] 흉통 [ ] 호흡곤란 [ ] 심계항진 [ ] 오심 [ ] 구토 [ ] 어지러움 [ ] 의식변화 [ ] 식은땀 [ ] 기타 (　　)	발병정황	[ ] 일상생활 [ ] 수면/휴식 중 [ ] 근무 중 [ ] 스포츠/레저 [ ] 교육/훈련 [ ] 이동 중 [ ] 치료 중 [ ] 기타(　　)
	흉통의 양상	위　치 (중복허용)	[ ] 흉통 없음 [ ] 좌흉부 [ ] 우흉부 [ ] 흉골하 [ ] 명치 [ ] 기타 (　　)	통증양상 (중복허용)	[ ] 누르는듯함 [ ] 조임/쥐어짬 [ ] 답답함 [ ] 찢어짐 [ ] 터질듯함 [ ] 기타 (　　)
		강　도	[ ] 확인하지 않음 [ ] 확인불가 [ ] 확인함 (통증점수 __ 점 / 10점)	방 사 통	[ ] 없음 [ ] 있음 [ ]왼팔/어깨 [ ]오른팔/어깨 [ ] 등 [ ] 목 [ ] 기타 (　　)
		악화요인	[ ] 없음 [ ] 운동 및 활동량증가 [ ] 기타 (　　)	완화요인	[ ] 없음 [ ] 니트로글리세린 [ ] 휴식 [ ] 기타(　　)
				지속시간	[ ] 5분 이내 [ ] 5~20분 [ ] 20분 이상
	병원 전 단계 추정진단	심혈관계(중복허용)	[ ] 급성관상동맥증후군 [ ] 심부전 [ ] 부정맥 [ ] 기타 (　　)		
		비심혈관계	[ ] 호흡기계 [ ] 소화기계 [ ] 근골격계(외상포함) [ ] 정신과적 이상 [ ] 기타 (　　) 비심혈관계 증상 판단사유(　　)		
		⇨ 비심혈관계 증상으로 판단될 경우 아래 항목은 기록하지 않음			
	약물 복용력	니트로 글리세린	[ ] 확인하지 않음 [ ] 확인함 ([ ] 복용안함 [ ] 복용함 __/회)	발기부전 치료제	[ ] 확인하지 않음 [ ] 복용하지 않음 [ ] 해당 없음 [ ] 복용함 (약물이름 : 　/ __ 시간 전)
	니트로글리세린 (NTG) 투약	[ ]아니오	[ ] 흉통 없음 [ ] 수축기혈압 < 90 mmHg [ ] 맥박 < 50 혹은 > 120 [ ] 발기부전치료제 복용력 있음 [ ] 환자거부 [ ] 약물부재 [ ] 도착 전 이미 3회 복용 [ ] 기타 (　　)		
		[ ] 예	(아래 투약 표)		

투여횟수	투여시각	투여 전 혈압	투여 전 맥박	투여 전 통증점수	투여 5분 후 ([ ] 미실시) 혈압	투여 5분 후 맥박	투여 5분 후 통증점수	미실시 사유
[ ] 1회	__시 __분	/	회/분	__점/10점	/	회/분	__점/10점	[ ]병원도착
[ ] 2회	__시 __분	/	회/분	__점/10점	/	회/분	__점/10점	[ ]환자거부
[ ] 3회	__시 __분	/	회/분	__점/10점	/	회/분	__점/10점	[ ]기타(　)

3 유도 심전도 감시	[ ] 아니오 [ ] 환자거부 [ ] 장비부재 [ ]고장 [ ] 기타 (　　) [ ] 예 [ ] AED [ ] 3 유도	3 유도 심전도 소견	[ ] 정상 동성리듬 (normal sinus rhythm) [ ] 동성 빈맥 (sinus tachycardia) [ ] 넓은 QRS 빈맥 (wide QRS tachy) [ ] 규칙적(regular) [ ] 불규칙적(irregular) [ ] 좁은 QRS 빈맥 (narrow QRS tachy) [ ] 규칙적(regular) [ ] 불규칙적(irregular)	[ ] 동성서맥 (sinus bradycardia) [ ] 2도 방실차단(second degree) [ ] 3도 방실차단(third degree) [ ] 기타 방실차단 (other AV block) [ ] 기타 (Others) - (　　) [ ] 모름 (Unknown) - (　　)
12유도 심전도 촬영	[ ] 시행안함	[ ] 환자거부 [ ] 장비부재 [ ] 장비고장 [ ] 기타 (　　)		
	[ ] 시행함	[ ] 전송함 [ ] 전송안함 ([ ]장비부재 [ ] 장비고장 [ ] 기타 미전송 사유 (　　))		
12유도 심전도 소견	ST분절상승	[ ] 없음 [ ] 있음	[ ]≥ 1mm 연관된 2개 이상의 사지 유도 [ ]≥ 2mm 연관된 2개 이상의 전흉부 유도	[ ] I [ ] II [ ] III [ ]aVR [ ]aVL [ ]aVF [ ]V1 [ ] V2 [ ] V3 [ ] V4 [ ] V5 [ ] V6
응급 재관류 적응증	[ ] 아니오			
	[ ] 예 (우측 작성)	[ ] ST 분절 상승 심근경색		
		[ ] 협심증 증상 + ([ ] 혈압저하 [ ] 심인성 폐부종 [ ] 쇽 증상 [ ] 지속되는 통증)		

심혈관 위험도 평가 __ 점/ 6점	실시하지 않았을 경우 사유	[ ] 의식변화로 환자협조 안됨 [ ] 환자/보호자거부 [ ] 기타 (　　)		
	심혈관 위험인자 ≥ 3 (오른쪽)	[ ] 아니오 [ ] 예 [ ] 미상	심혈관 위험인자 (__ / 5)	
	나이 : 65세 이상	[ ] 아니오 [ ] 예 [ ] 미상	심혈관질환의 가족력	[ ]아니오 [ ]예 [ ] 미상
	심혈관 질환 관련 수술여부(CABG, Stent 삽입 등)	[ ] 아니오 [ ] 예 [ ] 미상	고혈압	[ ]아니오 [ ]예 ([ ]치료 중[ ]안함)
	심전도 ST 분절 변화	[ ] 아니오 [ ] 예 [ ] 미상	고지혈증	[ ]아니오 [ ]예 ([ ]치료 중[ ]안함)
	24시간 내 2회 이상 협심증 증상	[ ] 아니오 [ ] 예 [ ] 미상	당뇨	[ ]아니오 [ ]예 ([ ]치료 중[ ]안함)
	7일 이내 Aspirin의 사용	[ ] 아니오 [ ] 예 [ ] 미상	현재 흡연 중	[ ]아니오 [ ]예

뇌혈관증상 환자정보	주 호 소	주 증상(1개 선택)	[ ] 얼굴마비 [ ] 구음장애 [ ] 팔 위약/마비([ ]좌,[ ]우) [ ] 다리위약/마비([ ]좌,[ ]우) [ ] 의식장애 [ ] 어지러움 [ ] 두통 [ ] 경련 [ ] 실신 [ ] 기타 뇌혈관계 의증(　　)		
		동반증상(중복허용) ([ ] 없음)	[ ] 얼굴마비 [ ] 구음장애 [ ] 팔 위약/마비([ ]좌,[ ]우) [ ] 다리위약/마비([ ]좌,[ ]우) [ ] 의식장애 [ ] 어지러움 [ ] 두통 [ ] 경련 [ ] 실신 [ ] 오심/구토 [ ] 기타 (　　)		
	발병 정황	[ ] 일상생활 [ ] 수면/휴식 중 [ ] 근무 중 [ ] 스포츠/레저 활동 [ ] 교육/훈련 [ ] 이동 중 [ ] 치료 중 [ ] 기타 (　　)			
	발병 시각	[ ] 명확한 발병 시각 (Last Normal Time = First Abnormal Time)		____ 년 _ 월 _ 일 _ 시 _ 분	
		[ ] 불명확한 시각	마지막으로 정상상태를 확인한 시각 (Last Normal Time)	____ 년 _ 월 _ 일 _ 시 _ 분	
			최초로 이상 소견을 발견한 시각 (First Abnormal Time)	____ 년 _ 월 _ 일 _ 시 _ 분	
	표준 뇌졸중 척도	실시하지 않았을 경우 사유	[ ] 의식변화로 환자협조 안됨 [ ] 환자/보호자거부 [ ] 기타 (　　) [ ] 뇌졸중 의심되지 않음(사유 : 　　) ⇨ 아래 항목 기록하지 않음		
		병원 전 뇌졸중 선별검사 (오른쪽)	[ ] 양성 [ ] 음성 [ ] 미상	병원 전 뇌졸중 선별검사	
		나이 ≥ 45세	[ ] 예 [ ] 아니오 [ ] 미상		
		뇌전증(간질) 및 경련 병력	[ ] 없음 [ ] 있음 [ ] 미상	얼굴마비	[ ] 정상 [ ] 좌측 [ ] 우측 [ ] 양측
		증상 발생 24시간 이내	[ ] 예 [ ] 아니오 [ ] 미상	팔 위약	[ ] 정상 [ ] 좌측 [ ] 우측 [ ] 양측
		거동 가능	[ ] 예 [ ] 아니오 [ ] 미상	구음장애	[ ] 정상 [ ] 비정상
		혈당 수치 60~400 mg/dL	[ ] 예 [ ] 아니오 [ ] 미상	최종 결과	[ ] 음성 [ ] 양성
	뇌졸중 과거력	[ ] 없음			
		[ ] 있음	발생 유형	[ ] 허혈성 [ ] 출혈성 [ ] 미상	
			뇌졸중 후유 장애	[ ] 없음 [ ] 있음 (내용 : 　　)	

헬기 이송 요청	[ ]예 [ ]아니요 [ ]연락 실패	병원 사전 연락	[ ]예 [ ]아니요 [ ]연락 실패
담 당 자	[ ]의사 [ ]간호사 [ ]1급 응급구조사 [ ]2급 응급구조사	계급:________ 성명:__________(서명 또는 인)	

그림 6-16
심뇌혈관질환자 응급처치 세부상황표.

기준을 명확하게 하고, 최대한 모든 환자에 대해 작성하는 것이 좋다.

① 모든 항목에 대하여 완전하게 작성하여야 한다.

- 해당하는 항목이 있는 경우 [ ] 안에 정확하게 체크한다.
- 의문이 있거나 불명확한 경우, 의료지도를 통해 확인하여 작성하거나 수정하도록 한다.
- 해당하는 항목이 보기에 없는 경우에는 가장 유사한 항목에 기입하거나 기타 항목에 해당 내용을 직접 상세히 기재하도록 한다.
- 심폐정지환자 응급처치 세부상황표에서 목격자 또는 보호자에게 심정지 관련 내용을 취득하여 작성하도록 한다.
- 자동심장충격기나 심전도 감시장치 등을 통해 얻은 심전도 등의 자료를 기록지 뒤에 첨부하도록 한다.

② 모든 시간은 24시간제로 작성하여야 한다.

- 예를 들어, 오후 5시는 17:00으로 작성하며, 23:59분 이후 자정은 00:00으로 기록한다.

③ 모든 시각의 기록은 최초 출동시각을 기록한 시계를 기준하여 동일한 시계로 작성한다.

- 시계마다 차이가 날 수 있으므로 동일한 시계를 기준으로 한다.

④ 환자가 호소하는 증상은 복수선택 할 수 있다.

⑤ 환자평가 및 응급처치

- 의식상태: 모든 환자에게 측정하는 것이 원칙이다. 1차에는 최초 평가의 의식상태를 기록해야 한다. 최초 의식상태가 명료하지 않거나, 이송 중 의식이 변하는 경우에는 병원에 인계하기 전 의식상태를 다시 측정하여 2차에 기록하며 확인 시각도 함께 기록한다.
- 동공반응: 모든 환자에게 측정하며, 좌·우에 대한 평가를 각각 기록한다. 현장에 도착하여 최초 평가 시 기록하고, 변화가 있거나 재측정을 실시한 경우 평가소견란에 기록하도록 하여 변화상태를 확인하여야 한다.
- 활력징후: 모든 환자에게 측정하는 것이 원칙이다. 비응급환자의 경우에도 반드시 측정한다. 현장도착 최초 1회와 병원 도착 전 마지막 1회는 반드시 기록한다.
- 평가소견: 환자에 대한 종합 평가소견을 형식에 따라 기술하고 필요에 따라서 주변의 상황과 목격자 진술을 추가로 기록하도록 한다.
- 응급처치: 응급구조사가 시행한 모든 응급처치 항목을 성공 여부에 상관없이 기록하여야 한다.

⑥ 불가피한 사유로 수정하는 경우 재결재하고 환자를 인계한 의료기관 등에 수정내용을 송부하도록 한다.

⑦ 구급활동일지는 미이송한 경우에도 환자이송란을 제외하고 포함되는 항목을 모두 기록하도록 한다.

⑧ 응급구조사가 응급환자를 의사에게 인계하는 경우 구급활동일지에 환자를 인계받은 의사의 서명을 받고 구급활동일지 1부를 그 의사에게 제출하여야 한다.

ㄴ. 심폐정지 응급처치 세부상황표

① "심정지 발생(추정)시각, 심정지 발생 상황, 이전 병력, 상황실 CPR 지도여부, 현장 도착 시 일반인 CPR 여부, 심정지 확인방법, 최초 심전도, 현장 CPR 처치내용"이 빠짐없이 적정하게 기록되어야 한다.

② "심장충격기 사용시작 시각, 1차 리듬분석 시각, 제세동 가능 여부 판독 시각, 흉부압박 시작 시각, shock 실시한 경우 shock 실시 시간"을 작성한다.

③ "최초 분석 리듬, 흉부압박 실시 리듬, 병원 이송 중 상태리듬, 병원 도착 전 상태리듬, 제세동 실시 리듬"을 반드시 포함할 수 있도록 하며 총 20 cm 가량의 길이로 심전도 기록지를 등록해야 한다.

④ 시간경과에 따라 상황을 기술하도록 한다.

ㄷ. 중증외상환자 응급처치 세부상황표

① 중증환자 응급처치 세부상황표는 구급활동일지 상

표 6-2
외상환자중증도 평가기준

	1단계. 생리학적 소견	2단계. 신체검사 소견	3단계. 손상기전
외상환자 중증도 평가기준	[ ] 의식수준 V 이하 [ ] 수축기혈압 <90 mmHg [ ] 분당호흡수 10 미만 또는 29 초과 [ ] 그 외 구급대원 판단 [ ] 다음에 해당 (55세 이상, 10세 이하, 두부 외상 환자에서 항응고 치료/출혈성 질환에 해당, 화상과 외상이 동반, 임신 20주 이상, [ ] 기타( )	[ ] 관통 또는 자상(머리/목/가슴/배/상완/대퇴부) [ ] 흉곽의 불안정 또는 변형 (동요가슴) [ ] 두 개 이상의 근위부 긴뼈 골절 [ ] 압궤/벗겨진/썰린/맥박이 소실된 사지 [ ] 손목 또는 발목 상부의 절단 [ ] 골반골 골절 [ ] 두개골의 열린 또는 함몰 골절 [ ] 외상성 마비	[ ] 추락 (성인 6 m 이상/소아 3 m 이상) [ ] 고위험 교통사고 ■ 차량전복/차체 내부 30 cm 이상 안으로 밀림/45 cm 이상 차체 찌그러짐 ■ 자동차에서 튕겨져 나감 ■ 동승자의 사망 [ ] 자동차 대 보행자/자전거 사고 ■ 충돌 후 나가떨어짐/치임/30 km/h 이상 [ ] 30 km/h 이상 속도의 오토바이 사고

질병 외 환자이면서 손상기전이 "교통사고, 55세 이상의 낙상, 추락, 열상, 자상, 그 밖의 둔상, 관통상, 기계, 농기계" 중 하나라도 해당되는 경우에 외상환자 중증도 평가 기준을 확인한 후 선정하여 작성하도록 한다.

② 외상환자 중증도 평가기준 작성 시에는, "생리학적 소견 → 신체검사 소견 → 손상기전 → 그 외 구급대원 판단 순서로 우선순위를 선택하며, 다른 항목의 소견과 중복되지 않아야 한다(표 6-2).

ㄹ. 심뇌혈관질환자 응급처치 세부상황표

① 심혈관계 응급처치 세부항목에는 흉통, 약물복용(니트로글리세린, 발기부전치료제) 및 투약 정보, 3유도·12유도 심전도, 응급재관류 적응증, 심혈관 위험도·위험인사 등의 기록이 포함된다.

② 뇌혈관계 응급처치 세부항목에는 표준 뇌졸중 척도, 병원전 뇌졸중 선별검사, 뇌졸중 중증도 평가, 뇌졸중 과거력, 혈전용해제 금기증 등의 기록이 포함된다.

(3) 응급의료에 관한 설명·동의서(그림 6-17)

응급구조사는 의식이 있는 응급환자나 응급환자가 의사결정 능력이 없는 경우에는 법정대리인에게 응급의료에 관하여 설명하고 동의를 얻어야 한다. 환자에게 설명하고 동의를 얻어야 하는 내용은 환자에게 발생하거나 발생 가능한 증상의 진단명, 응급검사의 내용, 응급처치의 내용, 응급의료를 받지 아니하는 경우의 예상 결과 또는 예후이다. 법정대리인이 동행하지 않은 경우에는, 동행한 사람에게 설명한 후에 응급처치를 시행하고 의사의 의학적 판단에 따라 응급처치를 할 수 있다. 만약 의사결정 능력이 없는 응급환자의 법정대리인으로부터 동의를 얻지 못한 경우라도 응급환자에게 반드시 응급의료가 필요하다고 판단되는 때에는 의료인 1명 이상의 동의를 얻어 응급의료를 할 수 있다.

(4) 특수상황 보고서

ㄱ. 응급처치 및 거부확인서

의사결정 능력이 있는 성인은 누구나 응급처치·이송에 대하여 결정권이 있고 이에 대해 거부할 수 있다. 여기서 의사결정 능력이 있는 성인은 만 19세 이상으로 자신의 결정으로 인해 발생하는 결과를 바르게 이해할 수 있는 능력을 가진 사람을 말한다.

치료를 거부하는 환자는 크게 두 부류로 나눠지는데 첫 번째는 질환이나 손상정도가 심하지 않아 병원에 가고 싶어 하지 않는 사람들이고 두 번째는 치료가 필요함에도 불구하고 치료를 거부하는 사람들로, 치료를 받지

응급의료에 관한 설명·동의서

1. 환자에게 발생하거나 발생 가능한 증상의 진단명은 ________입니다.
2. 환자의 질병을 치료하기 위하여 아래와 같은 방법으로 응급의료를 실시할 예정입니다.
3. 위 방법으로 응급의료를 하였을 때의 환자의 예상결과(예후)는 다음과 같습니다.
4. 위의 응급의료를 받지 아니하는 경우의 환자의 예상결과(예후)는 다음과 같습니다.
5. 이 환자의 경우는 다음과 같은 사항을 더 고려하여야 합니다.
6. 환자인 저(또는 법정대리인)는 위 사항을 충분히 이해하였고 저(또는 법정대리인)의 자율적 의사에 따라 위의 응급의료에 동의합니다.

년 월 일

환자 또는 법정대리인 ________ (서명 또는 인)

응 급 의 료 종 사 자 ________ (서명 또는 인)

그림 6-17
응급의료에 관한 설명·동의서(응급의료에 관한 법률 시행규칙 [별지 제1호서식]).

않는 경우 좋지 않은 경우가 나타날 수 있어 법정 분쟁을 일으킬 수도 있다. 이런 경우, 응급처치 및 이송거부 확인서 작성이 필요하다.

그러나, 자해 또는 자살의 위험이 있는 환자, 감염성 질병이 있거나, 타인에게 해를 가할 위험이 있는 환자의 경우에는 응급처치 및 이송거부 확인서 작성에서 제외된다.

19세 미만이거나 자살시도, 두부손상, 약물중독, 흉통 또는 복통, 호흡곤란, 실신과 같은 적절한 판단력의 행사가 어려운 경우나 생체징후가 불안정한 환자의 경우 의료지도를 요청한다.

환자가 이송을 거부하는 경우에는 환자의 이송을 위해 최대한 노력했다는 근거로 위험성에 대한 설명, 보호자 인계 및 설명, 상태 악화 시 재신고 등과 같은 위험성에 대해 자세히 설명하였음을 기록하여야 한다.

가능한 단순 명료한 말로 환자에게 이송 및 처치 거부로 발생할 수 있는 잠재적 위험에 대해 설명하고, 의료지도를 통해 지도의사와 상의할 수 있도록 하거나 환자가 의사와 대화를 나눌 수 있도록 한다. 의사와 상의한 경우에는 의사가 제공한 모든 정보, 조언 및 지시에 대해 기록해야 하고 환자와 의사가 상의한 경우에도 이에 대한 기록을 시행해야 한다.

환자에게 증상이 재발하거나 악화되면 다시 신고할 수 있도록 권고하며, 가능한 환자를 적절하게 돌볼 수 있는 보호자에게 인계할 수 있도록 하고, 이를 설명한 내용에 대해서도 기록한다.

응급처치 및 거부확인서를 작성한 후, 그 내용을 거부한 환자 또는 보호자에게 알려주고 서명을 받아야 한다. 서명을 거부하는 경우, 목격자에게 받을 수 있으며 이 또한 불가능한 경우에는 구두로 2회에 걸쳐 서명거부를 확인한 후, 거부확인서에 표시하고, 필요 시 녹음(녹화)하여 기록을 남길 수 있도록 해야 한다.

ㄴ. 응급처치 및 이송 거절 확인서(그림 6-18)

응급구조사는 환자의 병력, 증상 및 주변 상황을 종합적으로 평가하게 된다. 만약 아래와 같이 응급환자가 아닌 경우에는, 의료지도의사의 의견을 들은 후에 이송요청을 거절할 수 있다.

- 단순 치통환자
- 단순 감기환자(섭씨 38도 이상의 고열 또는 호흡곤란이 있는 경우는 제외)
- 혈압 등 생체징후가 안정된 타박상 환자
- 술에 취한 사람(강한 자극에도 의식이 회복되지 아니하거나 외상이 있는 경우는 제외)
- 만성질환자로서 검진 또는 입원 목적의 이송 요청자
- 단순 열상 또는 찰과상으로 지속적인 출혈이 없는 외상환자
- 병원 간 이송 또는 자택으로의 이송 요청자(의사가 동승한 응급환자의 병원간 이송은 제외)

응급구조사에게 폭행·폭언·모욕을 행사하는 환자의 이송이 필요한 경우에는 경찰 동승하에 이송할 수 있고, 보호자가 폭행·폭언·모욕을 등으로 환자의 응급처치 및 이송 등에 방해되는 경우 구급차 탑승을 제한할 수 있다.

환자의 생체징후가 안정되어 있고, 단순 감기나 치통, 단순한 타박상 등의 증상만을 보이더라도 연령이나 기저질환의 유무에 따라 심각한 질환이 동반되어 있을 수 있으므로 주의깊게 평가하고, 의료지도를 요청해야 한다.

ㄷ. 아동학대·노인학대가 의심되는 경우

응급구조사는 아동학대 및 노인학대를 신고할 의무가 있는 직군으로 학대가 의심되는 경우, 직접 112에 신고한다. 또한 의료지도를 요청하여 지도의사에게 학대 사실을 알리고 현장의 학대 증거에 대해 가능한 모든 것을 기록한다.

- 피해아동 및 노인, 부모나 법적보호자, 추정 가해자, 신고자의 인적사항, 신고내용
- 환자, 부모 및 보호자가 말하는 그대로의 내용(인용부호를 사용하여 기입한다)
- 환자, 부모 및 보호자의 비정상적인 반응이나 행동
- 현장과 현장 주변의 상태, 같이 있던 사람들에 대한 정보
- 의료지도 의사의 성명, 신고시각 및 고지내용
- 병원 이송 시 피해아동 및 노인을 인계받은 의료인의 성명, 인계내용

ㄹ. 성범죄(성폭행), 범죄가 의심되는 경우

경찰에 신고하고, 환자의 처치에 필요한 경우를 제외하고는 현장을 보존하는 것이 원칙이나, 처치 과정 중 현장 훼손이 불가피하다면 처치를 위해 실시한 모든 조작(현장 훼손에 대한)을 기록한다.

ㅁ. 감염병 및 유해물질과 같이 공중보건을 위협하는 경우

응급구조사는 다양한 질환 및 외상을 가진 환자를 이송하게 되며, 밀접한 접촉을 통해 전파될 수 있는 여러 병원균의 서식소로 작용할 수 있다. 이는 환자 및 보호자에게 이차감염의 매개체로 작용할 수 있어 철저한 관리 및 신고가 필요하다. 응급구조사는 감염성 질병에 걸린 요구조자 또는 응급환자와 접촉하거나 위험물·유독물 및 방사성물질에 노출된 응급환자와 접촉한 경우 감염성 질병 및 유해물질 접촉 보고서(그림 6-19)를 작성하여야 한다.

소방서
구급대·안전센터

구급 거절 · 거부 확인서

결재	119구급대장(센터장)

구급일지 일련번호	–	
구분	[ ] 이송 거절(구급대원)	[ ] 이송 거부(환자/보호자)

환자평가	환자의 병력·증상 및 주변상황, 발병 또는 손상의 상태를 종합적으로 평가한 결과 환자의 상태가 심각한가?		[ ] 예 [ ] 아니요
	세부 항목 [ ] 평가 거부	▶자살시도	[ ] 예 [ ] 아니요
		▶머리 손상	[ ] 예 [ ] 아니요
		▶약물중독(intoxication)	[ ] 예 [ ] 아니요
		▶흉통 또는 복통	[ ] 예 [ ] 아니요
		▶호흡곤란	[ ] 예 [ ] 아니요
		▶실신(syncope)	[ ] 예 [ ] 아니요
※ ■부분에 체크한 경우 의료지도에 따를 것.	생체징후 [ ] 정상 [ ] 측정 거부	[ ] 맥박수 비정상 [ ] 혈압 비정상 [ ] 호흡수 비정상 [ ] 의식상태 이상(異常) 또는 당뇨인 경우 혈당치 비정상(Chemstrip/Glucometer) [ ] 흉통, 호흡곤란 또는 의식상태 이상인 경우 SpO_2 비정상(가능한 경우)	
		<정상 범위> 맥박수 60~100회, 수축기 혈압 100~140 mmHg, 이완기 혈압 60~90 mmHg, 호흡수 12~20회, 혈당치 60 mg/dl 이상, SpO_2 95% 이상	
	※ 비응급 환자로 추정되는 상황에서 세부 항목의 평가거부 또는 생체징후의 측정 거부 시에는 이송거절을 원칙으로 함.		

이송 거절 확인	거절 사유	[ ] 단순 치통환자 [ ] 단순 감기환자(38 ℃ 이상의 고열 또는 호흡곤란이 있는 경우는 제외) [ ] 혈압 등 생체징후가 안정된 타박상 환자 [ ] 술에 취한 사람(강한 자극에도 의식이 회복되지 아니하거나 외상이 있는 경우는 제외) [ ] 만성질환자로서 검진 또는 입원 목적의 이송 요청자 [ ] 단순 열상(熱傷) 또는 찰과상(擦過傷)으로 지속적인 출혈이 없는 외상환자 [ ] 병원 간 이송(의사가 동승한 응급환자 제외) 또는 자택으로의 이송 요청자 [ ] 구급대원에게 폭력을 행사하는 등 구급활동을 방해하는 경우
	구두 확인	[ ] 이송을 요청한 사람 [ ] 목격자
	환자 고지	[ ] 상태가 악화되면 119에 다시 신고 [ ] 다른 이동수단의 종류 및 이용방법 [ ] 이송 거절의 이유, 구급대원의 소속·성명·전화번호 및 이의제기방법
이송 거부 확인	이송 거부	이송 거부로 인하여 환자에게 미친 영향에 대해서는 본인이 책임을 지겠습니다. 환자/보호자 (서명 또는 인) 전화번호:
	서명 거부	[ ] 구두 확인 1차 [ ] 구두 확인 2차
	목격자	본인은 환자 또는 보호자가 119구급대의 이송을 거부하는 것을 목격하였습니다. 목격자 (서명 또는 인) 전화번호:
	환자 고지	[ ] 상태가 악화되면 119에 다시 신고 [ ] 병원진료가 필요함을 고지
녹음 등 유무	[ ]녹음/녹화 자료 있음 [ ]녹음/녹화 자료 없음 [ ]그 밖의 자료 있음	

본인은 구급업무와 관련된 본인의 교육·자격 및 경험 등에 따라 환자의 상태를 성실히 평가하였으며, 그 결과에 따라 해당 환자에게 필요한 조치를 하고, 환자를 이송하지 아니하였습니다.

20 . . . : 구급대원 (서명 또는 인)

210mm×297mm[백상지(80g/㎡) 또는 중질지(80g/㎡)]

그림 6-18
구급 거절·거부 확인서(119구조·구급에 관한 법률 시행규칙 [별지 제2호서식]).

감염성 질병 및 유해물질 등 접촉 보고서

결재	부대장 (부센터장)	대 장 (센터장)

소방서
구조대 · 구급대 · 안전센터

성 명		계급		생년월일	
구조 · 구급활동 일지 일련 번 호		접촉 일시		접촉지역 주 소	
사고 유형	[ ]화학반응 [ ]누출 [ ]화재현장 [ ]폭발 [ ]유증기 [ ]구조 · 구급			착용복장 (복수 선택 가능)	[ ]화학보호복 [ ]공기호흡기 [ ]방화복 [ ]보호안경 [ ]기동복 [ ]장갑 [ ]기타(______) [ ]마스크
활동영역	[ ]통제지역 [ ]제한지역 [ ]안전지역 [ ]구조 · 구급차량 [ ]기타(________________)			현장오염 제거	[ ]예 [ ]아니요
주된 증상 및 생체징후 (보고 당시)	주된 증상: 혈 압: 맥 박: 호 흡: 체 온:				
자각증상					
감염경로	[ ]주사바늘에 찔림 [ ]호흡 [ ]혈액 [ ]기타( )				
접촉시간 (분)	[ ]통제지역: [ ]제한지역: [ ]구조대상자 · 응급환자 접촉:			검진 내용	[ ]현장확인(구조 · 구급대원) [ ]병원검진(의사)
위험물질등 명칭 (감염성 질병명)					

20 . . .

보고자 계급:__________ 성명:__________(서명 또는 인)

210mm×297mm[백상지(80g/㎡) 또는 중질지(80g/㎡)]

그림 6-19
감염성 질병 및 유해물질 접촉 보고서(119구조 · 구급에 관한 법률 시행규칙 [별지 제9호서식]).

참고문헌

REFERENCE

1. 강원도 소방본부[인터넷]. 양양소방서 소방용어집. Available from: https://fire.gwd.go.kr/yy119/partici/partici_law
2. 국가긴급이송정보망 통합 및 공동활용체계 구축.
3. 국립중앙의료원[인터넷]. 응급실 종합상황판. Available from: https://www.nmc.or.kr/nmc/main/contents.do?menuNo=200328
4. 대한응급의학회. 응급의학. 제2판. 군자출판사; 2019.
5. 박영택. 국내의료기관의 전자의무기록시스템 현황 및 발전방향. HIRA 정책동향. 2017;11(2):52-61.
6. 법제처. 소방방재청훈령 제279호. 2012.
7. 소방무선통신 교육자료.
8. 소방무선통신 운용능력 강화 특별교육. 2021.
9. 소방청. 119구급대원 현장응급처치 표준지침 9차. 2021.
10. 엄태환. 응급의료 통신체계의 발전방안 연구. 한국응급구조학회. 1999;3(1):33-42.
11. 응급의료모니터링 시스템. Available from: http://dw.nemc.or.kr/nemcMonitoring/mainmgr/Main.do
12. 응급의료정보관리자 업무지침 2014.
13. 이상우, 김선우, 임태호. 응급지원을 위한 재난 안전 통신망 기술. Hanyang Med Rev. 2015;35:141-5.
14. 이인영. 전자의무기록에 관한 법적 문제. 법학논총. 2011;28(1):75-98.
15. 이재민, 윤형완, 안주영. 응급구조학 개론. 군자출판사; 2018.
16. 전문응급구조학과교수협의회. 전문응급구조학 총론. 대학서림; 2014.
17. 전영주. 전자의무기록(EMR)의 활용과 환자정보보호. 보건의료산업학회지. 2013;7(3):213-24.
18. 전진옥. 우리나라 전자의무기록 도입 현황 및 발전 과제. HIRA 정책동향. 2018;12(3):7-16.
19. 전파의 개념과 특성 K-ICT 스펙트럼.
20. 중앙소방학교. 소방전술3(구급).
21. 중앙응급의료센터(NEMC). 국가응급진료정보망 자료 개요 및 코딩북. 2017.
22. 중앙응급의료센터. 2021 응급의료 통계연보(제20호). 2022.
23. 중앙응급의료센터. 국가응급진료정보망(NEDIS) 표준등록체계 구축 및 입력 지침서 Ver 3.2. 2018.
24. 중앙응급의료센터. 응급의료체계 2022. 2022.
25. Kim et al. Experience of NEDIS-based emergency medical service in Korea. Clin Exp Emerg Med. 2014.

PART II

Paramedicine Introduction in Prehospital Emergency Care

해외 응급의료체계

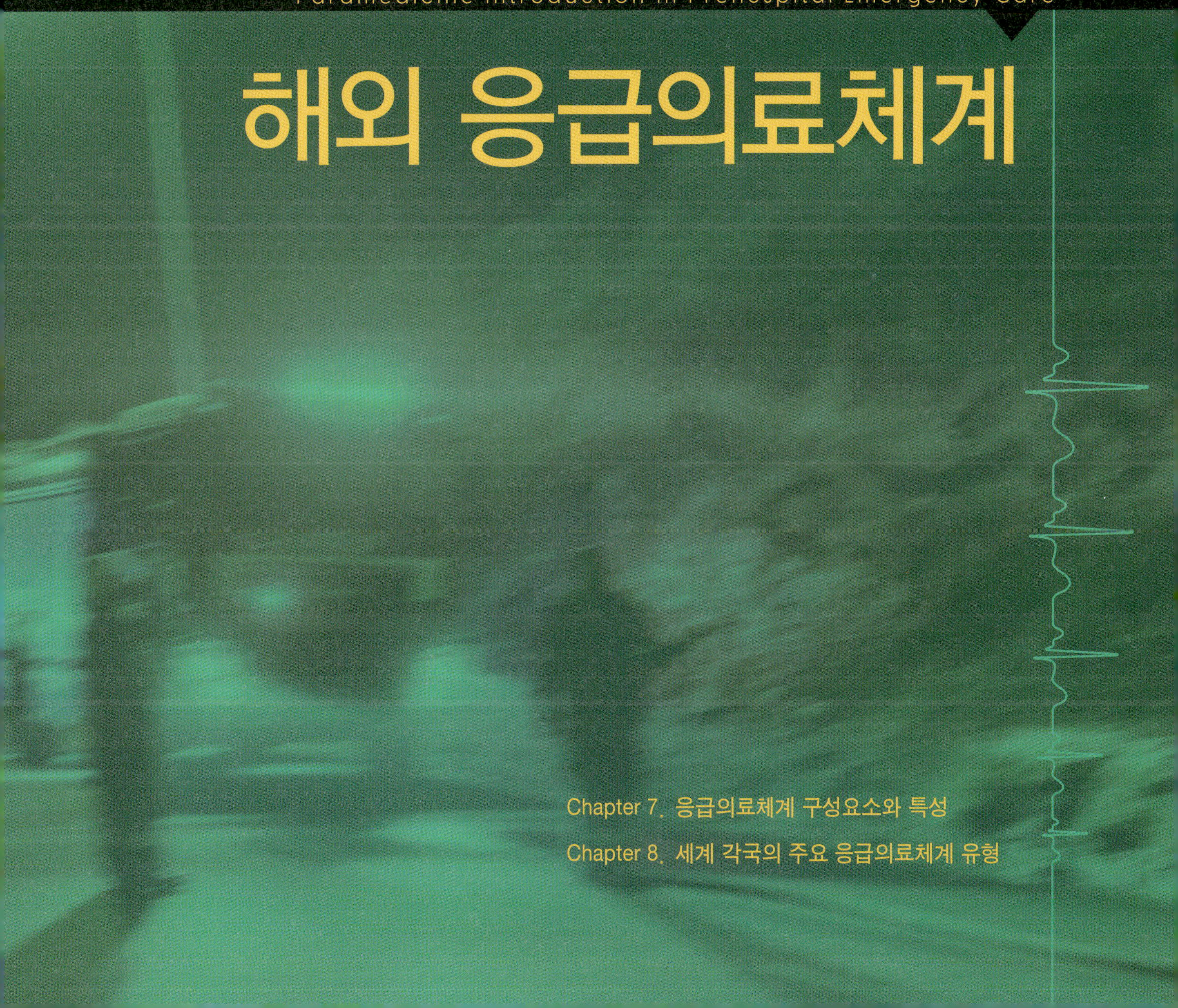

Chapter 7. 응급의료체계 구성요소와 특성

Chapter 8. 세계 각국의 주요 응급의료체계 유형

CHAPTER 7
응급의료체계 구성요소와 특성

Chapter editor. 김선휴
Authors. 김선휴, 안재윤

이 장의 학습을 마치면 다음을 수행할 수 있다.

1. 응급의료체계의 구성요소를 이해한다.
2. 응급의료체계의 구성요소 특성을 이해한다.

KEYWORDS

응급의료체계
구성요소
인력
응급의료반응자
응급구조사
훈련
통신
이송
응급의료기관
중환자실

1 응급의료체계의 구성요소

응급의료체계(Emergency medical services system)란 효과적이고 신속한 응급의료를 제공할 수 있는 인력, 시설, 장비의 유기적인 운용 체계를 말한다. 적절한 응급의료체계란 적절한 시간(right time) 내에 응급증상을 가진 환자(right person)에게 적절한 진단과 치료(right procedure)가 이루어질 때로 정의할 수 있고, 응급의료체계 여러 구성요소들의 균형적인 발전이 동반되어야 가능하다. 미국에서는 1973년 외상 치료 제공과 연관된 일련의 프로젝트에 대한 기금을 마련하는 응급의료체계법(EMS system act)을 통과시켰는데, 해당 기금의 수혜 자격을 얻기 위해서는 응급의료체계가 다음의 15개의 구성요소를 포함해야 한다. 응급의료체계를 운영하기 위해서는 운영할 수 있는 인력(manpower)이 기본적인 바탕이 되어야 하며, 인력을 포함하여 미국에서 제안한 응급의료체계 구축을 위한 필수 구성요소는 15가지이다(표 7-1).

표 7-1.
미국 응급의료체계의 구성요소

1. 인력(manpower)
2. 교육 및 훈련(training)
3. 통신(communications)
4. 이송(transportation)
5. 응급의료기관(facilities)
6. 중환자실(critical care units)
7. 공공안전기구(public safety agencies)
8. 의료소비자 참여(consumer participation)
9. 응급의료에 대한 접근성(access to care)
10. 환자의 전원(patient transfer)
11. 표준화된 기록관리(coordinated patient record keeping)
12. 대중교육 및 정보제공(public education and information)
13. 체계의 검토 및 평가(review and evaluation)
14. 재난대비계획(disaster plan)
15. 상호지원(mutual aid)

이 구성요소는 현재 많은 응급의료체계의 토대가 되었고, 이는 우리나라에도 적용 가능하다. 다만 여기에서는 현재의 응급의료체계에 있어서 필수 구성요소인 '의료지도(medical oversight)'와 '시스템 재정지원'에 대한 부분이 간과된 측면은 있다.

응급의료체계의 각 구성 요소는 여러 단계의 개발을 거치며 수년에 걸쳐 많은 변화가 있어 왔다. 미국에서는 1981년 통합옴니버스예산조정법(Consolidated omnibus budget reconciliation act, COBRA, 일명 통합예산조정법)을 통과시켜, 연방정부의 자금 조달을 사실상 폐지하고 주 및 지방 기관에 부담을 전가하였다. 1973년 응급의료체계법에서 만들어진 주(state)에 대한 연방정부의 기금이 없어지게 되는 변화로 인해 응급의료체계의 책임이 연방정부에서 주(state)정부 단위 수준으로 옮겨지게 되고, 연방정부는 응급의료체계의 기술적 지원과 조정의 역할만을 맡게 된다. 1988년 미국 도로교통안전국(National highway traffic safety administration, NHTSA)은 미 전역을 망라하는 기술적인 평가 프로그램(statewide EMS technical assessment program)을 완성시키고, 모든 응급의료체계에서 필수적인 요소들을 정의하였다. 이러한 평가 프로그램으로 주 전역의 응급의료체계를 10대 필수 요소로 평가할 수 있게 되었다. 다만, 이 평가 프로그램은 새로운 요구사항을 충족하기 위해 변경해야 하는 주(state), 지방기관을 지원하기 위한 자금 조달 방법은 포함하지 않았다. 현재 미국 전역의 응급의료체계는 세금 수입, 구독 기반 결제 시스템, 의료 보험에 직접 청구하거나 지방정부, 구급차 운용자 또는 병원을 통해 직접 환자에게 청구하는 등 다양한 방법을 통해 자금을 조달하고 있다.

이번 장에서는 주요 구성요소 중 인력, 훈련, 통신, 이송, 응급의료기관 및 중환자실, 응급의료 접근에 관하여 다루겠다.

2 응급의료체계 구성요소의 특성

응급의료체계는 국가별로 각 국가의 특성에 맞게 발달되어 왔으며, 응급의료체계 각 구성요소의 특성 차이를 이해한다면 국가별 응급의료체계의 비교가 가능하다. 응급의료체계는 기본적으로 보건의료체계의 특성뿐만 아니라 사회경제적 특성과도 밀접한 관련이 있다.

1) 인력(Manpower)

응급의료체계에서 인력은 핵심적인 요소로 병원전 단계와 병원 단계에서 활동하는 인력으로 나눌 수 있다. 병원 단계 주요 인력인 의사 양성 및 면허 관련해 국가별 차이가 있고 특히 응급의학 전문의 제도를 도입하고 있는가에 따라 응급의료체계가 다르다. 병원전 단계 인력은 출동인력에 의사가 포함되는지 또는 의사 없이 간호사 또는 응급구조사가 담당하는지에 따른 국가별 특성이 있다. 일차반응자(first responder)는 직업상 응급환자를 자주 접하거나 응급환자 발생 시 가장 먼저 도움을 요청받을 가능성이 높은 경찰관, 소방관, 안전요원, 경비원 등이 해당되며, 이들은 주로 응급구조사가 도착하기 전까지 일차 응급처치를 수행한다. 병원전 처치 또는 이송을 담당하는 응급구조사의 경우에는 상급응급구조사(advanced emergency medical technician, AEMT) 또는 전문응급구조사(paramedic) 도입여부에 따른 특성이 있다. 미국은 교육 훈련 및 업무 범위에 따라 병원전 단계 응급의료체계 인력을 과거에는 일차반응자(first responder), 기본응급구조사(EMT-basic), 중급응급구조사(EMT-intermediate), 전문응급구조사(EMT-paramedic), 구급의학의사(EMS-physician) 등으로 구분하였다. 현재는 응급구조사 국가 면허관리국(National Registry of Emergency Medical Technicians, NREMT)은 응급의료반응자(emergency medical responder, EMR), 응급구조사(emergency medical technician, EMT), 상급응급구조사(advanced emergency medical technician, AEMT), 전문응급구조사(paramedic) 4가지 수준으로 구분하여 인정한다(표 7-2).

2) 훈련(Training)

병원전 단계에서 제공하는 의료서비스의 수준이 기본소생술(basic life support), 전문소생술(advanced life support), 중환자실 환경에서 수행할 수 있는 중환자소생술(critical life support)인가에 따라 교육과 훈련이 달라진다. 수준 높은 의료서비스를 병원전 단계에서 제공하는 응급의료체계에서는 활동하는 인력에 대한 교육 훈련 시간이 길고 난이도가 높아질 것이지만, 낮은 수준의 의료서비스가 가능하다면 교육 훈련 시간이 짧고 단순할 것이다.

미국의 경우는 응급구조사 국가 면허관리국에서 응급구조사의 자격을 응급의료반응자(EMR), 응급구조사(EMT), 상급응급구조사(AEMT), 전문응급구조사(paramedic) 등 4가지 수준으로 구분하고, 각 단계에 따라 국가표준교육과정에 따라 교육과 훈련을 이수하도록 한다.

① 응급의료반응자(예전의 first responder)

응급의료반응자에 대한 교육 프로그램은 가장 기초적인 수준으로 심폐소생술과 같은 기본생명유지술, 전문일차응급처치, 자동심장충격기 사용 및 환자 평가 등으로 구성되어 있다. 교육 및 훈련은 일반적으로 30~60시간이다.

② 응급구조사(예전의 EMT-basic)

응급구조사는 120~150시간의 표준화된 교육 및 훈련이 필요하며, 환자 처치의 기본 개념, 환자 평가와 진단을 위한 증상 및 징후 확인법, 특정 응급 상황에서 치료 제공법 등을 배우게 된다. 자동심장충격기 사용은 대부분

표 7-2.
병원전 단계 응급의료체계 인력 구분

응급의료반응자	응급구조사	상급응급구조사	전문응급구조사	구급의학 의사
즉각적이고 기본적인 응급처치를 제공	기본적인 응급처치 및 이송 기본적인 장비 사용	일부 전문 응급처치 및 이송 기본 및 전문장비 사용	광범위하고 전문적인 응급처치 업무 담당	전문적이고 중증 응급처치 업무 담당

의 지역에서 응급구조사의 표준 커리큘럼에 포함하고 있다. 선택사항으로 전문기도관리술, 정맥로확보, 약물 자가 투여 보조 업무 과목들을 포함할 수 있다. 추가적으로 일부 주에서는 아나필락시스에서 에피네프린 투여, 천식 환자에서 알부테롤 사용, 심인성 흉통 환자에서 아스피린 투여 등을 허용한다.

③ 상급응급구조사(예전의 EMT-intermediate)

기본 응급구조사 교육 과정 외 추가로 150~200시간의 훈련이 필요하다. 심장 모니터링, 부정맥 치료, 제세동, 전문기도관리술(기관 내 삽관 또는 대체 기도기) 등 전문적인 수준의 치료를 제공하기 위한 교육과 훈련을 받는다.

④ 전문응급구조사(예전의 EMT-paramedic)

전문응급처치와 관련된 환자 평가와 치료에 대해 1,200~1,800시간의 교육을 받는다. 술기는 기본 응급구조사 술기뿐만 아니라 정맥로 확보, 침습적인 기도관리, 부정맥의 인지와 치료, 제세동, 특수 응급 약물의 사용 등에 대한 것을 포함한다. 강의실 교육 외에 숙련된 구급대팀과 임상 교육 및 현장 인턴십 과정도 이수한다.

3) 통신(Communication)

통신은 최초 환자발생에 대한 상황실 신고, 상황실과 구급차, 구급차와 병원 응급실 사이의 통신을 의미한다. 응급환자의 발생부터 신고, 이송, 병원 도착까지 환자의 이동 흐름은 모두 통신체계로 연결된다.

미국은 Alabama주의 Haleyville에서 처음으로 9-1-1(미국 긴급신고 서비스)를 사용하기 시작하였다. 1970년 초 미국 연방통신위원회(Federal Communication Commission)에서 911시스템의 전국 확대를 제안하였으며, 1970년대 중반 기존의 911시스템을 개선한 Enhanced 911시스템(E911)을 사용하기 시작했다. 1970년대 초 미국은 응급서비스에 대해 보편적 접근이라는 목표를 구현하기 위해 『무선통신과 공공안전법(wireless communication and public safety act, 1999)』을 제정하였는데, E911로 신고 시 무선망사업자가 경찰이나 소방에서의 동의 요청이 있을 때 신고자의 전화번호 및 위치를 공공안전응답센터(Public Safety Answering Point, PSAP)에 제공하는 것을 의무화하였다. 911 신고전화는 공공안전응답센터에 해당하는 가장 가까운 응급통신센터(emergency communication center)의 수보요원(call taker)에게 연결된다. 신고내용을 청취하여 경찰, 소방, 의료서비스 중 우선적으로 필요한 것을 판단하여 신고의 우선순위를 결정하고 현장으로 필요한 자원을 출동시킨 후 구급상황관리요원(emergency medical dispatcher, EMD)에 연결하는 프로토콜대로 진행된다.

상황실로 신고하는 체계, 구급차 출동, 구급차 도착 전 응급처치 지도, 이송병원 선정 등의 업무를 하는 상황실(dispatch center)의 운영체계는 국가별 특성에 따라 다르다. 단일 응급신고 전화번호 운영과 상황실 운영이 공통적이긴 하지만 국가별 상황에 따라 운영방식이 다를 수 있다.

4) 이송(Transportation)

응급환자는 구급차 등을 이용한 육로이송, 항공기, 헬기 등을 이용한 항공이송, 구급보트 등을 이용한 해상이송을 통해 병원전(out-of-hospital) 또는 병원간(interfacility) 이송이 될 수 있다. 환자 중증도의 적절한 평가를 통해 응급처치에 적합한 가장 가까운 응급의료기관으로 환자가 이송되어야 하며, 환자 이송에 대한 최종 결정은 직접 의료지도에 의해 결정될 수 있다. 국가별로 민간 또는 공공, 보건조직 또는 소방조직, 병원조직 또는 이송전담조직이 이송을 담당하는가에 따라 응급의료체계 내 차이를 보일 수 있다. 조직의 특성이 운영체계에 많은 영향을 미치지만 특정 조직이 응급의료의 품질을 향상시킨다는 보고는 없다. 국가별로 보건의료제도의 특성 및 자원 분포 등이 반영되어 이송조직의 특성이 결정된다.

구급차는 시스템의 요구나 가용성에 따라 기본소생술, 전문소생술 또는 특수 처치를 위한 장비를 갖추어야 할 수 있다. 여기에는 신생아, 체외막산소공급(extracorporeal membrane oxygenation, ECMO)처치 환자, 중환자 이송을 위한 특수한 이송 시스템과 차량이 포함할 수 있다.

5) 응급의료기관(Facilities) 및 중환자실(Critical are units)

국가별로 차이는 있으나 가용자원이나 특수처치 이용 가능성 등에 따라 응급의료기관을 등급화 하는 것이 보통이다. 응급실은 병원내에서 응급환자의 처치를 담당하는 관문 역할을 한다는 기능적 측면에서는 비슷하지만 응급실 이용 환자의 특성은 국가별로 다를 수 있다. 한국, 미국, 캐나다 등은 응급실을 환자가 제한 없이 이용 가능하지만, 일본 등 일부 국가에서는 신고단계 또는 구급차에서의 중증도 분류를 통해 구급차를 이용하는 환자로 응급실 이용을 제한하기도 한다.

환자들은 대개 가장 가까운 응급의료기관으로 이송된다. 최근에는 어린이병원, 외상센터, 화상센터, 뇌졸중센터, 전문심장센터 등과 같은 전문병원의 수가 증가하고 있다. 3차 의료기관은 이러한 서비스의 대부분을 제공하며, 많은 수의 중환자실 병상수를 보유하고 있을 수도 있다. 먼 거리에 있는 전문 센터로 직접 이송하기 위해서 병원을 우회(bypass)하는 것이 간단한 것은 아니다. 전문병원에 더 많은 자원이 있더라도, 불안정한 환자를 전문병원으로 이송하기 위해 응급실을 패스하는 것이 환자에게 위험을 초래할 수도 있다. 그리고 병원을 우회하는 것이 그 의료기관에는 재정적으로 부정적인 영향을 줄 수도 있다. 전문 센터를 포함해서 최종병원 선정을 위한 정책을 개발할 때에는 지역 응급의료계와의 협의가 필요하다.

응급실 과밀화로 인해 가장 큰 응급의료기관도 구급차로 이송된 환자를 처치하기에 항상 자원이 충분하지 않을 수 있다. 이로 인해 구급차 환자들의 오프로드 시간(환자·구급차 도착 시점부터 진료를 담당한 의료진에게 인계할 때까지의 시간)이 길어지고, 환자 진료까지 긴 대기 시간 및 입원 예정 환자의 응급실 내 대기가 발생할 수도 있다. 일부 응급센터에서는 다른 병원으로 구급차 분산(diversion)을 요청할 수도 있다. 이러한 문제 때문에 지역의 응급의료체계에서는 지역의 응급의료기관의 가용 자원을 모니터링 하는 방법을 개발할 필요가 있다.

6) 응급의료 접근

응급의료 이용의 접근은 비용 부담의 주체가 누구인가가 중요한 결정 요소이다. 대부분의 응급의료체계는 모든 환자에게 지불능력과 관계없이 응급의료를 이용할 수 있도록 하고자 하지만, 응급의료서비스 유형에 따라 서비스비용 지불 방식이 다양하다. 크게 국가가 세금으로 운영하여 무상응급의료를 제공하는가, 국가가 건강보험 등 별도의 보험체계에서 지원하는가, 개인이 비용을 부담하는가에 따라 구분할 수 있다. 특히 병원전 단계 응급의료서비스의 이용은 대부분의 국가 또는 공공조직에서 무상으로 제공하지만, 미국 등의 국가에서는 환자가 부담하기도 한다.

지형이나 낮은 인구 밀도로 인해서 시골 같은 곳에 사는 일부 시민들은 구급차 반응시간이 길어져 응급의료 이용의 접근에 방해가 되기도 한다. 이러한 원격지 환자들에게는 응급의료서비스 원격의료(telemedicine) 프로그램이 높은 수준의 의료 전문 지식을 제공할 수 있는 방법이 될 수도 있다.

참고문헌 REFERENCE

1. 김윤희. 미국 911 통신요원 교육훈련제도 고찰을 통한 국내 긴급전화 통신요원 교육훈련 제도 개선방안. AJMAHS. 2016;6(11):71-9.
2. 대한응급의학회, 응급의학 제2판. 군자출판사; 2019.
3. 연세대학교 원주의과대학 응급의학교실. 응급구조와 응급처치. 군자출판사; 2022.
4. 전국응급구조학과교수협의회. 전문응급구조학 총론. 대학서림; 2014.
5. 중앙응급의료센터[인터넷]. 응급의료체계 구성요소 [cited 2022 Aug 1]. Available from: https://www.e-gen.or.kr/nemc/emergency_medical_services_system.do?viewPage=structural_elements
6. C Keith Stone, Roger L Humphries. CURRENT Diagnosis & Treatment: Emergency Medicine. 8th ed. McGraw-Hill Medical Publishing; 2017.
7. Judith E. Tintinalli, O John Ma, Donald M, et al. Tintinalli's Emergency Medicine: A Comprehensive Study Guide. 9th ed. McGraw-Hill/Medical; 2019.
8. Mick J Sanders. Mosby's Paramedic Textbook. 4th ed. Elsevier; 2012.
9. NENA[Internet]. 9-1-1 Origin & History [cited 2023 Feb 1]. Available from: https://www.nena.org/page/911overviewfacts

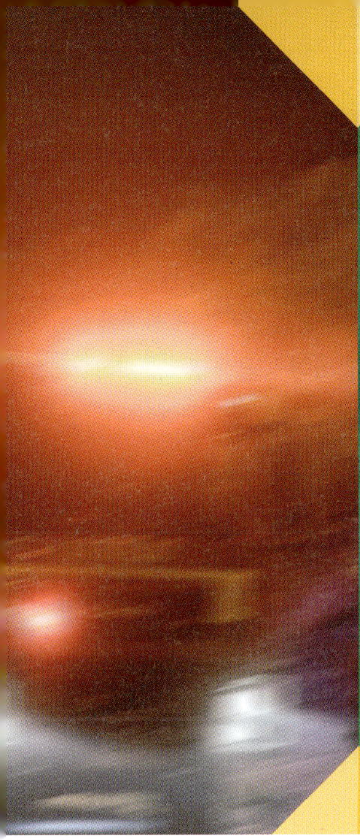

CHAPTER 8

세계 각국의 주요 응급의료체계 유형

Chapter editor. 김선휴
Authors. 김영민, 박관진

이 장의 학습을 마치면 다음을 수행할 수 있다.

1. 영미형 응급의료체계를 이해할 수 있다.
2. 독불형 응급의료체계를 이해할 수 있다.
3. 동아시아 응급의료체계를 이해할 수 있다.
4. 개발도상국 응급의료체계를 이해할 수 있다.
5. 사회주의 응급의료체계를 이해할 수 있다.

KEYWORDS

응급의료체계
영미형
독불형
동아시아
개발도상국
사회주의

세계 각국의 주요 응급의료체계는 흔히 다음의 다섯 가지 유형으로 구분하여 비교하고 있다. 이전 항목에서 다룬 응급의료체계의 주요 구성요소별로 범주화하고 이를 기본으로 각 응급의료체계의 특성을 비교하고자 한다(표 8-1).

표 8-1
세계 각국의 응급의료체계 유형

유형	주요 국가
영미형 (Anglo-American Model)	미국, 영국, 호주, 노르웨이, 캐나다, 아랍에미리트 등
독불형 (Franco-German Model)	프랑스, 독일, 이탈리아, 아르헨티나, 덴마크 등
동아시아(Asian Model)	한국, 일본, 싱가포르, 대만 등
개발도상국 (Developing Country Model)	베트남, 캄보디아, 인도, 스리랑카, 파키스탄, 가나, 케냐 등
사회주의(Socialism Model)	러시아, 중국, 몽골, 북한 등

1 영미형 응급의료체계

영미형 응급의료체계는 현대 응급의료체계의 대표적인 모델이다. 병원전 단계에서의 개입을 가급적 줄이면서 환자를 신속하게 병원으로 이송하는 것을 목표한다. 응급의학이 잘 발달되어 있으며 일반적으로 별도의 전문분야로 인식된다. 기본적으로 응급의학전문의 제도를 도입, 병원 단계 응급의료를 담당하고 있고, 훈련된 구급대원과 응급구조사가 임상 감독하에 병원전 단계 응급의료서비스를 제공한다(표 8-2).

1) 미국의 응급의료체계

미국은 지자체가 직접 운영하는 공영 응급의료서비스와 민간/영리 응급의료서비스가 혼재되어 있다. 응급의학전문의에 의한 직·간접 의료지도가 중요시되며, 의료후송 항공기에서 일하거나, 교육 또는 의료 품질 관리를

표 8-2
영미형 응급의료체계

주요 요소	내용
인력	응급의학전문의 제도를 도입하여 응급실 진료를 전담하며, 병원전 단계 전문처치는 응급구조사가 주로 담당함
훈련	응급구조사의 업무범위와 역할을 훈련 및 교육 단계에 따라 구분함. 고품질의 병원전 단계 의료를 제공하기 위하여 장시간의 교육 훈련 및 재교육, 자격 갱신을 시행함
통신	단일 응급신고전화(영국: 999, 미국, 호주, 캐나다: 911)를 이용하여 구급차 출동을 지시하고 운영하는 상황실을 운영함
이송	소방, 병원, 사설 이송업체, 봉사단체, 기타 공공조직 등 다양한 조직에서 이송을 담당함. 영국의 경우 상당부분 국가보건의료서비스(National Health Service, NHS)에서 담당하고 있음
응급실	정부가 중증응급환자 전담 응급실 및 비중증응급환자 이용 응급실, 특화센터 등을 지정하여 운영하며, 개인은 자유롭게 응급실에 방문하여 이용할 수 있음
비용 지불	영국·호주·캐나다 등은 정부 예산으로 비용을 부담하나, 미국의 경우 응급의료 수가시스템이 유료이며 구급차 이송수가는 대부분이 보험급여로 정산됨

수행하는 소수의 의사를 제외하면 의사가 직접 응급 상황에 투입되는 일은 드물다. 또한 단일 응급신고전화를 구축하고 이를 통해 구급차 출동을 지시하고 운영하는 상황실을 설치하여 운영하고 있다. 환자 이송은 구급조직, 보건조직, 소방, 병원, 회사 등 다양한 구급차 전담 조직에 의해 이루어진다.

응급구조사는 응급의료반응자(emergency medical responder), 응급구조사(emergency medical technician), 상급응급구조사(advanced emergency medical technician), 전문응급구조사(paramedic)의 4단계로 세분화되나, 이러한 구성은 주(state)별로 차이가 있다. 응급의료반응자는 대부분이 자원봉사자로 구성되어 있고, 지혈, 심폐소생술, 자동제세동기 사용 및 응급분만 등을 포함한 기본적이고

즉각적인 치료를 제공한다. 응급구조사는 응급의료반응자의 모든 술기에 혈압, 맥박, 산소 측정, 일부 약물 투여 등을 추가로 시행할 수 있다. 상급응급구조사는 응급구조사의 모든 술기에 전문기도기 사용, 정맥주사 및 골강내주사, 혈당 측정 및 추가 약물 투여를 할 수 있으며, 전문응급구조사는 다양한 침습적 술기와 다양한 약물을 투여할 수 있다.

구급차에는 최소 2명의 응급구조사가 탑승하는데, 최소한의 자격 구성은 일반적으로 환자 치료를 제공하는 응급구조사와 구급차를 운전하고 일부 업무를 지원하는 응급의료반응자이며, 응급구조사 1명과 전문응급구조사 1명으로 구성되는 경우가 많다. 주마다 차이가 있으나 대체로 응급의료 비용은 환자가 부담하지만 65세 미만 저소득층 및 장애인 등 일부 계층에 대해서는 모든 의료비용을 국가 보험체계에서 부담하기도 한다.

2) 영국의 응급의료체계

영국의 국가보건의료서비스(national health service, NHS)는 일반 재정을 재원으로 사용하는 보건의료체계 중 규모가 세계에서 가장 큰 것으로 알려져 있다. 개인의 의료비 지불능력에 관계없이 무상 의료서비스를 이용할 수 있고, 이는 합법적인 영국 거주자와 6개월 이상 체류하는 유학생 등에 한하지만, 응급의료 또는 감염병 치료는 단기간의 방문자에게도 무료로 제공된다.

법적·제도적으로 응급실이 지정되어, 중증응급환자 전담 응급실과 비중증응급환자 이용 응급실이 잘 구분되어 있다. 또한, 환자가 원하면 자유롭게 응급실을 방문할 수 있다. 환자 이송도 국가보건의료서비스에서 상당 부분 담당한다. 구급차 대응 프로그램에 따른 중증도 분류상 각 환자에게 임상적으로 가장 적합한 차량을 파견하는 구급차 서비스가 운용되고 있다. 단 일부 거동이 불편한 만성질환자는 차량공유업체와도 연계하여 이송하고 있다.

병원전 인력을 분류하는 다양한 등급이 있으나, 일반적으로 다음 네 가지의 주요 전문 그룹으로 분류된다.

① **응급치료보조원**(Emergency care assistant, ECA) 또는 **응급치료지원근로자**(Emergency care support worker, ECSW): 주로 전문응급구조사(paramedic)나 응급구조사(EMT)를 보조(미국의 응급의료반응자[emergency medical responder]에 해당)

② **응급구조사**(Emergency medical technician, EMT) 또는 **보조구급차전문가**(Assosciate ambulance practitioner, AAP) 또는 **구급차기사**(Ambulance technician, Tech): 전문응급구조사를 보조하거나 자율적으로 근무(미국의 응급구조사[emergency medical technician]에 해당)

③ **전문응급구조사**(Paramedic, Para): 정맥로 확보 및 고급기도관리 등 다양한 술기 사용(미국의 전문응급구조사[paramedic]에 해당)

④ **의사**(Doctor): 중환자의학, 응급의학, 마취과학 전문의가 병원전 단계의 구급차 또는 항공기에서 근무

2 독불형 응급의료체계

독불형 응급의료체계는 현재 대부분의 유럽 국가들과 남미 국가들이 운용하고 있다. 의사가 직접 병원전 단계의 응급처치를 제공하는 것이 특징으로, 대개 현장에 출동하여 환자에 대한 초기 분류 및 처치를 시행하고, 이후 환자는 바로 병원으로 이송되어 각 분과로 입원한다. 응급의학과는 독립적인 분과로 인정받지 못하는 경우가 많으나, 대신 상위의 전문과목으로 인정되어 마취과, 내과, 외과, 소아과 등과 같은 분과의 전문의 자격을 취득한 의사만이 응급의학 전문의 자격을 취득할 수 있고, 특히 마취과 의사가 응급의학과 의사의 역할을 상당부분 담당하고 있다. 의사는 출동 현장에서 복잡한 임상적 판단을 내리고 환자를 치료할 수 있는 권한을 가지고 있어서, 많은 환자가 현장에서 치료를 받고 종결되는 경우가 많아 병원으로의 이송이 상대적으로 적다. 현장에 의사가 없는 경우, 소생 관련 특정 교육을 이수한 구급대원은 반자동제세동기를 사용한 제세동, 정맥로 확보, 기관 내 삽관(근육이완제 미사용), 수액, 에피네프린, 포도당, 디아제팜 등의

일부 약물 투여 등을 스스로 수행할 수 있는 권한을 부여받는다.

응급구조사 제도가 존재하지만 전문응급구조사 제도는 운용하지 않거나, 응급구조사가 아예 존재하지 않는 국가도 존재한다. 단일 응급신고전화 및 상황실을 운영하고 있으며, 의사들이 전화상담 및 의료지도를 함께 수행하는 경우가 많다. 구급차 전담 조직이나 공공병원에서 이송체계를 운영하는 경우가 흔하다. 법적·제도적으로 응급실이 지정되고, 주로 구급차를 이용하는 환자들을 대상으로 운영된다. 도보로 방문하는 환자들은 응급실을 자유롭게 이용하기는 어렵다. 응급실 및 구급차 운영에 대한 재원은 대부분 공공예산으로 충당되나, 일부 차이가 있다(표 8-3).

표 8-3
독불형 응급의료체계

주요 요소	내용
인력	• 응급의학전문의 제도가 활성화되어 있지 않으며, 주로 마취과 의사가 병원전 단계 및 병원단계 응급의료를 담당하고 있음 • 응급구조사 제도가 도입되어 있으나 이송업무에 간호사의 역할이 큼
훈련	• 응급의료종사자에 대한 기본 교육 훈련이 이루어짐
통신	• 단일 응급신고전화를 운영하여 상황실에서 구급차 출동을 지시함 • 의사가 일반인 신고자에 대한 상담을 지원함
이송	• 공공병원, 보건조직, 소방조직 등을 이용한 구급서비스를 제공함 • 독일 등 일부 지역에서는 적십자사에 의한 이송서비스도 제공함
응급실	• 정부가 지정하고 운영하며, 일반적으로 구급차로 이송된 환자들이 이용하고, 도보로 방문한 환자들은 임의로 이용하기 어려움
비용 지불	• 대부분 공공예산으로 운영하나, 독일은 건강보험에서 지불함 • 프랑스는 응급의료지원서비스(Service d'Aide Médicale Urgente, SAMU)에서 중증응급환자의 처치와 이송을 담당하나, 현장 도착 시에 환자가 비응급으로 판정될 경우 제반 비용 전액을 환자에게 청구함

1) 독일의 응급의료체계

독일은 응급실 및 구급차 운영에 대한 재원을 건강보험에서 지불하며, 기본 구급차(basic ambulance, BA), 응급구급차(emergency ambulance, EA), 이동식 생명유지 차량(mobile life support unit, MLSU)을 구분한다. 기본 구급차에는 운전자와 응급구조사가 탑승하여 비응급 환자를 이송하고, 응급 구급차에는 전문응급구조사 2명 또는 전문응급구조사 1명과 응급구조사 1명이 탑승하여 긴급 또는 응급 환자를 이송한다. 이동식 생명유지 차량에는 전문응급구조사 1명과 응급의학과 전문의 1명이 탑승하며, 다발성 외상, 급성 심근경색, 뇌졸중, 천식 등 복합적인 응급환자에 대한 대응을 담당한다.

응급의료전화상담센터의 수보요원이 출동 기준을 적용하여 응급 환자를 먼저 식별하고, 응급 유형에 따라 구급대원이 먼저 출동하며, 현장의 구급대원이 직접 처리할 수 있는지 또는 별도의 차량에 탑승한 응급의학 의사를 호출해야 하는지 여부를 결정한다. 다발성 외상, 간질 또는 천식 상태, 급성 심근경색, 뇌졸중 등과 같은 복잡한 사례에 대해서는 이동식 생명유지 차량이 즉시 대응한다. 따라서 처음에는 한 대의 차량(응급구조사 1명과 전문응급구조사 1명 탑승)만 출동하며, 이후 응급구조사 1명과 의사 1명이 탑승하는 추가 차량이 출동할 수 있다.

독일의 응급구조인력은 다음과 같이 구분된다.

① Rettungshelfer (RH): 미국의 응급의료반응자(emergency medical responder), 응급구조사(emergency medical technician)에 해당

② Rettungssanitäter (RS): 미국의 응급구조사(emergency medical technician)에 해당

③ Rettungsassistent (RA) (2년 교육, 1989년부터 2013년까지 유효), Notfallsanitäter (3년 교육, 2014년부터 유효): 미국의 전문응급구조사(paramedic)에 해당

④ Notarzt: 응급의학과 전문의

2) 프랑스의 응급의료체계

프랑스는 소방과 병원 기반의 조직이 구분되어 병원전 단계의 응급의료서비스를 제공하고 있다. 소방서는 기

본소생술 구급차(véhicule de secours et d'assistance aux victimes, VSAV)를 운영하며, 중환자의 처치 및 이송은 응급의료지원서비스(Service d'Aide Médicale Urgente, SAMU)라는 조직이 맡는데, 이는 해당 지역 대학병원의 지휘를 받는다. 현재 SAMU 관제센터 100여 곳과 병원에 기반을 둔 의사 탑승 구급차(Service Mobile d'Urgence et Reanimation, SMUR) 센터 350여 개를 두고 있다. SAMU는 전화로 환자를 분류하고, 의사를 현장으로 출동시켜 응급처치를 시행하고, 소방서와 SMUR 구급차에 이송병원을 선정하는 등의 업무를 한다.

SMUR 구급차는 장비와 인력이 잘 갖추어져 있는데, 운전기사와 마취과 전문의로 구성된 2인 구급대로 구성되며, 때로는 전공의가 동승하여 의료 서비스를 제공한다. 종종 환자를 병원까지 이송하지 않고, 현장에서 치료한 후 귀가시킬 수도 있다. 차량은 2인승부터 4인승 밴, 구급차까지 다양하게 운용된다.

반면에 소방관은 자동차 사고 피해자를 구출하고, 기본소생술을 시행할 수 있도록 훈련받는다. 산소 투여, 붕대 감기, 부목 고정 등은 가능하나 의료행위는 할 수 없다. 따라서 SAMU는 비교적 덜 긴급한 사건과 구조가 필요한 상황에 이들을 파견한다. SAMU의 예산은 정부 부처와 국가 사회보장예산으로부터 지원받는다. 서비스는 기본적으로 무료로 제공되나, 현장 도착 시에 환자가 비응급으로 판정될 경우 제반 비용 전액을 환자에게 청구한다.

3 동아시아 응급의료체계

전 세계적으로 응급의료체계의 유형은 영미형과 독불형으로 구분하고 있으나, 우리나라를 포함한 많은 동아시아 국가들은 이런 모델과 구분되는 동아시아 응급의료체계를 발전시켜 왔다. 대체적으로 20년 이하의 짧은 역사를 가지고 있으며, 지역적인 특징, 경제·사회·문화적 환경의 차이 등에 기인하고 있다.

응급의학전문의 제도를 도입하여 응급실 진료를 담당하고 있으며 병원전 단계에서는 응급구조사 제도를 도입하여 응급의료서비스를 제공하고 있다. 대부분의 동아시아 국가에서는 전문응급구조사 대신 기본응급구조사 제도를 운영하면서 국가별로 다른 수준의 전문처치를 제공하고 있다.

병원전 단계 이송은 주로 소방조직에 의해 서비스가 제공되고 있다. 일반적으로 단일 응급신고전화를 구축하고, 이를 통해 구급차 출동을 지시하고 운영하는 상황실을 설치하여 운영하고 있다. 중증도별로 구분된 응급실 제도를 법적으로 지정하여 운영하고 있으며 도보 및 구급차 이용 환자들은 자유롭게 응급실을 방문할 수 있도록 하고 있다. 다만 일본의 경우 경증환자로 분류된다면 구급차를 이용할 수 없는 경우가 있으며, 상급 응급실은 구급차만 이용할 수 있도록 제한하고 있다. 응급실 이용 관련 비용은 주로 건강보험 재원으로 지불되고 있고 일부 개인이 부담하고 있다. 구급차 이용 관련 비용은 대부분 국가 예산으로 운영되고 있다(표 8-4).

표 8-4
동아시아 응급의료체계

주요 요소	내용
인력	• 응급구조사 제도를 도입하고 병원전 단계 전문처치를 담당함 • 응급의학전문의 제도를 도입하고 응급실 진료를 전담함
훈련	• 국가별로 다른 수준의 전문처치를 위한 교육·훈련을 시행하고 있음
통신	• 단일 응급신고전화 기반의 중앙 통합식 상황실을 운영하고 있음
이송	• 병원전 단계 이송은 주로 소방조직이 담당하고 있음
응급실	• 응급실은 국가 혹은 주정부가 지정하고 운영하며, 도보 및 구급차 이용 환자들은 자유롭게 방문하여 이용할 수 있음(일본의 경우 상급 응급실은 구급차만 이용 가능함)
비용 지불	• 응급실 이용 관련 비용은 주로 건강보험에서 재원으로 지불되고 있으며 일부 개인이 부담함 • 구급차 이용 관련 비용은 대부분 국가 예산으로 운영되고 있으며 일부 개인이 부담함

1) 일본의 응급의료체계

일본은 응급의학전문의 제도를 도입하여 응급실 진료를 담당하고 있으나, 국내처럼 독립적인 임상분과로 운영되지 않고 신경외과, 마취과 등 타 임상분과의사가 응급의학전문의로서 활동이 가능하다.

병원전 단계 이송은 총무성 산하 소방청에서 담당하고 있으며, 한국의 응급구조사에 해당하는 구급구명사가 있다. 일반적으로 구급구명사가 구급차에 탑승하여 병원전 단계 응급의료서비스를 제공하고 있으나, 일부 지역에서는 응급의료기관에 소속된 의사가 현장에 출동하는 닥터카(doctor ambulance)를 운영하고 있다. 일본의 구급구명사는 기본응급처치(first aid class one, FAC-1), 표준응급처치(standard first aid class, SFAC), 응급인명구조사(emergency life-saving technician, ELST)로 구분되어 있다. ELST는 미국의 상급응급구조사(advanced emergency medical technician)에 해당하며, 심정지 때 에피네프린 투여가 가능하다.

한국과 유사하게 중증도별로 3단계로 구분된 응급실 제도를 법적으로 지정하여 운영하고 있으며 가장 높은 수준의 치료를 제공하는 3차 응급의료기관은 구명구급센터로 칭한다. 병원전 단계 이송병원 선정은 구급대원의 판난에 의해 이루어지게 된다. 경증으로 판난된다변 구급차를 이용하지 못할 수도 있으며, 환자 자의적 판단으로 구명구급센터에 방문하더라도 중증환자가 아니라고 판단되면 진료가 불가능하다.

2) 싱가포르의 응급의료체계

싱가포르는 중앙정부 중심의 보건의료체계를 구축하고 있으며, 내무부 산하 싱가포르 민간방위대(Singapore Civil Defence Force, SCDF)가 병원전 단계 응급의료서비스를 담당하고 있다. 병원전 인력은 의사, 간호사, 응급구조사, 운전수로 구성되어 있으며, 대부분 응급구조사가 담당하고 있다. 응급구조사는 EMT(미국의 응급구조사[emergency medical technician]), paramedic(미국의 상급응급구조사[advanced emergency medical technician])로 구분되어 운영되고 있다. Paramedic은 12유도 심전도, 저혈당 시 포도당 주사 투여, 심정지 때 에피네프린 투여가 가능하다.

싱가포르는 응급환자와 비응급환자를 구분하여 접수하는 시스템을 운영하고 있다(응급 995, 비응급 1777). 응급환자 발생 시 공공병원의 응급실로 이송하며 민간병원에서 운영하는 응급실로 이송하지 않는다. 비응급 환자로 판단되는 경우에는 다른 번호(1777)를 통해 접수하거나 민간구급차를 이용하도록 한다. 구급차 이용 관련 비용은 국가 예산으로 운영되고 있으나, 비응급환자 이송에는 일정 비용을 개인에게 부과한다. 중증도별로 구분된 응급실 제도를 법적으로 지정하여 운영하고 있으며 비응급환자에 대해서는 긴급진료소(urgent care clinic)를 통해 진료행위를 제공하고 있다.

3) 대만의 응급의료체계

대만은 국가 기반의 소방조직에 의해 병원전 단계 응급의료서비스를 제공하고 있다. 응급구조사 제도는 EMT (emergency medical technician)-I, EMT-II, EMT-Paramedic 3단계로 구분되어 있다. EMT-I은 미국의 응급의료반응자(emergency medical responder)에 해당하며, 활력징후 측정, 기본소생술 등 가장 낮은 수준의 처치만 제공할 수 있다. EMT-II는 미국의 응급구조사(emergency medical technician)에 해당하며, 심전도, 후두마스크, 저혈당 시 포도당 정맥 내 투여, 기관지확장제 흡입치료, 니트로글리세린 설하 투여가 가능하다. EMT-Paramedic은 미국의 전문응급구조사(paramedic)에 해당하며, 전문기도술, 전문소생술, 외상소생술, 소아소생술을 제공한다. 심정지 때 에피네프린, 아미오다론 등의 약물 투여, 심근경색 의심 환자에게 아스피린 투여가 가능하다.

4 개발도상국 응급의료체계

베트남, 인도, 캄보디아, 파키스탄 등의 개발도상국은 기본적으로 제한된 자원을 기반으로 응급의료를 제공하는 응급의료체계를 운영하고 있다. 대부분 응급의학전문의 제도가 없으며, 일반의 혹은 수련의에 의해 병원에서의 응급의료를 담당하고 있다. 다만, 베트남 같은 일부 국가에서는 응급의학전문의 제도를 도입하여 운영하는 것으로 알려져 있다. 일반적으로 응급구조사 제도를 운영하지 않는다.

일부 국가(베트남, 스리랑카)의 경우, 국가 주도의 병원전 단계 이송 시스템을 제한적으로 운영하고 있으나, 대부분 표준화된 서비스를 제공하지 못하고 있는 실정이다. 대부분의 국가에서 병원전 인력을 대상으로 별도의 교육 코스를 운영하고 있으나, 의사나 응급구조사 등 담당 인력이 혼재되어 있으며, 제도적으로 적절히 운영되지 못하고 있다. 단일 응급신고전화를 운영하고 있으나, 구급차 출동을 지시하고 운영하는 상황실이 체계적으로 구축되지 않아 이용률도 국가마다 큰 차이를 보이고 있다. 중증도별로 구분된 응급실 제도는 일반적으로 없으나, 베트남, 스리랑카 등 일부 국가에서는 응급실을 법적으로 지정 및 운영하고 있다. 비용 지불 관련하여, 대부분의 국가들에게서 일정부분 국가예산으로 운영하고 있으나, 비응급환자 혹은 민간의료시설을 이용할 경우 환자가 부담해야 한다(표 8-5).

표 8-5
개발도상국 응급의료체계

주요 요소	내용
인력	• 응급의학전문의 제도가 없으며 일반의·수련의가 응급의료를 담당함 • 응급구조사제도가 없음
훈련	• 병원전 인력 대상으로 별도의 교육 코스를 운영하고 있으나, 담당 인력이 의사, 응급구조사 등 혼재되어 있으며 표준화되어 있지 않음
통신	• 단일 응급신고 전화가 있더라도 구급차 출동 체계가 체계적으로 운영되지 못함
이송	• 전담 구급차 운영 조직이 없거나 병원기반의 소규모 운영에 불과함
응급실	• 응급실에 대한 국가 지정제도가 없음 • 환자들은 자유롭게 방문하여 이용할 수 있음
비용 지불	• 응급실 및 구급차 이용 관련 비용은 국가예산과 환자 부담 혼용되어 있음

1) 베트남의 응급의료체계

베트남의 경우, 의사가 병원전 응급의료를 제공하는 독불형 응급의료체계를 운영하고 있다. 응급의학전문의 제도를 제한적으로 운영하고 있으나, 대부분의 의사는 일반의 또는 가정의로 구성되어 있다. 응급구조사는 존재하지 않는다. 현재 병원전 인력(의사, 간호사, 운전수)에 대한 공식적이고 표준화된 훈련 프로그램은 존재하지 않으나, 의사 및 간호사에게 응급환자 처치, 중환자 치료, 중독환자 처치에 대한 교육이 일부 제공되고 있다.

단일응급신고전화가 구축되어 있으나, 구급차 출동체계가 체계적으로 운영되고 있지는 않다. 구급차가 충분히 보급되어 있지 않아 많은 환자가 구급차가 아닌, 민간차량에 의해 이송되고 있다. 중앙 및 지방정부 병원에 응급실을 법적으로 지정하여 운영하고 있다. 전 국민 대상으로 건강보험을 확장 적용하고 있는 단계이다. 병원전 응급의료는 건강보험에서 보장하지 않아 구급차 이용 시에 환자가 비용을 부담해야 하며, 병원에서의 응급의료는 무료로 제공되고 있다.

2) 스리랑카의 응급의료체계

스리랑카는 응급의학전문의 제도가 없으며, 일반의 혹은 정형외과, 마취과 등 타 임상분과 의사에 의해 병원에서의 응급의료를 담당하고 있다. 국가 주도의 병원전 단계 이송 시스템을 제한적으로 운영하고 있으나, 대부분 표준화된 서비스를 제공하지 못하고 있다. 단일응급신고전화가 구축되어 있으나, 구급차 출동 및 운영을 담당하는 상황실이 체계적으로 운영되고 있지 않아 이용률이 저조한 것으로 알려져 있다. 구급차 및 관련 응급장비가 적절히 갖추어져 있지 않아 대다수의 응급환자는 민간차량을 통해 이송되고 있다. 제도적으로 3단계로 구분되는 응급실을 운영하고 있으며, 응급의료는 기본적으로 국가예산으로 운영되고 있다.

응급구조사 제도는 EMT level 1~4단계로 구분되어 있다. EMT level 1은 미국의 응급의료반응자(emergency medical responder)에 해당하며 간단한 응급처치만 가능하다. EMT level 2는 미국의 응급구조사(emergency medical technician)에 해당하며, 기도관리, 자동심장충격기, 척추고정 등을 제공할 수 있다. EMT level 3과 EMT level 4는 미국의 상급응급구조사(advanced emergency medical technician), 전문응급구조사(paramedic)에 해당하나, 스리랑카에서 훈련프로그램을 제공하지 못하고 있다. 스리랑카의 응급구조사 대부분은 EMT level 1에 국한되어 있으며, 표준화된 훈련프로그램을 운영하지 못하고 있다.

3) 아프리카의 응급의료체계

아프리카 대륙에 위치한 대부분의 나라가 저개발국가로, 54개국 중 33개 국가(61.1%)에서 응급의료체계가 작동하지 않는 것으로 알려져 있다. 14개의 국가(26%)에서 단일 응급신고전화가 구축되어 있다. 의사, 간호사, 응급구조사, 운전수 등 국가마다 병원전 인력을 구성하는 방식은 혼재되어 있으며, 기본응급구조사가 가장 흔히 활용되고 있다.

남아프리카 공화국은 아프리카 대륙에 위치한 국가 중 응급의료체계가 잘 운영되는 나라로 알려져 있다. 응급구조사 제도가 있으며, 이들에 의해 병원전 단계 응급의료서비스를 제공하고 있다. 단일 응급신고전화가 구축되어 있으며, 이를 통해 구급차 출동을 지시하고 운영하는 상황실을 제한적으로 운영하고 있다. 특정 소득 수준 이하의 환자는 무료로 병원전 단계 응급의료서비스를 이용할 수 있다.

응급구조사 제도는 4단계로 구분되며, 각기 다른 수준의 전문처치를 위한 교육 및 훈련프로그램을 제공하고 있다. Basic Life Support (BLS)는 가장 낮은 수준의 응급구조사로 기본소생술, 지혈, 분만보조 등을 제공할 수 있다. Intermediate Life Support (ILS)는 4개월간의 훈련프로그램을 이수해야 하며 정맥로 확보, 포도당 정맥 내 투여, 기관지확장제 흡입치료를 제공할 수 있다. Emergency care technician (ECT)는 2년간의 훈련프로그램을 이수해야 한다. Advanced Life Support (ALS) Paramedic은 미국의 전문응급구조사(paramedic)에 해당하며, 전문소생술, 전문외상소생술, 전문소아소생술를 제공할 수 있으며, 일부 약물 투여 및 전문기도술도 가능하다.

5 사회주의 응급의료체계

사회주의 응급의료체계는 구소련, 중국의 영향을 받아 발달한 응급의료체계이다. 응급의학전문의 제도가 없으며, 일반의 혹은 수련의에 의해 병원에서의 응급의료를 담당하고 있다. 응급구조사 제도가 없으며, 구급차 전담 보건조직이나 병원의 자원을 이용하여 의사나 간호사가 병원전 단계 응급의료서비스를 제공하고 있다.

이송을 담당하는 의사나 간호사를 대상으로 기본적인 응급처치 관련 교육 및 훈련을 시행하고 있다. 단일 응급신고전화를 구축하여 구급차 출동 지시 및 운영하는 상황실을 운영하고 있다. 제도적으로 지정된 응급실을 운영하고 있으며 도보 및 구급차 이용 환자들은 자유롭게 응급실을 방문할 수 있다. 응급실 및 구급차 이용 관련 비용은 대부분 국가 예산으로 운영되고 있다(표 8-6).

1) 중국의 응급의료체계

중국은 지역에 따라 응급의료체계의 불균형이 심하다. 상하이나 베이징 등 대도시 지역은 선진화된 응급의료체계를 운영하고 있으나, 일부 농촌지역은 여전히 저개발되어 응급의료체계가 제대로 작동하지 않고 있다.

공식적인 응급의학전문의 제도는 없다. 일부 병원만이 자체적으로 훈련 프로그램을 운영하고 있고, 병원마다 교육 범위 및 목표가 상이하여 표준화되어 있지 못하다. 의사자격을 취득한 일반의는 3년 중 최소 16개월간 응급실과 중환자실 순환근무를 함으로써 추후 응급실에서 근무할 수 있는 역량을 키울 수 있도록 훈련 프로그램을 운영하고 있다. 병원전 응급의료종사자는 의사, 간호사, 구급차 동승자, 운전자 등 다양하게 구성되어 있고 교육 및 인증 또한 지역에 따라 상이하다. 상하이 같은 대도시는 지침이 잘 정비되어 있고 병원전 인력을 대상으로 정기적인 교육 및 훈련을 진행하고 있다.

2017년 들어서 대다수의 국민들이 국가 기반의 건강보험체계에 포함되었으나, 환급률이 낮고 환자부담금이 여전히 높아 원활히 운영되지 않고 있다. 일부 지역에서는 응급상황 시 환자의 지불능력에 관계없이 진료행위를 제공하는 정책을 펼치고 있다.

2) 몽골의 응급의료체계

몽골은 기본적으로 의사가 병원전 응급의료를 제공하는 독불형 응급의료체계를 운영하고 있기에 응급구조사 제도는 없다. 구급차 탑승인력은 의사, 간호사, 운전수로 구성되어 있다. 의사의 대부분은 일반의이며, 표준화된 훈련 프로그램은 운영되고 있지 않다. 전국적으로 기능하는 공통된 응급 전화번호는 없으며, 기능하는 단파통신이 없어 개인 핸드폰이 주요 통신에 사용되고 있다. 구급차 및 관련 응급장비가 적절히 갖추어져 있지 않아 구급차 요청으로부터 현장에 도착할 때까지 1시간 이상 소요되는 경우가 많다.

3) 러시아의 응급의료체계

러시아는 의사가 병원전 응급의료를 제공하는 일종의 독불형 응급의료체계를 운영하고 있다. 응급의학전문의 제도는 없으나 소정의 훈련 프로그램을 통해 소생술을 담당하는 의사가 병원전 단계 및 병원 단계 응급의료를 담당하고 있다. 공식적인 응급구조사 제도는 없으나, 기본적인 응급처치를 담당하는 중간공급자(feldshers)가 존재한다. 구급차 탑승인력은 의사, 중간공급자, 운전수로 구성되어 있다. 의사가 항상 구급차에 탑승하지는 않으며, 대부분의 구급차에는 중간공급자가 탑승하여 병원전 단계 응급의료를 제공하고 있다.

응급환자와 비응급환자를 구분하여 접수하는 시스템을 운영하고 있어, 응급환자는 구급차가 현장까지 20분 안에 도착해야 하나, 비응급환자는 현장까지 2시간 안에 도착하는 것을 허용하고 있다. 일부 지역에서는 서구의 응급실에 해당하는 응급시설을 운영하고 있으며, 여러 임상 분과 진료가 가능한 외래 진료센터(polyclinic)에서 응급환자 및 비응급환자를 구분하여 응급의료를 제공하기도 한다. 공공영역에서 제공하는 응급실 및 구급차 이용 관련 비용은 국가 예산으로 운영되어 무료이다.

표 8-6
사회주의 응급의료체계

주요 요소	내용
인력	• 응급의학전문의 제도가 없으며 일반의·수련의가 응급의료를 담당함 • 응급구조사제도가 없음
훈련	• 이송을 담당하는 의사나 간호사들에게 기본적인 응급처치 교육 및 훈련을 시행함
통신	• 단일 응급신고전화 및 상황실을 운영하고 있음
이송	• 구급차 전담 보건조직이나 병원의 자원을 이용하여 병원전 단계 이송을 담당하고 있음
응급실	• 응급실은 국가가 지정하고 운영하며, 구급차 및 도보로 자유롭게 방문하여 이용할 수 있음
비용 지불	• 응급실 및 구급차 이용 관련 비용은 국가 예산으로 운영됨(중국의 경우 서비스를 제공받는 주체가 의료비를 일부 부담하고 있음)

4) 북한의 응급의료체계

다른 사회주의 응급의료체계를 운영하는 국가와 같이, 의사 및 간호사가 병원전 응급의료를 담당하고 있다. 응급의학전문의 제도는 없으며, 근무경력 및 자격 기준을 기반으로 한 승진제도를 운영하고 있다. 응급실에 해당하는 구급소를 운영하며 응급의료를 제공하고 있다. 구급소 전담의사는 환자의 초기 진료 및 해당과에 협진을 요청하는 업무를 주로 담당하고 있다. 통합된 응급신고전화는 구축되어 있지 않고 평양시 등 일부 지역에서만 구급신고번호를 운영하고 있다.

원칙적으로 무상의료 시스템이며 포괄적인 보건의료 전달체계를 운영하고 있다. 하지만 구급차 부족으로 응급상황 발생 시 구급차가 아닌, 도보 혹은 민간차량을 통해 병원을 방문해야 하며, 관련 응급장비가 부족하여 병원 진료에 대한 기대수준이 낮아 의료기관 이용률이 낮다고 알려져 있다.

참고문헌 REFERENCE

1. 대한응급의학회. 응급의학. 제2판. 군자출판사; 2019.
2. 박보라미. 응급의료체계의 선진화 방안 연구. 동신대학교 일반대학원. 2009.
3. 신상도. 통일대비 응급의료체계 개발 전략 수립을 위한 기초 연구. 서울대학교 통일평화연구원. 2019.
4. Al-Shaqsi S. Models of International Emergency Medical Service (EMS) Systems. Oman Med J. 2010;25(4):320-3.
5. Chiang WC, Ko PC, Wang HC, Yang CW, Shih FY, Hsiung KH, Ma MH. EMS in Taiwan: past, present, and future. Resuscitation. 2009;80(1):9-13.
6. Dick WF. Anglo-American vs. Franco-German emergency medical services system. Prehosp Disaster Med. 2003;18(1):29-35, discussion 35-7.
7. Franks PE, Kocher N, Chapman S. Emergency medical technicians and paramedics in California. CA: UCSF Center for the Health Professions. 2004.
8. Hori S. Emergency medicine in Japan. Keio J Med. 2010;59(4):131-9.
9. Lateef F. The emergency medical services in Singapore. Resuscitation. 2006;68(3):323-8.
10. Lee SCL, Mao DR, Ng YY, et al. Emergency medical dispatch services across Pan-Asian countries: a web-based survey. BMC Emerg Med. 2020;20(1):1.
11. Moecke H. Emergency Medicine in Germany. Ann Emerg Med January 1998;31:111-5.
12. Mould-Millman NK, Dixon JM, Sefa N, et al. The State of Emergency Medical Services (EMS) Systems in Africa. Prehosp Disaster Med. 2017;32(3):273-283.
13. Nielsen K, Mock C, Joshipura M, et al. Assessment of the status of prehospital care in 13 low- and middle-income countries. Prehosp Emerg Care. 2012;16(3):381-9.
14. Nikkanen HE, Pouges C, Jacobs LM. Emergency medicine in France. Ann Emerg Med. 1998;31(1):116-20.
15. Ong ME, Cho J, Ma MH, et al. Comparison of emergency medical services systems in the pan-Asian resuscitation outcomes study countries: Report from a literature review and survey. Emerg Med Australas. 2013;25(1):55-63.
16. Page J, Vazquez KM, Sbat M, et al. Analysis of Emergency Medical Systems Across the World. Worcester Polytechnic Institute. 2013.
17. Rodigin A. An update on emergency care and emergency medicine in Russia. Int J Emerg Med. 2015;8(1):42.
18. Roessler M, Zuzan O. EMS systems in Germany. Resuscitation. 2006;68(1):45-9.
19. Scribner R, Raithaus L, Ivanov P. Emergency medical service in the Soviet Union. J Trauma. 1974;14(6):447-52.
20. Shi X, Bao J, Zhang H, et al. Emergency medicine in China: A review of the history of progress and current and future challenges after 4 years of reform. Am J Emerg Med. 2020;38(3):662-9.
21. Wimalaratne K, Lee JI, Lee KH, et al. Emergency medical service systems in Sri Lanka: problems of the past, challenges of the future. Int J Emerg Med. 2017;10(1):10.

PART III

Paramedicine Introduction in Prehospital Emergency Care

환자 구조와 이송

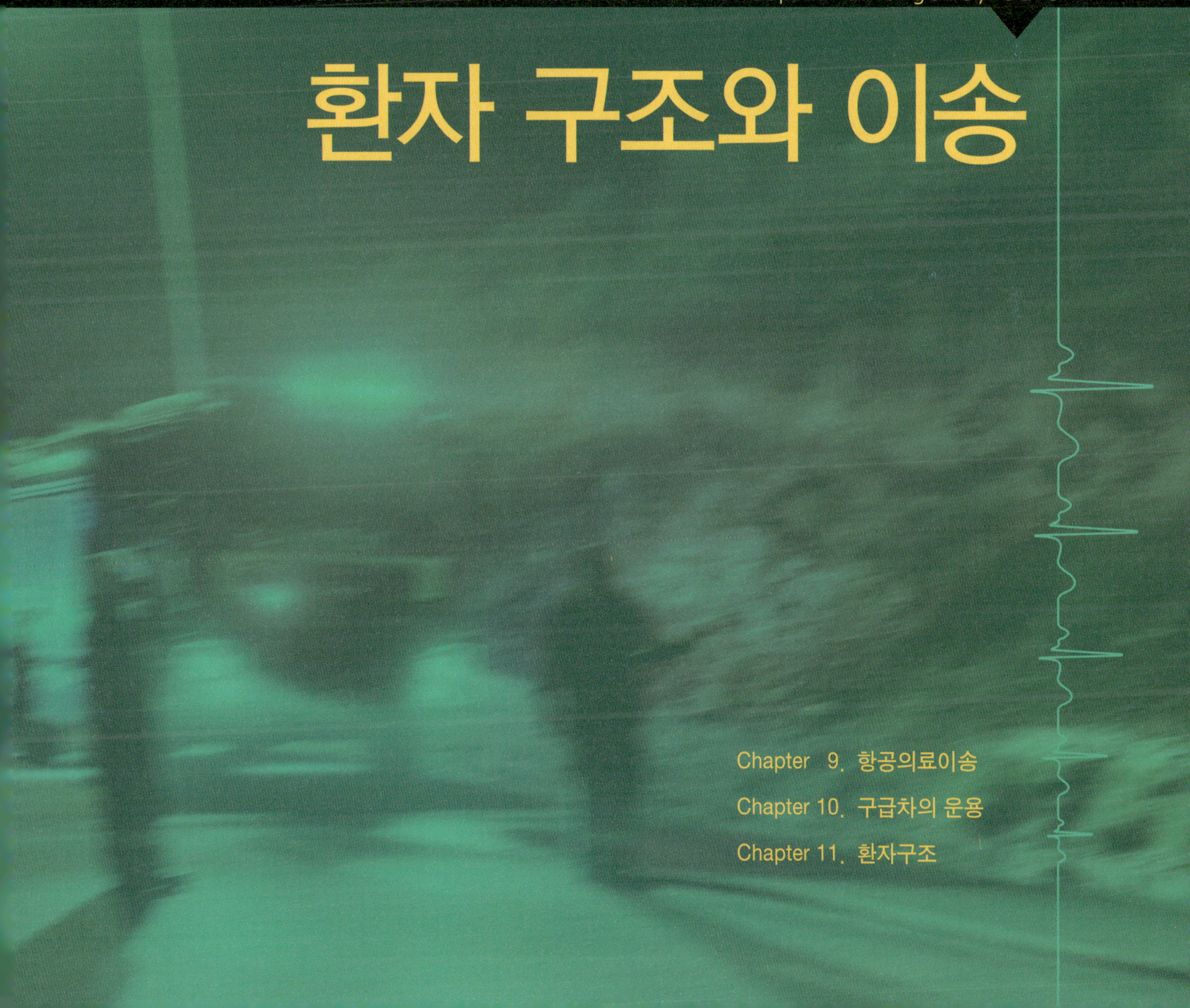

Chapter 9. 항공의료이송

Chapter 10. 구급차의 운용

Chapter 11. 환자구조

CHAPTER 9

항공의료이송

Chapter editor. 강인혜
Authors. 강인혜, 김형태

이 장의 학습을 마치면 다음을 수행할 수 있다.

1. 항공이송의 역사를 설명할 수 있다.
2. 항공 응급의료 이송체계를 이해하고 출동시스템을 설명할 수 있다.
3. 항공의료이송의 기기를 파악하고, 의료 장비를 적용할 수 있다.
4. 항공생리를 이해하고, 환자나 보호자에게 설명할 수 있다.
5. 응급의료헬기의 임상적 적응증과 금기증에 대해 설명할 수 있다.
6. 헬기 이착륙 시 주의사항을 이해하고 설명할 수 있다.

KEYWORDS

항공이송
항공응급의료
응급의료헬기
닥터헬기
에어앰뷸런스
보일의 법칙
샤를의 법칙
돌턴의 법칙
인계점

1 항공의료이송의 역사

1) 국내 항공이송의 역사

1980년 서울소방항공대가 창설되어 국내 항공이송이 시작되었으며, 소방청의 헬기는 환자 이송뿐만 아니라 인명구조, 화재 진압, 공중 방역 등 다양한 업무를 수행한다. 1996년 삼성의료원에서 헬리콥터를 이용한 환자 이송이 국내 최초로 시작되었다. 이후 2011년 보건복지부에서 응급의료 전용 헬기를 도입하여, 취약지 응급의료 서비스의 해결을 위하여 의사가 탑승하는 2대의 응급의료 서비스 전용 헬기 운영을 시작하였다.

2) 국외 항공이송의 역사

응급의료체계가 발전함에 따라 비행 중 의료서비스를 제공하는 것은 군대에서 시작하였다. 역사상 항공이송에 대한 개념이 최초로 기록되어 있는 것은 1870년 프로이센 군대의 파리포위작전에서의 외상환자를 열기구로 이송하자는 제안 내용이었다. 실제로 환자를 현장에서 병원으로 이송하기 위해 항공기를 최초로 이용한 사례는 제1차 세계대전 때였다. 1915년 프랑스군은 세르비아 전장에서 고정익 항공기를 환자 후송에 사용하였고, 1917년 영국군은 터키전장에서 총상환자를 항공기로 이송하였다는 최초의 보고가 있었다.

최초로 상용된 헬리콥터는 제2차 세계대전에 투입되었고, 최초로 헬리콥터를 이용한 환자이송 사례는 1944년 버마 전장에서 부상을 입은 군인을 이송한 것이다. 이후 인도차이나 전장의 프랑스군과 한국전쟁의 미국은 야전에서 응급처치를 시행한 중증외상 환자를 병원으로 후송하는데 헬리콥터를 사용하였다. 1969년 베트남전에서 미군은 UH-1 헬리콥터를 환자 전용으로 이송이 가능하도록 개조하여 운영하였고, 훈련된 전문 이송팀이 약 80만 명의 환자를 후송하는 데 사용하였다. 현재 군대에서 헬리콥터를 이용한 환자이송은 일반화되었다.

항공의료서비스는 미국에서 가장 먼저 도입하여 운용하였으며, 이송환자 3%가 항공으로 이송되고 있다. 닥터헬기 시스템 도입은 세계 최초로 독일에서 시행하였으며, 1차 EMS 헬리콥터, 병원간 이송, 현장 및 병원 이송 헬리콥터로 구성되어 질 높은 항공의료 네트워크가 운영되고 있다.

1970년 이후 본격적으로 헬리콥터 응급의료서비스(helicopter emergency medical service, HEMS)가 도입되어 이송담당 인력의 의료서비스 질적 향상과 장비 발달에 많은 변화가 있었다. HEMS를 운영하는 국가와 주체의 특성에 따라 다양한 측면에서 항공이송 발달에 영향을 끼쳤다.

2 항공 응급의료 이송체계

1) 관련근거 및 법령

- 「범부처 응급의료헬기 공동운영 규정(국무총리훈령)」
- 「119구조·구급에 관한 법률」제12조 (항공구조구급대의 편성과 운영)
- 「119구조·구급에 관한 법률 시행규칙」제9조 (항공구조구급대의 갖춰야 할 장비기준)
- 소방청 고시, 「구급장비 보유기준」
- 「119응급의료헬기 구급활동지침」
- 「응급의료에 관한 법률」제46조의3(응급의료 전용헬기)
- 「국방 환자관리 훈령」제36조, 제37조, 제38조 (국방부 훈령)

2) 응급의료헬기 기관별 역할

소방청에서 2019년 '범부처 응급의료헬기 공동운영에 관한 매뉴얼'을 개발하여 운영하고 있으며, 유관기관으로 국방부, 보건복지부, 경찰청, 해양경찰청 및 산림청 등의 기관들의 내용을 포함하고 있다.

'범부처 응급의료헬기 공동운영 규정' 제2조 제1호의 내용에 따라 헬기 용어 앞에 기관명을 표시하게 되어 있다.

○ 항공 응급의료 관련근거 및 법령

❶ 범부처 응급의료헬기 공동운영 규정(국무총리훈령)

제1장 총칙

제1조(목적) 이 훈령은 「응급의료에 관한 법률」에 따른 응급환자에게 신속하고 적절한 응급의료를 제공할 수 있도록 응급의료헬기 보유 기관 간 응급의료헬기의 공동활용 체계를 구축·운영하기 위해 필요한 사항을 규정함을 목적으로 한다.

제2조(정의) 이 훈령에서 사용하는 용어의 뜻은 다음과 같다.

1. "응급의료헬기"란 국방부, 보건복지부, 경찰청, 해양경찰청, 소방청, 산림청이 운영하는 헬리콥터로서 「응급의료에 관한 법률」 제2조 제4호에 따른 응급의료종사자 등이 탑승하여 같은 조 제1호에 따른 응급환자를 이송하는 헬리콥터를 말한다.
2. "응급의료헬기 이착륙장"이란 응급의료헬기를 보유·관리하는 기관이 응급의료헬기의 이륙 또는 착륙을 위하여 설치·지정·관리·사용하는 장소를 말한다.

제3조(적용 범위) 국방부, 보건복지부, 경찰청, 해양경찰청, 산림청(이하 "참여기관"이라 한다)의 장 및 소방청장은 응급의료헬기 운영과 관련된 소관 규정 등에 이 훈령의 내용을 반영해야 한다.

제2장 응급의료헬기 공동활용 체계 구축·운영

제4조(출동요청 접수 · 대응 등)

① 소방청 및 특별시·광역시·특별자치시·도·특별자치도(이하 "시·도"라 한다) 소방본부는 응급의료헬기의 출동요청 접수·대응 및 다른 참여기관의 장에 대한 응급의료헬기 출동요청을 총괄한다.

② 소방청장 또는 시·도 소방본부장은 응급환자의 중증도(重症度), 위치, 이송 예상시간 등을 고려하여 가장 적절하다고 판단되는 응급의료헬기의 출동을 해당 참여기관의 장에게 요청해야 한다. 이 경우 「의료법」 제2조에 따른 의사가 탑승한 「응급의료에 관한 법률」 제46조의3 제1항에 따른 응급의료 전용헬기(이하 "응급의료 전용헬기"라 한다)를 이용한 응급환자의 병원 간 이송은 응급의료 전용헬기를 운영하는 병원의 장에게 요청할 수 있다.

③ 소방청장 또는 시·도 소방본부장은 제2항에 따라 요청하는 경우 환자의 상태, 사고가 발생한 지점 및 출동을 요청하려는 시간이 다음 각 호에 모두 해당하면 응급의료 전용헬기의 출동을 요청해야 한다.

1. 환자가 별표 1에 따른 출동대상 환자에 해당하거나 이에 준한다고 판단되는 경우
2. 사고가 발생한 지점 및 출동 요청 시간이 별표 2에 따른 운항가능 범위 및 출동가능 시간의 범위에 있는 경우

④ 제2항 및 제3항에 따른 요청을 받은 자는 그 요청에 따라 응급의료헬기를 출동시켜야 하고, 불가피한 사정으로 출동이 어려운 경우 소방청장 또는 시·도 소방본부장에게 이를 즉시 알려야 한다. 이 경우 소방청장 또는 시·도 소방본부장은 출동이 가능한 다른 응급의료헬기를 선정하여 해당 참여기관의 장에게 출동을 요청해야 한다.

⑤ 소방청장은 제1항에 따른 응급의료헬기 출동요청 접수·대응 등에 관한 「범부처 응급의료헬기 공동운영에 관한 매뉴얼」을 작성하여 참여기관에 배포해야 한다.

제5조(운항 정보 및 출동 상황의 공유)

① 참여기관의 장은 소관 응급의료헬기의 운항 정보 및 출동 상황을 소방청장 또는 시·도 소방본부장에게 실시간으로 알려야 한다.

② 소방청장 또는 시·도 소방본부장은 같은 요청에 응급의료헬기가 중복하여 출동하지 않도록 참여기관별 응급의료헬기 출동 상황을 모든 참여기관의 장과 실시간으로 공유해야 한다.

제3장 참여기관 간 협력체계

제6조(합동훈련의 실시)

① 소방청장은 참여기관의 장에게 「재난 및 안전관리 기본법」 제35조 제1항에 따른 재난대비훈련에 참여하여 응급의료헬기를 이용한 훈련을 실시할 것을 요청할 수 있다.

② 소방청장 및 참여기관의 장은 제1항에 따른 합동훈련에 적극적으로 참여해야 한다.

제7조(이착륙장)

① 참여기관의 장 및 소방청장은 응급의료헬기 이착륙장을 별표 3에 따라 설치·지정·관리·사용해야 한다.

② 참여기관의 장 및 소방청장은 소관 응급의료헬기 이착륙장을 다른 참여기관이 사용할 수 있도록 제공·관리해야 한다.

③ 참여기관의 장은 소관 이착륙장에 대한 설치·지정 현황을 매년 1회 이상 소방청장에게 알리고, 소방청장은 이를 취합하여 모든 참여기관의 장과 공유해야 한다.

④ 응급의료헬기의 기장은 응급환자의 신속한 이송을 위해 불가피한 경우 응급의료헬기 이착륙장이 아닌 장소에 응급의료헬기를 착륙시킬 수 있다. 이 경우 해당 응급의료헬기를 소관하는 참여기관의 장 및 소방청장은 헬기의 안전한 착륙을 위하여 다른 참여기관의 장 등에게 협조를 요청할 수 있고, 협조를 요청받은 참여기관의 장 등은 특별한 사정이 없는 한 이에 적극적으로 협조해야 한다.

제8조(협의체)

① 참여기관의 장 및 소방청장은 다음 각 호의 업무를 수행하기 위해 협의체를 구성·운영해야 한다.

1. 이 훈령의 개정에 관한 업무
2. 「범부처 응급의료헬기 공동운영에 관한 매뉴얼」의 제정 및 개정에 관한 업무
3. 응급의료헬기 공동운영 결과의 평가 및 개선에 관한 업무
4. 그 밖에 참여기관의 장 및 소방청장이 응급의료헬기 공

동운영에 필요하다고 인정하는 업무

② 협의체의 위원은 참여기관의 국장급 공무원 중 참여기관의 장이 지명하는 사람으로 한다.

③ 협의체의 효율적인 운영을 위하여 간사를 두고, 간사는 협의체에서 정한다.

제9조(홍보) 참여기관의 장 및 소방청장은 응급의료헬기를 통한 응급환자의 신속하고 안전한 이송의 필요성 및 성과 등을 적극적으로 홍보해야 한다.

❷ 119구조·구급에 관한 법률 제12조(항공구조구급대의 편성과 운영)

119구조·구급에 관한 법률 제12조(약칭: 119법)

제12조(119항공대의 편성과 운영)

① 소방청장 또는 소방본부장은 초고층 건축물 등에서 요구조자의 생명을 안전하게 구조하거나 도서·벽지에서 발생한 응급환자를 의료기관에 긴급히 이송하기 위하여 119항공대(이하 "항공대"라 한다)를 편성하여 운영한다.

② 항공대의 편성과 운영, 업무 및 항공대원의 자격기준, 그 밖에 필요한 사항은 대통령령으로 정한다.

③ 항공대는 행정안전부령으로 정하는 장비를 구비하여야 한다.

제12조의2(119항공운항관제실 설치 · 운영 등)

① 소방청장은 소방항공기의 안전하고 신속한 출동과 체계적인 현장활동의 관리·조정·통제를 위하여 소방청에 119항공운항관제실을 설치·운영하여야 한다.

② 제1항에 따른 119항공운항관제실의 업무는 다음 각 호와 같다.

1. 재난현장 출동 소방헬기의 운항·통제·조정에 관한 사항
2. 관계 중앙행정기관 소속의 응급의료헬기 출동 요청에 관한 사항
3. 관계 중앙행정기관 소속의 헬기 출동 요청 및 공역통제·현장지휘에 관한 사항
4. 소방항공기 통합 정보 및 안전관리 시스템의 설치·관리·운영에 관한 사항
5. 소방항공기의 효율적 운항관리를 위한 교육·훈련 계획 등의 수립에 관한 사항

③ 119항공운항관제실 설치·운영 등에 필요한 사항은 대통령령으로 정한다.

❸ 119구조 · 구급에 관한 법률 시행규칙 제9조 (항공구조구급대의 갖춰야 할 장비기준)

119구조 · 구급에 관한 법률 시행규칙(약칭: 119법 시행규칙)

제9조(119항공대에서 갖추어야 할 장비의 기준)

① 법 제12조 제3항에 따라 시·도 소방본부에 설치하는 119항공대에서 갖추어야 할 장비의 기본적인 사항은 「소방력 기준에 관한 규칙」 및 「소방장비관리법 시행규칙」에 따른다.

② 법 제12조 제3항에 따라 소방청에 설치하는 119항공대에서 갖추어야 할 장비의 기본적인 사항은 제1항을 준용하되, 119항공대에 두는 항공기(이하 "항공기"라 한다)는 3대 이상 갖추어야 한다.

③ 제1항 및 제2항에서 규정한 사항 외에 119항공대가 갖추어야 하는 장비에 관하여 필요한 사항은 소방청장이 정한다.

❹ 119구조·구급에 관한 법률 제12조(항공구조구급대의 편성과 운영)

응급의료에 관한 법률(약칭: 응급의료법)

제46조의3(응급의료 전용헬기)

① 보건복지부장관 또는 시·도지사는 응급의료 취약지역 응급환자의 신속한 이송 및 응급처치 등을 위하여 응급환자 항공이송을 전담하는 헬리콥터(이하 "응급의료 전용헬기"라 한다)를 운용할 수 있다.

② 보건복지부장관 또는 시·도지사는 응급의료 전용헬기의 환자인계점에 누구든지 쉽게 인식할 수 있도록 해당 인계점이 응급환자 이송을 위하여 사용된다는 사실과 환자인계점에서 제한되는 행위 등을 알리는 안내표지를 설치할 수 있다.

③ 응급의료 전용헬기의 장비·의약품·환자인계점 관리 등에 필요한 사항은 보건복지부령으로 정한다.

❺ 응급의료에 관한 법률 제46조의3(응급의료 전용헬기)

응급의료에 관한 법률(약칭: 응급의료법)

제46조의3(응급의료 전용헬기)

① 보건복지부장관 또는 시·도지사는 응급의료 취약지역 응급환자의 신속한 이송 및 응급처치 등을 위하여 응급환자 항공이송을 전담하는 헬리콥터(이하 "응급의료 전용헬기"라 한다)를 운용할 수 있다.

② 보건복지부장관 또는 시·도지사는 응급의료 전용헬기의 환자인계점에 누구든지 쉽게 인식할 수 있도록 해당 인계점이 응급환자 이송을 위하여 사용된다는 사실과 환자인계점에서 제한되는 행위 등을 알리는 안내표지를 설치할 수 있다.

③ 응급의료 전용헬기의 장비·의약품·환자인계점 관리 등에 필요한 사항은 보건복지부령으로 정한다.

❻ 국방 환자관리 훈령 제36, 37, 38조(국방부훈령)

[국방 환자관리 훈령] 행정규칙

제36조(항공의무후송)

① 다음과 같은 환자는 상황을 고려, 의무후송항공대 헬기를 이용하여 신속히 후송하여야 한다.

1. 즉각적인 전문처치가 필요한 응급환자 또는 중환자
2. 구급·항공구조(호이스트 활용)가 필요한 환자
   가. 산악지형 등 구급차 접근이 곤란한 지역의 환자 또는 교통두절, 교통체증으로 인하여 항공의무후송 이외의 수단으로는 후송이 곤란한 환자
   나. 국가적 재난 및 대형사고 환자
   다. 응급 상황의 민간 환자
3. 기타 의무요원이 필요하다고 판단되는 환자 또는 보호자

② 환자후송 이외 목적의 헬기 운용은 다음과 같다.
1. 긴급한 경우 의료요원 및 의무보급품 수송
2. 환자의무후송을 위한 교육 및 훈련
3. 항공의무후송과 관련하여 국군의무사령관 승인 시
③ 의료종합상황센터는 응급환자 발생 시 환자상태를 고려하여 후송병원을 선정하고, 적시 후송을 위한 항공의무후송 수단을 결정 및 지원한다.
④ 야간환자 후송에 대비하여 헬기착륙장에는 야간착륙등을 설치하여야 한다.
⑤ 압력조절장치가 설치되지 아니한 항공기로 환자후송 시 비행 중 일어날 수 있는 제반 생리적 변화에 대하여 주의하여야 한다.
⑥ 각 급 부대장은 전·평시 대량 환자발생에 대비하여 자체 후송 계획을 발전시킨다.
⑦ 환자후송 간 장비교환은 "B급" 이상으로 한다.

제37조(항공의무후송 요청 절차)

① 헬기를 이용한 항공의무후송을 필요로 하는 부대는 주·야간 및 공휴일에 상관없이 국군의무사령부 의료종합상황센터로 지원을 요청한다.
② 요청을 받은 의료종합상황센터는 제36조 제1항의 환자에 해당하는 경우 의무후송항공대에 항공의무후송을 지시한다.
③ 의료종합상황센터는 환자발생부대와 상황 공유를 통해 신속히 후송방법(항공의무후송 여부)을 결정한다. 필요시(환자상태 파악 제한, 추가 헬기투입 등) 합참 및 각 군 본부 상황계통의 지원을 받아 조치한다.
④ 항공의무후송을 지시받은 항공부대는 지원 가능 여부 및 지원가능 시 항공기도착 예정시간 등을 국군의무사령부 의료종합상황센터에 보고한다.
⑤ 의료종합상황센터는 요청부대에 항공의무후송 지원 가능 여부 등을 통보하고 추후 조치한다.
⑥ 국군의무사령부(의료종합상황센터)는 범부처 응급의료헬기 공동운영 규정에 따른 소방청의 「범부처 응급의료헬기 공동운영에 관한 매뉴얼」작성과 연계하여 군 항공의무후송 기준 및 절차에 관한 「군 항공의무후송 매뉴얼」을 작성·유지한다.

제38조(항공의무후송 간 업무 및 책임)

① 출발지 부대장(의료시설의 장)의 임무 및 책임은 다음과 같다.
1. 환자상태를 정확히 파악하여 항공의무후송 대상 여부, 후송 우선순위, 후송선 병원을 결정한다.
2. 항공의무후송 중 비행 및 기압변동으로 일어날 수 있는 제반 증세를 예방하기 위하여 환자를 항공기에 탑승시키기 전에 필요한 사전 처치를 해야 한다.
3. 지원되는 항공기에 의무요원의 동승여부를 확인하고 의무요원이 없을 경우에는 후송환자의 상태에 따라 후송 간 응급처치가 가능한 의무요원을 반드시 탑승 시켜야 한다.
4. 환자 휴대품은 최소화하고 휴대낭에 표찰을 부착한다.
② 도착지 의료시설의 장(후송선 병원장)의 임무 및 책임은 다음과 같다.
1. 환자도착 예정시간 전에 항공기 도착 장소(비행장)에 구급차와 의료요원을 대기 시켜야 한다.
2. 환자의 서류 및 휴대품을 확인하여 인수한다.
3. 장비교환을 준비하고 실시한다.

- 닥터 응급의료헬기: 의사와 1급 응급구조사 또는 간호사가 탑승하고 응급의료장비를 장착하여 응급환자 등을 이송 및 처치 가능한 회전익 항공기를 말한다.
- 전문 응급의료헬기: 1급 응급구조사 또는 간호사가 탑승하고 응급의료장비를 장착하여 응급환자 등을 이송 및 처치 가능한 회전익 항공기를 말한다.
- 일반 응급의료헬기: 2급 응급구조사 또는 일반 승무원이 탑승하고 응급의료장비(휴대용 장비 포함)를 장착하여 응급환자 등을 이송하는 회전익 항공기를 말한다.

(1) 소방청(시·도, 소방본부)

소방청에서 신고 접수부터 환자를 적절한 병원으로 이송하는 과정을 담당하며, 시·도 및 소방본부장이 119응급의료헬기 출동지역을 선정 및 관리한다.

(2) 유관기관(보건복지부, 경찰청, 해양경찰청, 산림청 등)

각 유관기관별 응급환자이송이 가능하며, 헬기 보유현황과 관련정보를 공유하고 있다(단, 군사관련 민감자료는 제외). 다수의 환자가 발생한 경우에는 응급의료헬기 업무를 지원하며, 119헬기가 출동하는 것보다 구조·이송 시간이 현저히 단축되거나 환자 처치가 가능한 경우 응급의료헬기를 지원한다.

응급의료헬기에 적합한 응급의료종사자 등 탑승체계가 구축되어 있으며, 응급환자가 발생하거나 예상되는 상황에서 의료진의 처치가 필요하다고 판단되는 경우에 응급의료헬기 업무지원을 시행한다.

표 9-1.
기관 분류에 따른 역할

구분	역할
상황실	• 환자상태 및 현장상황 파악, 관련 정보수집, 출동 중인 대원 등에게 정보전달 • 119응급의료헬기 구급활동지침 제4조(응급의료헬기 요청기준)에 따른 헬기이송 여부 적격판단 • 헬기 이착륙장 또는 제자리비행 지점 선정 • 현장 대원과의 통신 유지 • 항공 지도 작성 및 관리
119구급상황관리센터(중앙, 시·도)	• 의료진 탑승이 필요한 경우 의료진이 탑승한 의료헬기 우선 요청 • 이송 대상 의료기관 선정 지원
지도의사	• 환자 상태에 대한 판단 및 의료지도 • 헬기이송 적격여부 결정 • 응급처치를 위한 의료지도
구급대원(구급차)	• 헬기이송 필요여부 적격 판단 • 정확한 현장 및 헬기 착륙 또는 제자리비행 지점 파악 • 항공이송에 따른 적절한 응급처치 • 응급처치 등 관련 기록 철저 및 환자 인계인수 • 이송 받을 의료기관 위치 파악 및 병원과 통신 유지
구급대원(항공)	• 환자 인수인계 철저 • 정확한 현장 파악 및 헬기 착륙 또는 제자리비행 • 항공이송에 따른 적절한 응급처치 • 병원 간 통신 유지 • 이송 받을 의료기관 위치 파악

(3) 육군항공사령부(의무후송전용헬기)

1998년 육군항공사령부 예하 제603항공대대에 UH-60P 6대로 항공의무후송 중대를 창설하여 운영하기 시작하였다. 이후 2015년 5월 1일, 대한민국 육군의 의무후송항공대대 '메디온(KUH-1M)'을 창설하여 조종사·군의관·응급구조사·정비사 등의 구성원이 24시간 출동태세를 유지함으로써 응급환자 후송 임무를 성공적으로 수행하고 있다.

육군항공사령부 예하 의무후송항공대 '메디온'은 의무(medical)·후송(evacuation)·수리온(surion)의 합성어이며, 국산 헬기 수리온을 기반으로 첨단 의료장비를 장착한 의무후송헬기이다. 의무후송항공대는 메디온 헬기를 활용해서 사고 현장에 출동, 응급처치 시행 및 병원 이송 등의 응급의료서비스를 시행하고 있다.

2020년 1월 21일, 의무후송전용헬기 KUH-1M 1호기 KAI 수리온을 인도받아 운영하였으며, 중증환자 2명의 응급처치가 가능하고 최대 6명의 환자를 후송할 수 있다. 메디온은 수리온에 응급의료장비를 장착하여 운용했으며, 1호기는 의료헬기 전용으로 사용할 수 있게 제작되었다. 2020년 1월 31일, 의무후송전용헬기 KUH-1M 2호기 KAI 수리온을 인도받았으며, 육군에서는 메디온의 기존 KAI 수리온 7대를 8대(구, 용인, 포천 등의 3개 권역에 배치)로 교체했다.

3) 응급의료헬기 출동체계도

응급상황이 발생하면 응급헬기 요청 접수를 받아 운항통제실에서 운항을 판단한다. 헬기 출동을 결정하면 해당 의료진이 응급헬기를 이용하여 현장으로 출동 후 처치 및 이송을 시행한다.

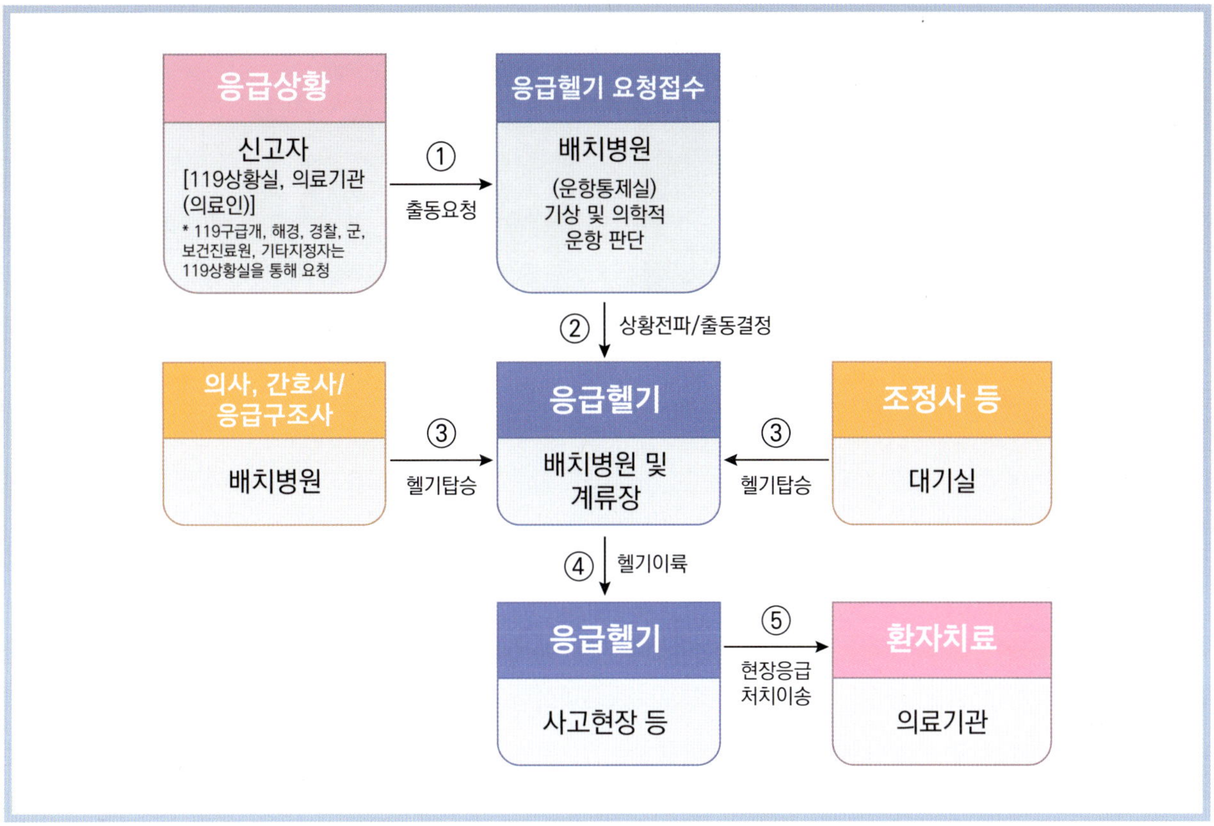

그림 9-1
응급의료헬기 출동체계도.

3 항공의료이송의 기기와 의료장비

일반적으로 헬기, 비행기 등을 이용한 의료서비스를 에어 앰뷸런스(air ambulance)라고 한다. 사용되는 항공기로는 고정익 항공기(fixed Wing)에 속하는 제트기와 회전익(rotary Wing)에 속하는 헬리콥터가 있으며, 국내에서는 주로 헬리콥터를 이용하고 의사가 함께 탑승하기 때문에 닥터헬기라고도 한다.

1) 응급의료 전용헬기(닥터헬기)

응급항공 이송을 전담하는 항공기로서, 전문의를 포함한 응급의료 종사자가 탑승하여 현장에서 의료기관에 이송될 때까지 환자에게 응급의료를 실시할 수 있다. 국내 닥터헬기에 사용되는 항공기 종류에는 AW-109와 AW-169 두 종류가 있다.

표 9-2
운항 절차

대기	• 응급헬기: 배치병원의 이착륙장 또는 계류장 • 운항인력 및 의료인력: 즉시 탑승 가능한 거리
요청	• 119 구급대, 해경상황실, 경찰청상황실, 군상황실, 보건의료기관(의사), 보건진료원, 기타 지정자 • 전용회선 전화
결정	• 의학적 조건: 전문의(지침에 의함) • 기계적 또는 환경적 조건: 기장(운항관리사)
임무수행	• 요청접수 → 출동결정 → 출동 → 인계점 → 현장진료 → 환자탑승 → 이송대상병원도착 → 철수
점검 및 보고	• 응급헬기, 의료장비 및 연료상태 점검 • 의료비품과 의약품의 교체 및 보강 • 운항보고서, 이송보고서 작성(정기 보고 및 수시보고)

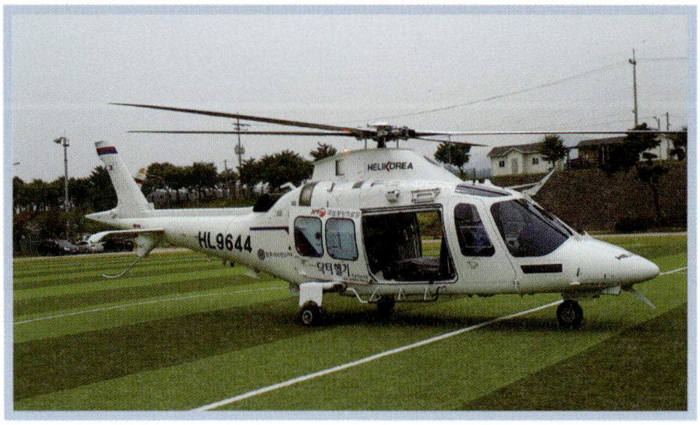

그림 9-2
닥터헬기 AW-109.

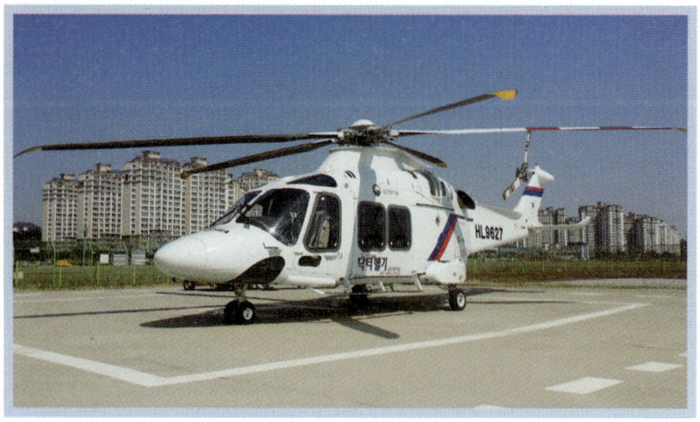

그림 9-3
닥터헬기 AW-169.

2) 에어앰뷸런스(플라잉닥터스)

플라잉닥터스는 국내에서 유일하게 에어앰뷸런스를 보유 및 운영하고 있으며, 해외 주요 에어앰뷸런스 네트워크가 형성되어 있다. 해외에 있는 위중한 환자를 본국으로 이송하는 데 필요한 응급의료진과 장비를 갖추고 있으며, 전문화된 서비스를 제공하고 있다.

3) 의료장비 및 소모품

(1) 의료장비

의료장비에는 활력징후 감시 장치 및 제세동기와 검사장비, 응급처치장비 및 기타 장비로 구성되어 있다.

검사장비에는 초음파기, 혈액가스검사기, 심근효소검사기가 있으며, 응급처치장비에는 기계적 흉부압박장치, 인공호흡기, 흡인기, 정맥주입 속도조절장치(infusion pump, syringe pump) 및 비디오 후두경 등이 있다. 기타 장비에는 이동형 들것이 있다.

(2) 의료소모품

외상처치가방에는 기관절개튜브, 흉관삽관튜브, 골반고정대, 도뇨관, 비위관, 드레싱세트, 지혈대, 압박붕대 등이 들어 있어 외상환자가 발생했을 경우 처치할 수 있는 의료소모품으로 구성되어 있다.

응급처치가방에는 비강캐뉼라, 비재호흡마스크와 같이 호흡을 보조할 수 있는 의료소모품과 기관내삽관 세트, 후두상 기도기 등 기도 확보를 위한 의료소모품이 들어 있다. 또한, 바늘감압술을 시행할 수 있는 16 G 이상의 말초 정맥 카테터가 구비되어 있으며, 이 외에도 말초 정맥 확보를 실패할 경우 시도할 수 있는 골강내주사 장비와 소모품도 구비되어 있다.

4 항공생리

1) 보일의 법칙

보일의 법칙(Boyle's Law)은 기체(보통, 이상기체)의 부피는 일정한 온도에서의 압력에 반비례한다는 열역학 법칙으로 주어진 온도에서 산출된 압력과 부피는 항상 일정한 것을 의미한다.

$$V_1P_1 = V_2P_2; V_1$$

수식에서 V_1은 최초 부피, P_1은 최초 압력, V_2는 최종 부피, P_2는 최종 압력을 말한다.

일정한 온도에서 외부압력이 커질 때 기체 입자 사이의 거리가 가까워져서 기체의 부피가 줄어들고, 반대로 일정한 온도에서 외부압력이 작아질 때, 기체 입자 사이의 거리가 멀어져서 기체의 부피가 늘어난다. 주변에서 볼 수 있는 보일의 법칙 사례에는 풍선이 하늘 높이 올라갈수록 점점 커지다가 터지는 것, 비행기가 이륙하거나

(1) **활력징후 감시 장치 및 제세동기**(자동심장충격기)

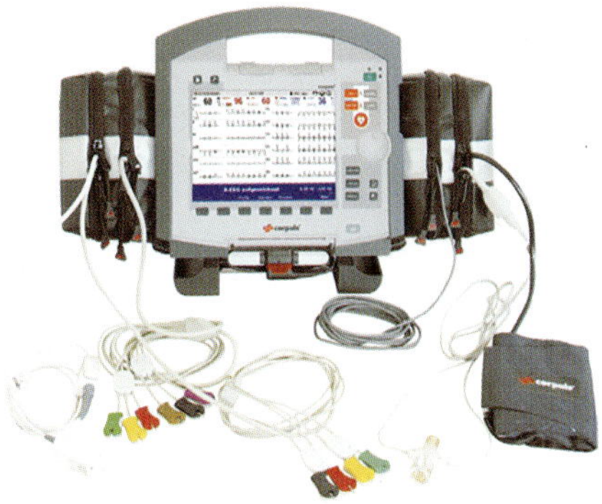

(2) **검사 장비**

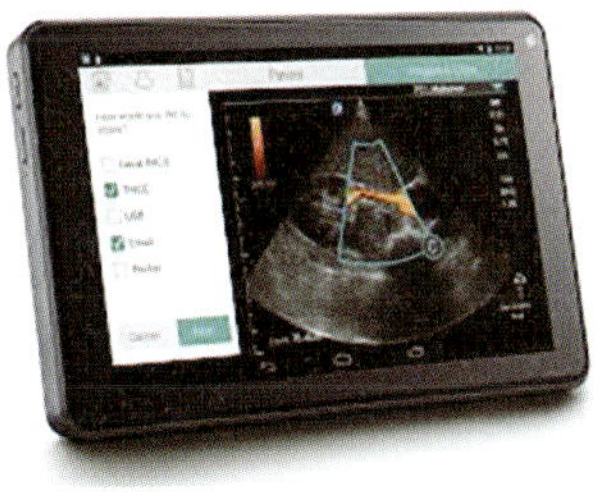

▲ 초음파기

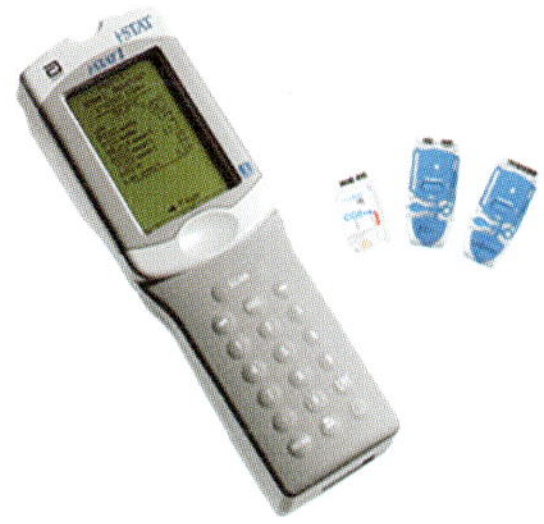

▲ 혈액가스검사기

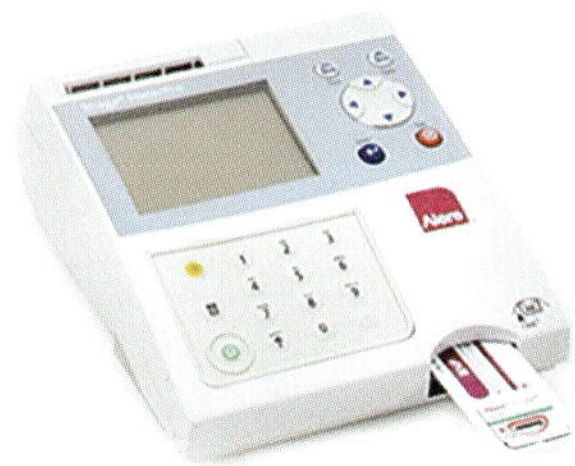

▲ 심근효소검사기

(3) **응급처치장비**

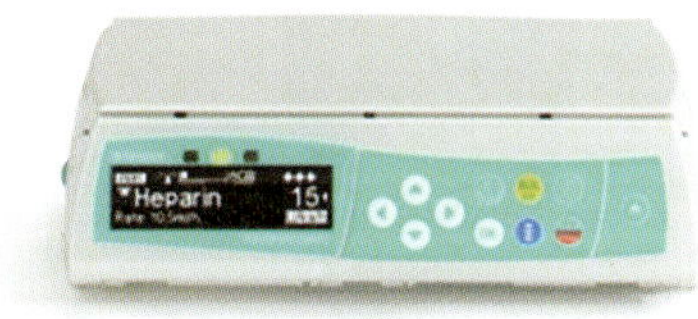

▲ Infusion pump

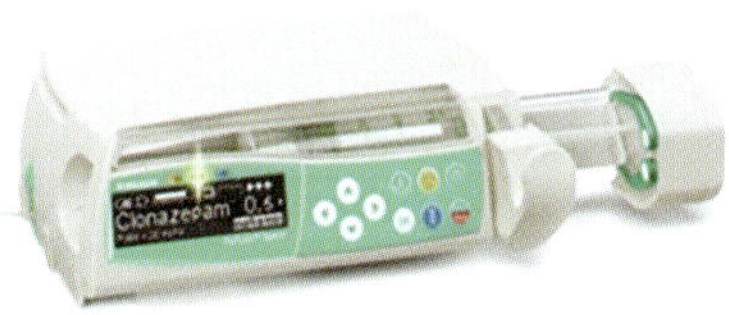

▲ Syringe pump

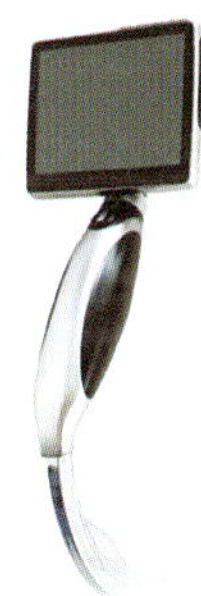

▲ 비디오 후두경

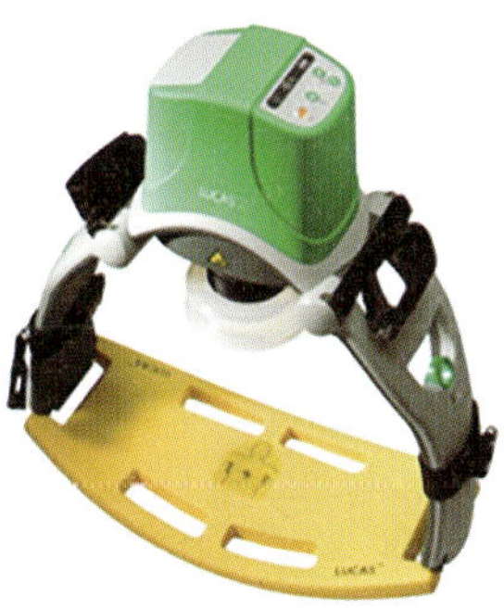

▲ 기계적 흉부압박장치

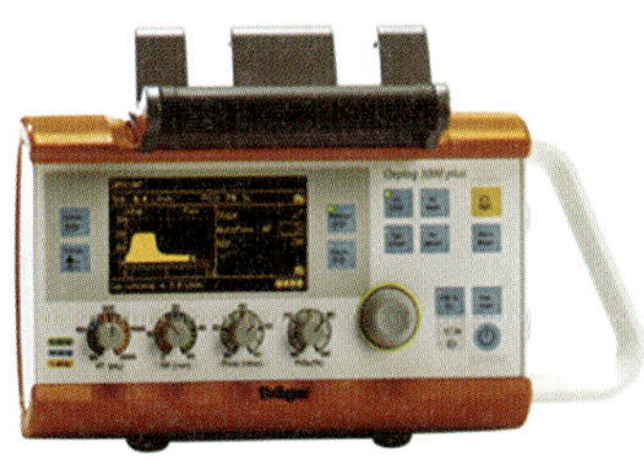

▲ 인공호흡기

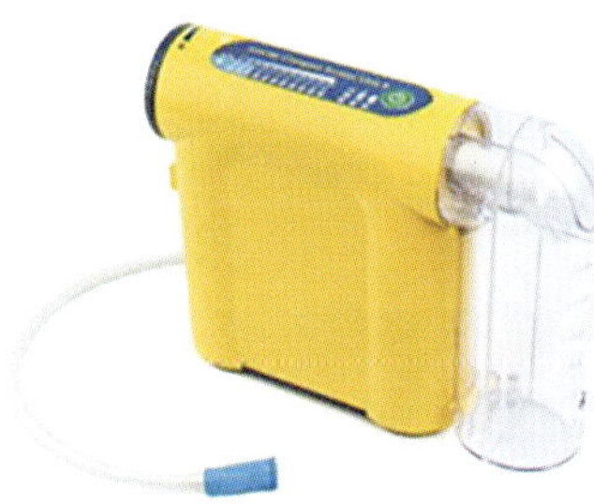

▲ 흡인기

(4) **기타장비**

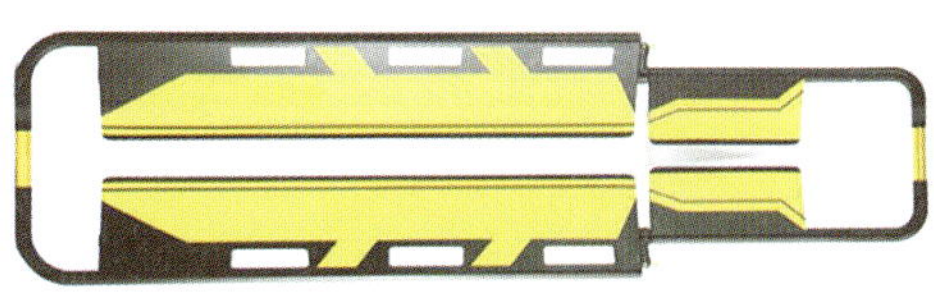

▶ 이동형 들것

그림 9-4
응급의료 전용헬기의 의료장비.

① **외상처치가방**

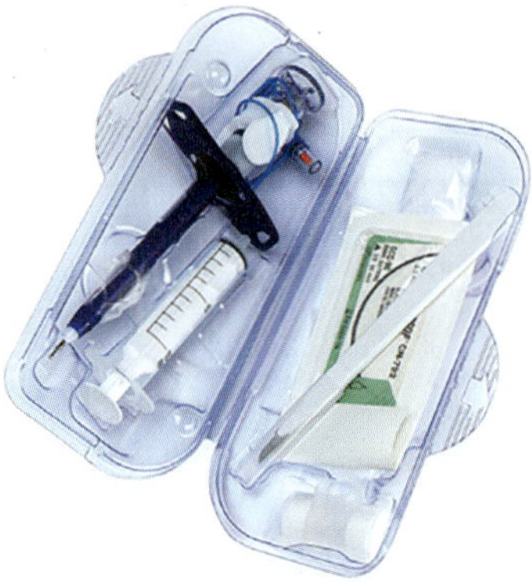

▲ 기관절개튜브

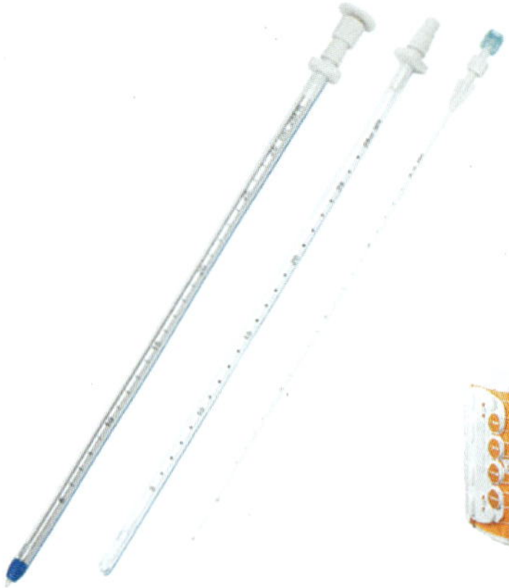

▲ 흉관삽관튜브

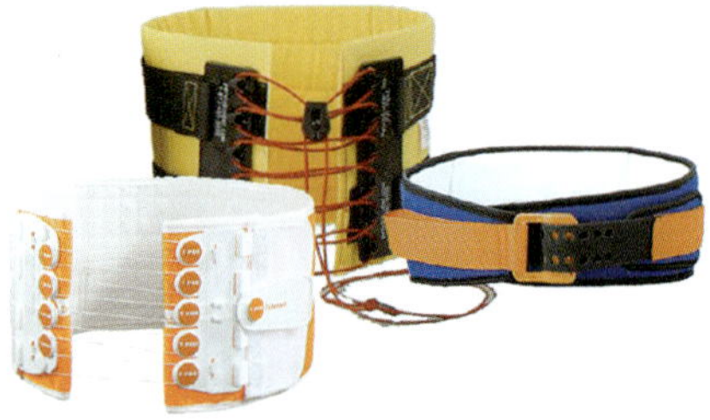

▲ 세 가지의 골반고정대

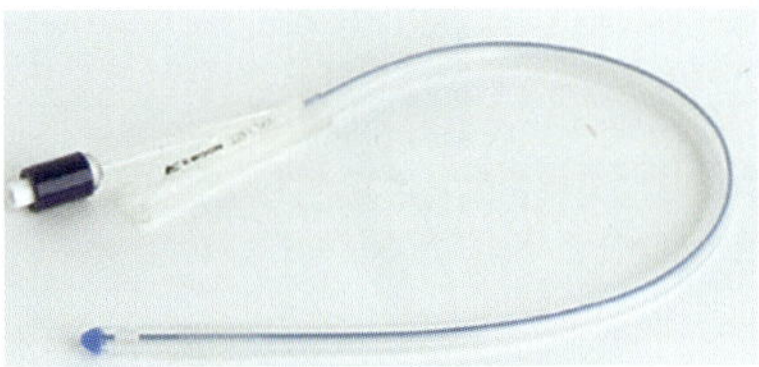

▲ 도뇨관

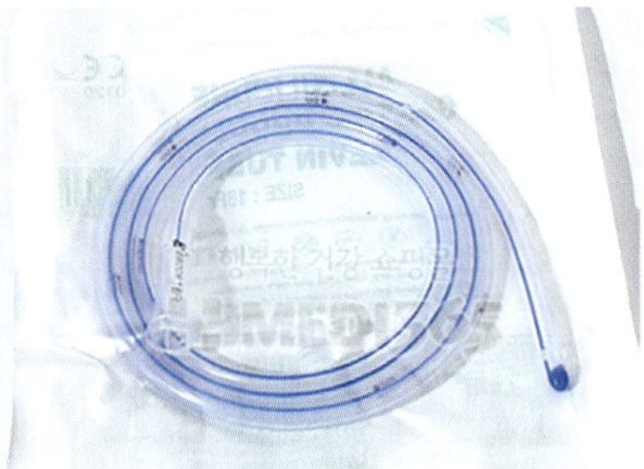

▲ 비위관

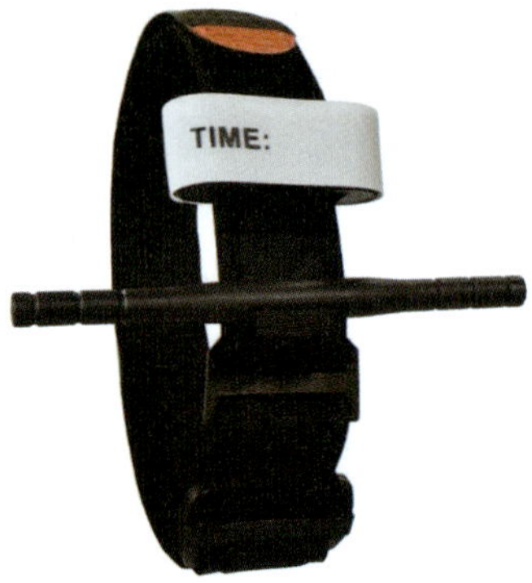

▲ 지혈대

② **응급처치가방**

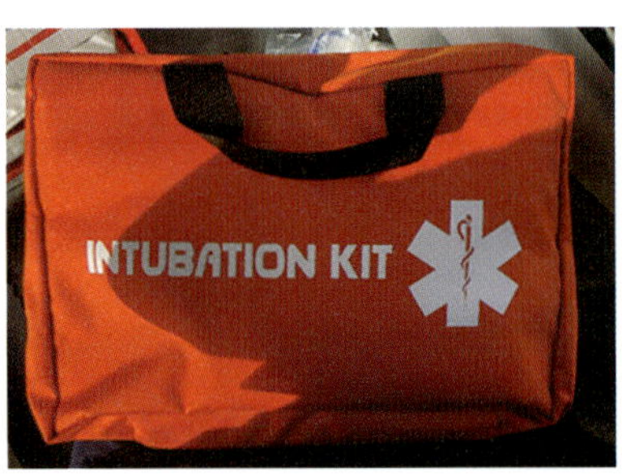

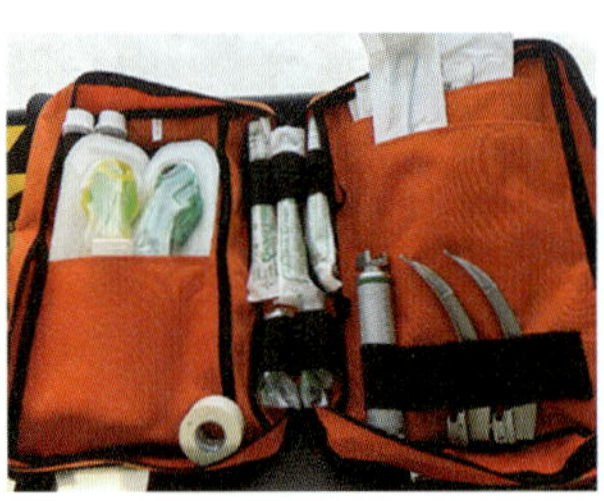

▲ 기관내삽관 세트(후두상 기도기 포함)

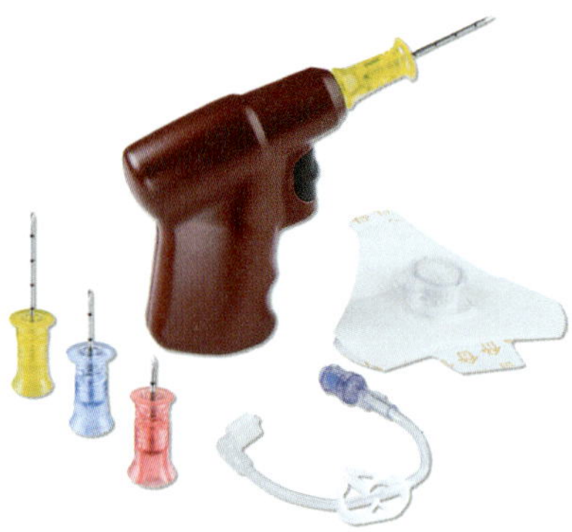

▲ 골강내주사 장비

그림 9-5
응급의료 전용헬기의 의료소모품.

고도가 높아지면 귀가 먹먹해지는 등이 관련 현상이라고 할 수 있다.

2) 샤를의 법칙

샤를의 법칙은 압력이 일정할 때 일정량의 기체는 온도가 높아지면 부피가 일정한 비율로 늘어난다는 법칙이다.

일정한 압력에서 온도를 높일 때 기체의 운동이 활발해져서 기체 입자의 충돌 횟수와 세기가 증가하므로 용기 내부의 압력이 작아져 외부 압력과 같아질 때까지 부피가 늘어난다. 반대로 일정한 압력에서 온도를 낮추게 되면, 기체 입자의 운동이 둔해져서 기체 입자의 충돌 횟수와 세기가 감소하므로, 용기 내부의 압력이 작아진다.

예를 들어 찌그러진 탁구공을 뜨거운 물에 넣으면 탁구공이 팽팽하게 펴지는 것, 따뜻한 곳에 둔 과자 봉지가 부풀어 오르는 것 모두 샤를의 법칙과 관련된 현상이다.

3) 돌턴의 법칙

'돌턴의 부분 압력의 법칙'은 1801년 영국의 화학자인 J.돌턴이 발견한 법칙으로 여러 종류의 기체가 한곳에 섞여 있을 때 그 혼합기체의 전체 압력은 각 기체의 개별 압력을 모두 더한 값과 같다는 것이다.

$$P_1 + P_2 + P_3 + \cdots = P_{total}$$

혼합기체에서 각 기체의 압력이 부분 압력, P_n이다.

4) 비행과 관련된 스트레스 인자

비행과 관련된 스트레스 요인에는 낮은 기압, 낮은 산소분압, 소음, 진동, 기체 흔들림, 차고 건조한 공기, 좁은 공간으로 인한 신체 피로 등이 있다. 연령이 많거나 질병이 있다면 환자 상태를 악화시키거나 심지어 사망까지 일으킬 수 있다.

항공기의 상승과 하강 시 공기의 팽창과 수축에 따라 귀 또는 부비동에 통증을 일으킬 수 있고 염증까지 이어질 수 있다. 항공기의 소음은 두통과 오심, 불쾌감 및 피로로 이어질 수 있으며, 진동은 혈관을 수축시켜 체온조절에도 영향을 끼칠 수 있다. 기내의 차고 건조한 공기는 눈과 피부에 건조함을 일으키며, 좁은 공간에서 장시간 앉아 있어야 하는 항공 환경은 혈액 순환 장애로 연결될 수도 있다.

5 응급의료헬기의 임상적 이용

1) 운항 대상 환자

(1) 구급차 운행 가능 지역

(지상이송보다 항공이송이 효과적인 경우)

중증외상 의증, 심근경색 의증, 뇌졸중 의증, 기타 생명의 위협으로 응급의료헬기가 꼭 필요하다고 판단되는 경우에 운용할 수 있다.

(2) 구급차 운행 불가능 지역

(항공이송 외에 신속한 이송 수단이 없는 경우)

구급차 운행 가능지역의 출동요청 기준과 동일하며, 외상이나 중증응급질환에 운용할 수 있다.

2) 적응증

응급의료헬기를 운용할 수 있는 환자는 화상을 포함한 중증의 외상과 중증의 질환 등과 그에 준하는 경우에 가능하다. 세부적인 내용은 다음 표 9-3과 같다.

3) 금기증

헬기 운항은 날씨의 영향을 받는데, 기상 상태에 따라서 운항 여부를 결정할 수 있다. 항공 이송은 정해진 지침에 따라 운항 관리사가 일차적으로 평가하여 운영할 수 있고, 임무 중 기상이 악화된 경우에는 조종사나 동승한 의료진의 결정에 따라 운항을 중단할 수 있다. 헬기 출동이 기각 또는 중단된 경우에는 요청자에게 중단 사유를 설명하고, 대체할 수 있는 이송 수단(구급대 또는 의료기관)을 확보한다.

표 9-3
응급의료헬기 이송기준

주요 외상 (성인)	• GCS 13점 이하 • 호흡수가 분당 10회 미만 또는 30회 이상 • 맥박수가 분당 80회 미만 또는 121회 이상 • 수축기압이 90 mmHg 미만 • 관통상(머리·목·몸통·몸통에 가까운 사지) • 2개 이상의 긴 뼈 골절 의증 • 동요가슴(연가양 흉부) 의증 • 척추손상 또는 사지마비 의증 • 절단상(손·발가락 제외) • 골반 골절 의증 • 두개골의 개방성 골절 또는 압좌상
주요 외상 (소아)	• 연령대별 정상범위에서 크게 벗어난 맥박 • 수축기압이 정상범위 미만 • 부적절한 호흡상태(중심부위 청색증, 호흡수가 정상범위 미만, 모세혈관재충혈이 2초 이상) • GCS 13점 이하 • 관통상(몸통, 머리, 목, 가슴, 복부 또는 서혜부) • 2개 이상의 긴 뼈 골절 의증 • 동요가슴(연가양 흉부) 의증 • 2개 이상의 신체시스템, 가슴·복부의 손상, 주요 둔상을 포함한 복합 외상 • 척추손상 또는 사지마비 의증 • 절단상(손·발가락 제외)
중증 화상	• 체표면적 5% 이상의 3도 화상 • 체표면적 20% 이상의 2도 화상 • 기도·안면부 화상 증거 • 사지의 환형화상 • 전기화상(고압전기, 낙뢰) ※ 화상과 외상을 동시에 갖고 있는 환자라면 외상을 우선 고려해야 하며 초기 안정을 위해 가까운 적정 외상센터로 이송해야 한다.
중증 질환	• 급성 뇌졸중 의증 - 신시네티 병원전 뇌졸중 척도상 양성 - 총 병원전 시간이 2시간 미만인 경우(첫 증상·징후가 시작된 시점~뇌졸중센터 도착 예상시간) • 급성 심근경색 의증 - 흉통, 가쁜 호흡 또는 전형적인 심장 증상(심정지환자는 배제해야 한다. 단, ROSC 후 안정화된 환자는 제외) - EKG상 2개 이상 인접 리드에서 ST분절이 1 mm이상 상승하거나 LBBB (V1 또는 V2에서 Q파가 보이고 QRS가 120이상일 때)

헬기 이송에서 헬기탑승 인력과 환자의 안전을 위해 통제가 안 되는 공격적인 환자이거나 감염 또는 유해물질 오염 및 의심되는 경우에는 헬기이송을 금지한다. 또한 공기가슴증(기흉), 감압병 등과 같은 압력의 변화에 예민한 질환에서는 신중하게 이송을 결정해야 하며, 상황에 따라 환자상태를 고려하여 가슴관삽입술 등의 적절한 처치 후 이송을 시행해야 한다.

6 착륙지대

1) 헬기 인계점

응급의료헬기를 보유하고 관리하는 기관에서 응급환자를 탑승 및 하차시키는 목적으로, 사전에 지정한 장소로서 안전하게 이착륙할 수 있는 장소를 말한다.

표 9-4
헬기 이·착륙 안전수칙

헬기 진입 시	• 지상대기인원 모두 인계점에서 최대한 멀리 이탈(착륙장 인원/장비 통제) • 헬기가 착륙할 때까지 대기하고 예측접근 금지 • 바람에 의한 안전사고 주의 • 지상요원의 지시에 따름
헬기 이륙 시	• 부기장 및 정비사의 지시에 따름 • 지상 모든 인원/장비는 헬기로부터 최대한 멀리 이탈 • 바람에 의한 안전사고에 주의(모래 날림, 명찰, 표찰, 모자, 수건, 스카프, 마스크 등)
헬기 착륙 시	• 헬기 착륙 후 부기장 또는 정비사의 통제 및 지시에 따름 • 최소 필요 인원만 헬기에 접근(주변 인원/장비 통제) • 허리를 숙인 자세로 헬기의 정면 또는 측면으로 접근 • 헬기 꼬리 근처 접근 금지(꼬리회전날개 주의) • 헬기로 진입 시 고소장비 사용 금지 • 바람에 날리는 소지품 주의 • 헬기로 진입, 이탈 시 헬기 구조물과 충돌 주의 • 환자용 침대와 헬기 충돌로 인한 파손 주의 • 헬기 업무 완료 시 헬기 측면으로 신속히 이탈 • 헬기 주변에서 불필요한 행동 금지, 부기장 또는 정비사의 통제에 따름

인계점 선정 기준에는 구급차로 신속하게 도착할 수 있는 거리에 배치되도록 개수와 간격을 조정해야 하며, 가능하면 공식적 관리자가 있는 시설을 활용한다. 일반인의 이용 빈도가 적은 공간이거나, 헬기 도착 전 이용자를 빠르게 소개할 수 있어야 하고, 헬기 이·착륙에 지장을 주지 않도록 하강풍에 의한 비산물이 적은 편평한 지면 시설이어야 한다. 또한 타 기관 헬기가 사용하는 이·착륙 장소이거나 헬기의 이·착륙에 지장을 주는 전선 등의 장애물이 없어야 하며, 인계점 또는 인근의 노지가 농작물의 건조 등에 사용되지 않아야 한다.

2) 헬기 인계점 이·착륙 시 주의사항

인계점은 응급의료헬기를 안전하게 이·착륙이 가능하도록 지정한 곳으로 응급의료헬기가 운용되는 지역에서 구급차로 10분 이내에 도착할 수 있는 거리에 위치하는 것이 원칙이다. 또한 인계점은 단단하고 편평한 지반으로 장애물이 없어야 하며, 착륙장소의 경사도가 12° 이내여야 한다. 구급차와 환자는 항상 헬기로부터 30 m 이상의 안전거리를 유지해야 하고, 60 m 이내에서는 점화물이나 담배를 피우지 않는다.

표 9-5
착륙을 유도하는 방법

- 바람을 등지고 착륙장을 향하여 위치한다.
- 양팔을 머리 위로 올려 착륙장소를 알린다.
- 헬기가 착륙장에 접근하면, 기장/부기장이 확인 가능하도록 양손으로 신호를 보낸다.
- 야간 이·착륙 시 조명은 필수이다. 그러나 기장/부기장에게 직접적인 빛을 비추는 것은 위험할 수 있어 금지한다.

헬기이송 담당자 또는 관련자는 헬기가 이륙·착륙할 때와 진입할 때의 안전수칙을 숙지하고 있어야 한다.

헬기가 경사가 있는 곳에 착륙한 경우 언덕 아래쪽에서 헬기로 이동할 수 있도록 해야 하며, 주 회전 날개가 지면에서 1.2 m 정도 낮게 회전할 수 있으므로 허리를 숙인 자세로 접근해야 한다.

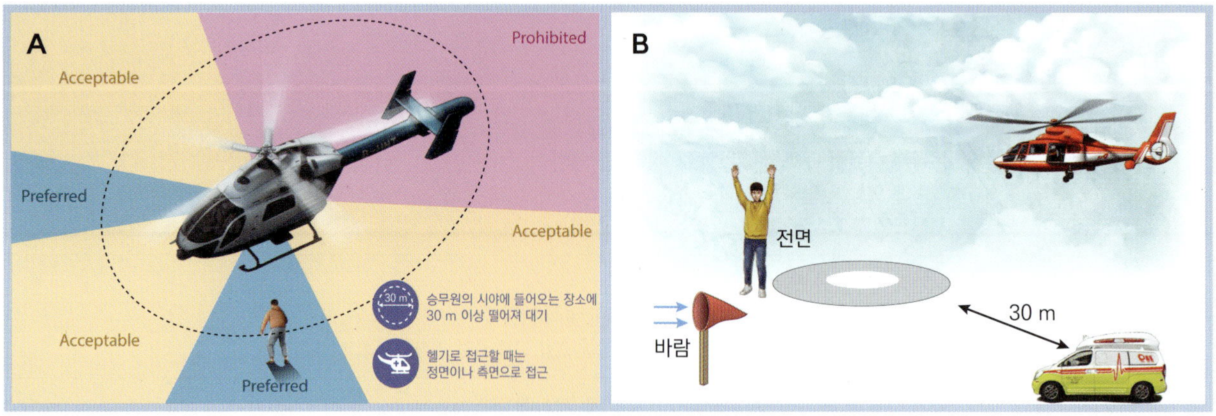

그림 9-6
헬기 이·착륙 유도.

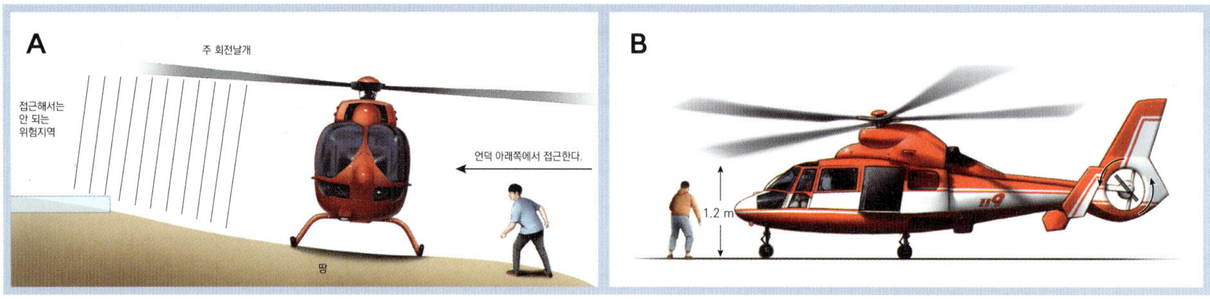

그림 9-7
헬기 접근 시 주의사항.

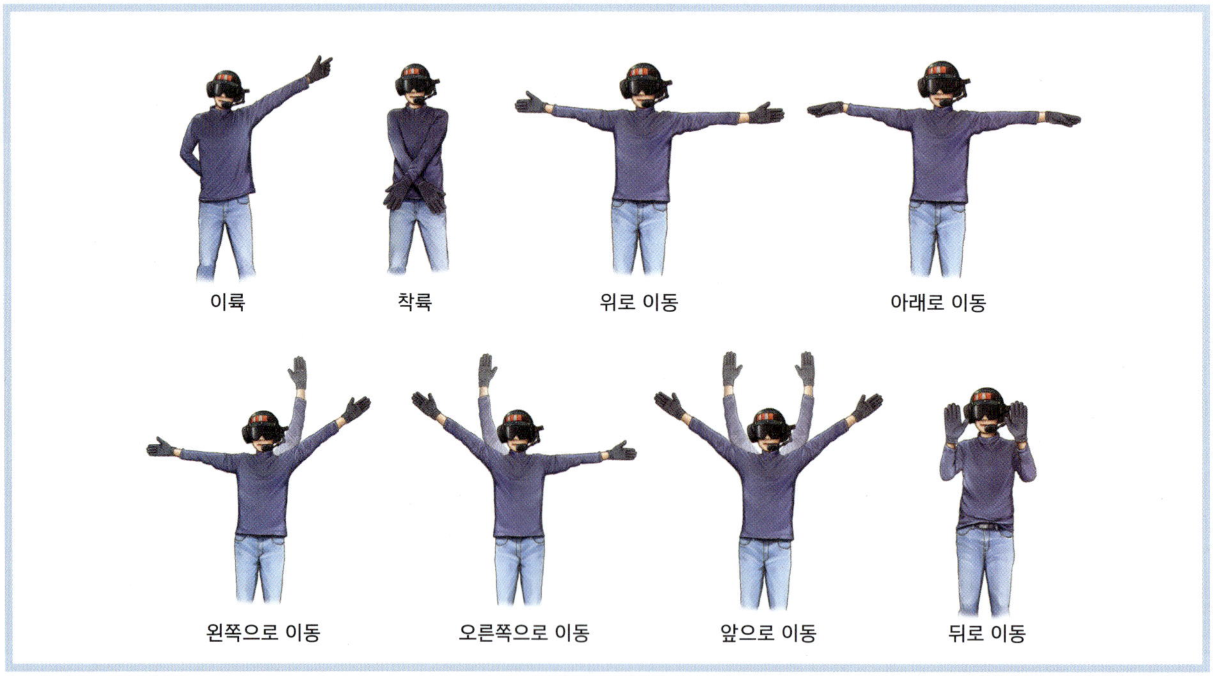

그림 9-8
헬기 신호.

참고문헌 REFERENCE

1. 강원도 소방본부[인터넷]. 양양소방서 소방용어집. Available from: https://fire.gwd.go.kr/yy119/partici/partici_law
2. 방위산업전략포럼. DISA Defense Information. 2022.
3. 소방청. 범부처 응급의료헬기 공동운영에 관한 매뉴얼. 2019.
4. 연세대학교 원주의과대학 응급의학교실. 응급구조와 응급처치. 군자출판사; 2022.
5. 전국응급구조학과 교수협의회, 일반응급처치학, 13th ed. 대학서림; 2016.
6. Han Joo Choi, Hyung Il Kim. Introduction and characteristics of helicopter emergency medical services. JKMA. 2020;63(4):188-92.
7. Jeong IL Lee, Kang Hyun Lee, Kyung Chul Cha, Yong Sung Cha, et al. Effective Medical Training Courses for Medical Helicopter Crews in South Korea. J Korean Soc Emerg Med. 2013;24(4):353-61.
8. Won Keun Lee. Medical Guidelines for Airline Travel of Invalid Passengers. Aerospace Medical Association of Korea. 2002;23(1):7-14.
9. YTN. 우리 국민을, 우리 의료진이, 우리 비행기로.... Available from: https://www.ytn.co.kr/_ln/0134_202212041225594693

CHAPTER 10

구급차의 운용

Chapter editor. 서아람
Authors. 서아람, 양진철

이 장의 학습을 마치면 다음을 수행할 수 있다.

1. 구급차의 유형과 내부 장치에 대해 설명할 수 있다.
2. 구급차의 의료장비의 종류에 대해 설명할 수 있다.
3. 구급차량의 운행절차에 대해 설명할 수 있다.
4. 구급차량 및 의료 장비의 소독 방법에 대해 설명할 수 있다.
5. 구급차량의 점검방법에 대해 설명할 수 있다.
6. 구급의약품 관리방법에 대해 설명할 수 있다.

KEYWORDS

구급차 점검
구급차 소독
구급차관리
환자이송
특수구급차
음압형구급차
험지구급차
기본구급장비
구급차운용
구급차의료장비
구급의약품

1 구급차의 개요

1) 국내 환자 이송업무의 역사

응급환자의 이송, 응급의료를 위한 장비 등의 운반 등 「응급의료에 관한 법률」(이하 "응급의료법")에서 정하는 기준을 갖추고 응급의료 목적에 이용되는 구급차를 말한다. 국내 환자이송업무의 시작은 1979년 서울특별시에서 대한의학협회 주관으로 야간 구급환자 신고센터를 운영하면서 시작되었다. 이 당시에는 대한의학협회 및 서울시 의사회에서 운영하고 서울시에서 사무실 및 행정 요원을 지원하는 형태였으나, 1980년 대전, 1981년 부산, 1982년 서울에서 환자 이송업무를 소방본부로 이관하게 되었으며. 왜건 형태의 승용차를 개조한 9대의 구급차를 갖춘 소방구급대가 창설되었다. 1982년 보건사회부와 내무부의 협의로 소방관서에서 응급환자를 이송할 수 있도록 구급환자 신고센터 운영 규정을 마련하게 되었고, 1983년 환자 이송업무가 소방의 기본업무로 법제화 되어 전주, 수원, 청주, 마산, 춘천, 울산, 제주의 7개 시로 확대 운영되었다.

1984년 인요한 박사 아버지의 교통사고와 함께 국내 최초의 구급차가 도입되었다. 인요한 박사의 아버지는 교통사고 후 택시를 타고 이송되던 중 사망하였으며, 인요한 박사 아버지 친구들이 죽음을 잊지 말자는 의미에서 모금 운동을 벌여 한국으로 보내졌고, 모금액으로 15인승 승합차를 개조해 구급차를 만들게 되었다. 이후 소방서에 기증하게 되었고, 왜건 형태의 구급차에서 지금과 같은 형태의 승합차를 개조한 형태로 한국형 구급차가 개발되기 시작하였다.

1995년 보건복지부와 국토교통부의 공동부령으로 구급차의 기준 및 응급환자 이송업의 시설 등 기준에 관한 규칙이 제정됨에 따라 구급차의 형태, 표시 등에 대한 기준이 마련되었으며, 이에 따라 소방에서도 1997년 구급대 및 구조대 편성·운영에 관한 규칙이 제정되어 소방 구급차의 장비, 인력 기준 등이 마련되었다.

2012년 병원전 환자이송 업무를 담당하던 소방 구급대(119)와 병원간 전원과 응급의료 상담업무 등을 담당하던 응급의료지원센터(1339)가 통합되며 응급환자 이송, 상담, 전원 업무 등이 소방 업무로 편입되었다.

2 구급차의 유형과 장비 등의 기준

1) 구급차의 유형

국내 구급차의 기준은 일반적으로 중증 응급환자의 이송에 적합하도록 제작된 특수구급차와 위급의 정도가 중하지 않은 응급환자의 이송에 주로 사용되는 일반구급차로 구분되며 응급의료에 관한 법률 시행규칙 제38조(구급차등의 장비 및 관리 등)에 따라 구급차 특성에 맞는 의료장비, 구급의약품 및 통신장비를 구비하여 운행해야 한다. 일반구급차의 경우 환자평가용 의료장비(신체검진장비), 응급처치용 의료장비(기도확보 유지, 호흡유지, 순환유지, 외상처치), 구급의약품(의약품, 소독제를 갖추어야 하며, 특수구급차는 중증환자의 처치에 필요한 추가적인 장비, 환자감시장치, 기관삽관장치, 자동심장충격기 및 추가의약품, 통신장비)을 구비하여 운영하여야 한다(표 10-1).

2) 구급차의 형태, 표시, 내부장치 등

구급차의 형태, 표시, 내부장치 등은 1995년 보건복지부와 국토교통부의 공동부령으로 「구급차의 기준 및 응급환자 이송업의 시설 등 기준에 관한 규칙」에서 정하고 있다.

(1) 구급차의 형태

구급차의 형태는 승합자동차 또는 화물자동차로 제작되어야 하며, 지붕 구조의 덮개가 있어야 하고, 간이침대 또는 보조 들것을 실을 수 있는 크기의 문이 있어야 한다.

표 10-1
구급차 등에 갖추어야 하는 의료장비·구급의약품 및 통신장비의 기준

구분	분류	장비기준	
		일반구급차	특수구급차
환자평가용 의료장비	신체검진	체온계 청진기 휴대용 혈압계 휴대용 산소포화도 측정기	• **일반구급차의 기준장비 포함** • 환자감시장치 • 혈당측정기
응급처치용 의료장비	기도확보	구인두·비인두기도기 등	• **일반구급차의 기준장비 포함** • 기도삽관장치(튜브 포함)
	호흡유지	성인·소아 산소마스크 의료용 산소발생기 및 공급장치 전동식 의료용 흡인기	• **일반구급차 기준장비 포함** • 의료용분무기(기관지확장제 투여) • 휴대용 간이인공호흡기(간이용)
	심장박동회복	(기준 없음)	• 자동심장충격기
	순환유지	정맥주사세트	• 정맥주사세트
	외상처치	외상처치 필요 기본장비 (붕대, 거즈, 반창고, 지혈대 등)	• **일반구급차 기준장비 포함** • 부목 및 기타 고정장비
구급의약품	의약품	수액재재(N/S, DW, H/S 등) 에피네프린 아미오다론	• **일반구급차 기준장비 포함** • 주사용 비마약성진통제 • 주사용 항히스타민제 • 니트로글리세린(설하용) • 흡입용 기관지 확장제
	소독제	생리식염수(세척용) 알콜 또는 과산화수소 포비돈 액	• **일반구급차 기준장비 포함**
통신장비		(기준 없음)	• 응급의료정보통신망 • 할당받은 주파수를 사용하는 기간통신서비스 무선단말기기

(2) 구급차의 표시

구급차의 표시는 구급차 외관의 50%를 조과하는 면적이 흰색으로 도색되어 있어야 하며, 전·후·좌·우면 중 2면 이상에 녹색십자 표시가 있어야 한다. 또한 전·후·좌·우면의 중앙부위에 너비 5~10 cm 띠를 가로로 표시해야 하며, 띠의 색은 특수구급차는 적색, 일반구급차는 녹색으로 표시한다. 또한 특수구급차는 전·후·좌·우면 중 2면 이상에 붉은색으로 "응급출동"이라는 표시를 반드시 해야 하며, 일반구급차는 붉은색 또는 녹색으로 "환자이송" 또는 "환자후송"이라는 표시를 할 수 있으나,

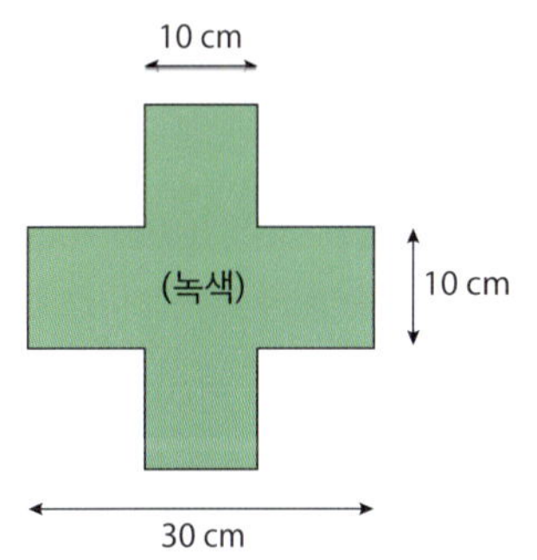

그림 10-1
녹십자 표시. 정방형(正方形)으로 부착 위치에 따라 확대하여 표시 할 수 있다.

"응급출동: 표시는 할 수 없도록 금지되어 있다. 또한 구급차의 좌·우면 중 1면 이상에 구급차를 운용하는 기관의 명칭 및 전화번호를 표시하여야 한다. 「도로교통법」에 따라 구급차와 유사한 도색 또는 표지는 사용할 수 없도록 금지되어 있다.

(3) 구급차의 경광등 및 사이렌

구급 자동차는 녹색(다른 색은 불가), 1등당 광도는 135 cd(칸델라) 이상 2천5백 cd(칸델라) 이하의 경광등과 자동차의 전방 20 m의 위치에서 90 db 이상 120 db 이하의 사이렌을 설치할 수 있다.

(4) 구급차의 환자실

구급차의 환자실에 설치된 장치는 차량 표면에 견고하게 부착되어야 하며 날카로운 부분이 없도록 해야 한다. 노출된 구조물의 가장자리는 둥글게 마무리져야 하며, 구급차 환자실의 표면은 비누나 물, 혈액이 스며들지 않아야 하고, 살균이 가능하며, 곰팡이에 저항성이 있고 열에 강해야 한다. 또한 청소하기가 쉬운 재질로 만들어져야 한다. 구급차 환자실의 길이는 구획 칸막이에서 뒷문의 안쪽 면까지 250 cm 이상이어야 하며, 간이침대 매트리스의 끝에서 뒷문의 안쪽 면 사이 25 cm의 공간이 확보되어야 한다. 환자실의 너비는 간이침대를 바닥에 고정시켰을 때 한쪽 면과의 통로가 25 cm 이상이어야 하고, 환자실 바닥에서 천장 안쪽 면까지의 높이는 특수구급차가 150 cm 이상, 일반구급차는 120 cm 이상이 되어야 한다.

(5) 구급차의 내부장치 기준

구급차의 내부장치는 구급차 기준규칙에 따라 기준에 맞춰 구비되어야 한다. 간이침대, 보조들 것, 갈고리(수액걸이), 의료장비함, 응급의료인 좌석, 조명장치, 이동용 조명장치, 환풍기, 전기공급장치, 의료장비 적재함 등을 공통으로 갖춰야 하며, 특수구급차에는 이동형 간이침대, 긴의자, 물탱크와 연결된 싱크대, 교류발생장치를 별도로 구비해야 한다. 구급차의 내부장치의 기준은 표 10-2와 같다.

표 10-2
구급차의 내부장치 기준

구 분	장 치	형식·형태·재질 등의 기준	설치 기준
1. 공통	가. 간이침대 (Main Stretcher)	1) 시트의 재질은 가죽·인조가죽 또는 비닐이어야 한다. 2) 침대의 금속부분은 강하고 가벼운 알루미늄 재질이어야 한다. 3) 차량에서 분리가 가능하고 견고하게 부착할 수 있는 부속장치가 있어야 한다. 4) 시트에는 가슴·엉덩이·발목 등 3개 이상의 부위를 고정시킬 수 있는 환자고정장치(너비 5 cm 이상인 띠를 말한다)를 설치하여야 한다. 이 경우 띠는 가죽·나일론 등 쉽게 끊어지지 않는 재질이어야 하고, 쉽게 조이고 풀 수 있는 조임쇠가 있어야 한다.	1식(평상시는 차량에 부착)
	나. 보조 들것 (Sub-Stretcher)	들것의 지지대는 가볍고 강한 재질이어야 하며, 접고 펼 수 있는 형태여야 한다.	1식(평상시는 접어서 한쪽 면에 부착하여 보관)
	다. 갈고리	1) 비닐팩으로 된 정맥주사용 수액 세트 등을 걸 수 있는 형태여야 한다. 2) 접으면 부착 면과 평행상태를 유지하여야 하며, 접고 펼 수 있는 구조여야 한다.	1개 이상(천장 또는 옆면에 부착)
	라. 의료장비함	여러 의료장비를 신속하고 쉽게 이용할 수 있도록 보관할 수 있어야 한다.	1개 이상
	마. 응급의료인 좌석	간이침대 옆 또는 앞에 고정식 또는 접이식으로 설치하여야 한다(일반구급차에 간이침대 옆에 긴 의자가 설치되어 있는 경우 긴 의자로 대체할 수 있다).	1개

다음 페이지에 계속 >>

구 분	장 치	형식·형태·재질 등의 기준	설치 기준
	바. 조명장치	1) 환자실의 이동조명장치를 제외한 모든 조명을 켰을 경우 구급차 간이침대 표면에서 측정 시 150 lux(럭스) 이상이 되어야 한다. 2) 환자실의 조명등은 천장에 부착되어야 하고, 흰색 외에 색깔이 있는 조명등을 사용하지 않아야 한다. 3) 조명등에는 조명등이 깨질 경우 인체에 영향을 미치지 않도록 플라스틱 덮개를 설치하여야 한다.	2개 이상
	사. 이동조명장치	1) 이동시키면서 환자의 신체 부위를 비추기 쉽도록 설치하여야 한다. 2) 이동조명장치는 조명장치보다 밝은 조도를 가져, 환자 국소 처치 시 활용할 수 있어야 한다.	1개
	아. 환풍기	환자실 내부 뒷면의 천장에 설치하여야 한다.	1개 이상
	자. 전기공급장치 (콘센트)	환자실에 설치하여야 한다.	2개 이상
	차. 기타	「응급의료에 관한 법률 시행규칙」 별표 16에 따른 의료장비 등을 갖출 수 있는 공간 및 설치대를 마련하여야 한다.	부착물을 견고하게 부착할 수 있는 적정한 수의 부속장치 설치
2. 특수 구급차	가. 간이침대 (Main Stretcher)	공통사항에 다음의 사항이 추가되어야 한다. 1) 접고 펼 수 있는 것으로서 네 바퀴가 달려 밀거나 당겨서 손쉽게 옮길 수 있어야 한다. 2) 침대의 윗부분을 올리고 내릴 수 있는 장치를 갖춘 구조여야 한다.	
	나. 긴 의자	1) 환자를 실은 상태로 보조 들것을 놓을 수 있는 규모여야 한다. 2) 보조 들것을 고정할 수 있는 장치가 있어야 한다. 3) 간이침대와 긴 의자 사이에는 사람이 다닐 수 있는 공간이 있어야 한다.	
	다. 물탱크와 연결된 싱크대	1) 재질은 플라스틱 또는 알루미늄 등 가볍고 잘 부서지지 않는 것으로 한다. 2) 배수가 잘 되어야 하고, 사용한 물을 저장하였다가 버릴 수 있는 설비를 연결하여야 한다.	1개(환자실 내부의 1개 모퉁이에 설치)
	라. 교류발생장치	1) 의료장비 등에 사용할 수 있는 교류전기를 발생시킬 수 있어야 한다. 2) 환자실에 있는 전기공급장치에 연결하여 전기를 사용할 수 있어야 한다.	

3) 구급차의 용도

구급차는 응급의료에 관한 법률 제45조(다른 용도에의 사용금지) 조항에 따라 응급환자 이송, 응급의료를 위한 혈액, 진단용 검사대상물 및 진료용 장비 등의 운반, 응급의료를 위한 응급의료종사자의 운송, 사고 등으로 현장에서 사망하거나 진료를 받다가 사망한 사람을 의료기관 등에 이송, 그 밖에 **보건복지부령**으로 정하는 용도 외에는 사용할 수 없도록 되어 있다. 보건복지부령으로 정하는 용도란 지역보건의료기관에서 행하는 보건사업의 수행에 필요한 업무, 구급차 등의 이용이 불가피한 척추장애 환자 또는 거동이 불편한 환자의 이송, 다수인이 모이는 행사 등에서 발생되는 응급환사 이송을 위한 내기를 말한다.

4) 소방(119)구급차의 유형

우리나라 병원전 단계에서 발생하는 대부분의 응급환자를 의료기관으로 긴급히 이송하기 위해 소방)에서는 119구급차(이하 '119구급차')를 운용하여야 하며, 응급의료에 관한 법령에 규정된 장비 기준 외의 규격은 소방청 훈령(소방장비 분류 등에 관한 규정)으로 규정하고 있다. 소방

구급차는 특수구급차(A형, B형), 음압구급차, 험지구급차로 구분되며, 소방청에서 각각의 차량에 대한 표준규격이 제작되어 공표되었다.

(1) 특수구급차(그림 10-2A)

119구급대에서 운용하는 병원전 단계 응급환자 이송을 위한 구급차량으로, 응급의료에 관한 법률, 소방장비 분류 등에 관한 규정에 따른 장비, 의약품을 모두 적재할 수 있도록 제작되었으며, 승합차량의 차대를 개조하여 만든 형태이다.

(2) 특수구급차(그림 10-2B): 중환자용 구급차

특수구급차(A형)와 기능 및 성능, 표준규격의 차이가 없으나, 중증응급환자의 장거리 이송이나 특수한 상황에서의 환자 처치를 위한 장비의 적재 등을 위해 제작된 구급차로, 대형승합차를 개조하여 제작된다. 특수구급차(A형)와의 차이점은 승합의 형태이나, 구급차 크기의 규정이 있다는 것이다.

- 특수구급차(B형)의 크기 규격
  a. 전장(길이) 5,200 mm 초과 ~ 6,280 mm 미만
  b. 전폭(너비) 1,920 mm 초과 ~ 2,050 mm 미만
  c. 전고(높이) 2,450 mm 초과 ~ 2,860 mm 미만

(3) 음압형 구급차(그림 10-2B): 감염병 환자 이송용 구급차

특수구급차(B형)의 규격과 감염병 환자 이송에 적합하도록 음압시스템을 갖춘 구급차량을 말한다. 운전석과 환자실 내부의 차압을 25 Pa 이상의 음압을 형성하여 내부공기를 음압필터(HEPA필터, H14급 이상)로 여과·배출하여 감염원의 외부확산을 막고 적절한 환기를 할 수 있도록 제작된 구급차량으로, 환자실 내 공기 정화, 순환 등을 담당하는 공조기, 음압생성 및 환자실 내부 공기를 배출하는 배출기, 음압시스템 운전 및 제어를 담당하는 제어부로 구성되어 있다.

(4) 험지구급차

상용되는 픽업트럭 차대를 개조하여 관련 규정에 적합한 장비를 갖추고, 험난한 지형(포장된 도로 이외의 장소로 포장되지 않은 산길, 흙이나 모래, 자갈 등이 있는 평탄하지 않은 지형)에서 운용하기 위한 특수목적용 구급차이나, 현재까지 국내에서 제작되지는 않고 있다.

5) 119구급차의 장비 보유기준

119구급차에 적재해야 하는 장비의 보유 기준은 응급의료에 관한 법률에서 정하는 장비 외에 119구급서비스 향상을 위해, 병원전 중증응급환자 소생에 필요한 장비를 추가적으로 구비하며, 이는 소방청 훈령 제251호(소방

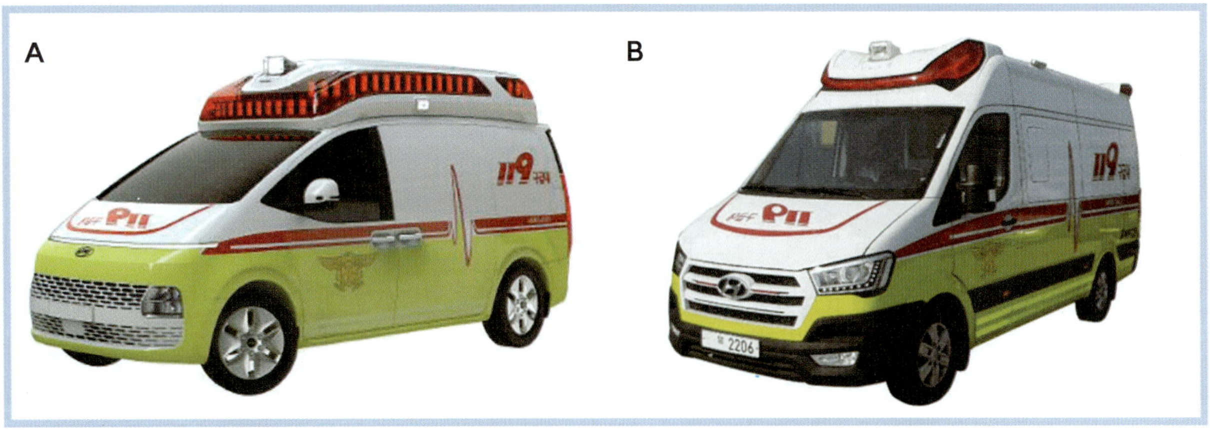

그림 10-2
우리나라 소방(119)구급차의 종류. **A.** 특수구급차(A형), **B.** 특수구급차(B형), 음압형구급차.

장비 분류 등에 관한 규정)에 따라 소방청에서 지정하고 있다. 소방장비 중 119구급장비의 기준은 구급대에서 보유해야 하는 최소한의 기준인 '**기본구급장비**'와 구급대, 재난환경 특성 등을 고려하여 보유할 수 있는 '**선택구급장비**'로 구분되며, 병원 내 환경과는 다른 병원전 단계의 특성으로 인해 대부분의 장비는 이동이 용이한 휴대용(portable)으로 구성되어 있으며 소방청에서 세부적인 규격을 정하고 있다. 응급의료법에 따라 구급차 등을 운용하는 자가 구급차등에 의료장비, 구급의약품 등과 통신장비를 갖추지 않은 경우 의료기관 등의 개설 또는 영업에 허가를 취소하거나 6개월 이내의 기간을 정하여 업무 정지를 명할 수 있다.

(1) 기본구급장비와 선택보유장비의 기준

기본구급장비는 환자 처치에 직접적으로 필요한 장비이거나, 응급구조사의 안전을 위해 반드시 필요한 장비, 구급대의 특성상 반드시 갖추어야 하는 장비(응급의료에 관한 법령에서 정하는 장비), 구급장비의 본질적 기능이 다른 장비로 대체가 어려운 경우에 사용하는 장비를 말한다.

선택구급장비란 장비의 본질적 기능이 소방활동에 보조적인 기능을 하는 장비, 기본장비 중 사용 빈도가 적고 고가인 장비, 장비의 본질적 기능을 대체할 수 있는 다른 장비가 있거나, 응급구조사의 기술적 훈련 등을 통해 대체할 수 있는 장비를 말하며, 매 3년마다 타당성을 검토하여 개선 등의 조치를 수행한다.

(2) 기본구급장비

① 환자 평가 장비

ㄱ. 혈압계, 전자체온계, 검안라이트, 청진기, 혈당측정기, 휴대용 산소포화도 측정기

혈압계는 구급차에 부착되지 않은 형태로 환자의 혈압을 측정할 수 있는 전자 또는 수동 혈압계를 말하며, 체온계는 바닥에 떨어져 깨지지 않는 재질로 된 고막 또는 비접촉식 체온계를 구비해야 한다. 또한 환자의 동공반응을 확인할 수 있는 펜 형태의 검안라이트와 환자로부터 소량의 혈액을 채취하여 전자적인 방식으로 혈당을 체크할 수 있는 혈당 측정기, 손가락 등에 집게 형태로 물려 환자의 혈액에 포함되어 있는 헤모글로빈과 결합한 산소농도와 맥박을 측정할 수 있는 휴대용 산소포화도 측정기를 구비해야 한다. 호흡곤란 환자나 기관삽관, 기

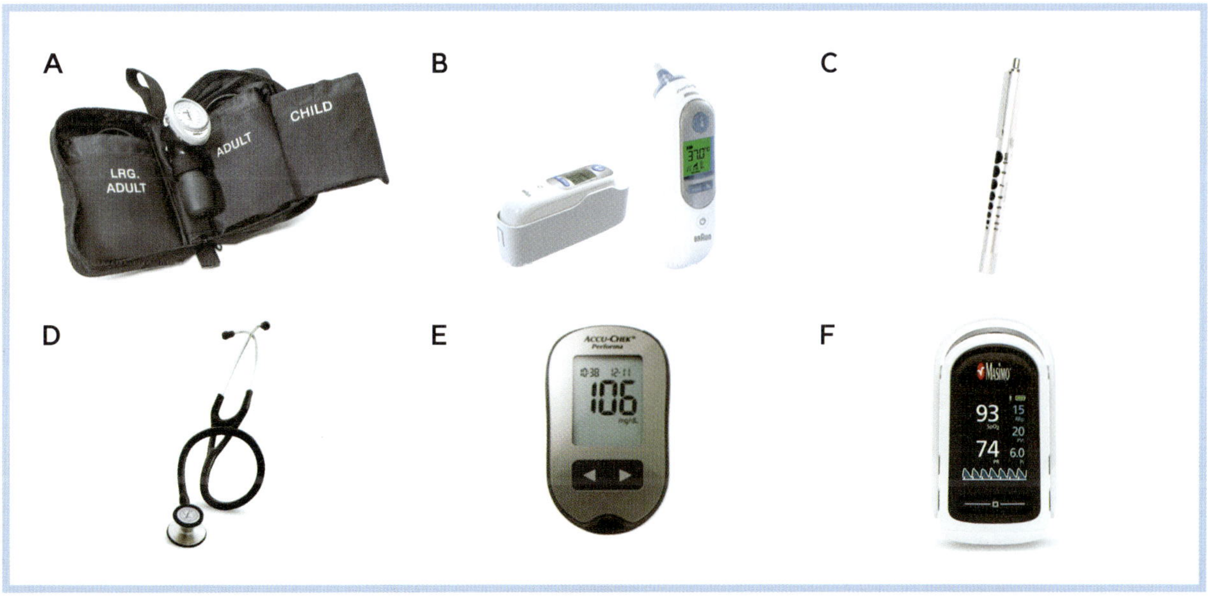

그림 10-3
환자평가장비 예시. **A.** 혈압계, **B.** 전자체온계, **C.** 검안라이트, **D.** 청진기, **E.** 혈당측정기, **F.** 휴대용 산소포화도 측정기.

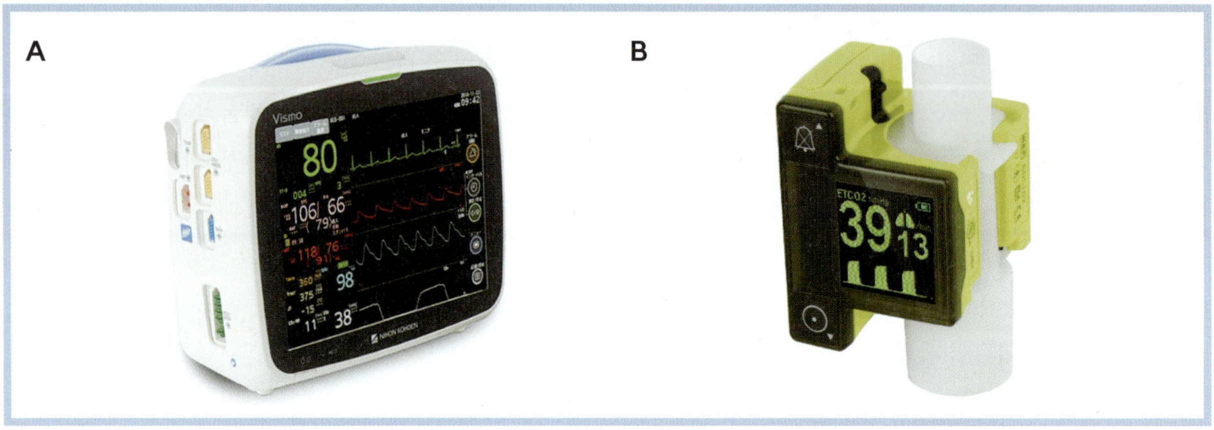

그림 10-4
환자평가장비 예시. **A.** 환자감시장치, **B.** 휴대용 호기말 이산화탄소 측정기.

도유지기를 사용한 환자에게는 반드시 적정수준의 산소포화도가 유지되는지를 확인해야 한다.

ㄴ. 환자감시장치

3리드 이상의 심전도, 산소포화도, 혈압, 맥박 수, 호흡 수 등 신체신호를 측정하고, 기록지를 출력할 수 있는 장비를 말한다.

ㄷ. 호기말이산화탄소 측정기

환자 호기의 이산화탄소 분압을 측정하는 장비로, 수치를 숫자와 그래프로 표시하여 기도관리 및 호흡 평가에 사용할 수 있는 장비이다.

② 응급처치 장비

ㄱ. 기도확보 유지장비(그림 10-5)

기도확보 유지 장비 중 구강을 통해 기도를 확보하는

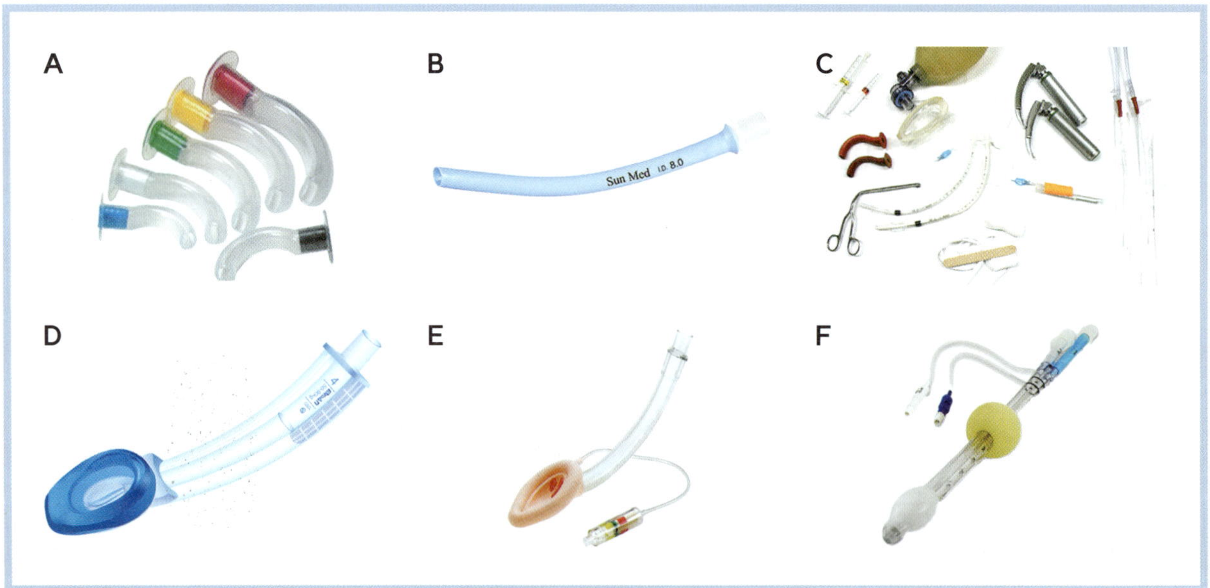

그림 10-5
기도확보 유지장비 예시. **A.** 입인두기도기, **B.** 비인두기도기, **C.** 기관내삽관 세트, **D.** I-GEL, **E.** LMA, **F.** 콤비 튜브.

입인두기도기와 비강을 통해 기도를 확보하는 비인두기도기는 사이즈별로 1개 이상을 구비하여야 한다. 또한 사용 후 멸균 소독이 가능한 소재로 항상 포장된 상태를 유지하여야 한다. 기관내삽관 세트는 핸들(손잡이)과 블레이드를 사이즈별로 결합하여 항상 블레이드에 불이 들어오도록 유지하여야 하며, 삽관튜브는 사이즈별로 구비해야 하고, 탐침(스타일렛), 기도 내 튜브의 적정압력 유지를 위한 주사기(ballooning syringe), 삽관 후 고정을 위한 바이트 블록이 포함되어 있어야 한다.

성문위 기도유지기는 기관 내로 직접 들어가지 않는 구조로, 성문을 덮어 공기 주입 시 기관 내로 공기가 유입되며, 식도로 공기가 유입되지 않는 구조로 되어 있으며, 흔히 사용하는 기도유지기는 I-GEL, LMA, 콤비튜브 등이 있다.

ㄴ. 호흡유지장비(그림 10-6)

구급차량 내 호흡유지를 위한 장비로는 단순 안면 마스크(simple face mask), 비재호흡 마스크(non-rebreathing mask), 백밸브마스크를 성인용, 소아용으로 구분하여 각 1개 이상씩 비치하여야 한다. 또한 구급 현장에 있는 환자에게 산소를 제공해 줄 수 있도록 간이 산소탱크와 자동식 산소소생기를 구비해야 한다.

또한 기관지 확장제를 분무형태로 만들어 환자에게 제공할 수 있도록 의료용 분무기(nebulizer)를 갖춰야 하며, 환자의 구강 내 분비물 등을 음압장치로 빨아들여 제거할 수 있는 전동식 의료용 흡인기와 흡인 튜브를 구비해야 한다.

ㄷ. 심장박동회복장비

환자 피부에 부착된 전극을 통해 환자의 심장리듬을 자동으로 분석하고, 심실세동 등 전기충격이 필요한 환자에게 자동으로 전기충격을 줄 수 있는 자동심장충격기를 구비하여야 한다.

ㄹ. 순환유지기구

환자의 순환 유지를 위해 정맥주사세트(수액연결선, 3방향 수액밸브, 수액연장선, 정맥주사바늘 등)를 구비해야 한다.

ㅁ. 외상처치 기구

외상처치 기구로는 긴척추고정판, 구출고정장치 부목,

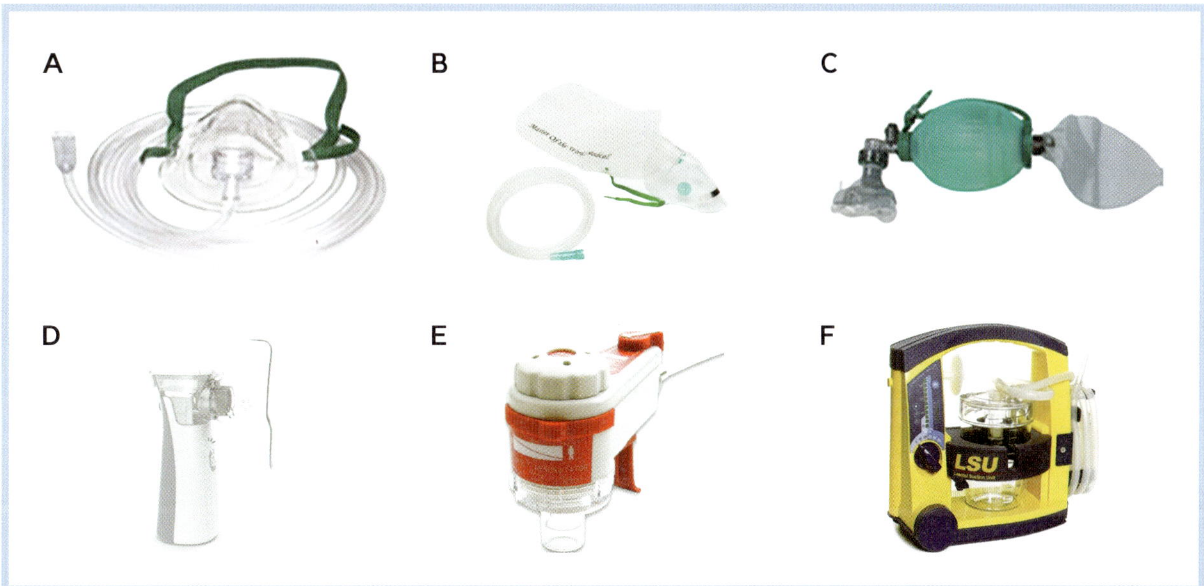

그림 10-6
호흡유지장비 예시. **A.** 단순 안면마스크, **B.** 비재호흡마스크, **C.** 백밸브마스크, **D.** 의료용 분무기, **E.** 자동식 산소소생기, **F.** 전동식 의료용 흡인기.

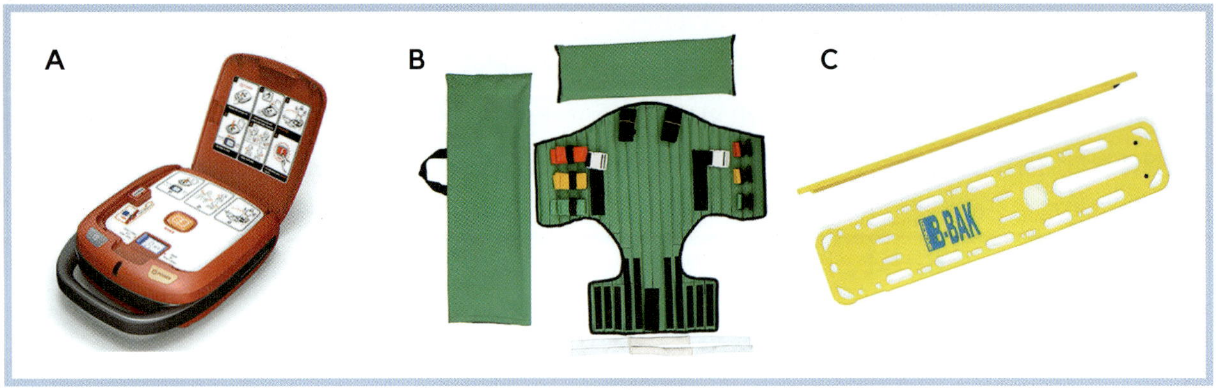

그림 10-7
응급처치장비 예시. **A.** 자동심장충격기, **B.** 구출고정장치, **C.** 긴척추고정판.

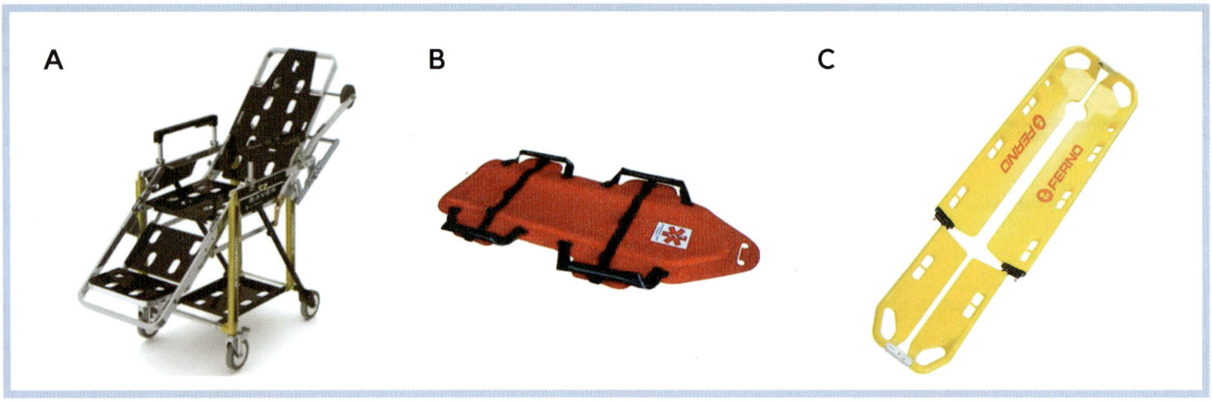

그림 10-8
환자 운반장비 예시. **A.** 차량용 주들것, **B.** 가변형 들것, **C.** 분리형 들것.

골반고정대, 지혈대, 구급장비 가방 등을 구비해야 한다.

ㅂ. 기타 응급처치장비

현장에서 발생하는 분만에 대비할 수 있도록 분만처치용품(분만세트)을 구비해야 한다. 분만세트에는 신생아의 분만을 보조할 수 있도록 기저귀, 보온용 모포, 방수포, 탯줄 가위, 일회용 캘리, 흡인용 스포이드, 겉싸개, 멸균거즈 탈지면 등이 포함되어 있어 응급분만에 대비할 수 있는 장비를 말하며 세트로 구성되어 있다.

③ 환자운반장비(그림 10-8)

환자운반장비는 차량용 주들 것, 가변형 들것, 분리형 들것이 있다.

④ 구급의약품 및 소독제

구급차량 내에는 니트로글리세린(설하용), 흡입용 기관지 확장제, 수액용 포도당(5%, 10%, 50%), 수액용 생리식염수, 플라즈마솔루션 또는 하트만 용액, 비마약성 진통제, 항히스타민제, 에피네프린, 아미오다론을 필수로 적재하여야 하며, 소독제로는 포비돈, 클로로헥시딘, 에탄올, 세척용 생리식염수, 멸균증류수, 과산화수소, 차아염소산 나트륨을 필수 적재하여야 한다.

⑤ 구급차의 통신장비

구급차에는 의료 전용 주파수를 사용할 수 있는 무전기를 구비 하여야 한다. 다만, 119구급대 구급차에 장착된 무전기는 소방용 전파지정기준에 의한 전파를 사용할 수 있는 경우 구급차 무전기에 갈음되어 운영되고 있다. 운전요원과 및 환자실의 응급의료종사자가 동시에 사용할 수 있도록 설치하여야 하며, 응급의료지원센터 및 응급의료기관과 항상 교신될 수 있는 상태를 유지하여야 한다, 그러나 현재까지 국내에서는 의료전용 주파수를 갖추고 있지 않아 이 경우 구급차에 휴대전화를 보유한 경우 통신장비를 갖춘 것으로 갈음하고 있다. 2014년 4월 16일 세월호 참사 이후 재난 통신체계의 일원화를 위해 경찰, 소방, 권역응급의료센터 등 재난관련기관에 LTE 통신망을 이용한 PS-LTE 단말기를 배부하여 재난상황 발생 시 각 재난관련기관이 참여할 수 있는 재난안전통신망이 구축되어 있다. 추가적으로 소방 구급차에는 운전원과 환자실의 응급의료종사자가 상호 교신할 수 있도록 내부 인터폰이 포함되어 있다.

⑥ 기타 구급차 내부 장비

ㄱ. 영상정보처리기기(내부용)

구급차량 내 영상정보 처리기기(CCTV)는 일반 카메라 기능으로 차량에 일정 이상의 충격이 발생하면 사고 전후의 동영상을 기록하는 장치(블랙박스)와 구급차 내부에 설치되어 사람 또는 사물의 영상 등을 촬영하거나 이를 유·무선망을 통하여 전송하는 장치인 영상정보처리기기(CCTV) 두 종류로 구분할 수 있다. 이러한 영상정보 처리기기는 교통사고 증거수집이나 범죄의 입증 또는 예방 외의 용도로는 사용할 수 없으며, 영상기록은 1개월간 보존하고 1개월 경과 시에는 지체 없이 파기해야 한다. 또한 용도외의 사용을 금지하기 위해 녹음기능은 사용 할 수 없도록 하며, 개인정보 보호법 시행령 제24조에 따라 설치 목적 및 장소, 촬영 범위 및 시간, 관리책임자의 성명 및 연락처 등이 기재된 설치 사실에 대한 안내판을 설치하여야 한다.

○ 구급차 영상정보처리기기 운영지침(응급의료법 시행규칙 별표 16의2)

1) 구급차 운용자는 영상정보처리기기를 응급처치의 내용을 파악할 수 있는 적절한 위치와 각도로 환자실에 설치하여야 하고 임의로 변경이 불가능하도록 하며, 녹음기능은 사용할 수 없다.
2) 구급차 영상정보처리기기는 이송 중인 환자(이송을 돕기 위하여 환자와 탑승한 보호자 등을 포함한다. 이하 같다) 및 환자에게 응급처치를 제공하고 있는 응급의료종사자 등에 대한 영상정보를 수집한다.
3) 구급차 운용자는 구급차 운행 시 영상정보처리기기가 항상 작동하도록 하여야 하며 임의로 차량 내 조명이나 영상정보처리기기의 전원을 끄는 등 영상정보 수집을 방해하는 행위를 해서는 아니 된다.
4) 구급차 운용자는 환자 등 구급차 이용자에게 서면으로 영상정보 수집 동의 여부를 확인하여야 한다. 다만, 환자 등이 의사표시를 할 수 없는 상태에 있는 경우에는 그러하지 아니하다.
5) 구급차 영상정보처리기기에 의하여 수집된 영상정보는 1개월간 보관한다.
6) 구급차 운용자는 환자 또는 보호자가 쉽게 알아볼 수 있도록 환자실내에 「개인정보 보호법 시행령」 제24조에 따라 설치 목적 및 장소, 촬영 범위 및 시간, 관리책임자의 성명 및 연락처, 영상정보처리기기 설치·운영을 위탁한 경우 수탁관리자 성명(또는 직책)·업체명 및 연락처 등이 기재된 영상정보처리기기 설치사실에 대한 안내판을 설치하여야 한다.
7) 구급차 운용자는 영상정보처리기기 운영·관리 방침을 수립하고 이를 해당 기관의 인터넷 홈페이지 등에 게재하여 정보주체에게 공개하여야 한다.
8) 구급차 운용자는 구급차 영상정보처리에 관한 업무를 총괄하여 책임질 구급차 영상정보 관리책임자를 지정하여야 하며, 지정된 관리책임자 외의 자는 개인정보보호법령에서 정하는 바에 따라 임의로 이를 열람할 수 없다.
9) 구급차 운용자는 법률에서 정하는 등 특별한 경우를 제외하고 수집된 영상 정보를 목적 외로 이용하거나 제3자에게 제공할 수 없다.
10) 구급차 운용자는 영상정보가 분실·도난·유출·변조 또는 훼손되지 아니하도록 안전성 확보에 필요한 조치를 강구하여야 한다.
11) 이 규칙에서 정한 것 외에 구급차 영상정보와 관련된 사항은 개인정보 보호법령에서 정하는 바에 따른다.

ㄴ. 웨어러블 카메라

웨어러블 캠은 119구급대원의 폭행을 예방하고, 폭행 발생 시 채증의 목적, 교통사고 등 안전사고가 우려되는 장소 또는 도로 등의 재난현장에서 119구급대원의 안전 확보를 위해 필요한 경우, 피녹화자로부터 녹화 요청 또는 동의를 얻은 경우에만 사용할 수 있으며, 제복 이외의 복장으로 사용해서는 안 된다. 또한 녹화 시 시작 및 종료 사실을 환자 및 보호자에게 고지하여야 한다.

ㄷ. 폭행상황 자동경보·신고 및 운행방향 표시장치

지속적으로 구급대원 폭행 사고가 발생하고 있어 이를 예방하기 위해 모든 구급차량에는 폭행상황 자동경보 및 신고장치를 의무적으로 장착해야 하며 휴대폰 어플리케이션과 연동된 시스템이 있어 폭행상황이 발생하는 경우 버튼을 누르면 경고음과 함께 즉시 경찰 등으로 신고되는 시스템을 갖추고 있다. 또한 구급차량 환자실 내 탑승한 주 처치자가 차량의 이동 방향을 예측할 수 있도록 비상등으로 주행 방향을 표시하는 시스템을 마련하여 폭행 및 사고 발생을 예방하기 위해 노력하고 있다.

ㄹ. 차량 운행기록장치

자동차의 속도, 위치, 방위각, 가속도, 주행거리 및 교통사고 상황 등을 기록하는 자동차의 부속장치 중 하나인 전자식 기록장치로 모든 구급차에 의무적으로 설치해야 하는 장비이다. 운행기록장치의 기록은 최소 6개월간 보관하여야 하며, 위치추적장치, 메모리, 이동식 저장장치 또는 유선 인터페이스, 운행상태 확인 장치, 보안장치 등이 부수적으로 포함되어 있다.

ㅁ. 구급차 요금 미터장치

무상으로 제공되는 119구급차, 보건소 구급차와 달리 민간에서 운영하는 구급차는 유상으로 이용되며, 이 경우 구급차의 이동거리를 측정하여 금액으로 표시하는 장치인 구급차 요금미터 장치를 설치해야 한다. 장치의 부착 대상은 의료기관(다만, 의료기관 중 「의료법」 제35조에 따라 개설된 부속 의료기관이 운용하는 구급차의 경우에는 장착하지 아니할 수 있음), 응급환자이송업, 응급환자 이송 목적의 비영리법인이며 국가 및 지자체 등 다른 법령에 의해 구급차를 두는 마사회 등은 장착하지 않아도 된다.

(3) 선택구급장비

① 환자 평가 장비

ㄱ. 일산화탄소 및 메트헤모글로빈 측정장비

동맥 내 산소와 결합한 헤모글로빈(SpO$_2$), 맥박수(PR), 총 헤모글로빈 농도(SpHb), 일산화탄소와 결합 한 헤모글로빈 포화도(SpCO), 메트 헤모글로빈 포화도(SpMet)를 측

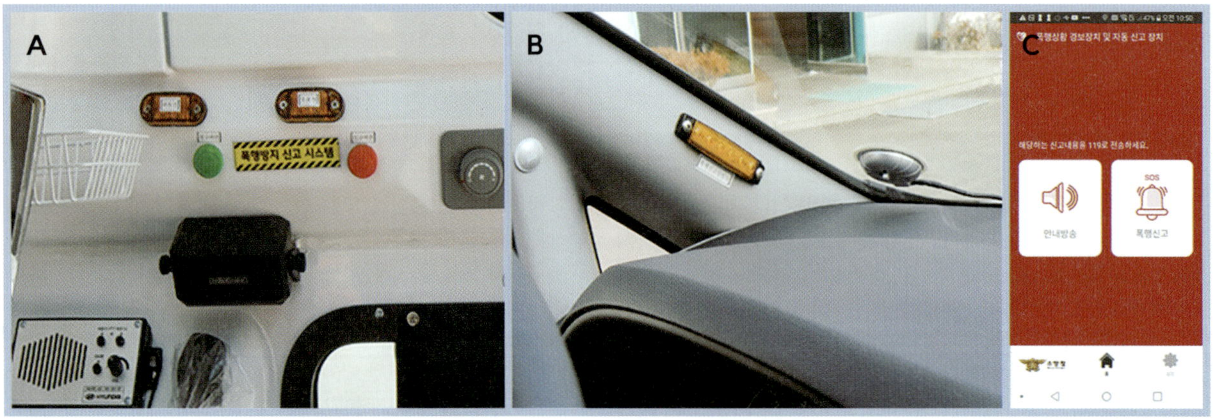

그림 10-9
폭행상황 자동경보·신고 및 운행방향표시장치. **A.** 폭행 경고 버튼I(좌)/자동신고 버튼II(우), **B.** 운전실 경고등 ※ 환자실에서 버튼 누를 시 점멸, **C.** 핸드폰 어플을 통한 경고 방송 및 자동 신고 가능.

표 10-3
일산화탄소와 메트헤모글로빈의 감별진단

일산화탄소 포화도(SpCO)		메트헤모글로빈(SpMET)	
0~2%	비흡연자에서 정상	0~3%	정상
3~4%	흡연자에서 정상	3~5%	일산화탄소 포화도 고려
5~10%	경미한 두통(지각·운동능력 저하)	5~15%	일산화탄소 포화도에 따른 처치
10~20%	두통 동반한 호흡곤란, 피로감	15~20%	청색증
20~30%	심한 두통, 오심, 구토, 현기증	20~45%	심한 청색증, 호흡곤란, 오심 등
30~40%	극심한 두통, 어지럼증, 판단저하	45~55%	기면, 현기증, 혼미
40~50%	빈맥 동반한 실신, 정신이상	55~70%	순환부전, 부정맥, 발작, 혼수
50~60%	발작, 쇼크, 무호흡, 혼수 등	70% 이상	사망에 이를 수 있는 단계

* 일산화탄소 포화도가 5%를 초과하는 경우 메트헤모글로빈을 항상 확인한다.

정하는 장비로 화재현장이나 연탄불에 의한 자살 등 고압산소치료가 필요한 환자를 감별하는 데 유용하게 사용되는 장비이다.

ㄴ. 소아신장측정기(Broslow Tape)

응급상황에서 소아의 신장을 측정하여 사용 장비의 크기 또는 약물량을 확인할 수 있는 장비로, 색상별로 소아의 체중 구간이 나뉘어져 있으며, 소아 신장에 따른 체중

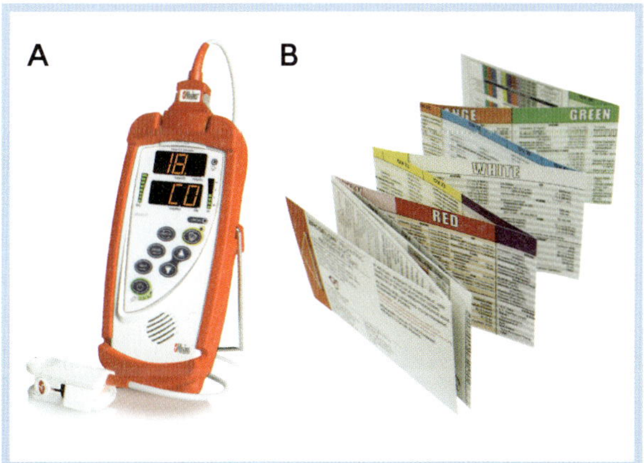

그림 10-10
선택장비 중 환자평가장비 예시. **A.** 일산화탄소 및 메트헤모글로빈 측정기, **B.** 소아 신장 측정기.

분석과 사용 장비, 약물 투여량 등을 확인할 수 있는 장비이다. 국내 병원전 단계에서는 약물 사용의 한계 등으로 잘 사용되지 않는 장비이다.

② 기도확보 장비

ㄱ. 비디오 후두경

환자의 기도확보 및 기도처치 시 모니터 화면을 통해 기도상태를 육안으로 확인하며 안전하고 신속하게 튜브삽관과 기도처치를 시행할 수 있도록 제작된 장비이다. 전통적인 후두경을 이용한 기관내 삽관 시에는 직접 성문을 확인 후 삽관이 가능하고, 경추 손상 의심환자에서 경추보호대를 착용한 환자에게 경추보호대 제거 후 삽관이 가능 했으나 비디오 후두경 보급 후 모니터로 성문을 확인 할 수 있게 되었으며, 경추보호대 제거 없이도 기관내 삽관이 가능하게 되었다. 일부 장비에서는 후두경 날(블레이드)에 가이드가 부착되어 있어, 탐침(스타일렛)이 없이도 삽관이 가능하도록 제작된 제품도 있다.

ㄴ. 기도삽관 유도기

기도삽관 유도기는 기관내 삽관 시 튜브의 삽입을 원활하게 하기 위한 1회용 기도삽관 보조장비이다. 후두

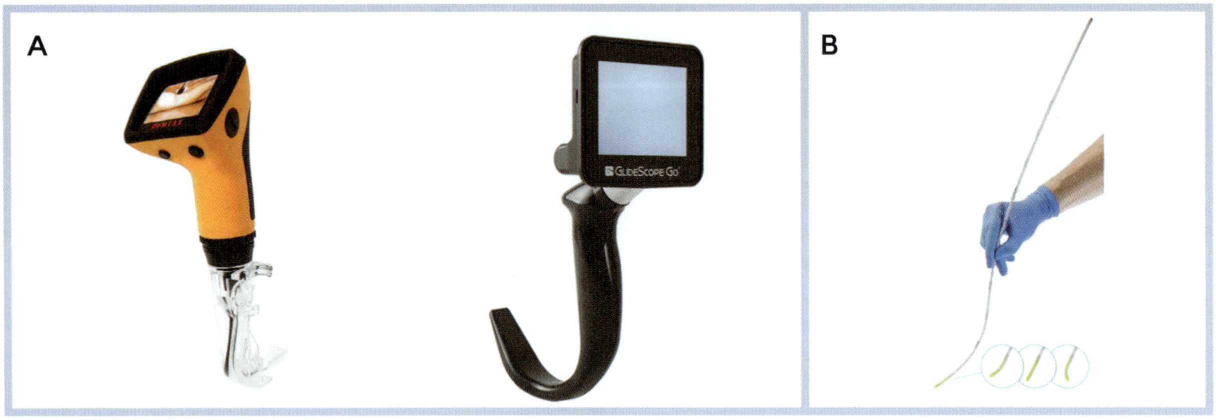

그림 10-11
선택구급장비 중 기도확보장비 예시. **A.** 비디오 후두경 , **B.** 기도삽관 유도기.

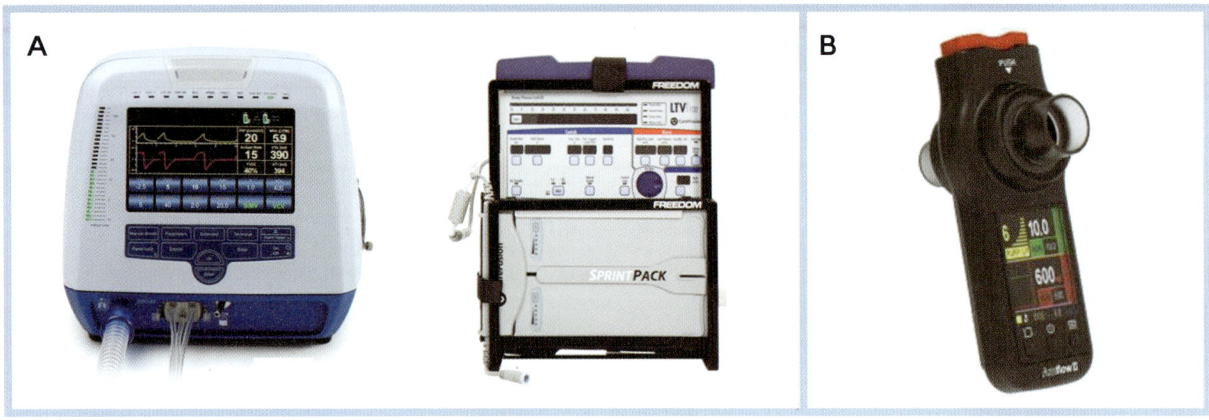

그림 10-12
선택구급장비 중 호흡유지장비 예시. **A.** 휴대용 인공호흡기, **B.** 호흡량 측정기.

경을 이용하여 기도삽관 튜브의 삽관 시 우선 삽입시켜 후두가 협착되는 것을 방지하고, 협착된 후두를 확장시킬 목적으로 사용한다. 실리콘 재질로 제작되며 기도삽관 유도기 위로 기도삽관 튜브를 통과시켜 어려운 기도(difficult airway) 상황에서 신속하고 정확하게 삽관을 할 수 있도록 도와준다.

③ 호흡유지 장비

ㄱ. 휴대용 인공호흡기

일정량의 산소를 포함하는 호흡가스를 환자에게 공급하며, 호흡이 충분하지 않은(respiratory Insufficiency) 환자나 폐쇄성수면무호흡증 환자 등의 치료를 목적으로 삽관 및 비삽관식 환기법을 적용하여 호흡을 보조해 주는 장비이다. 고압, 저압, 분당 최소환기량 및 무호흡에 대한 정보를 감지하여 경보를 울리며, 호흡 수, 흡기시간, 1회 환기량(tidal volume), 흡기 압력, 호기말 양압환기, 지속양압 환기 등을 조절할 수 있다.

ㄴ. 호흡량 측정기

수동식 인공호흡기(Back valve mask) 사용 시 적절한 호흡량과 호흡 빠르기를 유지할 수 있도록 실시간으로 호흡량과 호흡 빈도수를 표시해 주는 장치이다. 1회 호흡량, 호흡 주기, 호흡량 실시간 그래프, 분당 호흡수 등을 화면에 표시하여 과환기를 방지할 수 있도록 보조해 주

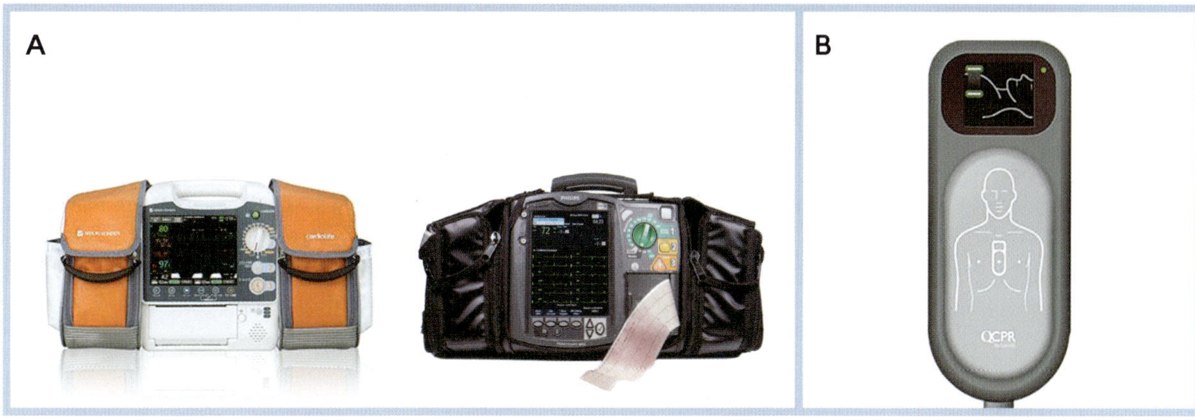

그림 10-13
선택구급장비 중 고급형 자동심장충격기, 가슴압박 품질측정기 예시. **A.** 고급형 자동심장충격기, **B.** 가슴압박 품질 측정기.

는 장비이다.

④ 심장박동 회복장비

ㄱ. 고급형 자동심장충격기

심혈관계 응급환자나 심정지환자에게 적용되는 장비로, 기존의 자동심장충격기가 심장정지환자에게 전기충격을 줄 수 있었던 것과는 달리, 자동심장충격기의 기능과 자동 혈압측정(NIBP), 맥박산소측정기(SpO_2), 호기말 이산화탄소 분압 측정($ETCO_2$), 12유도 심전도를 추가적으로 장착한 장비이다.

ㄴ. 가슴압박 품질측정기

심장정지환자의 심폐소생술 시행 시 정확한 흉부압박을 모니터링 하고 피드백을 받을 수 있도록 제작된 장비이다. 심장정지환자의 가슴압박 부위에 올려놓고 장비 위를 눌러서 압박하는 방식으로 실시간 환류가 가능하며, 흉부압박 깊이, 속도, 압박 중단시간 등이 화면에 표시된다. 교육용으로 많이 사용되고 있었으나,. 최근에는 실제 환자에게 적용하여 모니터링하는 지역이 늘고 있는 추세이다.

ㄷ. 기계식 가슴압박장치(그림 10-14)

사람에 의한 심폐소생술에서 가슴압박을 기계로 대체

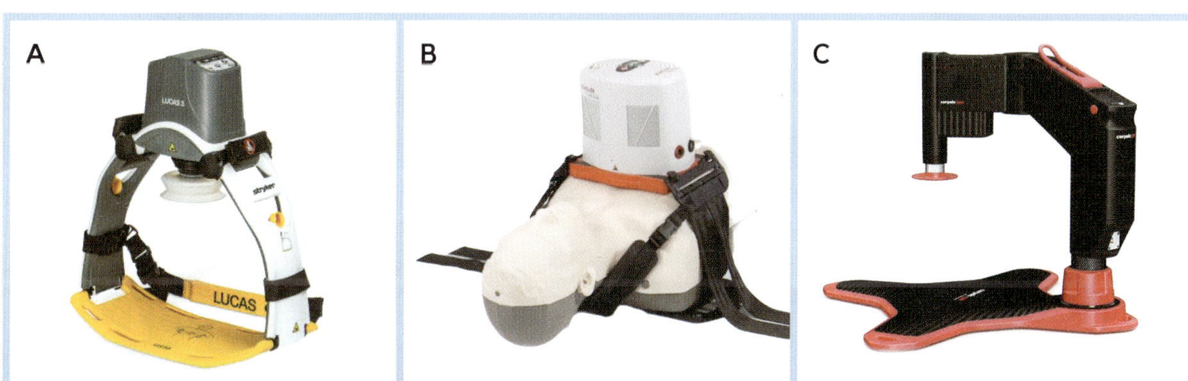

그림 10-14
선택구급장비 중 기계식가슴압박장치 예시. **A.** 루카스, **B.** 이지펄스, **C.** 코펄스 CPR.

할 수 있도록, 자동으로 가슴압박을 시행하는 장비이다. 심폐소생술에서 가슴압박은 시간이 경과할수록 피로도가 증가되어 고품질의 가슴압박을 제공할 가능성이 떨어지며, 좁은 복도, 계단, 구급차 내부와 같은 환경에서 시행되는 가슴압박은 심폐소생술의 효율을 크게 감소시킬 수 있다. 이러한 대안으로 구급차량에 보급되는 장비이다. 가슴압박의 기전은 크게 2가지로 구분되며, 심장압박(chest compression) 이론과 흉곽펌프(thoracic pump) 이론으로 구분되며, 심장압박 이론은 심장을 직접 압박하여 뇌와 폐로 혈류 유발하는 방식이고, 흉곽펌프이론은 흉부압박으로 흉곽 내 압력을 증가시켜 흉곽 내 심장과 혈관에 있는 혈류를 다른 장기로 이동시키는 원리를 말하며, 기계식 가슴압박장치는 이러한 두 가지 이론을 모방하여 제작된 장비이다.

⑤ 기타 선택구급장비

ㄱ. 전동식 주들것

배터리로 구동되는 유압 리프트 시스템이 탑재되어 있어 환자를 구급차에 싣고 내릴 수 있는 장비이다. 기존의 주들것 사용 시 환자의 이동, 구급타 탑승 시 응급의료종사자의 척추에 상당한 부하로 척추손상이 많아지고 있어 척추손상 방지를 위한 대체장비로 제작되었다. 그러나, 구급차량의 적재를 위해 별도의 레일이 필요하고, 엘리베이터 등 협소한 공간에서 이동에 제한이 있다.

ㄴ. 계단 이송용 들것

계단이 많은 곳 또는 고층건물의 비상계단으로 탈출할 때, 아파트나 소형주택 등에서 계단으로 환자를 이송할 때 구급대원 한사람이 편리하고 안전하게 사용할 수 있는 들것이다. 계단을 내려갈 때 환자의 몸무게에 따라 자동으로 제동이 되어 일정한 속도로 미끄러지듯 내려갈 수 있도록 하단에 레일이 설치되어 있다.

ㄷ. 영아 이송장치

내부에 충격을 흡수할 수 있는 완충장치를 부착한 형태로 안전한 방법으로 영아 및 신생아를 이송하기 위한 장치이다. 이동 중 사고나 외부 충격에도 견딜 수 있도록 견고하게 제작되었으며, 진공 매트리스를 바닥에 설치하여 보온유지와 이동 중 영아나 신생아에게 가해지는 충격을 최소화할 수 있다.

ㄹ. 음압형 환자이송장비(그림 10-16)

감염병 환자 또는 감염병 의심환자 이송 시 내부를 음압상태로 격리하여 이송할 수 있도록 고안된 수동식 환자 운반기이다. 배터리로 내부에 음압을 유지하여 외부의 오염된 공기가 내부로 유입되는 것을 방지하며 음압필터를 통해 여과된 공기를 외부로 배출시켜 감염이 전파되는 것을 방지할 수 있다.

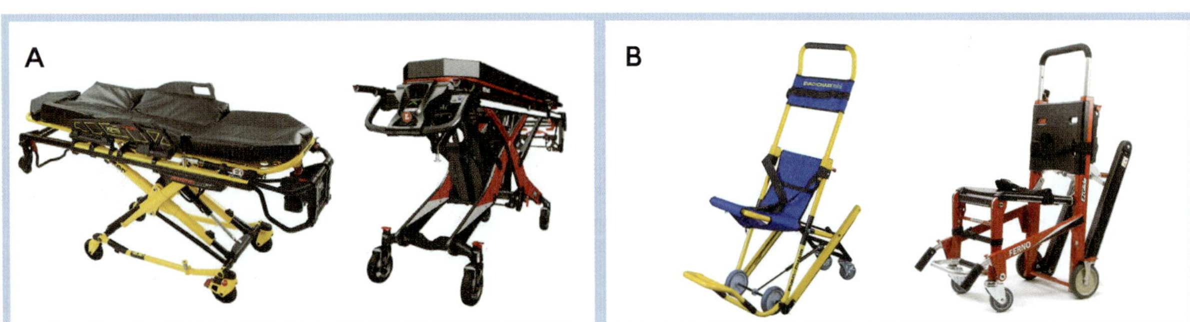

그림 10-15
선택구급장비 중 전동식 주들것, 계단 이송용 들것 예시. **A.** 전동식 주들것, **B.** 계단 이송용 들것.

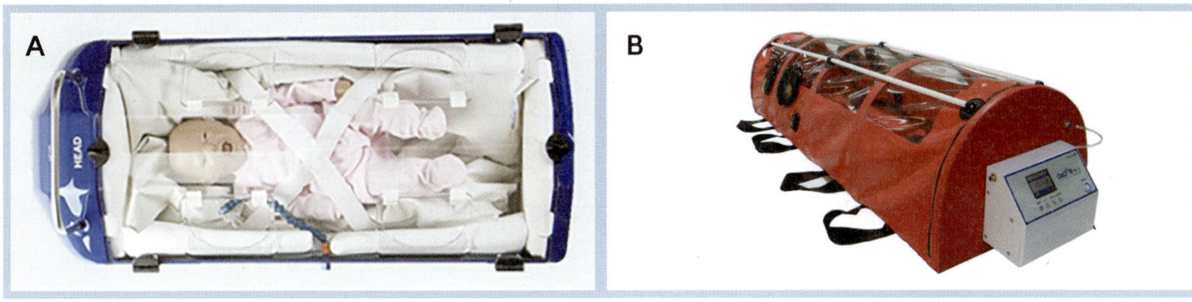

그림 10-16
선택구급장비 중 영아이송장치 및 음압형 환자이송장비 예시. **A.** 영아 이송장치, **B.** 음압형 환자이송장비.

3 구급차의 운용 및 관리기준

1) 구급차의 운용 신고와 통보

구급차를 운영할 수 있는 운영 주체에서는 응급의료에 관한 법령에서 정하는 바에 따른 구급차의 기준과 필요한 인력과 장비를 갖춘 후, 국가 및 지방자치단체는 "통보", 의료기관이나 다른 법령에 의해 구급차를 운용하는 자는 "신고"를 하여야 하며, 응급환자 이송업에 종사하는 사람은 허가받은 구급차에 대해 "허가증"을 발급 받아야 하며, 허가 및 신고 후 운용이 가능하다.

(1) 신고(통보) 절차

국가 및 지방자치단체에서 운영하는 구급차, 의료기관, 다른 법령에 의해 구급차를 운용하는 자, 응급환자 이송업자 등은 자동차 등록 후 10일 이내(응급환자 이송업의 경우 허가 후 10일 이내)에 자동차 등록증상의 "사용 본거지"의 보건소에 신고 또는 통보를 하여야 하며 처리 절차는 그림 10-17과 같다.

보건소 담당자는 구급차 신고 문의가 들어온 경우 지침 및 점검표를 배부, 사전 준비를 진행하고 신고서 등이 제출되면 보건소 담당자가 점검 구급차를 직접 점검하도록 하고, 의료장비 적정성에 대한 판단이 어려운 경우 응급의료지원센터 인력 등을 동반하여 점검할 수 있다. 의료장비에 대한 적정성 판단은 기능을 위주로 판단하며, 의료장비 돌려쓰기, 점검용 임시 대여 등을 금지하기 위한 조치를 하여야 한다.

신고된 구급차를 운용하는 자가 구급차의 운용 본거지 변경, 소유자변경, 구급차 구분(일반 ↔ 특수)의 변경, 단순

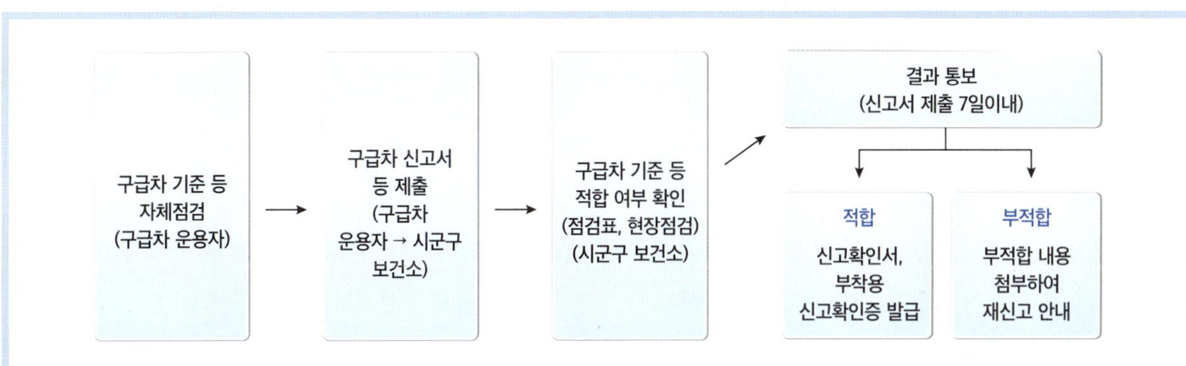

그림 10-17
신고(통보) 절차.

상호변경의 사항이 발생한 경우 변경 사항이 발생한 날부터 10일 이내 사용본거지의 보건소에 변경신고를 하여야 한다, 또한 신고(통보) 확인서 발급 후 헐어서 못 쓰게 된 경우나 분실한 경우에는 신고 확인서를 재발급 받아야 한다. 신고 확인서를 분실한 경우에는 사유서를 첨부하여 재발급 신청을 해야 한다.

(2) 구급차 말소 신고

구급차 등의 운용자가 「자동차관리법」 제13조에 따라 자동차 등록이 말소된 경우, 응급의료법 제46조의2에 따른 운행 연한 또는 운행거리가 초과 된 경우에는 기존 구급차를 신고한 발급기관에 말소사항이 발생한 날부터 10일 이내에 자동차 등록증, 구급차 등의 운용 말소 통보(신고)서, 운용 통보(신고) 확인증, 부착용 통보(신고)확인증, 자동차 등록증 사본을 구비하여 말소 처리를 하여야 한다.

2) 구급차량의 관리 기준

모든 응급환자 이송 시엔 이송시작 전 반드시 체온 및 혈압, 맥박을 측정하고, 감염환자로 의심되는 경우에는 마스크 착용 등 적절한 종사자 보호조치를 취해야 하며, 신종감염병 등이 의심될 경우 이송 시작 전 반드시 관할 보건소에 환자 및 보호자 보호조치 사항에 대한 확인 후 지시에 따라야 한다.

(1) 구급차 및 의료장비의 소독

구급차의 소독은 주 1회 이상 실시한다. 낮은 수준의 소독제(low-level disinfectant)* 나 이를 함유한 환경, 소독용 티슈 등을 이용해 환자와 접촉가능성이 있는 구급차 내부 표면(침상, 문손잡이, 조명 스위치를 비롯한 전체 내부) 및 의료장비(환자접촉면 및 사용자 손잡이를 중심으로)들을 깨끗하게 소독 후 잘 말려야 한다. 일부 의료장비의 경우 부식될 우려가 있어, 반드시 내장재, 장비특성과 소독제의 특성을 확인한 후 적절한 소독제를 골라 시행해야 한다. 또한 소독제는 식약처의 허가를 받은 제품만을 사용하여야 한다.

환자의 혈액 등으로 오염된 표면 및 바닥은 1회용 장갑 등을 착용하고 중간 수준 소독제*(intermediate-level disinfectant)를 이용해 제품별 기준에 따라 희석하여 세척을 시행한다. 또한 환자의 침상에 린넨 등을 사용하는 경우에는 깨끗하게 세탁 또는 소독된 린넨을 사용하고, 한 명 환자 사용 후에는 반드시 새 것 또는 세탁된 것으로 교체해야 한다.

구급차의 의료장비는 사용 후 1회용 기구 등은 폐기 또는 소각하는 것이 원칙이며, 그 외 재사용 장비의 소독은 장비 제조사의 소독기준에 따르는 것을 원칙으로 한다. 의료장비의 환자접촉면 및 사용자 손잡이 등은 낮은 수준 소독제나 이러한 성분을 함유한 환경소독용 티슈 등을 이용해 사용 후 즉시 소독한다.

(2) 구조 장비의 확보

구급차에는 긴급상황에서 사용이 가능한 아래의 구조 출동장비를 구비해야 한다.

- 비상등: 비상시 사용 가능한 휴대용 조명기구 등
- 신호탄: 섬광 신호탄 등 반드시 화약류로 구매하지 않아도 됨
- 소화기
- 보온포

(3) 구급차의 차량관리

구급차와 구급차의 장비는 항상 사용 가능한 상태를 유지해야 하며, 연료 최대 주입량의 4분의 1 이상을 항상 유지해야 하며, 연 1회 자동차 정기점검을 받아야 한다. 구급차량에 대한 책임보험 및 종합보험에 가입하고, 구급차량 운행 시에는 운행기록 대장을 비치, 작성하여 3년간 구급차량의 운용자가 보관하여야 한다.

* 10분 이내에 대부분의 영양성 세균과 일부 진균과 바이러스를 제거할 수 있으나 결핵균과 아포는 사멸시키지 못하는 소독제로 1:500으로 희석한 차아염소산나트륨[sodium hypochlorite, 속칭 락스류], 4급 암모늄염 제제[염화벤잘코늄 등], 70~90% 알코올 제제[ethanol/isopropanol], 아이오도퍼 소독제 등을 말한다.

3) 구급차량의 운행 절차

(1) 출동 대기 중인 경우

출동 대기 중인 경우에는 출동에 대비하여 구급 장비, 차량, 통신장비, 소모품 및 의약품을 점검하여 항상 사용할 수 있도록 준비하고, 응급처치 제공 수행 능력을 향상하기 위한 장비 및 응급처치 술기 훈련을 시행한다. 또한 감염관리 물품들의 유효기간 확인 등 구급차량 및 일일점검, 주간점검을 실시하고 구급차량은 항상 청결한 상태로 유지한다.

(2) 출동 중인 경우

119종합상황실로부터 출동 지령을 받은 경우 구급차량에 탑승하여 경광등 및 통신장비를 켜고, 안전하게 차고를 탈출하면서 무전통신기와 지령단말기로 출발했음을 상황실에 알린다. 만약, 귀소 중에 유·무선으로 출동 지령을 받은 경우, 환자 발생위치를 확인 후 출동하면서 유·무선으로 출발 확인을 상황실에 알린다.

구급차량 출발 시 구급차량의 사이렌을 울리면서 이동하되, 안전운전에 최우선을 둔다. 신고자와의 통화로 정확한 위치와 환자의 상태를 다시 확인 하면서 개인보호장비 및 응급처치 장비를 준비한다. 사고 또는 교통정체 등으로 도착시간이 지연될 경우 상황실을 통해 현장 상황을 통보해야 한다. 또한 심폐소생술 등 즉각적인 응급처치가 필요한 경우에는 119구급상황관리센터 또는 출동 중인 구급대에서 신고자에게 적절한 응급처치 방법 등을 안내해야 한다. 구급대 팀의 선탑자(최선임자 중 최고 자격자)는 대원 개별적으로 임부를 부여한다.

(안전관리) 출동 시 출동로는 지리정보를 제공하는 장비 등을 활용하고, 위험이 예상되는 경우 경찰 및 추가 소방력 지원을 요청한다, 응급처치에 지장이 없는 범위 내에서 개인보호장비를 착용해야 한다.

(3) 현장 도착 시

현장에 도착하면, 현장이 안전한지 여부를 우선적으로 판단한 후 현장이 안전한 경우에만 현장으로 진입하며, 안전하지 않은 경우, 경찰 또는 펌프차 등 기타 현장관리를 할 수 있는 인력을 상황실로 요청한다. 만약, 다수사상자 발생사고 등 발생 시에는 가장먼저 현장에 도착한 구급대는 사고 상황 등을 파악하여 전체 환자발생 규모, 중증도 분류를 시행한 이후 무전통신 등을 통해 상황실에 추가 인력과 장비를 요청한다. 만약, 사상자의 수가 10명 이상인 경우에는 재난 응급의료지원팀(DMAT팀), 보건소 신속대응반을 추가적으로 요청하며 지속적인 중증도분류를 시행한다.

환자와 접촉한 경우 구급대원의 자신의 소속, 자격 등을 환자에게 설명한 후 문진 및 필요한 응급처치를 시행하며, 직접의료지도가 필요한 경우 직접 의료지도를 받아 처치를 수행하고, 의식이 없는 환자의 보호자가 없는 경우, 환자의 신원 파악을 위해 노력을 해야 한다.

환자의 상태가 위중한 경우에는 119종합상황실에 이송 가능한 병원의 정보를 확인 후 이송한다. 이 경우 응급의료에 관한 법률 제48조의2 조항에 따라 보건복지부 응급의료 종합상황판을 참고하여 병상정보를 확인 후 이송 병원의 수용 가능 여부를 판단한다. 이송시간, 거리, 환자의 중증도 등을 고려하여 항공이송 여부를 판단할 수 있다. 이송할 병원이 선정되면 유선 또는 무전을 통해 환자의 정보를 사전에 통보하며, 병원에 도착하면 중증도분류구역 내에 대기 중인 의료진에게 환자의 상태를 인계하고 출동기록지(구급활동일지)에 담당 의사의 서명을 받은 후 사본을 의료기관에 인계한다.

(안전관리) 현장의 위험요소를 확인 한 후 하차하며, 현장활동대원을 보호할 수 있도록 주차 및 정차해야 한다. 상황에 따라 구급차량 주위에 안내표지판 설치와 차량통제 요원을 확보해야 한다. 또한 차량의 노난을 방지하기 위해 엔진을 정지하고, 구급차 키를 분리한 이후 문을 잠근다. 활동 중 차량을 비워두는 경우 연락처를 비치하고, 위험이 예상되는 경우 경찰과 함께 현장으로 진입한다. 현장에서 처치한 후 이동하는 경우 환자가 추락하지 않도록 안전벨트 등을 이용하여 환자를 고정하고, 특히 들것 등에 환자의 손이 끼이는 경우가 있어 환자의 신체가 손상되지 않도록 주의하며, 야간활동 시에는 시야가 확보되도록 조명기구 등을 이용해야 한다. 악천후(우천, 폭설

등)에 대비하여 우비, 아이젠 등 개인보호장비를 확보해야 한다. 차량 문 개방 시에는 보행자 및 차량을 확인 한 후 개방하고, 구급차량에 탑승한 모든 대원은 안전벨트를 착용하여, 교통사고 발생 시 대응 할 수 있도록 해야 한다. 환자가 폭력적인 경우, 정차하여 안전확보 및 경찰에 지원을 요청하고, 필요 시 경찰의 동승을 요청한다.

(4) 귀소 중, 귀소한 경우

환자를 병원에 인계한 후, 다음 출동을 대비하여 병원을 출발하기 전에 구급차량 내 구급장비 및 소모품 등을 재정비하고, 감염성 질환자 등을 이송하여 소독이 필요한 경우, 감염관리실 등에서 차량 및 장비소독을 실시해야 하며 사전에 무전을 통해 현장 출동을 할 수 없음을 상황실에 알려야 한다. 소독이 완료되어 다음 출동이 가능할 때 무선통신 또는 기타 방법으로 상황실에 반드시 알린다. 또한 유류의 상태를 확인하여 항상 출동이 가능하도록 4분의 1 이상을 충전해 놓아야 하며, 출동기록지는 별도의 장소에 보관해야 한다. 또한 산소량이 항상 부족하지 않도록 충분히 보충해야 하며, 특이한 출동 건은 구급대장 등 지휘관 및 상황실에 신속하게 보고한다.

(안전관리) 긴급자동차 운행 특례에도 불구하고 귀소 중에는 적용을 받을 수 없어, 도로교통법을 준수하여야 하며, 탑승자 전원은 전원 전면, 측면, 후방을 경계하여 위험성 발견 시 운전원에게 통보한다. 특히 귀소 중에는 사이렌, 경광등을 작동하지 않는다.

(5) 기타 특별한 상황

- 구급요청의 거부 또는 이송 거절, 현장에 도착하였으나 신고자 또는 환자 모두를 찾을 수 없는 경우, 환자의 상태가 회복된 경우(다만 응급증상 또는 응급에 준하는 증상에 해당하는 경우에는 예외), 환자 발생이 예상되어 출동하였으나 사상자가 발생하지 않은 경우, 경찰 또는 보호자, 관계기관 등에 인계한 경우에는 현장 상황을 종료하고 귀소하여 출동기록지를 기록 유지하여야 한다.
- 사후 강직(사망 후 근육의 강직이 일어나 사망시점 그대로 관절이 고정된 것), 시반(시체의 피부에 발생한 혈액 취화현상을 말하며, 시체의 하방부에 발생), 부패, 중요한 신체(머리, 체간, 심장의 일부가 박출 등)가 분리되어 소생이 불가능한 경우에는 의료지도 요청을 받아 소생술을 유보할 수 있다.
- 범죄의 가능성이 있으나 응급환자가 발생한 경우, 구급대원의 안전이 확보 된 상황에서 응급처치를 시행하며 경찰을 요청하고, 필요시 의료지도 후 이송하되 사고 현장을 최대한 훼손하지 않도록 노력해야 한다. 단, 현장에서 구급대원의 위험성이 인지되면 즉시 경찰에 공동대응 요청하여 안전조치 후 응급처치 한다.

4 구급차 관리

1) 구급차 소독

구급차는 다양한 환자를 이송하는 과정에서 병원균이나 감염성 물질에 노출될 수 있다. 이는 다른 환자나 보호자, 구급차 탑승요원에게 전염될 가능성을 높이므로 구급차의 정기적인 소독이 필요하다.

「응급의료에 관한 법률」에서는 구급차를 주 1회 이상 소독해야 하고, 구급차에 탑재된 의료장비는 사용 후 반드시 소독해야 한다고 규정하고 있다. 구급차의 소독은 환자와 탑승요원의 안전을 위해 필수적인 과정이며, 이를 효과적이고 효율적으로 수행하기 위한 방안이 모색되어야 한다.

(1) 구급차의 소독 주기

구급차의 소독 주기는 사용 빈도, 환자 유형, 환경 조건 등 다양한 요인에 따라 달라질 수 있다. 일반적으로는 구급차가 사용된 후 즉시 소독이 이루어지는 것이 가장 이상적이다. 구급차는 주 1회 이상 반드시 소독해야 하며, 오염이 된 경우 수시로 소독이 필요하다. 감염성 질환

표 10-4
국내 119구급차의 소독 주기

주기	내용
수시	• 환자 이송 후 주요 접촉 부위 표면 소독 • 내·외부 오염 또는 감염병 환자 등의 이송 • 환자의 체액이나 혈액에 노출된 경우 등
주 1회 이상	• 구급차 및 차량 내 의료장비에 대한 정기적인 소독
월 1회 이상	• 소독업체를 통한 위탁소독

표 10-5
구급차 소독 전 일반적인 준비사항

• 소독장소 선정 • 소독제 • 소독에 사용되는 도구 • 손 위생 • 개인보호장비 착용 • 의료폐기물 처리 계획 • 환기 • 전기 안전

이 의심되는 환자를 이송한 후에도 반드시 적절한 방법으로 구급차 소독을 하여야 한다. 국내 119구급차의 소독의 주기는 다음의 표 10-4와 같다. 소독은 소독업체를 통해 위탁소독을 하거나 응급구조사(또는 구급차 탑승요원)가 자체적으로 실시할 수 있으며, 소독 내용은 근무일지 등에 상세히 기록되어야 한다.

국내 119구급대에서는 구급차량 내 병원성 세균 오염 실태 검사를 시행하기도 하는데, 구급차 내 의료장비, 주들 것, 환자 탑승실 및 운전석 내부 문 손잡이 등에서 시료를 채취하여 병원성 세균의 검출 여부를 확인한다. 황색포도상구균(MRSA), 장내구균(VRE) 등 병원성 세균이 검출되었을 경우 구급차 및 의료장비 일체를 소독(또는 멸균)한 뒤, 다시 시료를 채취하여 오염도를 재검사한 후 병원성 세균이 없음을 확인한다. 안전한 응급상황 대응을 위해 구급차 소독 및 세균 오염실태 검사는 주기적으로 시행될 필요가 있다.

(2) 구급차 소독 방법

미국 전역의 응급의료서비스(Emergency Medical Services, EMS) 제공업체를 대상으로 시행한 한 연구에 의하면 일관되지 않은 오염제거 프로토콜(protocol)은 바이러스 확산에 영향을 미치는 것으로 나타났다. 이에 미국 질병통제예방센터(Centers for Disease Control and Prevention)에서는 응급의료서비스 관련 기관이 환경 청소 및 소독 절차를 수립하고 이를 일관되고 올바르게 준수할 것을 강조하고 있다.

① 구급차 소독을 위한 일반적인 준비사항

구급차 소독을 시작하기 전에 다음의 사항을 고려해야 한다(표 10-5).

ㄱ. 소독장소 선정

소독장소는 차고 외부의 별도로 지정된 공간에서 진행한다. 실내가 아닌 실외의 장소로 개방성이 좋고 환기가 잘 되는 곳을 선정하며, 또한 외부인의 출입이 통제되고 독립된 장소에서 시행한다. 가능하다면 개인보호장비 탈의실과 의료폐기물 폐기장소가 인접한 공간에서 시행한다. 부득이하게 병원에서 구급차의 소독이 필요한 경우는 의료기관과 사전에 협의가 된 지정 장소에서 시행한다.

ㄴ. 소독제

소독제는 식품의약품안전처에 허가 또는 등록된 제품을 사용하여야 하며, 사용 전 제품의 사용 설명서를 확인하여 유해성, 유효기간, 각 제품의 사용 방법에 대한 정보를 반드시 확인한다. 구급차 내부의 시트 표면, 의료장비 표면의 특성을 고려하지 않고 소독제를 사용하는 경우는 부식될 우려가 있으므로 내장재, 장비 특성과 소독제의 특성을 확인한 후 적합한 소독제를 골라 사용해야 한다.

소독 전체 과정 중 충분히 환기를 시행하며 소독제 농도, 적용 시간 등을 준수한다. 개봉한 소독제는 오염되지 않도록 관리하며 소독제를 재보충하거나 용기를 재사용하는 것은 금지한다. 만약 소독제를 재보충하거나 용기를 재사용할 경우는 용기를 소독 또는 멸균하여 사용한다. 희석한 소독제는 가능한 한 빨리 사용한다.

ㄷ. 소독에 사용되는 도구

소독에 사용하는 도구는 가능한 일회용 또는 전용으로 사용한다. 소독 장비의 종류는 다양하므로 상황에 맞게 사용하며 일회용품이 아닌 경우 적절한 소독 시행 후 재사용한다.

ㄹ. 손 위생

구급차 소독 시 장갑을 착용하기 전에 손 위생을 수행한다. 혈액이나 체액에 오염된 물건 등을 접촉할 가능성이 있는 경우에는 장갑을 반드시 착용하고 일회용으로 사용한다. 장갑을 벗은 후에도 반드시 손 위생을 수행한다. 물 없이 사용하는 손소독제 중 알코올 성분이 포함되지 않은 제제를 정규적인 손소독제로 사용하는 것은 권장되지 않는다.

ㅁ. 개인보호장비 착용

구급차 소독 시에는 반드시 적절한 개인보호장비를 착용해야 한다. 개인보호장비의 착용은 미생물 또는 화학물질로부터 보호하는 데 필요할 뿐 아니라, 소독제로부터 발생할 수 있는 피부, 눈 및 점막의 자극을 방지할 수 있다는 점에서 중요하다.

개인보호장비에는 보호안경, 마스크, 장갑, 일회용 가운, 안면보호구 등이 포함될 수 있다(표 10-6). 구급차량 소독 전에 개인보호장비를 착용한다. 일상 소독의 경우 일회용 장갑과 마스크를 착용하며, 감염 오염 정도에 따라 일회용 방수성 가운, 보호안경, 장화를 추가로 착용한다. 소독이 종료된 후 착용했던 개인보호장비는 탈의하여 의료폐기물 전용 용기에 버린다.

ㅂ. 의료폐기물 처리 계획

국내 119구급차량에서 발생한 폐기물은 「폐기물관리법」에 근거한 의료폐기물 발생 기관에 해당하지 않아 의료폐기물에 해당하지 않는다. 하지만 국민과 구급대원의 감염 방지 차원에서 의료폐기물에 준하여 관리되고 있다. 의료폐기물을 취급하는 경우에도 적절한 개인보호장비 착용이 필요하며, 의료폐기물 전용용기는 지정된 장소에만 배치하여 관리한다.

ㅅ. 환기

소독 전·소독 중·소독 후 모든 과정에서 구급차의 모든 문을 개방하여 충분히 환기를 시행한다. 빛과 공기는 공기 중 바이러스 입자와의 싸움에서 중요한 요소로 작용할 수 있다. 미국 질병통제예방센터(CDC) 지침은 환자를 이송한 후 감염 가능성이 있는 입자를 제거하고 충분한 공기 교환을 위해 구급차의 뒷문을 열어 둘 것을 권장하고 있다.

구급차를 소독하는 동안에도 환기가 필요한 이유는 소독제의 증발 때문이다. 소독제는 휘발성이 있어 증발 과정에서 공기 중에 미세한 입자가 발생할 수 있다. 이러한 미세입자는 구급차 내부의 공기를 오염시킬 수 있으므로 환기가 필요하다. 또한 소독제 냄새를 제거하고 공기를

표 10-6
소독 준비 단계에서 필요한 개인보호장비

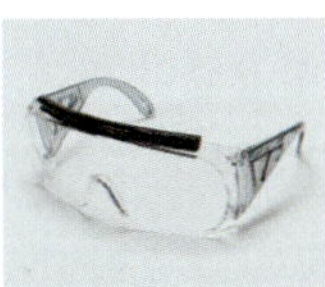		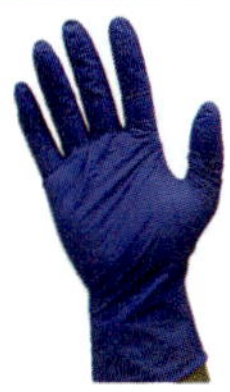	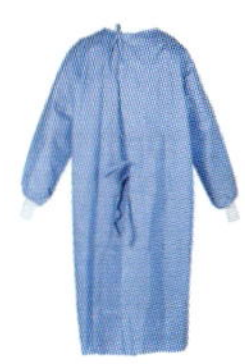	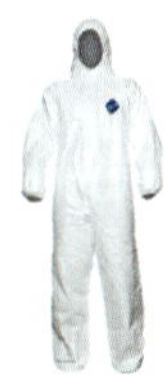	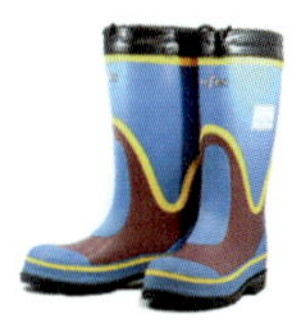	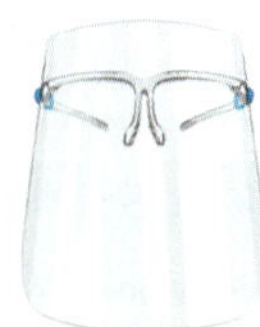
보호안경	마스크	방수성 장갑	일회용 가운		장화	안면보호구

순환시킴으로써 소독 작업자들이 편안한 환경에서 작업할 수 있도록 돕는 역할을 한다.

② 구급차 소독 시 일반사항

환자 이송 후에는 주요 접촉 부위의 표면을 소독하고, 구급차의 내부 및 외부가 오염된 경우나 감염병 환자를 이송할 때, 그리고 환자의 체액이나 혈액이 노출된 경우와 같은 상황에서는 수시로 소독장비와 소독제를 사용하여 구급차 내부를 소독한다.

소독제는 미생물의 종류, 오염 정도, 유기물의 존재, 소독제의 농도 및 접촉시간, 물리적 및 화학적 요인에 의해 영향을 받는다. 소독제는 다음과 같이 낮은 수준 소독제(low-level disinfectant), 중간 수준 소독제(intermediate-level disinfectant), 높은 수준 소독제(high-level disinfectant)로 구분될 수 있으며, 소독의 목적과 사용 환경에 따라 적절한 소독제 선택 및 사용이 필요하다(표 10-7). 해당되는 소독제의 특성은 다음의 표를 참고한다(표 10-8).

환자와 접촉 가능성이 있는 구급차 내부 표면(침상, 문손잡이, 조명 스위치를 비롯한 전체 내부)은 낮은 수준 소독제나 이를 함유한 환경소독용 티슈 등을 이용해 깨끗하게 소독한 후 말린다. 환자의 혈액 등으로 오염된 표면 및 바닥은 중간 수준 소독제를 이용해 제품별 기준에 따라 희석하여 세척을 시행한다.

환자의 침상에 린넨 등을 사용하는 경우 깨끗하게 세탁 또는 소독된 린넨을 사용하고, 한 명의 환자가 사용한 후에는 반드시 새것 또는 세탁된 것으로 교체한다. 환자를 처치하는 구역이 아닌 장소는 세제와 물을 이용하여 환경 표면을 청소하는 것이 적합하다.

③ 구급차의 세척 및 소독 단계

구급차의 세척 및 소독 단계는 소독 준비, 일차 소독, 이차 소독, 의료폐기물 관리 순으로 시행할 수 있다.

ㄱ. 소독 준비

'① 구급차 소독을 위한 일반적인 준비사항'을 따른다.

ㄴ. 일차 소독

일차 소독은 감염증상을 나타내지 않는 무증상 환자를 포함하여 표준적으로 실시한다. 환자가 이용한 공간은 표면 소독을 원칙으로 하며, 표면 소독은 에어로졸이 생성되거나 튀는 것을 방지하기 위해 표면을 닦는 방법으로 시행한다.

세척 후에는 남아있는 물기를 제거하여 소독제 사용 시 희석으로 인해 효과가 감소되지 않도록 한다. 희석된 차아염소산나트륨 등 준비된 소독제를 천(헝겊, 거즈 등)에 적신 후 오염 부위를 닦는다. 이후 깨끗한 물을 적신 천으로 다시 한번 표면을 닦는다. 금속 재질이나 전자 장비 등(구급일지 작성 단말기, 핸드폰 등)은 70% 알코올을 사용하여 소독한다.

환자의 토사물 및 혈액, 대·소변 등으로 구급차가 오

표 10-7
소독제의 구부 및 종류

소독제의 구분	구분에 따른 소독제의 종류
낮은 수준 소독제	• 10분 이내에 대부분의 영양성 세균과 일부 진균, 바이러스를 제거할 수 있으나 결핵균과 아포를 사멸시키지 못함 • 종류 : 1:500으로 희석한 차아염소산나트륨(Sodium hypochlorite, 속칭 락스류), 4급 암모늄염 제제(염화벤잘코늄 등), 70~90% 알코올 제제(Ethanol/Isopropanol), 아이오도퍼 소독제 등
중간 수준 소독제	• 세균, 바이러스, 진균과 결핵균은 죽이지만 세균 아포만 죽이지 못하는 수준의 소독제를 말함 • 종류 : 1:500으로 희석한 차아염소산나트륨(Sodium hypochlorite, 속칭 락스류), 70~90% 알코올 제제(Ethanol/Isopropanol), 아이오도퍼 소독제 등
높은 수준 소독제	• 모든 미생물과 일부 세균의 아포를 사멸함 • 종류 : Glutaaldehyde, Orthophthaladehyde(OPA), Hydrogenperoxide 등

표 10-8
소독제의 특성

염소/염소 화합물 (Chloride & Chlorine compounds)	• 액체와 고체 형태가 있으며, 액체 상태의 차아염소산나트륨(Sodium hypochlorite)이 가장 일반적으로 사용된다. • 광범위한 항균 작용이 있으며, 독성이 잔존하지 않는다. • 주로 환경 소독제로 사용되며 1:10~1:100으로 희석하여 사용한다. • 낮은 농도의 차아염소산나트륨은 표면을 신속히 청소(소독)하는 데 유용하다. • 유기물질에 의해 비활성화되기 때문에 사전 세척은 필수적이다. • 직물을 탈색 및 훼손하고 스테인리스 기구를 부식시킬 수 있다(금속제품 사용 불가). • 희석액은 밀봉하였다 하더라도 실온 방치 시 30일이면 유효 염소량이 40~50% 이상 감소한다. **사용 시 바로 희석하는 것을 권장하고 희석액의 유효기간은 24시간 이내로 한다.**
4급 암모늄염 (Quaternary ammonium compounds)	• 바닥이나 기구, 벽 등의 청소용 환경 소독제로 광범위하게 사용된다. • 세척제로는 우수하지만, 면이나 거즈를 사용하는 경우 흡수되어 살균력이 저하된다. • 유기물의 존재 하에서는 살균력이 저하되므로 환자의 배설물 등의 소독에는 부적합하다. • 지속적으로 접촉 시 피부에 자극을 줄 수 있어 피부 소독제로 권장하지 않으며 흡입으로 인한 호흡곤란 등 급성독성을 일으킬 수 있다.
알코올(Alcohol)	• 단백질로 오염된 의료기구를 통과하는 능력이 부족하고 아포를 살균할 수 없으므로 높은 수준의 소독을 해야 하는 경우는 적당하지 않다. • 세균에 대한 효과는 좋지만 세균의 아포, 원충의 난모세포, 비피막(비지질) 바이러스에 대해서는 효과가 떨어진다. • 유기물이 남아 있을 시 비활성화되기 때문에 사전 세척은 필수다. • 알코올은 탈수를 통해 단백질을 변성시켜 살균시키며 적정 농도는 60~90%이다. 증발이 쉽게 되고, 이로 인해 농도가 50% 이하로 되는 경우 살균력이 급격히 감소한다. • 인화성 물질이므로 화기를 사용 중인 실내에서는 사용을 피하고 사용 후 직사광선을 피해서 보관해야 한다.
아이오도퍼(Iodophor)	• 가장 대표적인 아이오도퍼는 포비돈 아이오다인(povidone Iodine)으로서 착색이 되지 않고 독성과 자극성이 적다. • 부식 처리되지 않은 금속을 부식시키며, 고무나 플라스틱 제품을 손상·착색시킨다. • 유기물에 의하여 살균작용이 거의 영향을 받지 않으나 낮은 농도에서는 살균력이 저하된다. • 피부 소독제로 만들어진 아이오도퍼는 물품 소독용보다 유리 요오드의 농도가 낮아 물품 소독제로는 효과가 적다. • 아이오도퍼는 적용 후 소독효과 발현은 알코올보다 느리고, 지속시간은 30분에서 6시간까지 다양하게 보고되고 있다.

염된 경우는 일차 소독은 적합하지 않으며 지정된 장소 또는 근무지 복귀한 후 소독한다.

ㄷ. 이차 소독

이차 소독이 필요한 경우는 다음과 같다(표 10-9).

이차 소독은 일반적으로 환자 이송 또는 출동이 종료된 이후에 근무지에 복귀한 후 시행한다. 2차 소독이 필요한 경우 감염이 확산하는 것을 막기 위해서 소독 지정 장소로 이동하는 과정 중 다른 장소의 경유를 금지한다.

이차 소독의 과정은 다음과 같다.

- 운전석 및 보조석은 '비오염구역', 환자 탑승 구역은 '오염구역'으로 구분하여 비오염구역에서 오염구역 순으로 소독한다.
- 소독액을 천에 적신 후 닦아내는 표면 소독 방법으로 소독한다. 압축 공기(air compressor) 방식의 장비는 감염성 물질을 에어로졸화(aerosolization) 시킬 수 있어 사용하지 않는다.
- 환자 탑승 구역 내 혈액 또는 체액으로 오염된 곳을

표 10-9
이차 소독이 필요한 경우

1. 감염병 확진자 또는 확진이 의심되어 격리실로 이송된 환자의 현장 활동이 종료된 후 2. 다량의 혈액이나 체액으로 인한 오염 등 일차 소독만으로 소독이 완전하지 않은 경우 3. 감염병 유행상황에서 별도의 지침이 있는 경우 4. 기타 응급구조사의 판단으로 추가적인 소독이 필요하다고 인정되는 경우

철저하게 청소 및 소독한다. 환자의 혈액 등으로 오염된 표면 및 바닥은 중간 수준 소독제를 이용해 제품별 기준에 따라 희석한 후 세척한다. 감염병(의심) 환자의 혈액 및 체액 오염 시 오염된 장소는 소독제가 포함된 페이퍼 타월을 이용하여 닦아낸 후 소독한다(표 10-10).

표 10-10
감염병(의심) 환자의 혈액 및 체액 오염 시 소독

소량(10 mL 미만)의 혈액이나 체액으로 구급차가 오염된 경우	• HBV(Hepatitis B virus)나 HIV(human immunodeficiency virus) 사멸력이 있는 낮은 수준의 소독제를 이용하여 혈액이나 체액이 완전히 닦이도록 한다. • 차아염소산나트륨 사용 시 1:100(소독제 원액 5% 기준)으로 희석하여 유효염소 농도를 0.05% 또는 500 ppm으로 만든다.
다량(10 mL 이상)의 혈액이나 체액으로 구급차가 오염된 경우	• 먼저 흡수성이 있는 티슈나 일회용 타월 등으로 혈액이나 체액을 흡수시켜 방수비닐에 넣어 폐기한다. 그 부위는 중간 수준 소독제를 이용하여 혈액 또는 체액이 완전히 닦이도록 한다. • 차아염소산나트륨 사용 시 1:10(소독제 원액 5% 기준)으로 희석하여 유효염소 농도를 5,000 ppm으로 만든다.

- 1:100으로 희석된 차아염소산나트륨 적신 천(거즈 등) 또는 일회용 소독 티슈를 사용하여 주들 것의 프레임을 닦아낸다.
- 충분한 소독 효과를 위해 10분 이상의 접촉시간을 가진 후 닦아낸다.
- 밀폐 수납장의 외부 표면을 소독제(1:100 차아염소산나트륨을 적신 걸레 또는 일회용 소독 티슈)를 사용하여 닦아낸다. 밀폐공간을 열어 내부를 소독하지는 않는다.
- 환자에게 사용하는 산소호흡기용 물통은 1:100으로 희석한 차아염소산나트륨에 30분간 담근 후 건조하여 사용한다.
- 환자에게 사용한 흡인기는 배액 용기를 비운다. 배액 용기는 세제로 세척 한 후 1:100으로 희석한 차아염소산나트륨에 30분간 담근 후 건조하여 사용한다.
- 마른 빗자루로 바닥을 쓰는 행위는 금지한다.
- 표면 소독 외 적절한 소독 방법이 있다면 소독장비의 여건에 따라 추가소독이 가능하다.

ㄹ. 의료폐기물 등 처리

발생한 폐기물은 의료폐기물에 준하여 폐기한다. 소독 과정에서 발생한 폐기물과 소독 중 사용한 개인보호장비로 주변을 오염시키지 않도록 주의하며, 의료폐기물을 담는 비닐은 용량의 2/3 이상으로 채우지 않고 단단히 묶어 운반한다. 주사 바늘이나 칼날, 유리 제품 등은 전용 분리 수거통에 분리하여 폐기한다.

ㅁ. 기타 물품 및 세탁물 처리

사용한 청소 장비는 폐기하거나 추가소독을 진행한다. 예를 들어, 차아염소산의 경우 1:10으로 희석한 5,000 ppm 용액에 30분 동안 담근 후 건조한다. 구급차 주들 것에 린넨 등을 사용하는 경우 깨끗하게 세탁 또는 소독된 린넨을 사용하고 환자 1인에게 사용한 후에는 반드시 새로운 또는 세탁된 린넨으로 교체해야 한다.

현장 활동 중 착용한 의복은 환자의 혈액이나 체액 등으로 오염될 수 있으며, 병원체를 전파할 위험이 있다. 따라서 의복이나 보온용 모포 등이 오염된 경우, 별도의 전용 세탁기를 사용하여 세탁 및 건조한다. 세제를 넣고 71℃ 이상에서 25분 동안 세탁하는 것이 필요하며, 이러한 과정을 거치면 대부분의 병원성 미생물이 제거된다. 혈액, 배설물, 체액, 분비물 등으로 오염된 세탁물은 일반 린넨과 별도로 세탁한다.

2) 구급차 의료장비 소독 및 멸균

환자에게 사용한 의료장비는 일회용 기구일 경우 폐기 또는 소각하고, 재사용이 필요한 장비는 장비 제조사의 소독기준에 따라 소독 또는 멸균하는 것을 원칙으로 한다.

(1) 멸균 및 소독 수준에 따른 의료장비의 구분

구급차 내 의료장비를 사용한 후, 일회용 장비는 폐기 또는 소각하며 그 외 재사용 장비는 장비 제조사의 소독기준에 따라 소독한다.

의료장비나 물품은 환자와 접촉 방법이나 감염위험에 따라 고위험 기구(critical items), 준위험 기구(semicritical items), 비위험 기구(non-critical items) 3가지로 분류된다(표 10-11). 기구의 분류에 따라 요구되는 소독 기준은 멸균에서부터 낮은 소독 수준까지 달라지기 때문에 기구별로 적절한 방법에 따라 소독되어야 한다. 무균 조직이나 혈관계에 삽입되는 기구는 환자에게 사용되기 전에 반드시 멸균 처리가 필요한 고위험 기구로 분류된다. 이에 반해 점막이나 손상된 피부에 접촉되는 기구는 준위험 기구로 분류되며, 점막에 사용되지 않고 손상이 없는 피부에 접촉되는 기구는 비위험 기구로 분류된다. 의료기구의 소독 및 멸균 과정은 다음과 같은 알고리즘을 따른다(그림 10-18).

그러나 비위험 기구로 분류되었더라도 환자의 혈액이나 분비물로 오염된 경우, 준위험 기구로 간주되어 세척과 소독이 요구되기 때문에 주의한다.

3) 구급차 관리

응급구조사는 출동에 대비하여 구급차량, 의료장비, 통신장비, 소모품 및 의약품을 점검하여 항상 사용할 수

표 10-11
멸균 및 소독 수준에 따른 구급차 의료장비

	분류	특성	구급차 의료장비 종류
1	고위험 기구 (critical items)	• 무균 조직, 혈관계에 삽입되는 기구(물품)로 세균의 아포를 포함한 어떠한 미생물이라도 존재하지 않아야 한다. • 멸균된 상태로 구매하거나 매 사용 시 멸균 처리 후 사용한다.	• 기도삽관튜브세트 • 후두마스크 • 분만처치 용품
2	준위험 기구 (semicritical items)	• 점막, 손상된 피부에 접촉되는 기구(물품)로 모든 미생물이 존재하지 않아야 하나 일부 세균의 아포는 허용된다. • 매 사용 시 높은 수준 소독 또는 멸균을 시행한다.	• 입·코인두 기도기 • 후두경세트 • 호기말이산화탄소측정기 • 백밸브마스크 • 포켓마스크 • 자동식 산소소생기 • 충전식 흡인기 • 시트 • 겸자
3	비위험 기구 (non-critical items)	• 손상이 없는 피부와 접촉하고 점막에 사용하지 않는 기구(물품)로 대부분의 영양성 세균을 사멸할 수 있는 낮은 수준의 소독을 적용한다. • 의료종사자의 손을 오염시키거나 의료기구와의 접촉을 통해 이차적으로 감염을 유발할 수 있으므로 매 환자접촉 시 또는 주기적으로 소독한다. • 비위험 기구로 분류되더라도 환자의 혈액, 토사물 등으로 인해 오염된 경우는 준위험 기구 수준의 세척과 소독이 요구되기 때문에 주의한다.	• 자동심장충격기, 심전도 감시장치, 산소포화도 측정기 • 경추보호대, 머리고정대, 긴 척추고정판, 구출고정장치 • 들것 • 부목 • 지혈대, 가방, 가위, 곡반 • 보온 모포, 보호안경, 허리보호대, 안전모, 기초인명소생가방

표 10-12
멸균 및 소독방법

	멸균	높은 수준의 소독	중간 수준의 소독	낮은 수준의 소독
대상	고위험기구	준위험기구	일부 준위험기구 및 비위험기구	비위험기구
노출 시간	각 방법 마다 ()안에 표시	20℃ 이상에서 12~30분	1분 이상	1분 이상
종류 및 방법	고열멸균 : 증기 혹은 고열의 공기 (제조업자의 권고 사항 준수, 증기멸균의 경우 3~30분)	글루타르알데히드 혼합제품 (1.12% 글루타르알데히드 + 1.93% 페놀, 3.4% 글루타르알데히드 +26% 이소프로판올 등)	에탄올 또는 이소프로판올 (70~90%)	에탄올 또는 이소프로판올 (70~90%)
	에틸렌옥사이드 가스 멸균 (제조업자의 권고사항 준수, 1~6시간의 멸균시간과 8~12시간의 공기정화 시간 필요)	0.55% 이상의 올소-프탈 알데하이드	차아염소산 나트륨 (1:500으로 희석하여 사용, 검사실이나 농축된 표본은 1:50으로 희석)	차아염소산 나트륨 (1:500으로 희석하여 사용)
	과산화수소 가스프라즈마 (제조업자의 권고사항 준수, 내관 구경에 따라 45~72분)	7.5% 과산화수소	페놀살균세정제 (제조회사 지침에 따라 희석)	페놀살균세정제 (제조회사 지침에 따라 희석)
	글루탈알데하이드 혼합제품 (1.12% 글루타르알데히드 + 1.93% 페놀, 3.4% 글루타르알데히드 + 26% 이소프로판올 등) (온도와 농도 유의, 20~25℃에서 10시간)	과산화수소/과초산 혼합제품 (7.35% 과산화수소 + 0.23% 과초산, 1% 과산화수소 + 0.08% 과초산)	아이오도퍼 살균 세정제 (제조회사 지침에 따라 희석)	아이오도퍼 살균 세정제 (제조회사 지침에 따라 희석)
	7.5% 과산화수소(6시간)	세척 후 70℃에서 30분간 습식 저온 살균	-	4급 암모늄세정제 (제조회사 지침에 따라 희석)
	0.2% 과초산 (50~56℃에서 12분)	차아염소산염(사용장소에서 전기분해로 제조된 것으로 활성 유리염소가 650~675ppm 이상 함유)	-	-
	과산화수소/과초산 혼합제품 (7.35% 과산화수소 + 0.23% 과초산, 1% 과산화수소 + 0.08% 과초산) (3~8시간)	-	-	-

있도록 준비해야 한다. 이는 「응급의료에 관한 법률 시행규칙」에서 응급구조사의 준수사항으로 규정하고 있다(표 10-15).

(1) 구급차 차량 관리

응급구조사는 구급차의 관리에 책임이 있으며, 이는 환자 안전과 응급상황 대응 능력에 직접적으로 영향을 미칠 수 있다. 출동 중에 구급차가 고장나거나 기술적인 문제가 발생하면 환자 치료가 지연될 수 있으므로 정기적인 유지보수와 점검은 반드시 시행되어야 한다. 점검을 시행한 후 기록·보고도 필요하다.

구급차의 수리가 필요한 경우는 소속 기관의 관리 부서 또는 감독자에게 즉시 통보하고 조치를 취한다. 수리가 완료된 후에도 구급차가 안전하게 운영될 수 있는지 정밀하게 점검을 시행해야 하며, 수리 내용에 대한 기록은 정확하게 관리되어야 한다.

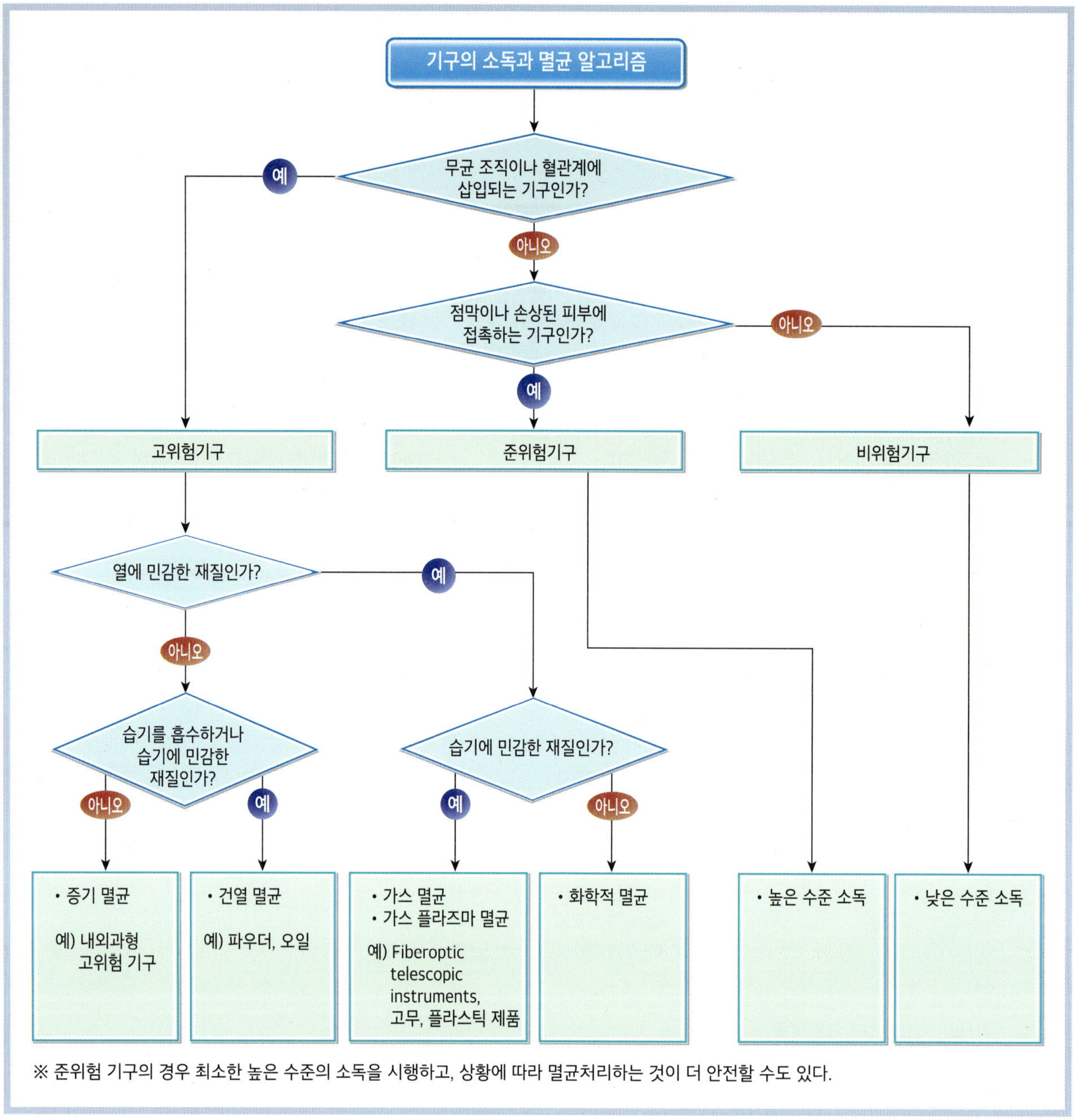

그림 10-18
의료기구의 소독 및 멸균의 알고리즘.

(2) 구급차 점검 방법

구급차의 문제를 미리 발견하고 예방하기 위해 정기적인 점검 및 유지보수가 필요하다. 이는 구급차의 모든 부품과 시스템이 제대로 작동하는지 확인하는 것을 포함한다.

- 외관이 찌그러져 있거나 도색이 벗겨져 있지 말아야 한다.
- 외부에 흙이나 먼지 등이 과도하게 묻지 않아야 한다.
- 안전하고 이동 시 쉽게 알아볼 수 있어야 한다.
- 정기적으로 일반적인 검사를 해야 하는데, 점검표를 이용하여 점검한다.

표 10-13
구급차 의료장비별 소독(멸균) 방법

	위험도			장비명	소독(멸균) 방법
	고 위험	준 위험	비 위험		
1			●	혈압계	• 혈압계손잡이, 압력게이지 표시부 및 연결선은 낮은 수준의 소독(알코올 등)을 활용하여 충분히 문질러 닦은 뒤 건조한다. • 혈압계 커프는 혈액 등 오물이 있는 경우 제조사의 권장에 따른 세탁(적합한 화학제 활용, 고온세탁 등) 후 완전히 건조한 뒤 사용한다.
2			●	체온계	• 체온계의 환자 접촉 부위 및 손잡이, 작동 버튼, 체온계 보관 통은 오염된경우 제조사의 권장에 따라 세척 후 낮은 수준의 소독을 적용한다. • 고막 체온계의 커버는 일회용으로 사용한다. 재사용이 가능한 경우 권장에 따른 소독 후 사용한다.
3			●	검안라이트	• 검안라이트의 이음새 부분에 주의하여 혈액 등으로 오염된 경우는 제조사의 권장에 따라 혈액 등을 제거한 뒤 낮은 수준의 소독을 적용한다.
4			●	청진기	• 청진기의 이음새 부분에 주의한다. 혈액 등으로 오염된 경우는 제조사의 권장에 따라 혈액 등을 제거한 뒤 낮은 수준의 소독을 적용한다. • 귀에 닿는 부분인 청진기 이어팁은 여유분(교체용)을 둬 오염이 심한 경우 새 제품으로 교체하여사용한다.
5			●	혈당측정기	• 장비의 이음새 부분 등에 주의한다. 오염된 경우는 이음새 부분에 주의하여 제조사의 권장에 따라 혈액 등을 제거한 뒤 낮은 수준의 소독을 적용한다.
6			●	산소포화도측정기 일산화탄소 및 메트헤모글로빈 측정 장비	• 측정탐침자 및 본체의 이음새 부분에 주의한다. 혈액 등으로 오염된 경우는 제조사의 권장에 따라 혈액 등을 제거한 뒤 낮은 수준의 소독을 적용한다. • 측정탐침자는 일회용 장비를 사용하며, 다회용의 경우 환자 적용 사이마다 낮은 수준의 소독을 적용한다.
7		●		호기말이산화탄소 측정기	• 일회용의 경우 반드시 1회 사용 후 폐기하며, 다회용 어댑터(adapter)의 경우 환자 적용 사이마다 멸균을 적용한다. • 혈액 등으로 오염된 경우는 제조사의 권장에 따라 세척 한 뒤 중간 수준 이상의 소독을 적용한다.
8			●	환자감시장치	• 측정탐침자 및 본체의 이음새 부분 등에 주의하여 혈액 등으로 오염된 경우는 제조사의 권장에 따라 세척 후 낮은 수준 이상의 소독을 적용한다. • 본체와 모니터 화면 및 버튼의 경우 낮은 수준의 소독을 적용한다. 혈액 등에 오염되었다면 혈액 등을 제거한 후 낮은 수준 이상의 소독을 적용한다.
9			●	소아 신장측정기	• 혈액 등으로 오염된 경우는 오염물질을 충분히 제거한 후 낮은 수준 이상의 소독을 적용하며, 완전히 건조하여 보관한다.
10		●		입인두기도기 코인두기도기	• 일회용 사용을 원칙으로 한다. • 포장지에 손상만 있는 경우 멸균 후 재사용한다.

다음 페이지에 계속 >>

	위험도			장비명	소독(멸균) 방법
	고 위험	준 위험	비 위험		
11	●			후두경 비디오후두경	• 후두경 날에 혈액 등이 묻은 경우, 세척(세제 사용) 후 높은 수준의 소독 또는 멸균을 적용한다. • 손잡이의 경우 혈액 등이 묻었다면 제조사의 권장에 따라 혈액 등을 제거한 뒤 낮은 수준의 소독을 적용한다. • 비디오 후두경 본체는 혈액 등에 오염된 경우, 제조사의 권장에 따라 혈액 등을 제거한 뒤 낮은 수준 이상의 소독을 적용한다. • 본체와 후두경 날이 일체형인 경우, 제조사의 권장에 따른 소독 방법을 적용하되 환자의 점막에 닿는 부분은 높은 수준의 소독 또는 멸균을 권장한다.
12	●			기도삽관튜브	• 일회용 사용을 원칙으로 한다. • 포장지 손상만 있는 경우는 재포장하여 멸균을 적용한다.
		●		튜브고정장치	• 일회용 사용을 원칙으로 한다. • 포장지 손상만 있는 경우는 재포장하여 멸균을 적용한다.
13	●			의료용 마질 겸자	• 일회용 사용을 원칙으로 한다. • 포장지 손상만 있는 경우는 재포장하여 멸균한다. • 다회용의 경우 부식에 우려가 없는 약제 또는 세제를 활용하여 세척 후 높은 수준의 소독 또는 멸균을 적용한다.
14	●			Stylet 기도삽관유도기	• 일회용 사용을 원칙으로 한다. • 재사용이 가능한 제품의 경우 환자 적용 사이마다 세척 후 높은 수준의 소독 또는 멸균을 적용한다.
15	●			성문상기도유지기	• 일회용으로 사용한다. • 다회용인 경우는 환자 적용 사이마다 멸균 또는 높은 수준의 소독을 적용하고, 혈액 등 오물이 묻었다면 폐기한다. • 부득이 재사용한다면 제조사의 권장에 따른 적절한 세척을 한 뒤 멸균을 적용한다.
16	●			백밸브마스크	• 일회용 사용을 권장한다. • 다회용인 경우는 환자 적용 사이마다 반드시 멸균하여 사용하며 혈액 등 오물이 묻었다면 제조사의 권장에 따른 세척 후, 완전히 건조한 뒤 높은 수준의 소독 또는 멸균을 적용한다.
17		●		비강캐뉼라 안면마스크 비재호흡마스크	• 일회용 사용을 권장한다. • 다회용인 경우는 환자 사이마다 반드시 높은 수준의 소독 또는 멸균 후 적용하며 혈액 등 오물이 묻었다면 폐기한다. 제조사의 권장에 따른 적절한 세척 및 건조 후 높은 수준의 소독 또는 멸균을 적용한다. • 배관 부분에 끼인 이물질이 없는지, 완전히 건조되었는지 확인 후 멸균기에 적용한다. 만약 이물질이 완전히 제거되지 않았다면 폐기한다.
18		●		자동식 산소소생기	• 산소 용기 및 배관의 외부가 혈액 등으로 오염되었다면 소독 티슈 등을 활용하여 낮은 수준의 소독을 한다. • 안면마스크의 경우, 일회용 사용을 권장한다. 다회용은 환자 적용 사이마다 제조사의 권장에 따른 세척 및 건조 후 반드시 멸균(또는 높은 수준의 소독)하여 사용한다. • 보관 가방이 오염된 경우는 제조사의 권장에 따른 세탁 후 완전히 건조한 뒤 사용한다.

다음 페이지에 계속 >>

	위험도			장비명	소독(멸균) 방법
	고 위험	준 위험	비 위험		
19	●			의료용 분무기 (nebulizer)	• 마스크의 경우 일회용 사용을 권장하며, 다회용의 경우 환자 사이마다 마스크 재질에 맞는 높은 수준의 소독 또는 멸균법을 적용한다. • 본체에 혈액 등이 묻었다면 제조사의 권장에 따라 적절히 세척 후 중간 수준 이상의 소독을 적용한다.
20	●			의료용 흡인기	• 흡인용 튜브, 흡인 용기는 일회용을 사용한다. • 흡인에 사용되는 멸균증류수 또한 일회용으로 사용한다. 사용 직전에 개봉하고, 사용 후 폐기 처리한다. • 흡인 용기의 경우 일회용 사용을 권장하나, 다회용의 경우 차아염소산나트륨을 활용하여 소독한다. 소독 후 완전히 건조한 뒤 환자에게 적용한다. • 본체의 경우 제조사의 권장에 따른 세척 후 낮은 수준 이상의 소독을 적용한다.
21	●			인공호흡기 (ventilator)	• 인공호흡기용 튜브(circuit)는 일회용을 사용한다. 인공호흡기의 튜브는 홈이 많아 완전한 멸균이 어려우므로 재사용하지 않는다. • 본체의 경우 제조사의 권장에 따른 세척 및 소독을 시행하며, 혈액 등이 묻었다면 낮은 수준 이상의 소독을 적용한다.
22			●	자동심장충격기	• 심장충격기의 패드는 일회용을 사용한다. 패들은 오염이 되었다면 제조사의 권장에 따른 세척후 낮은 수준의 소독을 적용한다. 완전히 건조한 뒤 환자에게 적용한다. • 심전도 측정 연결선 및 버튼, 화면, 손잡이는 낮은 정도의 소독을 적용하며 사용 전·후 소독한다.
23			●	가슴압박 품질측정기	• 환자에 부착되는 패드는 일회용으로 사용한다. • 본체는 이음새 부분을 주의하여 제조사의 권장에 맞는 세척을 통해 이물질을 제거하고 낮은 수준의 소독을 적용한다.
24			●	기계식 가슴압박장비	• 환자에게 닿는 밴드 또는 부착물의 경우 제조사의 권장에 따른 세척 후 낮은 수준의 소독을 시행한다. • 본체의 경우 이음새 부분에 주의하여 제조사의 권장에 따른 세척 및 소독을 한다.
25			●	혈관검출기 자동식 수액펌핑기 자동주사공급기 자동수액공급기 의료용 가온기	• 혈액 등이 묻은 경우, 제조사의 권장에 따른 세척 후 낮은 수준의 소독을 시행하며, 사용 전·후 소독한다.
26			●	영아용 경추보호대 성인용 경추보호대	• 일회용을 사용한다. • 혈액 등으로 오염된 경우는 폐기하며, 재사용이 가능한 장비는 제조사의 권장에 따른 소독 후 환자에 적용한다.
27			●	척추고정판 머리고정대 구출고정장치 (KED)	• 혈액 등으로 오염된 경우는 제조사의 권장에 따른 혈액 등을 제거한 뒤 낮은 수준 이상의 소독을 적용한다. • 장비의 손상 또는 흠집이 있는 부분은 잘 닦이지 않아 세균 번식에 우려가 있으므로 주의하여 꼼꼼히 소독한다.

다음 페이지에 계속 >>

	위험도			장비명	소독(멸균) 방법
	고 위험	준 위험	비 위험		
28			●	부목 견인부목	• 혈액 등이 묻었다면 새 제품을 사용한다. • 재사용하는 장비의 경우 혈액 등이 묻었다면 적절히 세척한 후 낮은 수준 이상의 소독을 적용한다. • 견인부목의 고정부(천)는 혈액 등이 묻었다면 제조사의 권장에 따라 화학약품 및 세제를 활용하여 세탁 후 사용한다.
29			●	골반고정밴드 환자팔고정대 의료장비가방	• 혈액 등으로 오염되었다면 새 제품을 사용한다. • 재사용하는 경우 제조사의 권장에 따른 세척 또는 세탁 후 사용한다.
30			●	가위	• 환자의 점막에 닿지 않는 붕대 등 각종 응급처치 재료를 자르기 위한 가위를 말한다. • 혈액 등이 묻었다면 부식에 우려가 없는 약제를 활용하여 적절한 세척 및 건조 후 낮은 수준 이상의 소독을 적용한다. • 가위에 녹이 슬었다면 폐기하며 새 제품을 사용한다.
31	●			분만처치용품	• 분만 처치 용품은 모두 일회용을 사용하며 포장지가 파손된 것은 폐기한다. • 가위 등 다회용으로 사용하는 장비의 경우 제조사의 권장에 따른 세척 후 완전히 건조한 뒤 멸균을 적용한다. • 신생아 보온을 위한 린넨류는 제조사의 권장에 따른 세탁 후 적절히 보관한다. • 기저귀의 경우 보관 시 습기에 노출되지 않도록 지퍼백 등에 보관한다.
32		●	●	주들것 분리형 들것 가변형 들것 계단용/이동식 들것 영아이송장치 음압형 환자이송 장비	• 혈액 등 이물질이 묻은 경우 낮은 수준 이상의 소독을 적용하며, 반드시 문질러 닦는다. • 환자 시트(스펀지)에 혈액이 스며드는 것을 방지하기 위해 일회용 방수포 또는 일회용 시트를 활용한다. 혈액 등이 스며든 경우는 새 제품을 사용하며, 부득이한 경우 적절히 세척 후 완전히 건조한 뒤 사용한다. • 손잡이 등 자주 손이 닿는 곳을 중심으로 낮은 수준 이상의 소독을 적용한다. • 소아 이송 장치의 경우 내·외관을 낮은 수준의 소독을 적용하여 소독한 뒤 완전히 건조 후 환자에 적용한다. 단, 혈액 등 이물이 묻은 경우는 중간 정도 이상의 소독 약제를 선택하여 소독한다. • 음압형 환자이송장비의 경우, 감염병 확진(의심) 환자를 이송한 후에는 적절한 소독약제(환경부 또는 질병관리청 소독 지침의 소독제)를 활용하여 소독한 뒤 완전히 건조한 후 환자에게 적용한다.
33			●	환자 시트 보온용 모포	• 환자 시트 또는 모포는 일회용 사용을 권장한다. • 71℃ 이상의 온도에서 세제를 사용하여 25분 이상 세척 한다. 세탁물 관리지침에 따라 취급 시 주의사항을 준수한다. 70℃ 미만의 낮은 온도에서 적용하는 경우 적합한 화학제를 선택하여 적정 농도로 사용한다. • 혈액 등에 노출되었다면, 전문 세탁업체 의뢰 또는 폐기한다.
34			●	구급일지단말기 휴대용 전화기 무전기	• 제조사의 권장에 따른 세척을 적용하고, 혈액 등으로 오염된 경우는 낮은 수준 이상의 소독을 적용한다. • 현장 출동 시(환자 이송 전·후)마다 자주 세척하고 소독한다.

다음 페이지에 계속 >>

	위험도			장비명	소독(멸균) 방법
	고 위험	준 위험	비 위험		
35			●	안전용 헬멧 보호안경 안전장갑 활동화 등 개인 안전 장비	• 안전 장구는 땀 뿐만아니라 다양한 오염물질에 노출된다. 세탁(세척)이 가능하다면 사용 전·후 적절한 화학 약제 또는 세제를 활용하여 세탁(세척) 후 낮은 수준 이상의 소독을 적용한다. 반드시 완전히 건조한 뒤 착용한다. • 오염이 심하다면 폐기한 뒤 새 제품을 사용한다.

표 10-14

구급차량의 관리 규정

- 구급차등의 연료는 최대주입량의 4분의 1 이상인 상태로 유지되어야 하는 등 차량 자체는 항상 사용 가능한 상태로 유지되어야 하며 정기점검 등이 이루어져야 한다.
- 사고를 대비한 책임보험 및 종합보험에 가입되어 있어야 하고, 비상등, 신호탄, 소화기 및 보온포가 준비되어야 한다.
- 구급차는 「구급차의 기준 및 응급환자이송업의 시설 등 기준에 관한 규칙」에서 정하는 사항에 따라 관리·운영되어야 한다.
- 구급차등의 운행기록을 기재하는 구급차등 운행기록 대장을 비치·작성하고 구급차등 운용자는 이를 3년간 보관하여야 한다.

표 10-15

응급구조사의 준수사항(응급의료에 관한 법률 시행규칙 [별표 13])

1. 감염예방을 위하여 구급차등은 주 1회 이상 소독하고, 구급차 등에 갖추어진 의료장비도 사용 후 소독하여야 하는 등 청결하게 관리되어야 한다.
2. 감염관리를 위한 소독약제, 감염관리방법 등 기타 세부 사항은 보건복지부장관이 정하는 방법에 따른다.
3. 구급차 등의 의료장비, 구급의약품, 통신장비, 구급차 운행기록장치 및 영상기록장치, 구급차 요금미터장치 및 영상정보처리기기가 항상 사용 가능한 상태로 유지되어야 한다.
4. 구급차 등의 의료장비 및 구급의약품은 적정한 온도와 습도 등을 유지하여 보건위생상 위해가 없고 효능이 떨어지지 않도록 관리되어야 한다.
5. 구급차 등의 연료는 최대주입량의 4분의 1 이상인 상태로 유지되어야 하는 등 차량 자체는 항상 사용 가능한 상태로 유지되어야 하며 정기점검 등이 이루어져야 한다.
6. 사고를 대비한 책임보험 및 종합보험에 가입되어 있어야 하고, 비상등, 신호탄, 소화기 및 보온포가 준비되어야 한다.
7. 구급차등의 통신장비는 응급의료지원센터 및 응급의료기관과 항상 교신이 이루어 질 수 있도록 관리되어야 한다.
8. 구급차는 「구급차의 기준 및 응급환자이송업의 시설 등 기준에 관한 규칙」에서 정하는 사항에 따라 관리·운영되어야 한다.
9. 구급차등의 내부에 환자 또는 그 보호자가 잘 볼 수 있도록 해당 구급차등의 이송처치료의 금액을 나타내는 표를 부착하여야 하고, 환자를 이송하는 경우에는 환자 또는 그 보호자에게 구급차의 이송요금에 관한 사항을 알려야 한다.
10. 구급차 요금미터장치가 장착된 구급차의 내부에는 신용카드 결제기를 설치하여야 하고, 환자를 이송하는 경우에는 요금미터장치를 사용하여 운행하여야 하며, 환자 또는 그 보호자가 신용카드 결제를 요구하면 응하여야 한다.
11. 구급차등의 운행기록을 기재하는 구급차 등 운행기록 대장을 비치·작성하고 구급차등 운용자는 이를 3년간 보관하여야 한다.

㉠ 차체 점검표, 제동장치, 배터리, 엔진 냉각 시스템, 유액의 양, 팬 벨트, 냉각수와 호스, 내·외부의 전등, 경고 장치와 경음기 등

㉡ 바퀴의 압력 및 손상 정도 측정

㉢ 차량 문의 상태

㉣ 온도 조절 장치

㉤ 무전기 등 통신 장비

㉥ 연료 및 용액(엔진오일, 냉각수, 트랜스미션 오일, 파워스티어링, 파워브레이크 등)

㉦ 시험 운행 및 와이퍼 검사

㉧ 응급 의료장비와 물품

㉨ 차량공구

표 10-16
국내 119 구급차 확인·점검 결과표

점검 항목	세부 점검 사항	확인 결과
행정사항	일반차량 관련 행정사항 확인 결과 점수	
엔진부분	시동상태(적정성), 요소수장치 적정성 (누수, 수량)	
	냉각수(오염) 및 워셔액 적정(량) 상태	
	오일누유(엔진, 터보, 인터쿨러) 적정성(오염, 량) 상태	
	각종 밸트류적정성(균열, 마모, 장력)	
	에어크리너, 오일/연료필터, 캐빈필터 적정성	
	냉각수 누수 및 각종 볼트·너트 풀림여부	
	기타 사항(예: 엔진 경고등 점등, 부식, 파손, 망실)	
차체관리	캡 내·외부(차체) 이상여부	
	캡 틸트 장치 작동 및 누유여부, 차체(장치) 정상작동	
	차체(공구함, 적재함) 손상여부	
	기타 사항	
동력전달 장치 및 차체	변속기 작동상태(슬립, 소음, 충격)	
	추진축 연결부상태 적정성	
	오일누유(등) 및 적정여부 (변속기, PTO, 디퍼런셜)	
	볼트 이완 여부	
	기타 사항	
주행장치	타이어 마모 상태(편마모)	
	휠 너트의 이완여부, 완충장치 적정성	
	휠 및 사이드 림의 손상여부	
	휠얼라이먼트 이상유무	
	기타 사항	
조향장치	유동, 느슨함, 흔들림 및 조작상태	
	너클 및 볼조인트 등 각 기구부 연결상태	
	파워라인 누유여부, 핸들유격 과다여부	
	파워오일 오염 및 적정여부	
	기타 사항	
제동장치	주차브레이크 정상작동 여부(유격)	
	브레이크 정상작동 여부	
	라이닝 마모 및 간격조정 상태 (브레이크 오일 오염, 적정량, 누유)	
	기타 사항	
전기장치	키 작동 시 계기판 점등상태	
	경광등, 경음기취명 등 작동상태	
	각종 조명 및 전장장치등 작동상태	
	축전지 상태 및 액 적정여부	
	터미널배선 손상(부식등) 및 접촉상태	

① 구급차의 주요 구조

ㄱ. 앞면(그림 10-19)

ㄴ. 뒷면(그림 10-20)

ㄷ. 구급차 엔진룸 내부 구조(그림 10-21)

② 일일점검

구급차의 일일점검은 매일 정기적으로 수행되는 프로세스로 일반적으로 구급차의 운전자나 탑승요원에 의해 수행된다. 구급차 운전요원이 매일 차량을 운행하기 전 또는 교대 점검 시간에 행하는 점검을 말하며, 안전 운행에 필요한 기본적인 항목에 대해 점검을 시행한다. 이는 안전 운행에 필요한 최소한의 점검이고 운전자의 의무이기도 하다. 외·내부 점검, 기능 및 시스템 점검 등을 포함한다(그림 10-22).

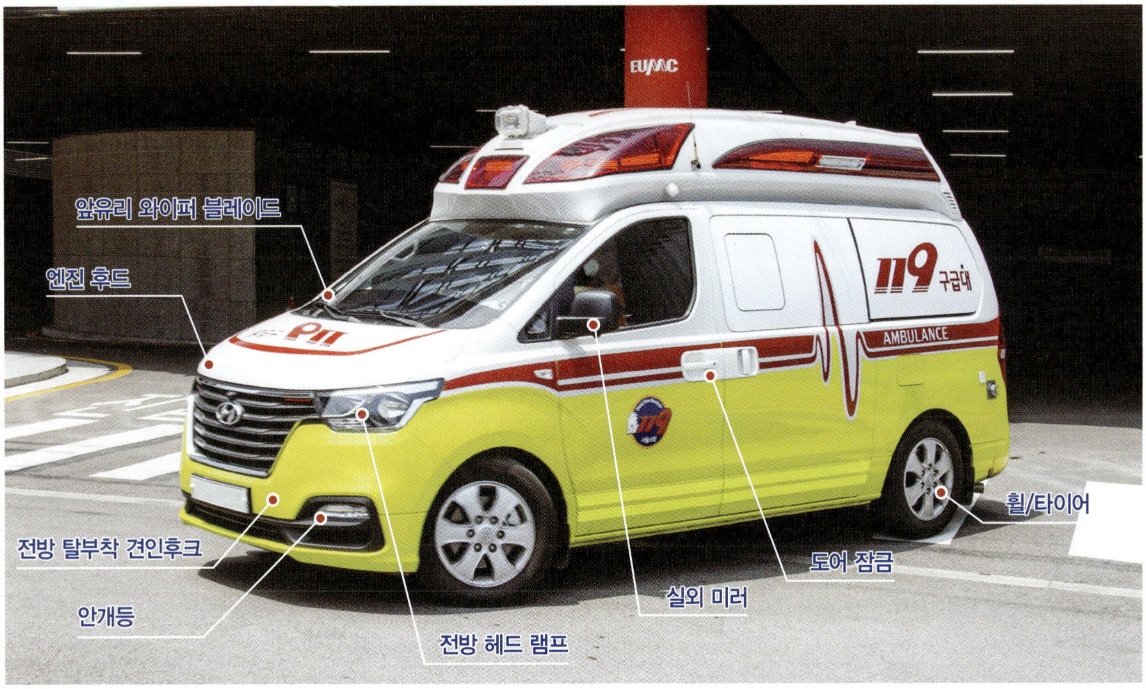

그림 10-19
구급차 앞면.

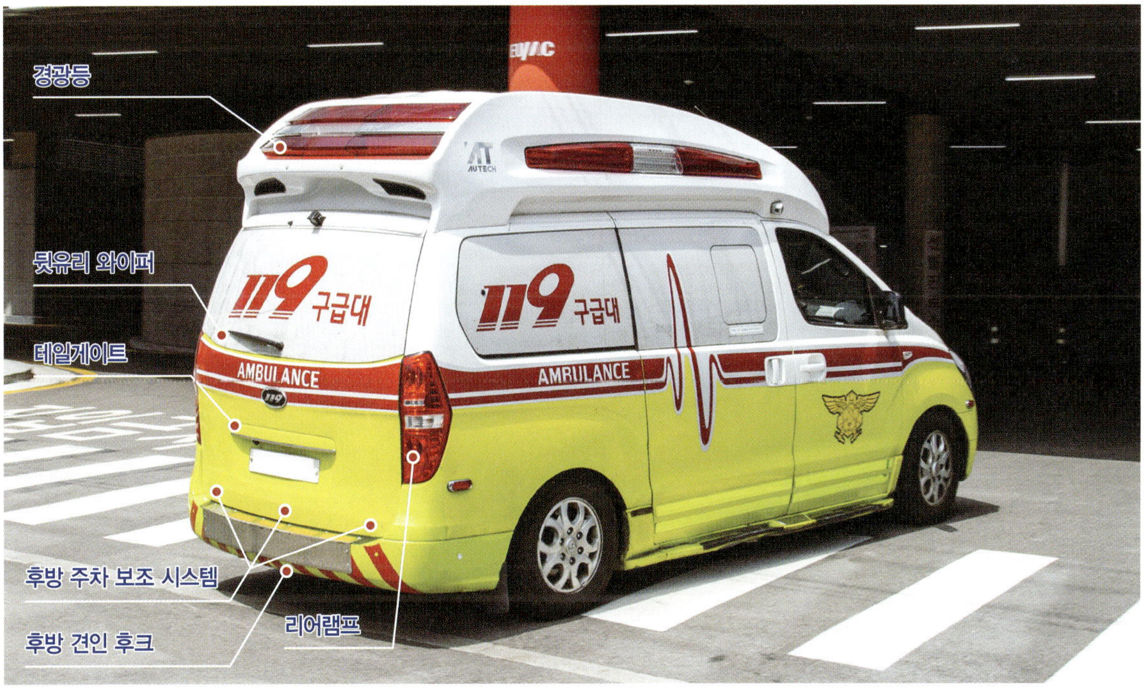

그림 10-20
구급차 뒷면.

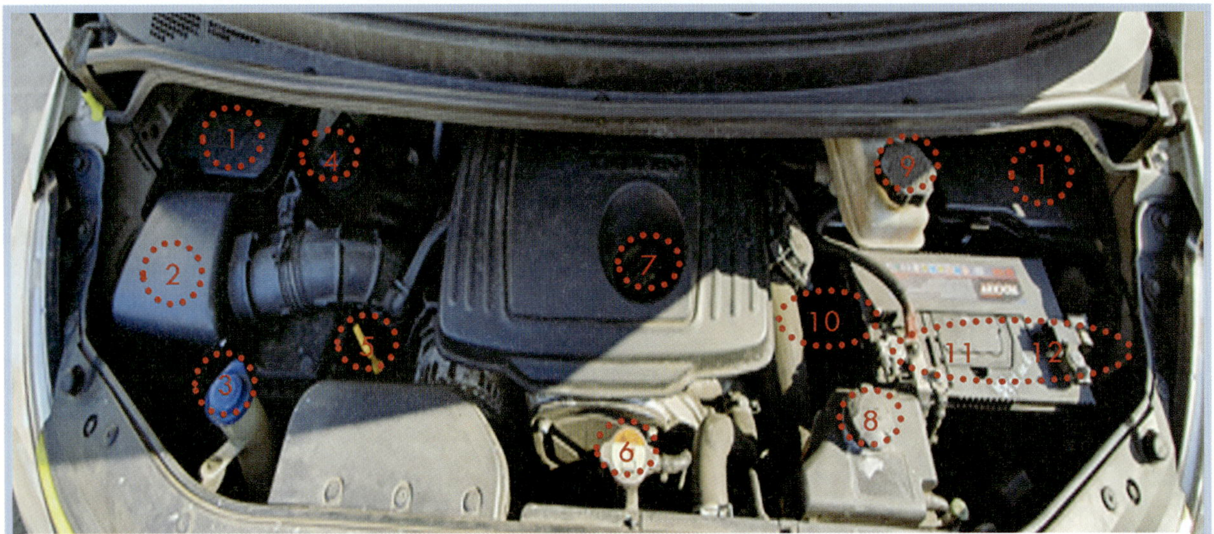

1. 퓨즈/릴레이박스	4. 파워스티어링 오일탱크	7. 엔진오일 주입구	10. 연료필터
2. 에어클리너	5. 엔진오일 레벨게이지	8. 냉각수 보조 탱크	11. 배터리 단자 (+)
3. 와셔액탱크	6. 라디에이터 캡	9. 브레이크액 탱크	12. 배터리 단자 (-)

그림 10-21
구급차 엔진룸 내부 구조.

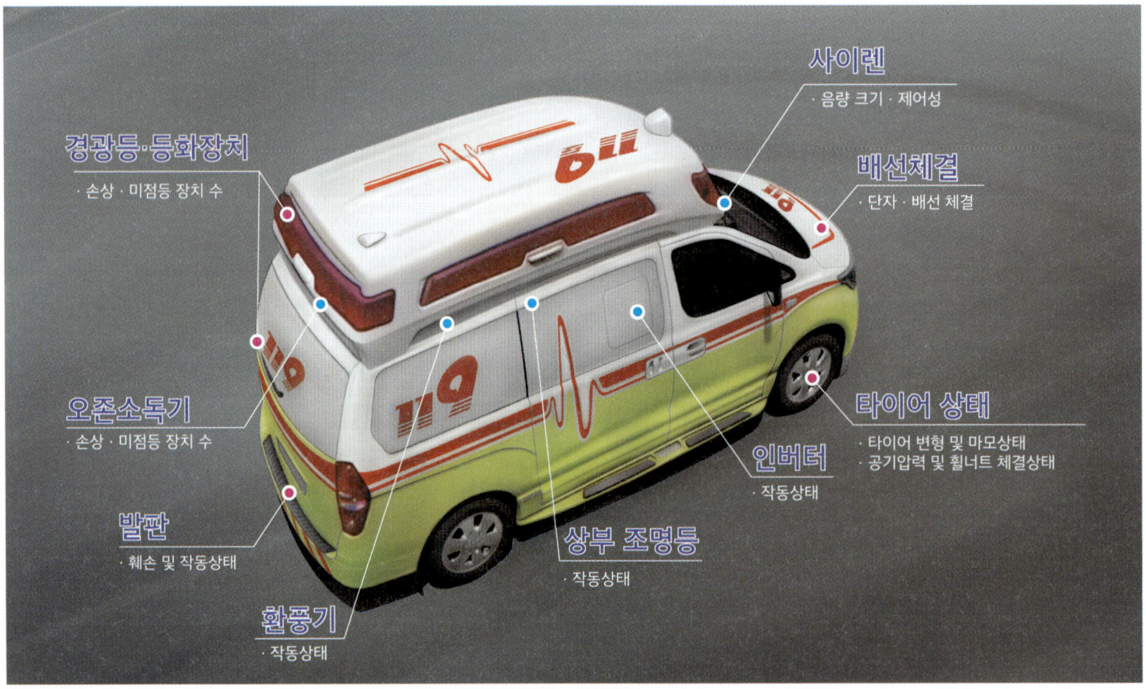

그림 10-22
구급차의 일일점검 항목.

ㄱ. 시동 전 구급차 점검

구급차가 차고에 주차되어 있을 때 다음과 같이 점검한다.

① 차량 외관을 점검한다. 차량 변형 파손, 구급차의 상징물·표식 등 부착물을 확인하고 안전 운행을 방해할 수 있는 위험한 요소가 있는지 확인한다.

② 구급차를 주차한 바닥에 누유·누수 흔적이 있는지 확인한다.

③ 차량 타이어 변형, 손상 여부, 마모 상태를 확인한다(그림 10-23). 모든 타이어에 공기압을 측정해서 적절하게 팽창되어 있는지 확인한다. 휠너트 체결 상태를 점검한다.

④ 창문과 거울을 점검한다. 깨진 유리나 헐겁거나 손상된 부분이 있는지 확인한다.

⑤ 모든 문의 상태와 잠금장치 그리고 창문 작동 여부를 확인한다. 구급차 슬라이딩 도어의 경우, 평소보다 무겁지 않은지 소음이 발생하지 않는지 확인하며 문제가 있는 경우 수리가 필요하다(그림 10-24).

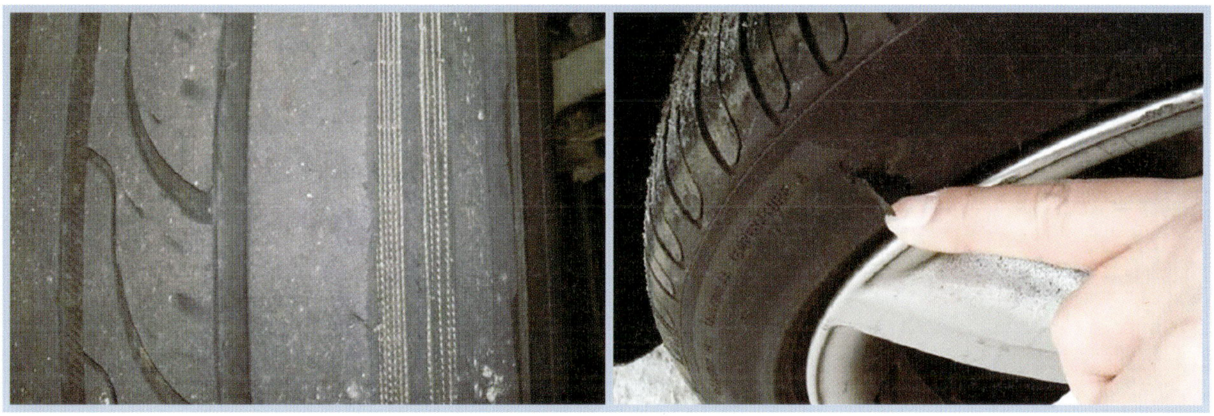

그림 10-23
타이어의 손상 및 이상 마모 확인.

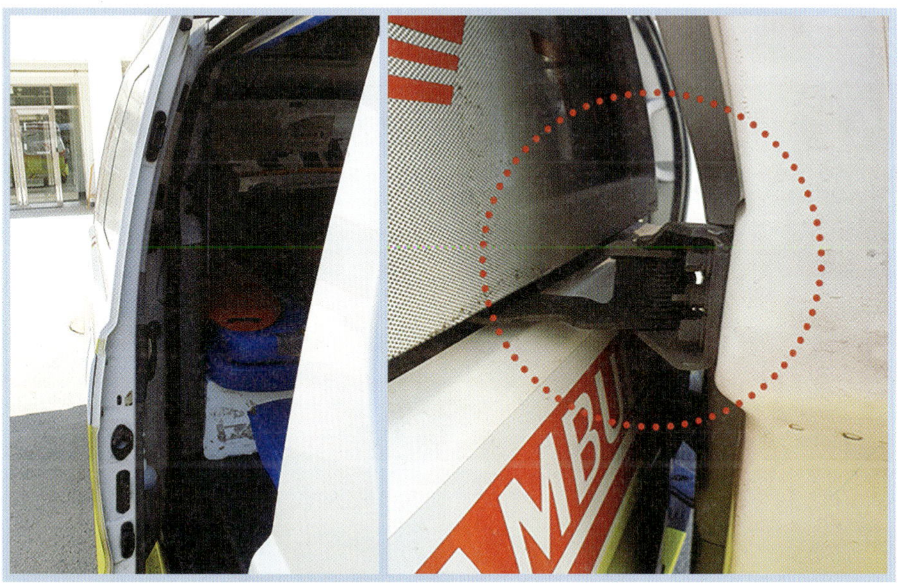

그림 10-24
구급차의 슬라이딩 도어와 롤러암(베어링).

⑥ 엔진 냉각 시스템의 구성요소(냉각수와 호스 상태 등) 점검한다.

⑦ 엔진오일과 브레이크, 핸들 액과 같은 액체량을 점검한다.

㉠ 연료 탱크 : 연료는 최대 주입량의 1/4 이상 채워져야 한다. 연료통 주위에 누유 흔적이 있는지 확인한다.

㉡ 엔진오일, 냉각수, 미션오일, 동력 방향조절(파워 스티어링), 파워브레이크, 유리 세척액 등을 확인한다(그림 10-25). 냉각수는 엔진이 냉각된 상태에서 점검하여 화상을 예방하고, 누수 흔적이 있는지 확인한다(그림 10-26).

⑧ 배터리 단자, 배선 체결 상태를 점검한다(그림 10-27).

⑨ 차량 내부와 물품들이 깨끗한지 혹은 파손되었는지를 점검한다.

⑩ 운전석을 편안하게 하고 핸들과 페달 작동이 잘 되는지 점검한다.

⑪ 출동 후 항상 보충하고 연료를 확인한다.

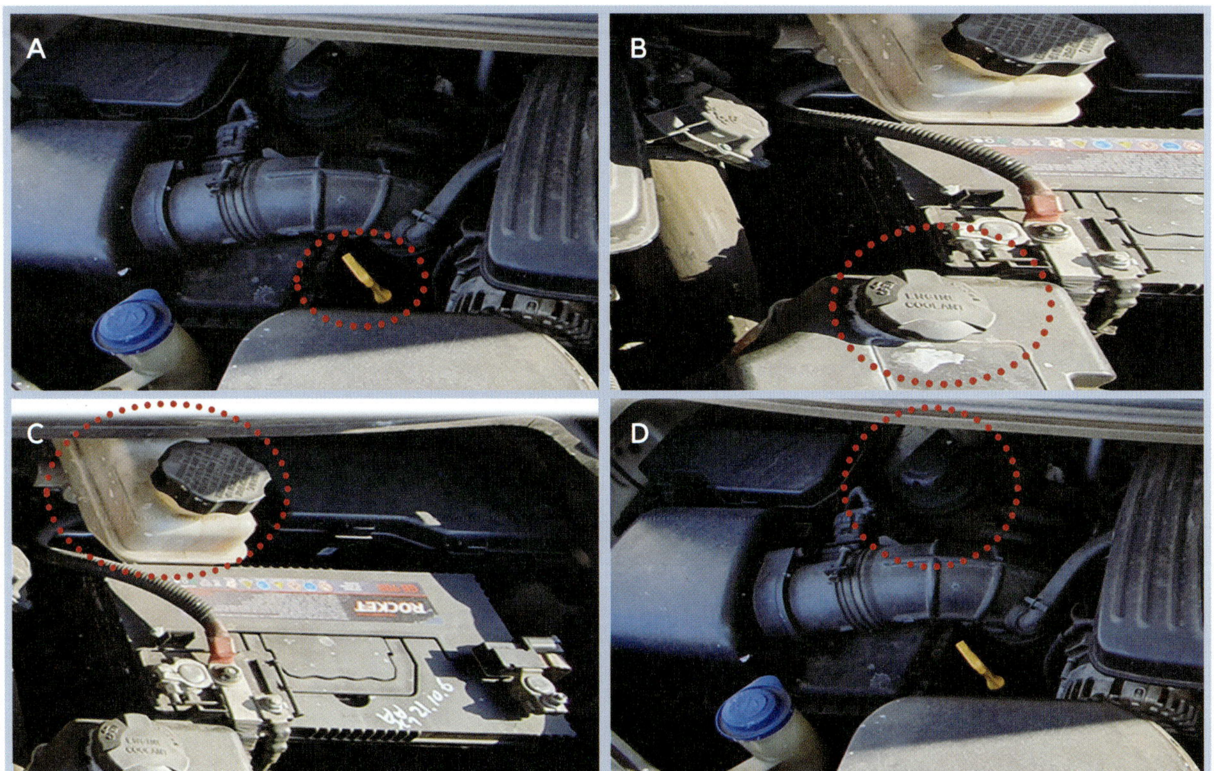

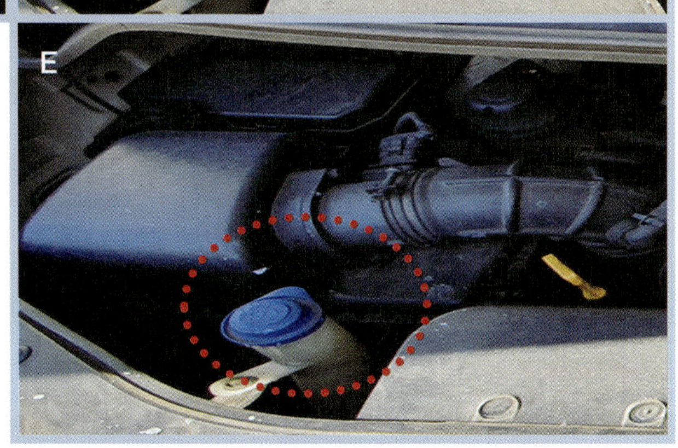

그림 10-25
용액 점검. **A.** 엔진오일 점검, **B.** 냉각수 점검, **C.** 제동장치 오일 점검, **D.** 조향장치 오일 점검, **E.** 유리 세척제 점검.

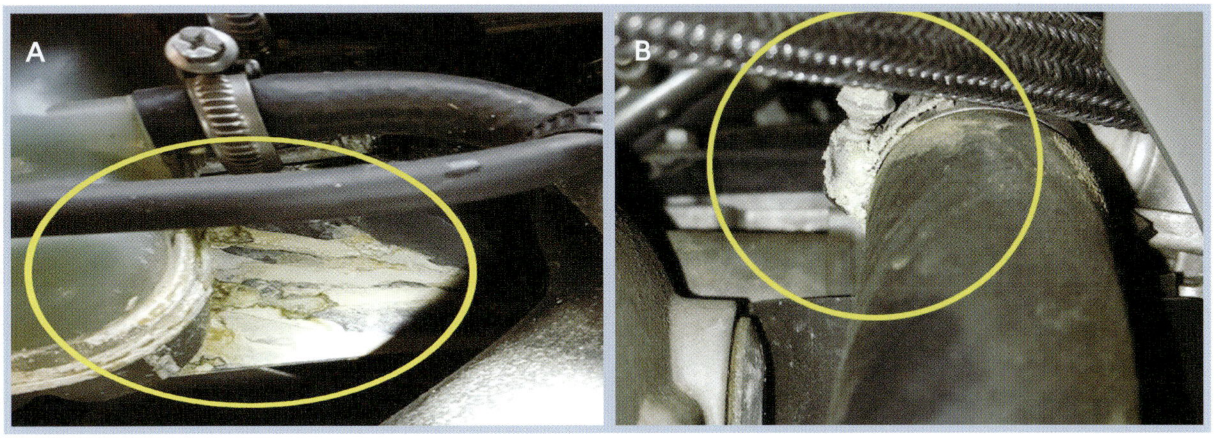

그림 10-26
냉각수 누수 사례.

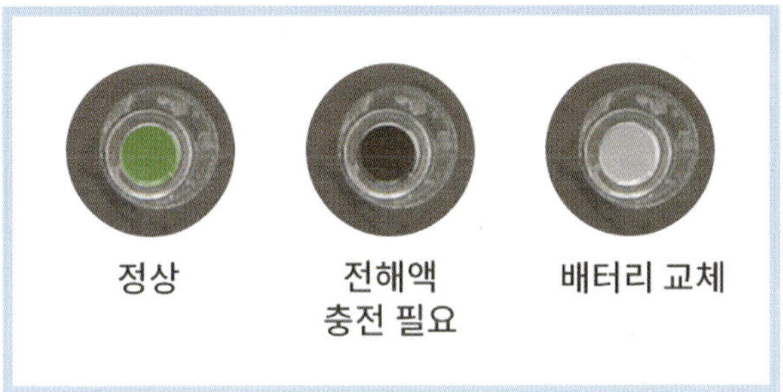

그림 10-27
배터리 점검.

ㄴ. 시동 중 구급차 점검

구급차의 시동을 건 후, 자동차 배기가스에 문제가 있으면 구급차를 차고에서 밖으로 주차한다. 주차 브레이크를 "주차"상태로 변환시키고 동료 탑승요원에게 바퀴에 고임목을 설치하게 하여 차량을 고정한다.

① 구급차의 시동을 켠 후 엔진 소음이 정상적으로 들리는지 확인한다.
② 차량의 계기판에 있는 모든 경고등이 정상적인지 확인한다. 엔진오일, 엔진 온도, 브레이크 시스템 등의 경고등이 점등되지 않는지 확인한다.
③ 브레이크 페달을 밟아 부적절하게 밟히지 않는지, 부들거림이 없는지 확인한다.
④ 사이드 브레이크를 점검한다. 사이드 브레이크가 잠겨져 있는지 확인 후 주차 상태로 변환한다.
⑤ 차량에 후진 경고 장비가 장착된 경우, 후진 시 경고음이 작동하는지 확인한다.
⑥ 핸들링이 부드럽고 운전이 안정적인지 확인하고 매일 시험 운행한다.
⑦ 창문의 와이퍼와 워셔액이 작동되는지 확인한다.
⑧ 모든 내·외부의 전등, 경고 장치와 경음기 등을 작동시킨다.
  ㉠ 동료 탑승요원에게 구급차 주위를 돌게 해서 불빛과 회전등의 작동을 확인한다.
  ㉡ 동료 탑승요원에게 구급차를 돌면서 헤드라이트, 방향 지시등, 사방등, 브레이크등, 사이드와 후미의 조명등, 운전석 표시등을 확인한다.
  ㉢ 경적 및 사이렌 소리가 최고조로 작동되는지 확인한다.
⑨ 무전기 등 통신 장비를 점검하여 교신이 가능한지 확인한다.
⑩ 구급차 영상기록장치(블랙박스), 영상정보처리기기(CCTV) 작동상태를 확인한다.
⑪ 인버터 작동상태를 확인한다.
⑫ 운전석과 환자 칸의 온도조절장치(냉·난방 장비) 작동을 확인한다.
⑬ 환자 탑승실 내 상부 조명등, 발판, 환풍기 등 작동상태를 확인한다.

엔진 시동상태에서 작업을 하는 경우 옷자락, 시계, 반지 등은 제거하여 위험을 사전에 방지한다. 구동벨트, 냉각팬에 손, 옷자락, 머리카락, 공구 등이 닿지 않도록 한다.

② 정기 점검

일반적으로 정기 점검은 정해진 주기나 운행 거리마다 수행되며, 차량의 전반적인 상태를 점검하여 잠재적인 문제를 식별하고 해결한다. 일주일에 한 번 이상 점검하며, 특정 요일을 지정한 후 매주 정기적으로 시행된다. 일일점검과 병행하여 보다 세밀한 점검을 시행할 수 있다. 구급차의 정기 점검은 다음과 같은 항목들을 포함할 수 있다(표 10-18).

구급차 차체와 엔진 부속물들은 일반적인 차량에 비해 훨씬 더 많은 부하를 받는다. 이에 따라 제조업체의 권고사항을 엄격히 준수하여 정기적인 예방 관리가 필요하다. 특히 윤활유와 필터 교환, 트랜스미션 및 기타 서비스, 브레이크 시스템, 휠 정비, 휠 베어링, 방향 전환(스티어링) 부속에 특별한 주의를 기울여야 한다.

엔진오일과 필터는 엔진을 정상적으로 작동하도록 유지하고 오염물질을 제거하기 때문에 교환 주기를 엄격히 지켜야 한다. 엔진오일이 노후되었으나 교환하지 않은 경우에는 슬러지 및 단화가 발생하게 되고 이는 차량 부품 간의 마찰을 심화시킨다. 브레이크 시스템은 차량 운전의 핵심 요소이므로 브레이크 패드와 디스크의 마모 정도를 확인하고 필요할 경우 교체해야 한다. 또한 휠과 휠 베어링의 상태를 검사하여 안전한 주행을 보장해야 한다.

(3) 구급차 의료장비 관리

구급차 내 의료장비는 법률의 기준에 맞춰 항시 완비되어 있어야 하며, 환자에게 항상 사용 가능한 상태로 관리가 이뤄져야 한다. 의료기기법 등 관련 법령에 따라 관리가 필요하다.

또한 응급구조사는 구급차 내 장비를 항상 사용할 수 있도록 점검하여야 한다. 장비가 정상적으로 작동하지 않으면 응급상황에서 신속한 처치가 어려우며 이는 환자의 생명을 지키고 안전을 보장하는 데에도 악영향을 미친다. 장비의 정기적인 점검과 유지보수를 통해 응급상황에 대한 대비 능력을 향상할 수 있으며, 이뿐 아니라 개인보호장비의 사용 가능한 상태도 확인함으로써 근무환경을 더욱 안전하게 관리할 수 있다.

장비에 이상이 있는 경우는 지체하지 않고 정비하거나 교체하여야 한다. 사용 중인 의료장비가 고장이 나서 보수가 필요한 경우는 소속 기관의 행정적인 절차를 밟아 보고하고 즉시 보수하여 정상적인 운영이 가능토록 하며, 의료장비의 수리 또는 현장 활동 중 분실하는 경우를 대비하여 반드시 여유분의 장비를 비치하여 관리, 운영한다.

국내 소방기관에서는 점검단을 편성하여 구급장비 등 소방장비에 대한 확인 점검을 매년 시행하고 있다. 보유한 장비에 대한 가동상태를 확인하고 대원별로 장비 조작법 숙지사항을 평가함으로써 장비 관리 및 운용에 관한 사항을 평가한다.

① 일반적인 의료장비 점검 목록의 구성요소

- 환자의 감염관리, 보호장비
- 초기/집중 평가장비
- 환자 이송장비
- 기도관리, 환기보조장비, 소생장비
- 산소공급 및 흡인장비
- 심폐소생술 보조장비
- 부목
- 손상 및 쇼크 치료를 위한 장비
- 분만세트
- 급성 중독, 뱀에 물린 상처, 화학화상, 당뇨관련 응급상황 시 처치를 위한 장비, 약물 및 소모품
- 전문인명소생술, 약물 및 소모품
- 안전관련 장비 등
- 구급차 운영 및 점검 관련 정보

구급차 교대 및 일일 점검일지

소속		차량번호	
		소방장비운용자	이전 근무자 당번 근무자
		소방장비 관리자	

☐ 점검결과

점검 구분	점검항목		점검내용	점 검 결 과	
교대 점검	외관	상징물・표식 등 부착물	부착물 탈락・훼손 수	개	
		차량의 변형・파손	변형 및 파손부위 수	개	
	누유·누수·누기	오일 및 냉각수	바닥 누유・누수 흔적	유[O]무[X]	
	시동	시동	시동	가[O]부[X]	
		계기판	시동 후 점등된 경고등 수 (주차, 안전벨트 제외)	개	
	제동장치	제동장치	정지 시 밀림	유[O]무[X]	
		주차제동장치	경사지 또는 출발 시 밀림	유[O]무[X]	
	통신	무전기	교신상태	가[O]부[X]	
		블랙박스·후방·입체시계장치	작동상태	가[O]부[X]	
		영상전송장치	작동상태	가[O]부[X]	
일일 점검	타이어	타이어 상태	타이어 변형 및 마모상태	유[O]무[X]	
			공기압력 및 휠너트 체결상태	적[O]부[X]	
	배터리	배선체결	단자・배선 체결	적[O]부[X]	
	장치성능	경광등・등화장치	손상・미점등 장치 수 (경광등, 조명등 전체)	개	
		사이렌	음량 크기・제어성	적[O]부[X]	
		인버터	작동상태	가[O]부[X]	
	특장	상부 조명등	작동상태	가[O]부[X]	
		발판	훼손 및 작동상태	가[O]부[X]	
		오존소독기	작동상태	가[O]부[X]	
		환풍기	작동상태	가[O]부[X]	
		장비별 특성에 따라 추가			

☐ 결과조치

날짜	부적합 사항		조치사항	소방장비 관리자
	항목	내용		
				(서명 또는 인)

그림 10-28
구급차 교대 및 일일 점검일지(소방장비 관리업무 처리기준 [별지 제11호 서식]).

구급차 주간 점검일지

소속		차량번호	

소방장비운용자	이전 근무자
	당번 근무자
소방장비 관리자	

□ 점검결과

점검 구분	점검항목		점검내용	점 검 결 과	
교대 점검	외관	상징물 · 표식 등 부착물	부착물 탈락 · 훼손 수	개	
		차량의 변형 · 파손	변형 및 파손부위 수	개	
	누유·누수·누기	오일 및 냉각수	바닥 누유 · 누수 흔적	유[O]무[X]	
	시동	시동	시동	가[O]부[X]	
		계기판	시동 후 점등된 경고등 수 (주차, 안전벨트 제외)	개	
	제동장치	제동장치	정지 시 밀림	유[O]무[X]	
		주차제동장치	경사지 또는 출발 시 밀림	유[O]무[X]	
	통신	무전기	교신상태	가[O]부[X]	
		블랙박스·후방·입체시계장치	작동상태	가[O]부[X]	
		영상전송장치	작동상태	가[O]부[X]	
주간 점검	타이어	타이어 상태	타이어 변형 및 마모상태	유[O]무[X]	
			공기압력 및 휠너트 체결상태	적[O]부[X]	
	오일	엔진, 제동 · 조향장치 오일	측정눈금에 의한 오일량 (최저 ~ 최고)	적[O]부[X]	
	기타	유리세정액	측정눈금에 의한 수량 (최저 ~ 최고)	적[O]부[X]	
		냉각수		적[O]부[X]	
		냉각팬 벨트	벨트상태 등	적[O]부[X]	
	장치성능	경광등 · 등화장치	손상 · 미점등 장치 수 (경광등, 조명등 전체)	개	
		사이렌	음량 크기 · 제어성	적[O]부[X]	
		외부 전원공급장치	전원공급 및 자동이탈 여부	가[O]부[X]	
	전기장치	상부 조명등	작동상태	가[O]부[X]	
		인버터	작동상태	가[O]부[X]	
	특장	발판	훼손 및 작동상태	가[O]부[X]	
		오존소독기	작동상태	가[O]부[X]	
		환풍기	작동상태	가[O]부[X]	

□ 결과조치

날짜	부적합 사항		조치사항	소방장비 관리자
	항목	내용		
				(서명 또는 인)

그림 10-29
구급차 주간 점검일지(소방장비 관리업무 처리기준 [별지 제36호 서식]).

표 10-17
국내 소방기관에서의 구급장비 확인 점검 결과표

점검 항목	세부 점검 사항	확인 결과
행정사항	구급 문서 이행 사항 확인	
	구급장비 편람 등 대장 확인	
기도확보 유지	상황별 장비사용 숙련도	
	장비의 관리상태(구성품,수량, 소독 등)	
	점검, 정비 상태(정기점검, 정비, 소모품교체 등)	
	외 관(청결상태, 결합부 정상여부 등)	
	보유현황(배정, 불용 현황 등)	
호흡유지	상황별 장비사용 숙련도	
	장비의 관리상태(구성품,수량, 소독 등)	
	점검, 정비 상태(정기점검, 정비, 소모품교체 등)	
	외 관(청결상태, 결합부 정상여부 등)	
	보유현황(배정, 불용 현황 등)	
순환유지	상황별 장비사용 숙련도	
	장비의 관리상태(구성품,수량, 소독 등)	
	점검, 정비 상태(정기점검, 정비, 소모품교체 등)	
	외 관(청결상태, 결합부 정상여부 등)	
	보유현황(배정, 불용 현황 등)	
외상처치	상황별 장비사용 숙련도	
	장비의 관리상태(구성품,수량, 소독 등)	
	점검, 정비 상태(정기점검, 정비)	
	외 관(청결상태, 결합부 정상여부 등)	
	보유현황(배정, 불용 현황 등)	
환자이송	상황별 장비사용 숙련도	
	장비의 관리상태(구성품,수량 등)	
	점검, 정비 상태(정기점검, 정비)	
	외 관(청결상태, 결합부 정상여부 등)	
	보유현황(배정, 불용 현황 등)	
검사장비	상황별 장비사용 숙련도	
	장비의 관리상태(구성품,수량, 소독 등)	
	점검, 정비 상태(정기점검, 정비, 소모품교체 등)	
	외 관(청결상태, 결합부 정상여부 등)	
	보유현황(배정, 불용 현황 등)	
대원보호 장비	상황별 장비사용 숙련도	
	장비의 관리상태(구성품,수량 등)	
	점검, 정비 상태(정기점검, 정비)	
	외 관(청결상태, 결합부 정상여부 등)	
	보유현황(배정, 불용 현황 등)	
구급대원 교육실습 장비 (소방서용)	상황별 장비사용 숙련도	
	장비의 관리상태(구성품,수량 등)	
	점검, 정비 상태(정기점검, 정비)	
	보유현황(배정, 불용 현황 등)	
의약품 및 소독품	상황별 장비사용 숙련도	
	장비의 관리상태(구성품,수량 등)	
	점검, 정비 상태(정기점검, 정비)	
	외 관(청결상태, 결합부 정상여부 등)	
	보유현황(배정, 불용 현황 등)	
통신 및 기록 장비	장비의 관리상태(구성품, 정상여부 등)	
	보유현황(대원별·차량별 보유수량 등)	
감염관리	상황별 장비사용 숙련도	
	장비의 관리상태(구성품,수량, 소독 등)	
	점검, 정비 상태(정기점검, 정비)	
	외 관(청결상태, 결합부 정상여부 등)	
	보유현황(배정, 불용 현황 등)	

표 10-18
구급차 정기 점검 항목

점검 항목	점검 내용
엔진, 기계 부분	엔진오일 교환, 필터 교체, 엔진 부품의 조정 및 교체, 냉각 수액 및 브레이크 유체 교환 등 엔진 및 기계 부분의 점검 및 유지보수를 시행한다.
차량 구조 및 외부 부품	차량의 외부 부분 및 구조체를 점검하여 부식, 손상, 균열 등의 문제를 확인하고 필요시 보수 또는 교체한다.
타이어 및 서스펜션	타이어의 마모 정도, 공기압 등을 점검하고 서스펜션 시스템의 이상을 확인하여 주행 안전성을 확보한다.
브레이크 시스템	브레이크 패드, 디스크, 브레이크액의 상태를 확인하고 브레이크 성능을 테스트한다.
전기 시스템 조명 시스템	배터리 상태, 충전 시스템, 전기 시스템의 정상 작동 여부를 점검하고 모든 조명 및 신호 장치의 작동을 확인한다.
의료 장비 구급의약품	구급차에 탑재된 의료 장비와 약품의 유효기간, 상태, 보관 여부 등을 점검하여 응급상황 대비를 위한 준비를 한다.

○ 응급구조사의 준수사항
(응급의료에 관한 법률 시행규칙 [별표 13])

- 구급차내의 장비는 항상 사용할 수 있도록 점검하여야 하며, 장비에 이상이 있을 때에는 지체없이 정비하거나 교체하여야 한다.
- 환자의 응급처치에 사용한 의료용 소모품이나 비품은 소속기관으로 귀환하는 즉시 보충하여야 하며, 유효기간이 지난 의약품 등이 보관되지 아니하도록 하여야 한다.
- 구급차의 무선장비는 매일 점검하여 통화가 가능한 상태로 유지하여야 하며, 출동할 때부터 귀환할 때까지 무선을 개방하여야 한다.

○ 소방장비의 점검(소방장비관리법 시행령 제36조)

① 소방기관의 장은 다음 각 호의 구분에 따라 소관 소방장비의 점검을 실시해야 한다. 다만, 제3호의 특별점검은 제37조에 따른 조사단이 실시할 수 있다.

1. 정기점검 : 소방장비가 정상적인 기능을 유지하는지 확인하기 위해 일정한 주기마다 실시하는 점검
2. 정밀점검 : 소방청장이 정하는 소방자동차 특수장치의 물리적·기능적 결함 등을 확인하기 위한 점검
3. 특별점검 : 소방장비에 특수한 결함·고장 또는 사고가 발생한 경우 그 원인을 밝히기 위해 실시하는 점검

② 환자 탑승칸의 장비와 소모품 점검

차량의 엔진을 끈 상태에서 환자 탑승 칸과 차량 외형을 모두 점검 확인한다.

- 환자 칸 내부를 확인 및 점검한다. 내부 표면과 실내 장식에 손상이 있는지를 살핀다. 오염물질이 제거되었는지, 환자 탑승 칸이 깨끗한지 확인한다.
- 처치 장비와 소모품을 확인한다.
  - ㉠ 장비 및 소모품을 점검하면서 완전성, 상태, 작동 여부를 확인한다.
  - ㉡ 산소탱크의 압력을 확인한다. 환자에게 사용할 산소 장비가 적절히 작동하는지, 산소용량이 부족하지 않은지 점검한다.
  - ㉢ 배터리를 작동시켜서 배터리가 충분한지를 확인한다. 특히 자동심장충격기(AED)는 추가로 점검해서 작동에 문제가 없는지, 제세동 전용 패치 및 심전도 용지 등 수량이 여유 있는지 필수적으로 확인한다.
  - ㉣ 공기부목을 부풀려서 공기가 새지 않는지 점검한다.
  - ㉤ 구조장비가 녹이 슬거나 청결한지 점검한다.
- 구급차에 갖춰진 모든 장비와 물품을 점검하고 검사

▶BOX 10-1 정기적 점검이 필요한 의료장비의 종류

① 자동심장충격기(AED)
② 혈당측정기
③ 심장 모니터
④ 호기말이산화탄소분압 측정기
⑤ 산소공급 장비
⑥ 자동 이송용 인공호흡기(ATV)
⑦ 산소포화도 측정기
⑧ 흡인기
⑨ 후두경 날
⑩ 발광 탐침
⑪ 펜라이트
⑫ 배터리로 작동되는 기타 장비

보고서에 기록한다. 문제가 발견된 장비는 교체하고 부족한 물품은 보충한다.

- 감염방지 장비와 차량을 깨끗하게 한다.
- 물품들을 소홀히 다루어서 파손 및 불량이 발생되지 않도록 해야한다.
- 소독 유효기간이 지나 응급 현장에서 사용할 수 없으면 안 된다. 매주 1회에 장비 및 소독상태 점검 하는 날을 정해 점검 및 장비 소독을 시행한다.
- 의료장비에서 발생할 수 있는 문제를 사전점검을 통해서 문제가 있는 장비로 인해 환자가 손상되거나 응급구조사가 부상을 입는 위험성을 감소시킬 수 있다.

③ 구급차 내 의료장비 배치

구급차 내 의료장비의 효율적인 배치는 긴급 상황에서 환자에게 빠르고 효과적인 의료 서비스를 제공하기 위해 매우 중요하다. 장비와 물품의 배치는 응급상황에서 흔히 사용되는 빈도수에 따라서 적절히 배치되어야 한다. 1년에도 3~4차례밖에 사용되지 않는 장비나 물품을 가장 가까운 곳에 위치시키면 비효율일 것이다. 하지만 생명유지와 직접적인 관련이 있는 장비와 물품들은 환자와 가장 가까운 장소에 배치할 필요가 있다.

(예시)

- 주 들것의 머리 부분 : 기도유지, 인공호흡과 산소공급에 필요한 장비 비치
- 주 들것의 측면 부분 : 순환기 계통에 대한 응급처치 장비나 물품, 출혈에 대한 지혈 장비, 혈압계 등

또한 구급차는 제한된 공간을 가지고 있기 때문에 의료장비를 효율적으로 배치하여 공간을 최대한 활용해야 한다. 적절한 배치는 차량 내부의 공간을 효율적으로 활용하면서도 구급차 탑승요원의 작업을 방해하지 않도록 한다(그림 10-31).

④ 구급차 내 의료장비 보관함

구급차 내 의료장비 보관함은 여러 의료장비를 신속하고 쉽게 이용할 수 있도록 보관할 수 있어야 한다. 이를 위해서는 의료장비 등을 갖출 수 있는 공간 또는 설치대를 마련하여야 하며, 다음의 사항을 고려해야 한다.

- 잠금장치가 있어야 하지만, 개방 방법은 간단해야 한다. 긴급 상황에서는 장비에 빠르게 접근할 수 있어야 한다.
- 안전 잠금장치를 갖춰 차량 운전 중에도 안전하게 장비를 보관할 수 있어야 한다. 장비의 떨어짐을 방지하고 차량 운전 중에 발생할 수 있는 위험을 최소화한다.
- 재질은 가능한 투명한 것을 사용하여 보관함 내부의 내용물을 쉽게 알 수 있도록 해야 한다.
- 보관함 내부는 장비를 쉽게 찾을 수 있도록 체계적으로 구성한다.
- 보관함은 충격, 진동, 습기, 온도 등의 영향으로부터 장비를 보호할 수 있어야 한다.
- 보관함을 깨끗하고 위생적인 상태로 유지한다.

(4) 구급의약품 관리

구급의약품은 필요 시 사용이 가능하도록 항상 구비되어야 하며, 환자의 응급처치에 사용한 의약품은 출동이 종료되어 소속 근무지로 귀환하는 즉시 보충하여야 한

구급장비 교대 및 일일 점검일지

소속		차량번호	
	소방장비운용자	이전 근무자	
		당번 근무자	
	소방장비 관리자		

□ 점검결과

점검구분	장 비 명	점검내용	점검결과	
교대점검	자동심장충격기	작동상태	가[0] 부[X]	
	자동식산소소생기(고정용)	작동상태	가[0] 부[X]	
	자동식산소소생기(휴대용)	작동상태	가[0] 부[X]	
	성문외기도유지기	포장 및 멸균상태, 유효기간	가[0] 부[X]	
	전동식의료용흡인기	작동상태	가[0] 부[X]	
	주들것	외관, 훼손, 변형 여부	유[0] 무[X]	
	백밸브마스크	외관, 훼손, 변형 여부	유[0] 무[X]	
	구급일지단말기	작동 및 충전상태	가[0] 부[X]	
	구급용휴대폰	작동 및 충전상태	가[0] 부[X]	
	혈압계	작동상태	가[0] 부[X]	
	혈당측정기	작동상태	가[0] 부[X]	
	휴대용산소포화도측정기	작동상태	가[0] 부[X]	
	체온계	작동상태	가[0] 부[X]	
	검안라이트	작동상태	가[0] 부[X]	
	청진기	작동상태	가[0] 부[X]	
일일점검	호기말이산화탄소측정기	작동상태	가[0] 부[X]	
	환자감시장치	작동상태	가[0] 부[X]	
	분리형들것	외관, 훼손, 변형 여부	유[0] 무[X]	
	계단이송용 들것	외관, 훼손, 변형 여부	유[0] 무[X]	
	가변형들것	외관, 훼손, 변형 여부	유[0] 무[X]	
	후두경세트	외관, 훼손, 변형 여부	유[0] 무[X]	
	분만치치용품	구성품 및 멸균상태	가[0] 부[X]	
	비디오후두경	외관, 훼손, 변형 여부	유[0] 무[X]	
	기계식가슴압박장비	작동상태	가[0] 부[X]	
	긴척추고정판	외관, 훼손, 변형 여부	유[0] 무[X]	
	머리고정대	외관, 훼손, 변형 여부	유[0] 무[X]	
	구출고정장치	외관, 훼손, 변형 여부	유[0] 무[X]	
	부목(연성/경성)	외관, 훼손, 변형 여부	유[0] 무[X]	
	소독기(차량용/헬기용/선박용)	작동상태	가[0] 부[X]	
장비목록추가				

비고
※ 상기 점검항목 외의 적재장비도 외관점검 등 일상점검 수준의 점검 실시
※ 부서의 장비보유 현황과 여건에 맞게 장비의 목록을 추가하여 점검 가능
※ 결함・고장 발생 시 소바장비 통합관리시스템에 점검일지를 기록하고 결재 상신
※ 점검사항: 장비의 전반적인 사항을 점검하고, 특히 피로한도 초과 및 부식 등 소방활동 및 대원 안전 여부와, 장비 수명과 직결되는 사항을 장비사용 설명서를 참고하여 점검한다.

210mm×297mm[(백상지(80g/㎡)]

그림 10-30
구급장비 교대 및 일일 점검일지(소방장비 관리업무 처리기준 [별지 제23호서식]).

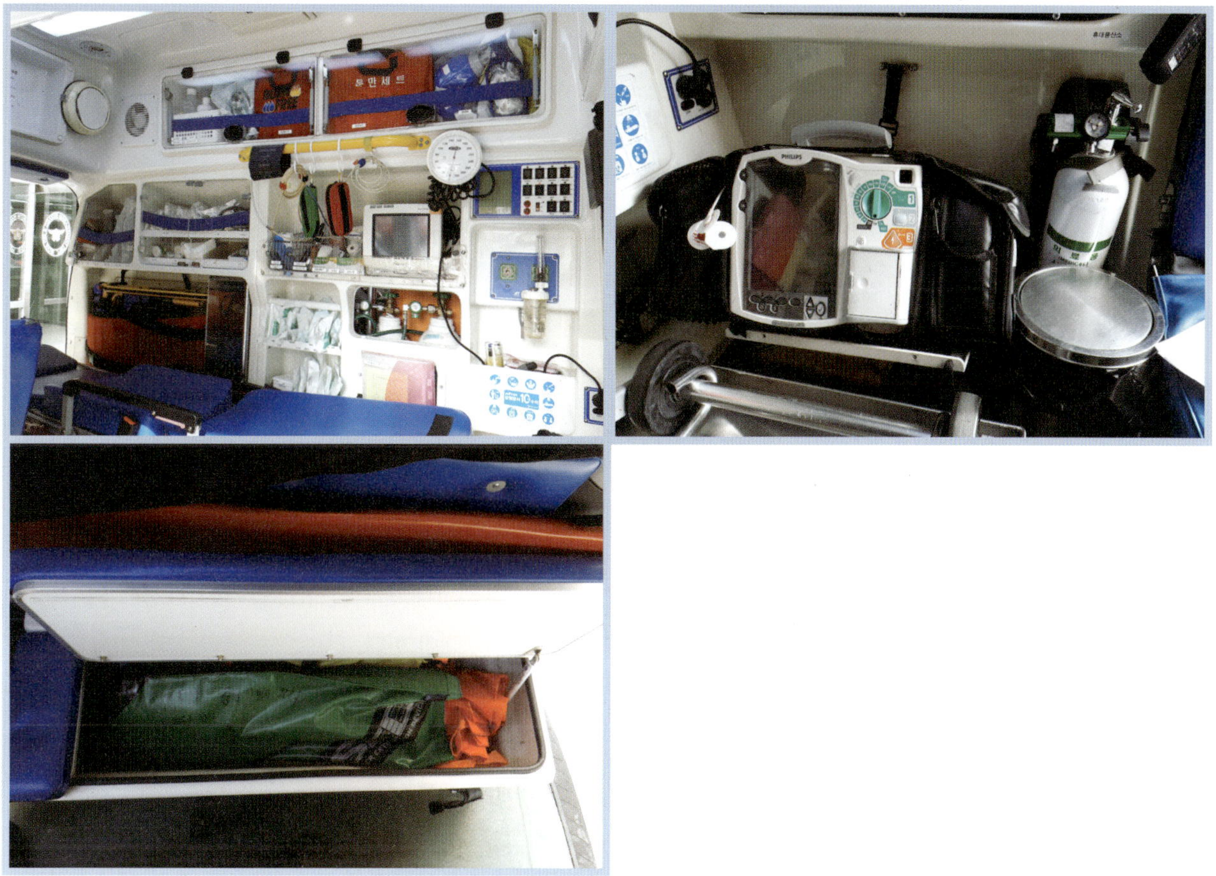

그림 10-31
구급차 내 의료장비 배치 예시.

다. 특수 구급차와 일반 구급차에 따라 보유해야 할 의약품의 기준이 다르다(표 10-19).

구급의약품은 반드시 유통기한 이내의 제품이어야 하며, 관련 법령인 「약사법」에 따라 정해진 방법으로 보관하여 약품이 변질되지 않도록 주의해야 한다. 의약품 관리대장을 작성하여 기록하는 것도 매우 중요하다.

구급의약품을 관리하기 위해서는 구급차 탑승대원에 대한 교육이 필수적이다. 각 대원은 어떤 상황에서 어떤 의약품을 사용해야 하는지, 그리고 유효기간과 보관 조건 등을 파악하고 있어야 한다. 의약품의 올바른 사용은 응급상황에서 환자의 안전을 보장하는 데 중요한 역할을 하므로 의약품 관리에 대한 교육과 지속적인 갱신이 요구된다. 다음은 구급의약품의 관리 방법이며, 이를 준수함으로써 구급차 내의 의약품을 효과적으로 관리한다.

- 구급의약품은 유통기한 이내의 제품이여야 한다.
- 의약품의 유효기간을 주기적으로 확인하고, 기한이 지난 제품은 즉시 교체한다. 유통기한이 얼마 남지 않은 약물을 먼저 사용할 수 있도록 적절하게 표시하는 것이 좋다.
- 「약사법」 등 관련 법령에 따라 정해진 방법으로 보관하여 약품이 변질되지 않도록 관리에 주의한다.
- 의약품의 재고를 정확하게 파악하고 유지한다. 정기적인 재고 점검을 하여 필요한 경우 불필요한 의약품을 폐기하거나 추가 구매하여 재고를 유지한다.
- 긴급 상황에서 신속하게 사용할 수 있도록 비치 장소를 선정하고, 의약품을 쉽게 찾을 수 있도록 정리 정돈한다.

표 10-19
구급차 구분에 따른 구급의약품

장비 분류	구급차 구분	
	특수 구급차	일반 구급차
의약품	• 비닐 팩에 포장된 수액제제(생리식염수, 5% 포도당 용액, 하트만 용액 등) • 에피네프린(심폐소생술 사용용도로 한정한다) • 아미오다론(심폐소생술 사용용도로 한정한다)	• 비닐 팩에 포장된 수액제제(생리식염수, 5% 포도당 용액, 하트만 용액 등) • 에피네프린(심폐소생술 사용용도로 한정한다) • 아미오다론(심폐소생술 사용용도로 한정한다)
	• 주사용 비마약성진통제 • 주사용 항히스타민제 • 니트로글리세린(설하용) • 흡입용 기관지 확장제	

- 의약품은 잠금장치가 있는 보관함에 제조회사의 권장 사항에 따라 보관해야 하며 필요한 경우 냉장 보관한다.
- 사용된 의약품은 신속하게 교체되어 구급차가 언제든지 대비 상태를 유지할 수 있도록 채워 넣는다.
- 의약품 관리대장을 상시 작성한다.
- 모든 의약품 투여 시 그 용법 및 용량은 지도의사의 구체적 지시에 따른다.
- 마약성 진통제와 같은 관리대상 약물을 사용한 경우는 근무교대가 시작하고 끝나는 시점에 확인한 후 서명을 해야 한다.
- 개봉한 의약품은 용기 및 포장에 개봉 여부 및 일자를 표기하고, 뚜껑을 닫은 상태로 보관하며 미개봉 제품과 구분하여 관리한다.
- 유효기간이 지난 의약품은 적절한 폐기 절차를 따라 안전하게 폐기한다.
- 의약품 관리는 관련 법규 및 규제를 준수해야 한다.

참고문헌 REFERENCE

1. 강경희. 응급환자 이송서비스의 적절성: 미충족 의료와 부적절한 이용. 보건행정학회지 2014;24(4):357-66.
2. 국민안전처. 한국형 응급상황관제 시스템의 모색 및 개발. 국민안전처; 2016.
3. 대한응급의학회. 응급의학. 제2판. 군자출판사; 2019.
4. 박복철. 구급차 운전교육 강의교안. 2022.
5. 배준원, 임태호, 강형구, 오재훈, 외. 소방서에 근무하는 구급대원의 구급차 안전도에 대한 인식 및 영향인자 조사: 예비연구. 대한응급의학회 학술대회초록집. 2015;2015(2):473-4
6. 법제처, 소방장비 관리업무 처리기준 [별지 제11호] 구급차 일일 점검일지, [별지 36] 구급차 주간 점검일지
7. 법제처, 소방장비 관리업무 처리기준 [별지 제23호] 의료장비 교대 및 일일 점검일지
8. 법제처, 응급의료법 시행규칙 제38조 [별표 16의2] 영상정보처리기기 법적 장비 기준
9. 법제처, 응급의료에 관한 법률 시행규칙 [별표 17] 구급차등에 갖추어야 하는 장비 등의 관리기준
10. 법제처, 응급의료에 관한 법률 시행규칙 제38조 (구급차등의 장비 및 관리 등)
11. 보건복지부. 구급차 관리·운용 안내. 제4판. 2022.
12. 서울소방재난본부. 2018년 소방장비 확인점검 체크리스트 최종안 통보. 2018.
13. 소방청. 119감염병 대응 통합지침. 2022.
14. 소방청. 119감염병 대응 통합지침 핸드북. 2022.
15. 소방청. 119구급대원 현장응급처치 표준지침. 2021.
16. 소방청. 119 구급대원 현장응급처치 표준지침. 2022
17. 소방청. 2022년 119구급서비스 통계연보. 2022.
18. 소방청. 재난현장 표준작전절차(SOP). 2023.
19. 소방청. 주요 구급장비 기본사양 안내. 2022.
20. 소방청. 특별구급대 표준지침[11-1661000-000081-01]. 2021.
21. 소방청. 현장응급처치 표준지침, 2022.
22. 신동민, 김승용, 한용택. 설문조사를 이용한 국내 소방구급자동차의 안전성과 효율성 측면에서의 비교분석에 관한 연구. 한국화재소방학회. 2015;29(2):44-53.
23. 연세대학교 원주의과대학 응급의학교실. 응급구조와 응급처치. 군자출판사; 2022.
24. 유튜브. 소방청TV [소방애듀 EP.22] - 구급차 일일점검 매뉴얼 [인터넷]. Available from: https://www.youtube.com/watch?v=biXocqSrwxl
25. 이근. 응급의료전달체계 및 이송체계 개선방안. 대한병원협회지. 2004;33(6):60-71.
26. 이재민, 윤형완. 환자구조 및 이송. 제2판. 군자출판사; 2022.
27. 전문응급구조학과교수협의회. 전문응급구조학 총론. 대학서림; 2014.
28. 정진우, 조석주, 이형렬, 김성권 외. 부산지역의 응급환자 이송체계에 대한 전향적 분석. 대한응급의학회지. 2002;13(1):31-8.
29. Bledsoe , Porter , Cherry. 번역: 전문응급구조학과교수협의회. 전문응급처치학 총론 7. 대학서림; 2015.
30. Jeff J. Clawson, Kate Boyd Dernocoeur, Geoff Cady. Principles of Emergency Medical Dispatch. National Academy of Emergency Medical Dispatch. 2003.
31. Rachel Zoch. 5 key steps to disinfecting your ambulance after transporting a COVID-19 patient. EMS 1. 2020. Available from: https://www.ems1.com/ems-products/infection-control/articles/5-key-steps-to-disinfecting-your-ambulance-after-transporting-a-covid-19-patient-VfSYCZFtlmYwPsBU/

CHAPTER 11

환자구조

Chapter editor. 윤형완
Authors. 박윤택, 윤형완, 장윤덕

이 장의 학습을 마치면 다음을 수행할 수 있다.

1. 구조활동에서 기본·수행원칙을 지킬 수 있다.
2. 구조방법과 장비들을 사용할 수 있다.
3. 환자 들어올리는 방법으로 이송을 할 수 있다.
4. 일반구조 장비를 사용할 수 있다.
5. 산악구조 장비를 장비를 사용할 수 있다.
6. 수난구조 장비를 사용할 수 있다.
7. 사고현장에서 응급의료장비를 사용할 수 있다.
8. 응급의료기관에서 의료장비를 사용할 수 있다.

KEYWORDS

신체역학
긴급이동
응급이동
일반구조장비
산악구조장비
수난구조장비
응급의료장비
구급장비

1 환자이동

1) 환자 들어 올리기와 이송법

(1) 소개

현장에서 응급의료를 제공하고 구급차 또는 응급실로 환자를 이송하기 위해서 여러 번 이동시켜야 한다. 환자의 자세나 위치를 변화시키고 평가하며 척추고정판이나 들것으로 옮겨야 할 수 있다. 그런 다음 환자를 구급차로 옮기고 병원에 도착하면 내려서 들것에서 응급실 침대로 옮겨야 한다. 이동 중에 환자와 자신 또는 동료의 부상을 방지하려면 적절한 신체 역학 및 들것 잡는 법 등을 알고 환자를 적절하게 들어 올리고 옮기는 방법을 배워야 한다. 현장에서 접할 수 있는 다양한 상황에서 환자를 안전하고 적절하게 이동시키기 위해서 올바른 응급처치방법, 차량에서 환자를 신속하게 구출하는 방법, 환자를 의자나 침대에서 옮기고 바닥에서 들것으로 들어 올리는 방법 등을 배워야 한다. 또한 환자를 이동시킬 때 척추 손상이 의심되는 환자와 그렇지 않은 환자를 구분하는 방법도 알아야 한다. 이 장에서는 긴급, 응급 및 비응급의 경우 환자를 이동시키는 방법과 들기, 운반 및 도달 기술 등에 설명한다.

(2) 환자이동

매년 많은 응급구조사가 환자를 들어 올리고 옮기려고 할 때 허리 손상을 입는다. 상대적으로 가벼운 환자를 들어 올리거나 옮기는 경우도 적절한 신체역학이 중요하다.

두부 손상, 쇼크, 척추 손상, 임신, 비만 환자와 같은 특정 환자 상태에서는 특별한 들어 올리기 및 이동 기술이 필요하다. 흉통이 있거나 호흡곤란이 있는 환자는 저혈압이 아닌 경우 편안한 자세로 앉도록 해야 한다. 척추 부상이 의심되는 환자는 긴척추고정판에 누운 자세로 고정되어야 한다. 쇼크 상태에 있는 환자는 반듯이 누운 자세로 다리를 약 15~30 cm 올려야 한다. 임신한 환자는 왼쪽으로 기울이고 운반해야 하며, 척추 손상이 의심되지 않고 반응이 없는 환자는 옆으로 뉘어서 회복 자세를 취하도록 한다. 오심이나 구토가 있는 환자를 편안한 자세로 이송하되 기도 확보를 관리하고 유지할 수 있는 적절한 곳에 위치시킨다.

(3) 신체역학(Body Mechanics)

신체역학(Body Mechanics)이란 신체를 적절히 이용하여 응급구조사를 보호하고 환자와 무거운 물체 등을 안전하게 이동하기 위한 원리이다. 사람이 똑바로 서 있을 때 들어 올려 손에 들고 있는 모든 것의 무게는 어깨, 그 아래의 척추, 골반, 다리에 반영된다. 들어 올릴 때 등을 똑바로 세운 상태에서 척추를 일직선으로 유지하면 근육과 인대에 부담이 거의 발생하지 않으며 부상 없이 상당한 무게를 들어 올릴 수 있다(그림 11-1 A). 그러나 허리가 구부러진 상태에서 들어 올리거나 곧은 경우에도 엉덩이에서 앞으로 상당히 구부러진 상태에서 들어 올리면 허리를 다칠 수 있다(그림 11-1 B). 등이 이러한 위치에 있으면 어깨가 골반보다 상당히 앞쪽에 놓이고 들어 올리는 힘이 주로 척추 아래쪽이 아니라 가로질러 가해진다. 이런 일이 발생하면 각 척추체와 추간판이 지지하는 것이 아니라 등 근육과 두개골 기저부에서 골반까지 이어지는 인대에 의해 무게가 지탱되어 척추를 정렬 상태로 유지하게 된다. 상부 척추와 몸통은 지렛대 역할을 하므로 요추 및 천골 부위의 근육과 인대에 가해지는 힘이 상체와 척추를 합한 무게의 몇 배에 해당된다. 따라서 몇 가지 환자를 이동하거나 들어 올릴 때 원칙을 준수해야 응급구조사를 보호할 수 있다.

- 나이, 성별, 신장 등을 고려하여 환자의 체중을 예측해야 하며 무리 없이 들어 올릴 수 있는 환자만 들어 올린다.
- 각손은 손바닥이 위를 향하고 엄지손가락이 위로 뻗은 상태에서 핸들 아래에 삽입되어야 한다.
- 허리 높이보다 낮은 곳에서 환자를 들어 올릴 때는, 무릎을 구부리고 등은 곧게 편 후에 다리를 펴면서 일어나도록 한다.
- 등을 곧게 세우고 비틀지 않고 들어 올린다. 들어 올

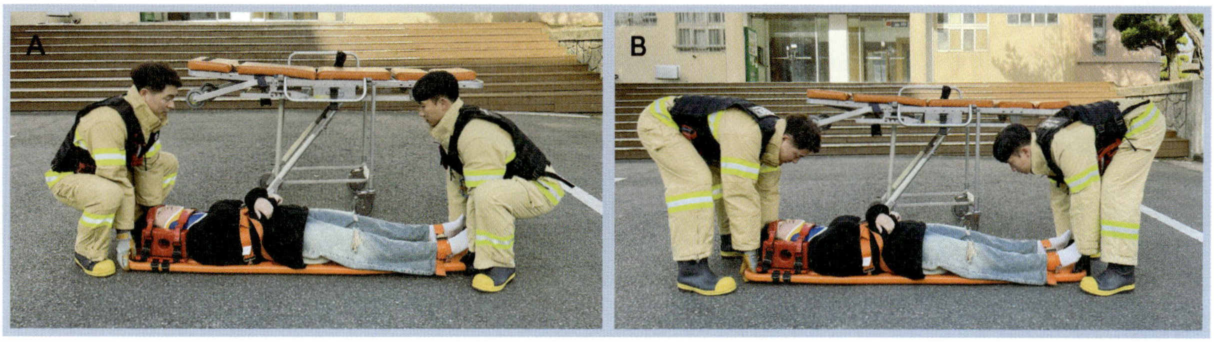

그림 11-1
올바른 들것의 신체 역학. **A.** 올바른 들것 방법. 들어 올릴 때 몸이 적절하게 정렬되어 있으면 척추에 가해지는 힘의 선이 본질적으로 척추 아래로 직선으로 발생한다. **B.** 올바르지 못한 들것 방법. 들어 올리는 힘이 주로 척추아래 쪽이 아니라 가로질러 가해지기 때문에 허리를 굽힌 상태로 들어 올리면 부상을 입을 수 있다.

릴 때 다리를 어깨 넓이 정도 벌리고 발 사이에 무게 중심이 적절하게 균형을 이루도록 한다.

- 무게의 중심이 한쪽으로 치우치지 않도록 한다. 무게는 응급구조사의 양쪽 발에 균등하게 나누어지도록 한다.
- 들것을 들고 서 있을 때 허리를 구부리거나 비틀지 않도록 한다.
- 가능하면 주변의 보조장비 등을 최대한 활용한다.

(4) 명령 및 이동 방향(Directions and Commands)

환자를 안전하게 들어 올리고 옮기려면 개인과 팀 전체가 모든 움직임을 예상하고 이해해야 하며 각 움직임은 예정된 방식으로 실행되어야 합니다. 팀 리더는 각 팀 구성원의 위치를 지정하고 이동 경로 등을 신속하게 설명하도록 한다.

환자를 실제 들어 올리기 또는 이동을 시작할 때 준비 명령과 실행명령의 두 부분으로 구분하여야 한다. 실행 명령은 더 큰 목소리로 전달되도록 한다. 팀 리더가 종종 "하나, 둘, 셋" 구령을 붙이고 환자를 들어 올리거나 내릴 때 이용하면 유용할 수 있다. 바퀴가 달린 구급차 주들것으로 옮긴 후 이동할 때는 대부분의 경우 가장 좋은 방법은 머리쪽에서 밀고 다리쪽에서 가이드를 해 준다. 그래야만 환자가 안정적일 수 있다. 구급차에 실을 때는 머리쪽 방향이 먼저 들어가도록 한다.

(5) 일반 고려사항

환자 이동은 일반적으로 질서정연하고 계획적이며 서두르지 않는 방식으로 이루어져야 한다. 환자를 들것으로 이동, 들것에서 환자를 주들것으로 옮기고 구급차 주들것을 구급차에 실을 때도 계획을 세우고 수행하여야 한다. 환자를 척추고정판에 올려놓거나 환자를 계단 아래로 데려갈 때는 몇 가지 더 추가적인 사항을 고려해야 한다. 계단형 들것에 환자를 태우고 있는 경우 계단을 내려갈 때 또는 긴척추보호판에 환자를 싣고 계단을 내려갈 때 사전에 신중하게 계획하고 들거나 운반해야 한다. 이러한 경우는 같은 몇 가지를 고려해 본다. 들것을 들어 올리거나 이동할 때 전체 무게를 최소한으로 줄여야 하고, 올리는 횟수를 최소화해야 한다. 그리고 언제든지 주변에게 도움을 요청한다.

(6) 긴급이동(Emergency Moves)

잠재적인 위험이 있을 때 평가 및 치료가 제공되기 전에 환자를 이동하기 위해 긴급이동(emergency moves) 방법을 이용할 수 있다. 긴급이동은 심각한 피해나 사망 가능성을 피하기 위해 응급구조사 자신과 환자를 안전한 장소로 이동하는 방법이다. 화재, 폭발물, 위험물질의 존재나 다른 위험으로부터 환자를 보호할 수 없거나 또는 중요한 응급처치가 필요한 상황에 차량에 있는 환자에게 접근할 수 없을 때 등 어려운 상황에 긴급이동을 사용할

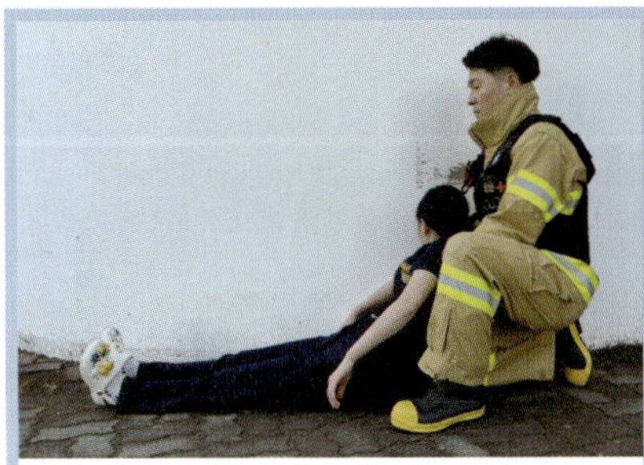

1. 어깨 끌기
공간이 고르지 못하고 짧은 거리를 이동할 경우

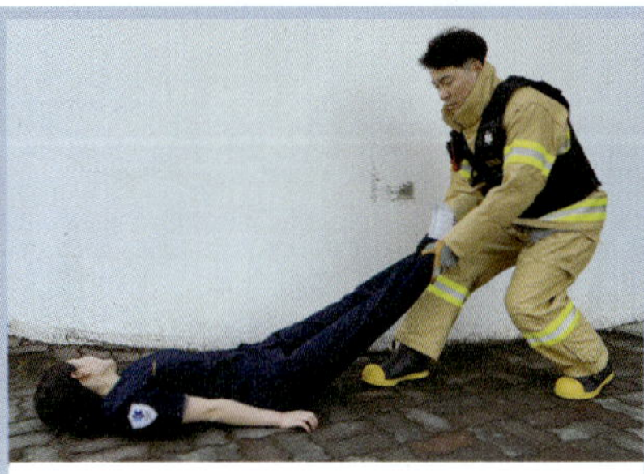

2. 발목 끌기
바닥이 평평하고 짧은 거리를 신속하게 이동할 경우

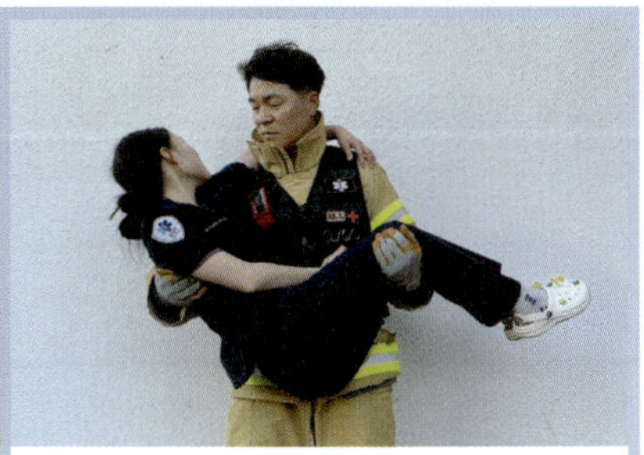

3. 전면안기
환자가 걷지 못하고 몸무게가 가벼울 경우

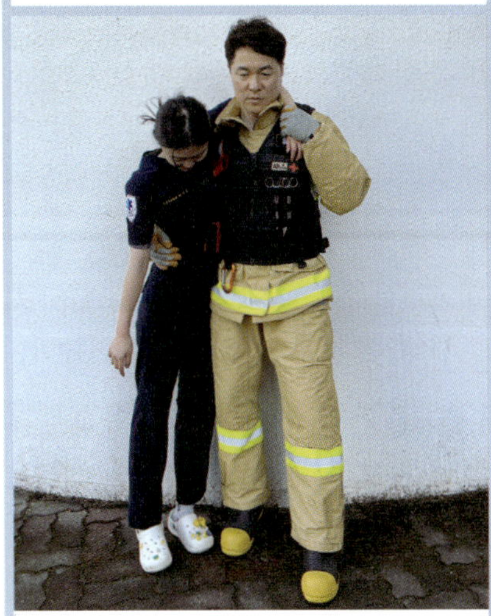

4. 1인 부축
환자의 손상된 다리쪽을 부축하여 손상되지 않은 다리로 걷게 할 경우

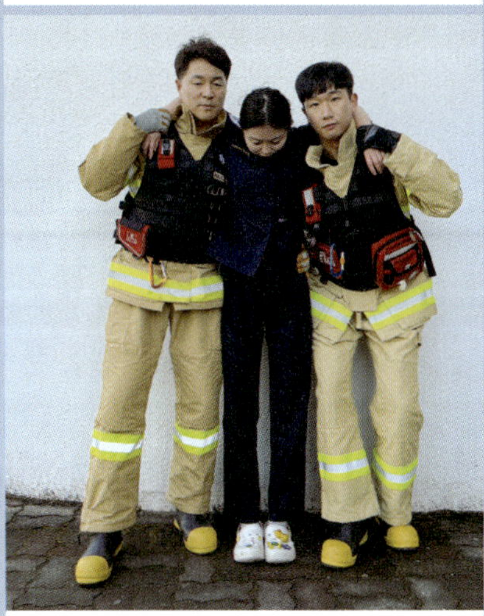

5. 2인 부축
1인 부축과 유사

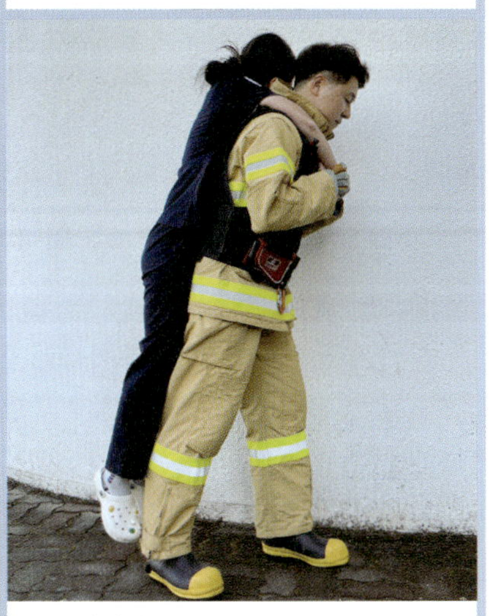

6. 등걸치기
환자의 손상부위 때문에 어깨에 엎기가 곤란한 경우

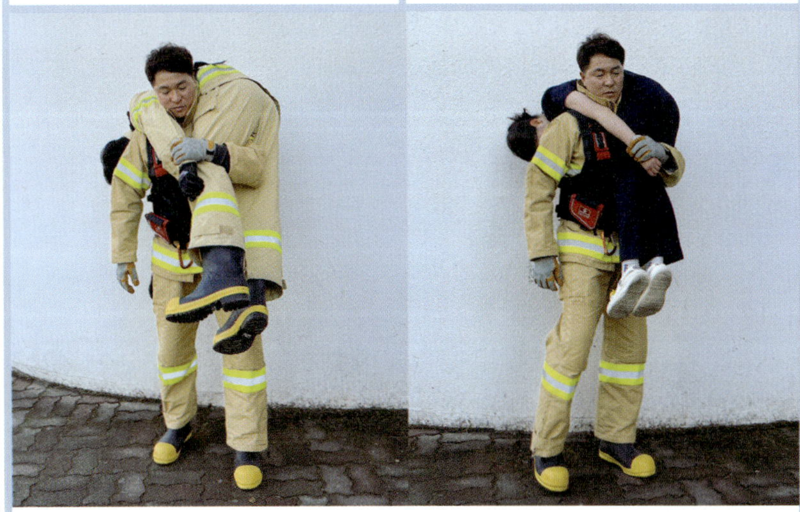

7. 어깨 매기
환자의 손상이 경미하거나 먼 거리를 이동할 경우

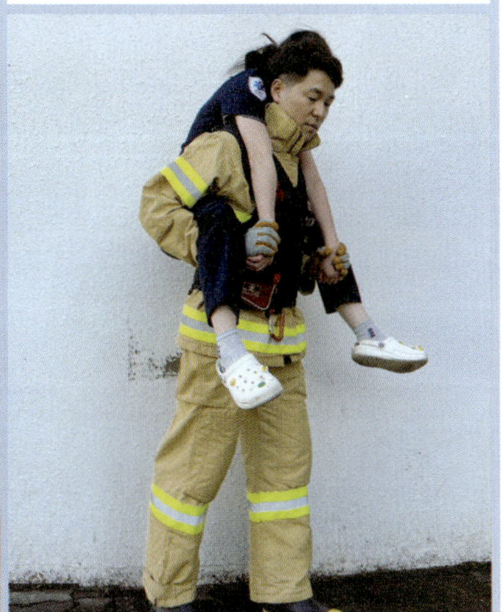

8. 업고 팔잡기
환자를 업은 상태에서 환자의 손을 잡음

그림 11-2
환자의 부상에 관계없이 긴급하게 이동해야 하는 긴급 이동 상황.

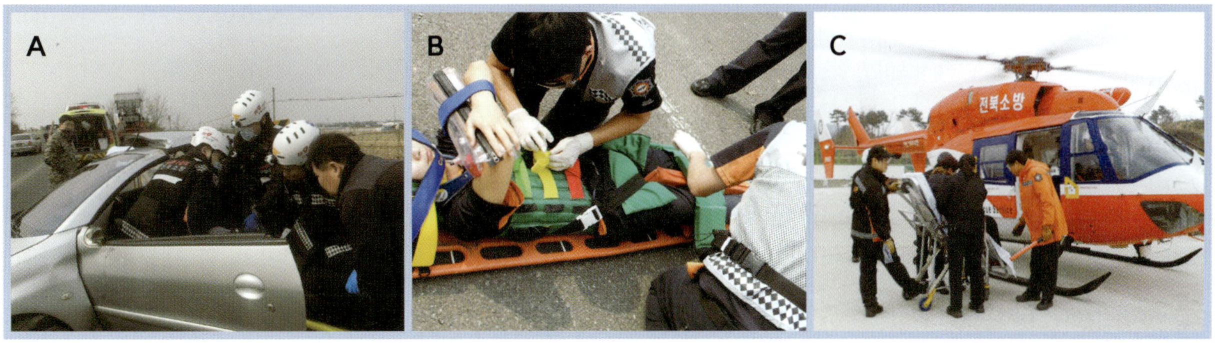

그림 11-3
환자를 빨리 이송해야 치료를 받을 수 있는 응급이동 상황. **A.** 의식상태 변화를 보이는 환자로 차량에 앉은 상태에서 손으로 고정하고 척추 손상을 위험성을 줄이기 위해 긴척추고정판을 이용한 신속한 구출. **B.** 쇽 증상을 보이는 척추손상 의심환자로 짧은 척추 고정판과 긴척추 고정판 등을 이용한 구출이며 이 경우 6~8분 이상이 소요. **C.** 헬기 이송. 심한 호흡곤란환자로 권역응급의료센터로 응급이동하기 위한 헬기 이송 요청.

이용할 수 있다.

응급구조사가 혼자이고 현장의 위험으로 인해 환자의 부상에 관계없이 긴급하게 이동해야 하는 경우 환자를 끄는 방법을 이용하는데 이때는 환자의 신체를 장축(long axis of the body)을 따라 끌어당겨야 한다. 이렇게 하면 척추를 최대한 일직선으로 유지하는 데 도움이 된다. 긴급이동을 수행할 때 특정 지침을 따르면 일반적으로 환자에게 추가 부상을 입히지 않고 환자를 이동할 수 있다. 이 방법은 바닥이나 지면을 따라 환자의 등을 대고 환자를 움직일 수 있는 방법들이 있다.

- 목과 어깨 부분에 있는 환자의 옷을 잡아당긴다(셔츠에 단추 등이 있으면 환자가 질식할 수 있으므로 상단 단추를 풀어 준다).
- 환자를 담요나 긴 코트 또는 다른 물체에 올려 두고 당길 수 있다.
- 환자의 팔을 머리쪽으로 올려 팔을 끌어당긴다.
- 응급구조사가 혼자 있을 때 의식이 없는 환자를 차량에서 내려야 하는 경우 환자의 다리를 페달에서 떨어지게 하고 환자의 등이 자동차 문을 향하도록 회전시킨 다음 팔을 겨드랑이 사이에 넣고 환자머리를 구조사 몸에 지지하면서 당긴다.

(7) 응급이동(Eurgency Moves)

환자의 생존을 유지하기 위해 빠르게 움직여야 할 필요성이 있다. 환자를 빨리 이송해야만 치료를 받을 수 있는 호흡곤란(difficult airway), 쇽(shock), 의식상태변화 또는 극단적인 기상 환경조건으로 인해 응급이동이 필요할 수 있다. 사고가 발생한 승용차나 트럭에 앉아 있는 환자를 신속하게 이동할 경우는 신속구출법을 이용해야 한다. 경우에 따라 환자가 발견된 위치에서 긴급하게 환자를 이동해야 하는 경우도 있다.

신속한 구출법은 일반적으로 척추손상이 의심 되는 환자를 차량에서 내리기 전에 앉은 환자를 고정하기 위해 구출형조끼(KED) 또는 하프백보드를 사용하는 방법이다. 그러나 이러한 장치를 환자에게 적절하게 배치하려면 6~8분이 소요되며 경우에 따라 더 오래 걸릴 수도 있다. 차량에 앉은 상태에서 등을 대고 누운 자세로 손으로 고정하고 빠르게 이동하는 방법도 있다. 그러나 이러한 유형의 신속한 구출의 특성은 환자가 척추 부상을 입은 경우 잠재적으로 손상 위험을 증가시킬 수 있다. 이러한 환자 부상 가능성 때문에 신속한 구출을 수행하기 전에 가능한 모든 경우를 검토해야 한다.

신속한 구출 경우

- 차량 또는 현장이 안전하지 않을 때
- 폭발물 또는 기타 위험물질이 현장에 있을 경우
- 화재가 발생 했거나 화재의 위험이 있을 경우
- 차에서 환자를 제대로 평가할 수 없을 경우

- 환자가 누워 있거나 생명의 위험이 있은 경우
- 환자가 다른 중상 환자에 대한 접근을 차단할 경우

(8) 비응급이동(Nonurgency Moves)

비응급이동은 환자가 현장에서의 처치를 받은 곳에서 환자운반 장비 위로 운반되는 것을 말한다. 현장과 환자가 모두 안정되면 환자를 움직이는 방법은 신중하게 계획되어야 한다. 비응급이동은 손상이나 부상을 방지하고 환자에게 통증과 불안감을 주지 않는 방법으로 실행되어야 한다. 비응급이동은 다양한 들것으로 이동, 병원침대에서의 이동, 환자를 들어 올리는 방법 등 대부분의 현장에서는 환자를 들어 바퀴가 달린 들것으로 이동하여 구급차로 옮겨진다. 팀리더는 환자를 이동하기 전에 세 가지 일반적인 방법을 확인한다. 충분한 인력구성, 사용할 수 있는 준비된 장비, 적절한 이동방법을 선택하여 안전하게 이동한다.

(9) 일반적인 고려사항

환자 이동은 일반적으로 질서 정연 하고 계획적이며 서두르지 않는 방식으로 이루어져야 한다. 이 방법은 응급구조사와 환자를 추가 부상으로부터 보호하고 환자가 움직일 때 상태가 악화될 위험을 줄여 준다.

2) 이송 의료기관 선정

현장에 도착한 응급구조사가 환자의 상태 및 현장상황 등을 고려하여 치료가능한 응급의료기관을 선정할 수 있도록 한다. 현재 국내에서 응급환자의 이송에 있어 소방청장 또는 소방본부장이 작성한 이송병원 선정지침(119구조·구급에 관한 법률 시행령 제12조 제3항)이 있는 경우 이에 따르고 있다.

(1) 외상환자

① 중증외상환자

중증외상의 기준에 해당하는 경우 중증외상 진료가 가능한 가까운 권역외상센터 및 외상전문의 수련센터 선정병원으로 이송함을 원칙으로 하되 권역외상센터 선정병원 등 지역별 여건에 따라 의료지도 등을 받아 치료가 가능한 가까운 지역응급의료센터로 이송할 수 있다.

권역외상센터가 선정되지 않은 지역의 경우 중증외상 진료가 가능한 가까운 지역응급의료센터 이상의 응급의료기관으로 이송함을 원칙으로 한다. 단 행정구역상의 권역외상센터보다 다른 광역시·도 권역외상센터로 이송하는 것이 더 가까운 경우 가장 가까운 권역외상센터 선정병원으로 이송할 수 있다.

응급의료취약지역의 경우 헬기 등을 이용하여 권역외상센터 선정병원으로 이송하거나 지역별 여건에 따라 치료가 가능한 가장 가까운 지역응급의료기관 이상의 의료기관으로 이송할 수 있다.

현장거리 교통체증 등으로 구급차를 이용한 이송이 헬기 이륙 소요시간 및 현장까지 소요예상 비행시간 등 보다 더 많은 시간이 소요될 것으로 판단될 경우에는 헬기 이송을 요청하고 지시에 따른다.

위와 같은 기준에도 불구하고 이송병원 선정이 어려운 경우 직접의료지도를 요청하고 지도에 따른다.

② 경증외상환자

경증 외상환자의 경우 가장 가까운 지역응급의료기관으로 이송한다.

지도의사의 지도가 있는 경우 혹은 환자 치료에 더 적합하다고 판단되는 경우 가장 가까운 지역응급의료기관을 우회하여 이송할 수 있다.

(2) 비외상환자

① 중증응급환자

가까운 지역응급의료센터 이상의 의료 기관으로 이송함을 원칙으로 하되, 지역별 여건에 따라 의료지도 등을 받아 치료 가능한 가까운 지역응급의료기관으로 이송할 수 있다.

응급의료 취약지역일 경우 가장 가까운 응급의료기관 이상의 의료기관으로 이송한다.

위 기준에도 불구하고 이송병원 선정이 어려운 경우 직접의료지도를 요청하고 지도에 따른다.

② 경증응급환자

가장 가까운 지역 응급의료기관으로 이송하는 것을 원칙으로 한다.

지도의사의 지도가 있는 경우 혹은 환자 치료에 더 적합하다고 판단될 때 가장 가까운 지역응급의료기관을 우회하여 이송할 수 있다.

③ 심폐정지환자

가장 가까운 지역응급의료기관 이상 의료기관의 이송을 원칙으로 한다.

④ 뇌종증의증 환자

급성 뇌졸중이 의심되는 경우 가까운 지역응급의료센터 이상의 의료기관으로 이송함을 원칙으로 하되 지역별 여건에 따라 의료지도 등을 받아 치료 가능한 가까운 지역응급의료기관으로 이송할 수 있다.

병원전 뇌졸중 선별검사가 양성인 경우에는 즉각적인 혈전용해치료가 가능한 지역응급의료기관 이상의 의료기관으로 이송함을 원칙으로 하며 구급상황관리센터에 관련된 병원 정보를 요청할 수 있다.

응급의료 취약 지역일 경우 가장 가까운 지역응급의료기관으로 이송한다.

위 기준에도 불구하고 이송병원 선정이 어려운 경우 직접의료지도를 요청하고 지도에 따른다.

2 구조활동과 장비

다양한 사고현장에서 구조와 구급활동을 수행하는 응급구조사는 전문적인 지식과 경험이 필요하다. 일반 상식과 장비에 관한 기초 지식을 이용하면 구조문제들은 대부분 해결되기도 하지만 강인한 정신력, 체력과 경험만으로는 완전한 구조를 수행할 수 없다.

현재 구조현장에서 발생하는 사고들을 보면 조금이라도 주의를 소홀히 하면, 환자뿐만 아니라 응급구조사 자신도 위험에 노출되는 경우가 많다. 구조활동의 궁극적인 목적은 환자의 구출뿐만 아니라 구조를 시행하는 응급구조사도 안전하게 탈출하는 것이기 때문에 사고의 양상과 위험 요인을 확실히 파악하고 자신의 능력과 한계를 통제하며 구조활동을 해야 한다.

1) 구조활동을 위한 기본·수행원칙

응급구조사 구조의 우선순위는 생명보전, 구출, 통증감소, 피해의 최소화를 순으로 확인하고 역할에 충실하여야 한다. 구조 작업에 있어서 가장 먼저 환자의 생명을 보전하기 위한 위험요인제을 제거하고 기도확보와 호흡유지, 심각한 출혈 등의 긴급을 필요로 하는 조치는 이루어져야 한다. 그러나 환자가 붕괴위험의 건물 내부에 있거나 폭발가능성이 있는 차량에 있다면 신속하게 현장에서 구출하는 것이 선행 될 수 있다. 다만 응급구조사는 구조가 이루어지는 과정에서 최소한의 생명유지를 위한 조치를 진행해야 하며 구조대원과 협조하여 시행하고 구출이 원활하게 이루어지도록 협력하여야 한다.

구조활동은 한 사람이 수행하는 것이 아니라 팀이나 조직으로 이루어지기 때문에 단독행동을 통제하여야 한다. 구조현장에서의 자의적인 판단과 돌발행동은 자신은 물론 현장에서 활동하고 있는 동료들까지도 위험에 노출하게 된다. 따라서 팀장과 팀원들은 서로의 임무를 명확하게 하고 신속하고 구출활동을 수행하여야 한다(표 11-1). 사고현장은 다양하지만 기본적인 구조과정은 일반적으로 다음과 같다(표 11-2).

(1) 현장평가

현장평가는 구조방법을 결정하기 위한 상황평가이다. 환자에게 응급처치하기 전에 환자평가를 하듯이 구조를 위한 가장 기본적인 평가이므로 현장 상황에 영향을 주는 위험요인들을 신속히 파악하고, 문제점을 해결하고 구조방법을 결정해야 한다. 현장평가는 현장으로부터 출동을 받으면서부터 시작된다. 사고의 발생장소, 사고의 종류와 대략적인 개요, 출동로의 상황, 현장의 상황, 주위환경여건과 위험도, 장비와 인력구성, 피해자의 수, 사고

표 11-1
팀장과 팀원의 역할

팀장	팀원
1. 구조대 감독 및 현장감독	1. 팀장 명령 준수 및 개인 자발행동금지
2. 위험요소를 파악하여 사전에 제거하는 등의 안전조치 강구	2. 위험요인을 주목하고 인지된 정보보고
3. 효율적인 구조활동을 위한 정확한 사고 실태 파악	3. 구조작업의 상황을 수시로 보고
4. 팀원 및 장비를 적절히 배치 및 활용	4. 본인 및 팀원 상호 간의 안전 주의

표 11-2
일반적인 구조과정

순서	구조과정
1	현장접근 및 상황 평가
2	응급구조사와 환자의 안전
3	현장안전
4	환자에게 접근
5	응급처치 제공
6	장애물 제거 및 환자의 구출
7	환자 이송을 위한 준비
8	환자이송

의 확대 위험성과 구조활동의 장애요인 등을 모두 평가하는 것이다. 구조방법은 현장평가가 일차적으로 이루어지면 구조상황 등이 결정하고 구조활동이 이루어지는 동안에도 지속적으로 문제점이 발생하였을 때는 구조방법을 수정해야 할 필요가 있다.

현장평가에서 고려해야 할 일반적인 사항은 다음과 같다.

① 환자의 위치: 환자가 계단으로 된 건물에 위치하는가? 건물에 승강기가 있는가? 들것이 승강기 내부에서 이용할 수 있는가?

② 화재 발생 여부: 화재는 환자 이송을 어렵게 하고 응급처치에 지장을 초래하며 구조과정도 복잡해진다.

③ 사고현장의 차량 상태: 불안정한 상태의 차량은 구조가 시작되기 전에 안정되어야 한다. 바퀴 받침대와 안전줄이 응급차량 내에 갖춰져야 하고 불안정한 상태의 차량은 신속히 고정해야 한다.

④ 차량 환자보호장치: 차량에 에어백이 장착되어 있는지 살펴봐야 하며, 에어백 밑에 어린아이가 깔려 있는지 살펴보아야 한다. 에어백이 터져 있다면 연기인지 전분가루 혹은 가루 먼지를 구분할 수 있어야 한다. 또한 응급구조사나 환자의 피부를 자극할 수 있어 보호 장비를 준비하여야 한다. 또한 안전벨트 착용유무 등을 확인한다.

⑤ 차량 충돌: 차량이 정면충돌, 후방충돌, 측면충돌, 모서리 부분 또는 전복사고인가를 확인하고 응급구조사의 구조작업에 대한 가능성 판단과 환자상태를 보고 우선순위에 대한 측정을 기반으로 활동계획을 세우도록 한다.

⑥ 차량 상태: 차량이 바로 있는가? 뒤집힌 상태인가? 옆으로 누워 있는가?

⑦ 차량 외 물품 등: 구조작업을 시작하기 전에 외부로 옮겨져야 하는 물품들이 사고 차량 내에 있는가?

⑧ 구조에 필요한 장비: 구조를 위하여 필요한 장비는 무엇인가? 특별한 장비와 특수요원이 필요한가?

⑨ 사고발생환자 수: 응급환자와 경증의 환자를 구분하고 여러 상황에 대하여 질문하고 상황을 파악한다.

⑩ 추가위험요소: 환자가 구조 요원에게 위험을 가할 수 있는 요소(가스의 유출, 전기선의 낙하, 위험 물질 등)

가 현장에 있는가?

⑪ 이동: 손상을 입은 환자는 가능하면 1시간 이내 (golden period)에 이송하도록 한다.

(2) 응급구조사와 환자의 안전

현장평가가 이루어지고 구조방법이 결정되면 구조 활동을 시작하게 된다. 현장의 모든 상황이 절차에 맞게 이루어지고 가장 안전한 구조방법이 결정되었다 하더라도 응급구조사는 위험한 환경에서 노출되는 경우가 발생한다. 응급구조활동에 수행하는 응급구조사는 자신의 안전을 가장 먼저 고려하고 안전이 확보된 상태에서 환자에게 접근하여야 한다. 위험한 상황에서 성공적인 구조를 수행하기 위해서는 자신을 보호할 수 있는 특수한 의복 등을 착용하고, 적절한 장비들을 갖추어야 한다. 자신의 안전을 확보하지 못한 응급구조사가 구조활동에 참여하게 된다면 자신뿐만 아니라 구조팀 전체가 위험한 상황에 노출 될 수 있다.

2) 응급구조사의 안전

사고현장에서의 응급구조사는 자신의 안전을 위해 몇 가지 준비하고 환자에게 접근하여야 한다. 복장은 보호복으로 활동성이 있으면서 너무 덥거나 추운 환경에서도 체온을 유지하기 위한 특수한 재질로 제작된 복장으로 갖추어야 한다. 필요에 따라 구조현장에서는 얼굴부위를 보호할 수 있는 두건을 착용하거나 특수한 모자가 달린 보호복을 입어야 한다. 구조작업을 하는 동안에 보호장갑과 안전화도 반드시 착용하여야 하는데 안전화는 바닥이 딱딱하여 날카로운 이물에 찔리지 않도록 하여야 하고, 독성 위험에 노출된 곳에서는 특수한 안전장화를 신어야 한다. 이러한 보호복과 장갑, 안전화 등은 응급구조사의 손상을 예방하고 체온을 유지해 줄 수 있다. 안전모는 날카로운 물체로부터 보호할 수 있는 규정에 맞는 강도와 빛 반사가 되는 형광물질로 치장되어져 구조대원을 구분할 수 있도록 한다. 그 밖에 구조상황에 맞는 개인 안전을 위한 공기호흡기, 개인로프, 만능도끼, 랜턴 등의 개인 장비들이 있는데 이러한 개인보호장비는 응급구조사의 생명유지와 연관되므로 잘 관리하도록 하여야 한다.

3) 환자의 안전

환자를 구조 하는 동안 가장 중요한 부분은 추가적인 손상을 입지 않도록 하는 것이다. 구조한다는 것은 개인 탈출이 어려운 환자이며 추가적으로 장비 등을 사용하여 구출하게 되는데 이 과정에서 구조장비나 절단장비, 파괴장비로 인하여 2차 손상이 발생하게 된다. 특히 교통사고 현장에서 차량의 유리를 파괴하거나 구조물 등을 절단하는데 이러한 경우 환자에게 불연성의 보호 담요를 감싸서 파편 등으로 부터 환자를 보호하도록 해야 한다. 사고 현장에서 불연성 담요가 준비가 되지 않은 경우 응급구조사의 여분의 개인 보호복이나 소방보호복 등을 이용할 수도 있다. 이 외에도 사용한 장비로 인해 발생하는 진동이나 열, 소음 등으로부터 보호할 수 있는 장치를 이용하여 환자를 보호해야 한다.

4) 현장 안전

현장 안전을 위해서는 가장 먼저 경계구역을 설정하는 것이다. 경계구역은 안전띠(위험테이프), 생명로프, 삼각대, 안전표지 등을 표시함으로써 응급구조사의 작업활동 구역을 안전하게 확보할 수 있다. 사고 현장에서는 예측할 수 없는 위험물질이나 가스, 전기 등의 위험요소들이 발생할 수 있으므로 가장 장애가 큰 요인부터 순차적으로 제거하면서 환자에게 접근한다. 교통사고에서 발화성 물질(휘발유, 경유 등)로 인한 화재 가능성이 있을 수 있는 차량사고와 독성 폐기물 및 화학물질 등 위험물질을 운반하는 탱크로리(tank truck) 사고가 있는 경우 소방대원이 곁에 있어서 사고를 미리 예방하여야 한다. 응급구조사가 사고 차량에 먼저 접근할 경우 차량의 안전 등을 먼저 확인하고 시동을 끈다. 차량의 기어는 「P」로 하고, 시동 키가 있다면 먼저 제거하도록 한다. 위험물질 수송차량은 '위험물질' 표시를 보고 반드시 '화학사고 현장대응 가이드북' 등을 참여하여 개인보호장비를 확인하고 접근해야 한다. 특히 도로의 직선로, 곡선로, 언덕 등이 있는 사고 현장은 원 거리에서부터 확인할 수 있도록 위험표시를 설치하여야 하며, 가능한 3 m마다 위험신호 표시를 설치하여 도로의 차량을 안전하게 유도해야 한다.

구급차에 망원경을 비치하면 안전한 거리에서 사고현장을 관찰할 수 있다. 사고규모가 크거나 추가도움이 필요한 경우 관할 센터에 도움을 요청하고, 사고현장에서 일반인은 구조작업에 도움이 되지 않으므로, 경찰 등 유관기관과 협조하여 현장을 통제하도록 한다. 사고현장에서 구조팀과 구급팀의 역할을 명확히 구분하고 응급구조사 역할을 수행하는 것이 추가 사고율을 줄이고 환자에게 응급의료를 제공할 수 있다.

5) 환자에게 접근하는 방법

사고현장에서 환자에게 접근하는 방법은 사고의 유형에 따라 다를 수 있다. 사고기전과 사고 종류 및 환경 상태에 따라서도 환자에게 접근하는 방법은 신중하여야 한다.

구조현장에서 차량 화재나 화재의 가능성이 높은 경우, 추가 붕괴 및 폭발 등 예측하기 어려운 위험환경이 발생하는데 이때 환자를 긴급하게 구출하여 안전한 공간으로 옮기는 경우와 쇽이나 흉부 손상으로 의료기관 응급처치를 필요로 하는 경우도 발생할 수도 있기 때문이다.

6) 현장 응급처치와 구출

사고현장에서의 응급처치는 기본적으로 A_B_C순서로 응급처치를 하며, 응급처치는 현장도착부터 구조작업 이전, 작업 중, 구조 후에도 지속적으로 이루어져야 한다. 구조작업이 지연되더라도 응급구조사가 환자에게 접근하여 손상 정도를 확인하고 필요한 응급의료를 제공한 다음 구조하여야 한다. 환자는 상태에 따라 심각한 출혈로 인한 쇽이나 척추보호 등 즉각적인 응급처치가 필요한 경우('긴급이동과 응급이동'에서 참조)도 많아서 현장에서 응급처치를 해야 하는 경우와 이동 후 응급처치를 해야 하는 부분을 결정해야 하는 경우가 있다. 현장에서 응급처치와 구출은 과정에 따라 예측하기 어려울 수 있으며 차량구조 이외의 다른 상황에서는 추가적인 장비와 기술을 필요할 수 있다. 이와 같은 과정에서 환자에게 추가 손상이 발생하지 않도록 현장에서 최선의 응급처치가 이루어질 수 있도록 해야 한다.

7) 환자의 이송준비

이송준비는 현장에서 응급처치를 제공하고 추가적으로 필요한 의료제공을 위해 이송환자 이송을 하는 전 단계이다. 현장에서 필요한 응급의료제공, 척추고정, 골절의 부목 고정, 들것 고정 등이다. 환자를 이동시키는 경우에는 환자 신체와 들것 그리고 부착된 각종 장비를 하나로 구성하는 것이 바람직하다. 척추고정판 등을 이용하여 환자를 이동한 경우는 구급차용 들것과 고정하여 간혹 환자의 돌발적인 상황을 대비하여야 한다. 환자 상태에 따라 구급차에서 일어나는 경우, 들것에서 벗어나가거나 떨어지는 경우, 심한 통증 등으로 폭력을 가하는 행위 등이 발생하기도 한다.

8) 환자 이송

환자는 안전하게 이송되어야 하며 이송 중에는 환자의 안정을 유지할 수 있도록 응급구조사의 지속적인 관찰은 매우 중요하다. 들것이나 구급차용 들것으로 이동하는 경우 환자는 다리쪽이 앞으로 가도록 하여 환자에게 안전감을 주고 다리쪽 응급구조사가 방향을 안내해야 한다. 머리쪽의 응급구조사는 환자의 지속적인 모니터링을 수행하면서 추가적인 응급처치 등이 제공되어야 한다. 구급차에서 이동하는 경우는 구급차 들것을 구급차로 넣을 때는 머리를 먼저 들어갈 수 있도록 되어 있다.

9) 구조장비개요

(1) 구조장비 보유기준

구조 활동에 있어서 다양한 장비를 보유하고 이를 적절히 활용하는 것은 구조활동의 매우 중요한 부분이다. 국내에서는 소방청 고시 제2015-110호(2015.7.30.) '구조장비 기준'에 각 구조대와 구조대원이 보유해야 할 장비 기준을 정하고 있다.

(2) 구조장비 표준기준

구조현장에서 이용되는 장비는 평소 점검을 철저히 하고 사용 중 환자와 구조대원의 안전에 주의해야 한다. 특히 유사한 종류의 장비라도 제작회사에 따라 조작방법이 다르므로 평소 익숙하지 않은 장비조작은 절대 금지하여야 한다.

장비는 반드시 제작회사에서 제공하는 사용설명서(manual)를 숙지하여야 하며 무리한 조작이나 개조로 인하여 안전사고가 발생하므로 각별히 주의해야 한다.

구조장비는 사람의 생명과 연관된 장비로 명확한 표준이 있어야 하며, 적절한 시험 등을 통해 인증을 거친 장비를 사용해야 한다. 다음은 구조장비관련 표준(기준)과 인증기관에 대한 내용이다(표 11-3).

10) 장비사용 주의사항

현장의 안전과 구조대원의 안전을 위해 작업에 적절한 보호장구를 착용하여 안전사고로부터 대원을 보호하고 원활한 작업이 이루어지게 한다.

표 11-3
표준과 인증기관

	미국 국가표준 협회 (American National Standars Institute)	미국 규격협회. 한국의 KS에 상응하는 것으로 미국 내의 공업규격을 제정하고 관리하는 협회
	미국 재료시험협회 (American Society for Testing Materials)	미국에서 공업원료 및 그 시험법의 표준화를 관장하는 기관
	유럽인증 (Conformite Europeenne Mark)	EU시장 내 안전에 관련된 통합 인증마크
	유럽규격 (European Standards)	유럽규격의 약칭으로 정식 절차를 거쳐 가맹국의 투표로 승인되어, 제정된 통일규격
	국제산악연맹 (Union International Association Alpinist)	등반장비의 표준을 설정하는 국제공인기구
	미국 보험협회 안전시험소 (Underwriters Laboratories)	1894년 미국에서 설립되어 제품 안정에 관한 표준개발 및 인증 서비스를 제공하는 국제적 안전인증 시험기업.
	한국소방산업기술원 (Korea Fire Equipment Inspection Corporation)	소방기기에 대한 국가공인 검정기관
	미국방화협회(화재예방협회) (National fire Protection Association)	미국 최대규모의 재해방지 단체. 많은 공업표준을 만들어 발표하고 있으며, 국가 법령 기초자료로 채용되고 있는 권위 있는 단체

(1) 작업 전의 준비

① 헬멧, 안전화, 보안경 등 적절한 보호장비를 착용한다.
- 옷깃이나 벨트 등은 기계에 말려 들어갈 수도 있으므로 주의
- 체인톱이나 해머드릴 등을 이용할 경우 면장갑은 말려 들어갈 수 있으므로 착용 금지
- 고압전류 전동 장비나 고온이 발생하는 용접기 등은 반드시 규정된 보호장갑 착용
- 반지, 시계, 목걸이 등 장신구는 안전사고를 유발할 수 있으므로 제거
- 분진이나 파편이 발생하는 작업을 할 경우는 반드시 보호안경을 착용

② 모든 장비는 사용하기 전에 기능상태를 점검해야 한다.
- 장비의 이상유무
- 전선 피복의 상태, 접지여부 등
- 연료, 윤활유의 양과 상태
- 엔진 장비의 경우 엔진오일의 점검에 특히 주의

③ 보조대원과 협업하여 우발 상황에 대처할 수 있도록 한다.

④ 장비는 단단한 바닥에 설치하고 고정하여 움직임을 방지한다.

⑤ 충분한 작업공간을 확보하고 추가위험(화재, 감전, 붕괴) 요소 등을 제거한다.

(2) 동력장비 등 사용 시 주의사항

① 공기 중이나 주변에 인화성 가스 등이 있는지 확인하고 근처에 있을 때에는 화재의 위험이 있으므로 동력장비의 사용을 피한다.

② 지하실이나 맨홀 등 환기가 불충분한 장소에서 엔진장비를 장시간 사용할 경우 질식의 위험이 있다.

③ 연료를 보충할 때에는 시동을 끄고 엔진을 충분히 식힌 후에 주유한다.

④ 장비를 이동시킬 때에는 작동을 중지한다. 엔진장비는 시동을 끄고 전동장비는 전원을 뽑는다.

⑤ 장비에 이상이 발견되면 즉시 작동을 멈추고 전문가의 점검을 받도록 한다.

⑥ 작업종료 후에는 장비를 재확인하며 분진 등을 제거한 후 다음 사용에 지장이 없도록 한다.

⑦ 장비가 이상이 있을 경우 정비 및 수리를 진행하고 기록을 남긴다.

11) 구조 장비 분류

구조장비 분류는 현장 활동에 효용성을 제공하거나 구조대원에 보호 성능을 가진 유형의 물품으로서 관리가 가능한 것으로 구분한다. 장비분류는 대분류, 중분류, 소분류, 세분류 등으로 구분한다. 구조 장비분류는 현재 체계가 잘 되어 있는 '소방장비 분류 등에 관한 규정' 등을 준용해서 관리하는 방법이 있다.

구조장비 분류 구분에서 "대분류"란 「소방장비관리법」에 따른 8종을 말한다. "중분류"란 소분류로 분류된 장비 중에서 대분류가 동일하고 장비의 사용 목적 또는 주된 기능이 유사한 장비끼리 묶어서 하나의 그룹으로 하는 분류 단위를 말하며, 여러 명칭을 포괄하는 용어로 표현한다. "소분류"란 장비의 주된 사용 목적과 기능을 다른 장비와 구분되도록 정의하여 분류하는 단위를 말하며, 단일 물품을 특정할 수 있는 용어 또는 포괄용어로 한다. "세분류"란 소분류로 분류된 장비 중에서 중요 기능 또는 용도가 추가되어 다르게 분류할 필요가 있는 장비를 분류하는 단위를 말하며, 단일 물품을 특정할 수 있는 용어를 사용하며 기능·용도가 별도로 추가되지 않은 경우에는 소분류 명칭을 그대로 사용한다.

장비는 기본적인 생활안전구조 장비부터 전문 화생방 및 대테러구조장비까지 다양하다. 응급구조사는 사고현장에서 구조장비를 사용해야 할 경우가 발생할 수 있으므로 기본적으로 현재 사용하는 장비 위주로 정리하였으며, 구체적이고 세부적인 장비 분류는 '2022년 소방장비 분류 등에 관한 규정-별표 1'을 참조하도록 한다(표 11-4).

장비는 성질별로 내구성 물품과 소모품으로 분류하는데 내구성 물품은 내용연수가 부여되어 1년 이상 계

표 11-4
장비분류

대분류	중분류	소분류	세분류
구조 장비	일반구 조장비	개방장비	승강기비상키 차량문개방기
		동물포획장비 세트	마취총 벌집제거장비
		그밖의 일반장비	절연봉
	산악구 조장비	등하강 및 확보 장비	카라비너 등강기 하강기 퀵드로우 회전고리장치(스위벨)
		도르래	도르래
		등반용 로프 및 부대장비	로프 슬링 자기확보줄
	수난구 조장비	잠수장비	스쿠버 공기통 다이브컴퓨터 잠수호흡기세트 부력조절기 스킨핀 중량벨트 수경 건식잠수복 습식잠수복
		안전확보장비	구명조끼 구명부환
		부수장비	수난용 들것
	화생방 및 대테 러구조 장비	제독·소독장비	제독텐트 (간이/인체/장비제독텐트) 휴대용제독기
		누출물 수거 장비	누출물 진공수거기 누출물질 수거용기 방사성물질수거함
		누출 제어장비	누출제어점착제 누출제어테이프 흡착제 누출제어장비 쐐기형 누출제어장비
		시료채취 및 이송장비	화학, 생물학 수집장비(화 학 기체용/생물학 검체용)
		화생방 보호 의류 등	내화학장갑 내화학장화 구조대상자 보호의 화학용 전면형마스크
	절단구 조장비	톱	체인톱
	중량물 작업 장비	중량물 유압 장비	배터리유압장비세트 (유압전개기/절단기/램) 대형유압엔진 펌프세트(유압절단기, 전개 기, 램) 유압엔진펌프 유압콤비툴
		휴대용 윈치	휴대용 윈치
		에어백	에어백
	탐색 구조 장비	지지대	지지대
		매물자탐지기	매몰자 영상탐지기 매몰자 음향탐지기 매몰자 전파탐지기
		수중탐지기	수중 음파탐지기 수중 영상탐지기
		공중수색장비	소방드론
	파괴 장비	방화문파괴기	문개방기구

속하여 사용할 수 있는 물품이고, 소모품은 다시 사용할 수 없거나, 1년 이상 계속하여 사용할 수 없는 물품을 말한다.

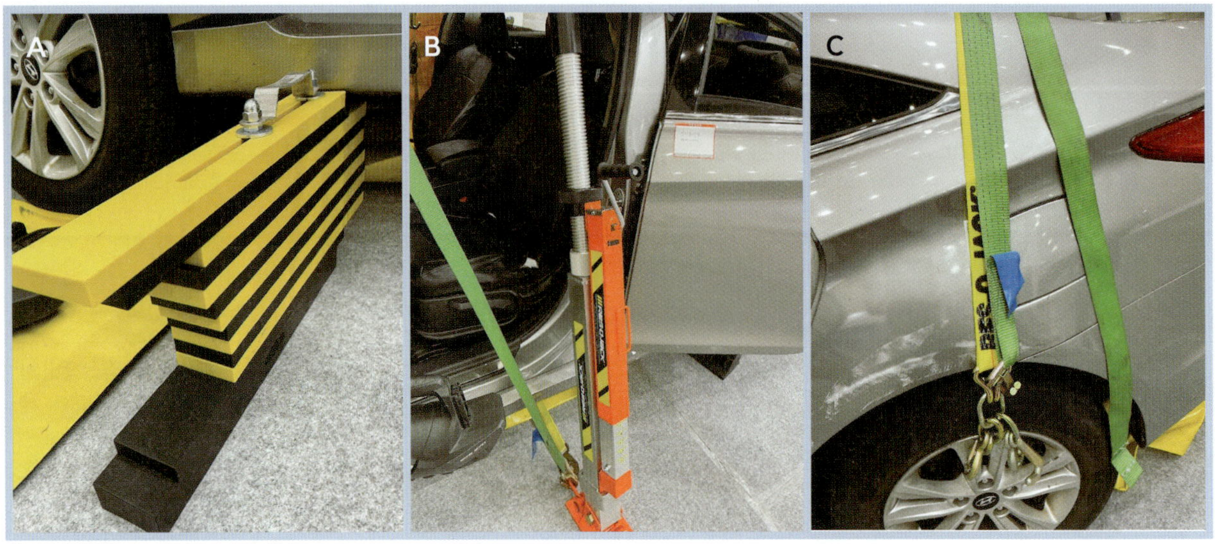

그림 11-4
사고 차량의 안정화 장비. **A.** 고임목. 차량의 움직이나 경사진 바닥면 등에 차량의 안정화를 위한 받쳐준다. **B.** 버팀목(기계식 지지대). 기울어진 차량 등의 균형 유지를 위하고 움직임을 제안하는 기둥역할을 한다. **C.** 고정로프. 사고차량의 고정을 위한 고정로프로 구조차량 및 큰 나무나 기둥에 고정할 수 있다.

12) 일반구조장비

일반 구조 중 가장 많이 발생하는 부분이 자동차사고이며 여러 구조방법과 다양한 상황을 가지고 있다. 또한 응급구조사가 가장 많이 접하는 것도 자동차 사고이며 환자에게 차량 안에 있는 상태로 응급의료를 제공해야 한다. 사고 현장에서 또는 차량 안에서 환자를 구조하고 응급처치를 하는 방법에는 기본적인 원칙과 기술, 그리고 여러 장비들이 사용된다. 자동차 사고에 흔히 사용되는 안전장치와 구조장비가 다양하며 구조장비 중 유압을 이용하는 장비가 가장 많이 사용되고 있다. 사고현장에서 응급구조사도 기본적인 운용방법을 알고 있어야 하며 상황에 따라 구조를 진행해야 하는 경우가 있다.

최근에는 벌쏘임이나 동물의 물림 등 위험성 있는 부분에서 주민의 안전을 지켜 주기 위한 생활안전구조도 늘어나고 있으며 이에 따른 장비도 다양하다.

(1) 사고 차량의 안정화

사고현장에서 가장 먼저 현장의 안전사고에 주의해야 하며 사고차량을 안정시켜야 한다. 차량의 안정은 구조자와 환자 모두의 안전을 확보하는 것이다. 즉 차량 엔진 시동을 끄고, 시동키가 있다면 신속히 제거하고 주차용 브레이크 채우고 고임목을 이용하여 차량을 고정한다.

(2) 차량에서의 구출

자동차 구조(프레임)는 차량 자체의 모양을 유지하고, 탑승자를 보호와 안정성을 위한 디자인 골격으로 되어 있다. 차량은 일반적으로 철판과 유리섬유로 이루어져 있어 환자를 구조하기 위해서는 다양한 구조장비를 이용하게 된다. 이러한 장비들은 차량 일부를 변경시키거나 제거시킨다. 차량의 구출은 최대한 환자의 안정과 차량의 움직임을 최소화하는 장비를 선택하는 것이 좋다(그림 11-5). 그러나 간단한 방법으로 구조가 어렵다면 차량의 전문유리를 파괴해야 한다. 자동차의 유리는 강화유리이며 외곽모서리에 충격을 가하면 손쉽게 파괴가 가능하나 환자에게 파편이 튈 수 있으므로 주의해야 한다. 차량의 전문유리는 이중으로 되어 있어 유리 제거 장비(차량문 유리절단기)를 이용하여 제거토록 해야 한다(그림 11-6). 유리 제거는 전문 장비가 있어야 하고 안전에 주의해야 하므로 반드시 교육을 받은 전문 대원이 작업을 하도록 한다.

사고차량이 심하게 파손되거나 사고 장소가 작업공간

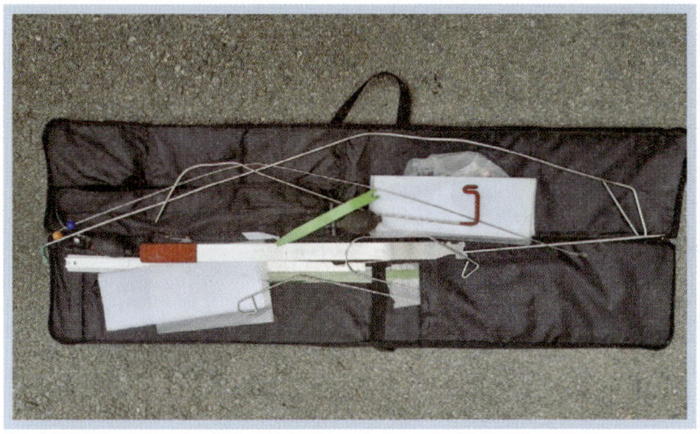

그림 11-5
차량이 가볍게 손상되었거나 열리지 않을 경우 이용.

이 없을 경우와 탑승자가 심한 손상을 입어 움직이기 어려운 경우 등에 차체의 지붕을 절단해서 작업공간을 확보해야 하는 경우가 있다. 이 경우는 유압장비를 이용할 수 있으며 유압장비 방식은 엔진방식과 배터리 방식으로 적절한 방식을 사용하도록 한다. 특히 배터리 방식의 유압전개기, 유압절단기, 유압램(그림 11-7) 등은 작은 공간에서 공간확보가 용이하나 출력이 엔진방식만큼은 못하다. 유압장비는 사고 차량에서 상황에 따라 적절하게 이용하여 작업공간을 확보하고 환자를 구조하기에 적절하다(그림 11-8).

차량이 전면충돌인 경우에는 운전자의 몸체와 팔 다리가 계기판이나 핸들에 끼어 있는 경우가 자주 발생하게 된다. 이와 같은 경우 좌석 조정 레버로 의자를 뒤로 이동시키는 방법이 가장 좋은 쉽고 좋은 방법이다. 그러나 조정 레버가 작동하지 않거나 차량이 파손되었을 경우에

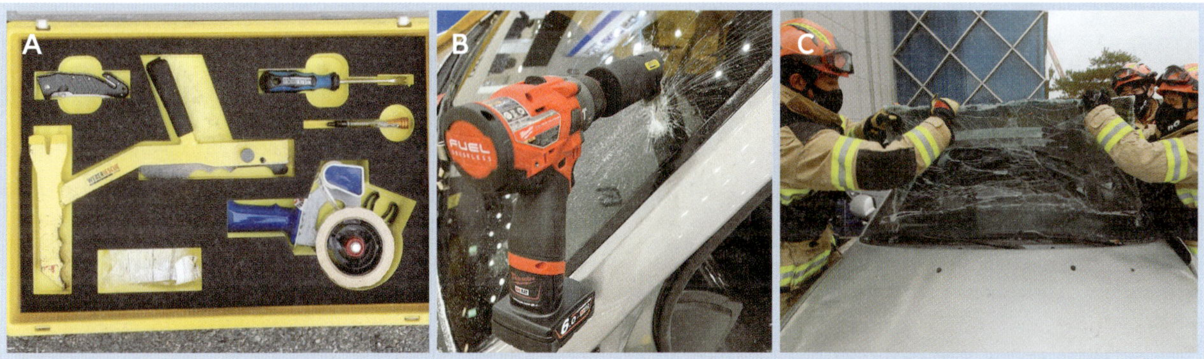

그림 11-6
차량유리제거 장비. **A.** 차량문 유리 절단기, 센터펀치 등. 톱날 부분으로 유리를 자르는 데 사용하며, 톱의 뒷부분은 유리창 모서리에 충격을 가하여 구멍을 뚫는다. **B.** 자동 차유리 절단기. **C.** 절단된 자동차 앞 유리 제거.

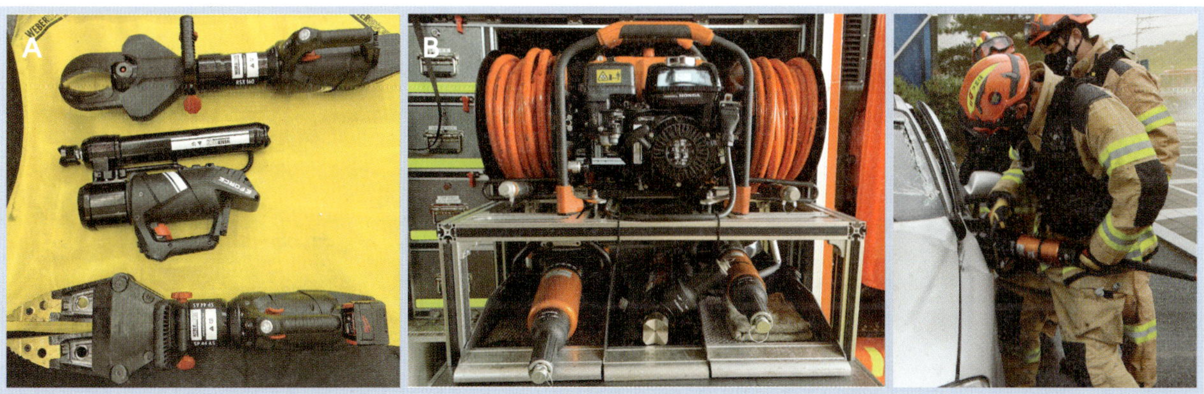

그림 11-7
유압장비(유압절단기, 유압램, 유압전개기). **A.** 배터리 방식. 배터리 펌프를 이용하여 유압장비에 필요한 압력을 발생시킨다. **B.** 동력 방식. 엔진을 이용하여 유압장비에 필요한 압력을 발생시킨다.

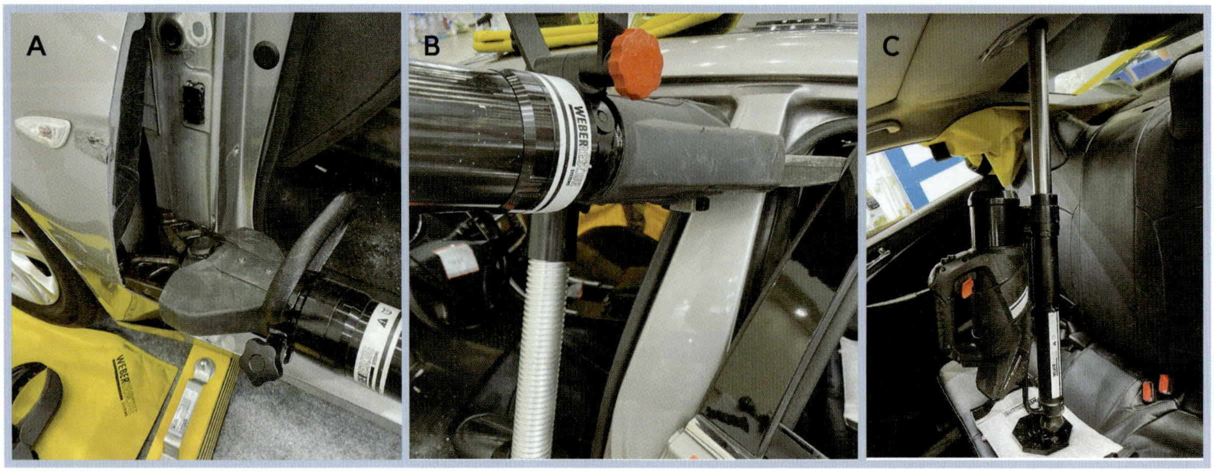

그림 11-8
유압 장비를 이용하여 차량 작업공간을 확보한다. **A.** 유압전개기. 구조물 벌려서 공간확보: 틈을 벌리거나 압착하는 장비로 중간 크기의 모델은 중량 약 20 kg, 전개력 20 t이다. **B.** 유압절단기. 차량 구조물 절단에 이용: 중간크기의 모델은 중량 13 kg, 절단력은 35 t이다. **C.** 유압램. 찌그러진 차량의 내부 공간확보: 물체의 간격을 넓히거나 중량물을 지지하는 데 유용하다. 모델에 따라 다양하지만 확장력은 약 100,000 kPa이다.

는 유압 램을 계기판 하부에 설치하여 밀어내는 방법을 사용할 수 있다. 또한 단순히 환자가 운전대 밑에 끼인 경우 수동식 절단기를 사용하기도 한다(그림 11-9). 그 외에 구조는 사고유형과 기전에 따라 많은 차이가 있고 적절한 장비가 다수 필요할 수 있다(그림 11-10).

(3) 환자보호

환자보호는 응급구조사와 함께 구조의 가장 기본 원칙이며 '장비사용 주의사항'에서 기술하였다. 특히 사고 손상인 경우 손상부위를 현장에서 알기 어렵고, 구조과정에서 추가 손상이 있을 수 있다. 일부 환자는 구조 중에도 환자 상태가 급속히 악화되어 신속하게 이동해야 할 때가 있으며, 척추 손상이나 내출혈도 간과할 수 없다. 환자 보호는 구조 전부터 응급의료기관 도착 전까지 지속적인 관찰과 의료가 제공되어져야 한다.

(4) 승강기 비상키

승강기 구조는 승객구출 작업에 앞서 카 내의 승객과 연락을 취하면서 불안해하는 승객을 안심시키고 승객의 상태를 먼저 확인하여야 한다. 특히 부적절한 방법을 이

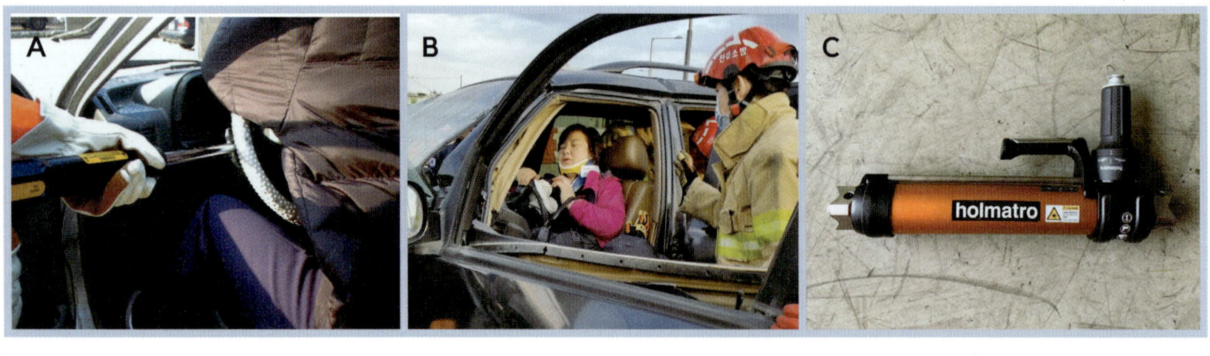

그림 11-9
운전석 공간 확보. **A.** 수동식 절단기. 바닥과 운전대 사이에 있는 구조물을 수동으로 절단한다. **B.** 유압램. 다리가 끼워져서 못 나오는 상황으로 운전석 아래쪽에 적절한 크기의 유압램을 이용하여 공간을 확보할 수 있다. **C.** B 사진은 C 장비를 사용하는 장면이다.

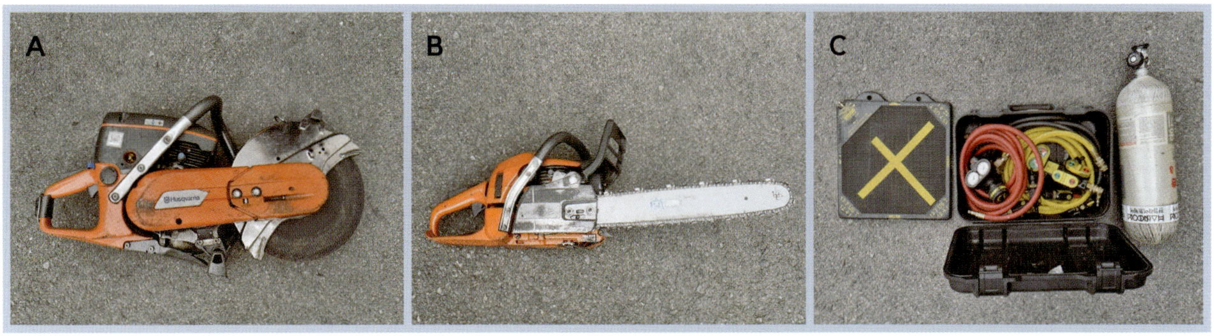

그림 11-10
기타 구조장비. **A.** 동력 절단기. 동력식 원형톱이라고도 하며 절단물에 따라 원형 톱날을 바꾸어 원동기로 회전시켜 철재, 석재, 목재를 절단하는 장비이다. **B.** 체인톱. 내연기관(가솔린엔진) 체인형 톱날을 원동기로 회전·구동시켜 목재를 절단하는 장비이다. **C.** 에어백(Lifting Bag) 세트. 중량물체를 들어 올리는 경우 사용하며 유압기구 등을 넣을 수 없는 경우에 압축공기로 백을 부풀려 들어 올리는 장비이다. 1개의 주머니는 6~18톤까지 들어 올릴 수 있다.

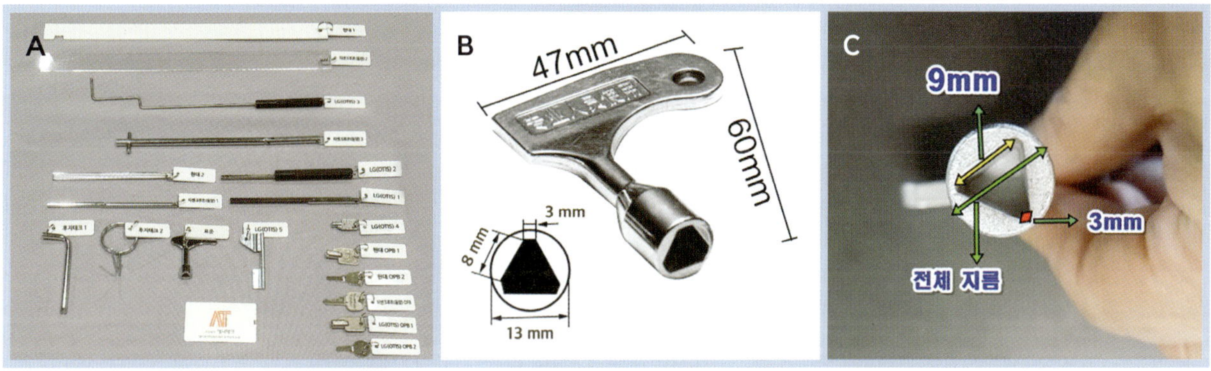

그림 11-11
화재발생 시 또는 정전으로 인한 엘리베이터 정지 시 문개방용으로 사용하는 장비. **A.** 승강기 비상키 19종.

용한 승객구출 시도는 작업자 또는 승객에게 중대한 추가 사고를 유발할 수 있으므로 엘리베이터에 관한 교육 및 훈련을 받은 전문대원 외에는 실시하지 않는다.

(5) 동물포획장비

동물포획은 주민의 안전한 보호이며, 안전에 위협이 되는 동물은 포획되어야 한다. 포획 활동에 앞서 대원의 안전도 병행되어야 하며 안전하지 않은 현장 활동은 하지 않도록 한다.

(6) 벌집제거장비

온난화 기후로 벌 쏘임 환자가 많이 발생하고 있다. 특히 벌 쏘임으로 과민성 쇼크 위험성이 있어 구조활동을 수행할 경우 구조대원과 주변인 등 현장통제와 안전을 우선으로 생각하고 작업하여야 한다. 벌 제거 활동의 경우에는 작업 도중에 일부 벌이 주위 시민에게 날아갈 수도 있으니 주의해야 한다. 벌집 제거 활동의 경우 보호복은 안면부, 상체, 하체, 장갑, 신발의 구조로 일체형을 기본으로 하며 활동성과 안전성을 확인한다. 또한 전용장갑과 신발을 착용하여야 하며, 보호복과 이음새 끝 부분과 틈이 있는 모든 부분은 테이핑 등으로 밀폐하여 말벌 등이 침투할 수 없도록 하여야 한다.

13) 산악구조장비

산악구조장비는 산악구조뿐 아니라 일반구조 및 자동차 구조 등 다양하게 장비를 활용할 수 있다. 등하강 장

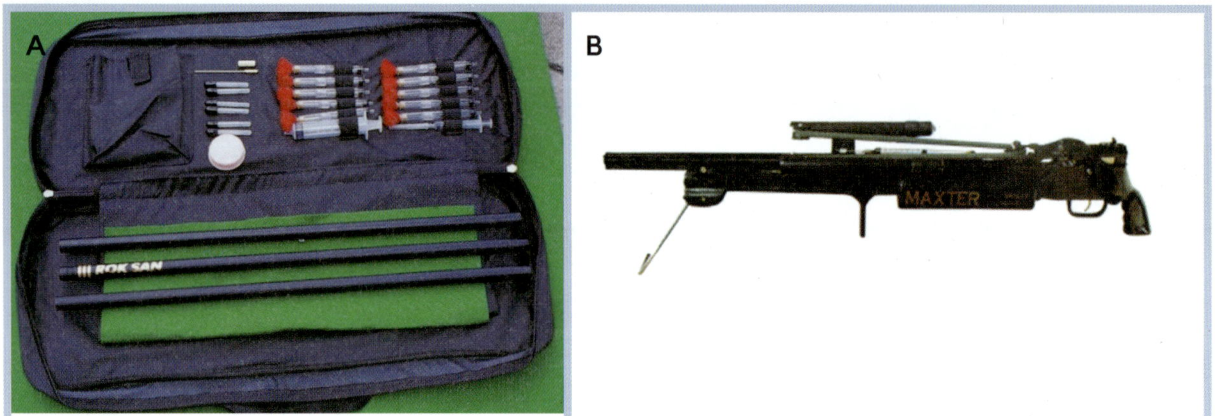

블로우 건
- 입으로 불어서 발사하는 방식이므로 개인 간의 정확성 및 거리가 상이하다.
- 사용 조작법이 단순하며 총포류 허가 제품이 아니다.

에어블루건 MAXTER 3 -DS
- 6 cc용봉과 3 cc용봉을 함께 사용할 수 있도록 제작되었다.
- 공기펌프로 공기를 충전하기 때문에 안전하고, 큰 소음이 없다.
- 입으로 불 때보다 속도, 정확성, 거리가 향상되었다.
- 사용 조작이 단순하며 총포류 허가제품이 아니다.

그림 11-12
유해 동물 및 유기견 등을 포획할 때 사용(마취)하는 장비.

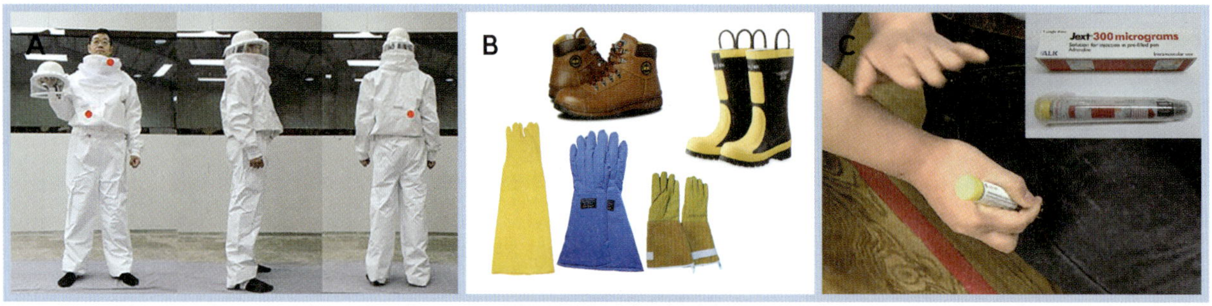

그림 11-13
말벌 보호복 세트. **A.** 말벌 보호복, **B.** 말벌제거 전용 신발과 보호장갑, **C.** 성인용 에피펜(벌집 제거 활동할 경우 에피펜을 준비하도록 한다).

비, 확보장비, 안전벨트, 도르래, 등반용 로프, 산악 일반 장비, 배낭 이외 별도로 빙벽 등반 장비, 설상 구조장비, 암벽 등반장비 등으로 구분하고 있다.

(1) 등하강 및 확보장비

① 카라비너

구조 현장에서 다양하게 많이 쓰이는 장비 중의 하나이며 환자와 구조대원에게 가장 중요한 장비이기도 하다. 카라비너는 사용 용도에 따라 여러 가지 형태를 가지고 있으며 사용 용도에 따라 구분해서 사용한다. 로프 연결, 장비와 장비 연결, 하중을 적게 받는 곳이나 생명과 직결되지 않는 곳 등에서는 개방 카라비너를 사용할 수 있지만 위험성이 있는 곳이나 하중을 많이 받는 곳에서는 잠금 카라비너를 사용한다(그림 11-14).

카라비너는 사용자의 기준으로 정면에서 걸고 반 바퀴 뒤집는다. 로프 등을 끼울 경우 위에서 누르듯이 카라비너에 끼워 넣고 잠근다. 안전벨트에 착용 시 종류별로 세로나 가로로 설치해야 하는 특성이 있으며 세로로 설치할 경우 걸고 돌려서 개폐구가 위로 나오도록 하고, 가로로 설치할 경우 좌측에서 걸고 돌려서 개폐구가 반드시

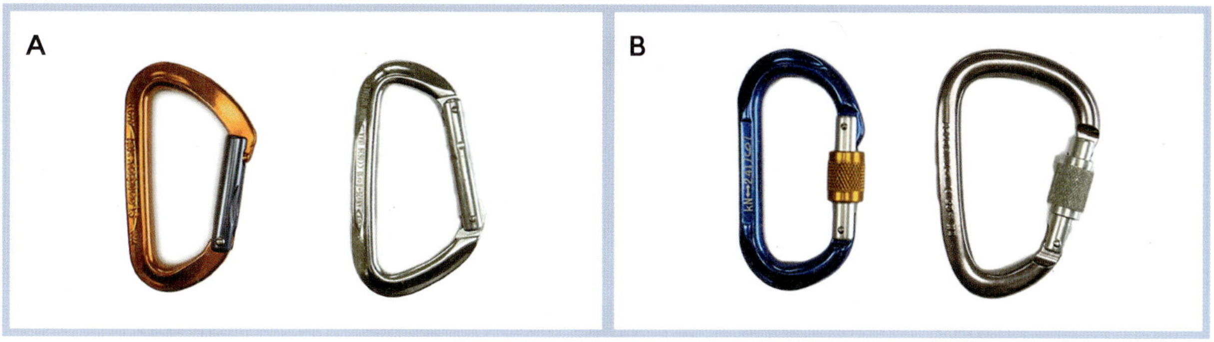

그림 11-14
카라비너 종류. **A.** 개방 카라비너, **B.** 잠금 카라비너.

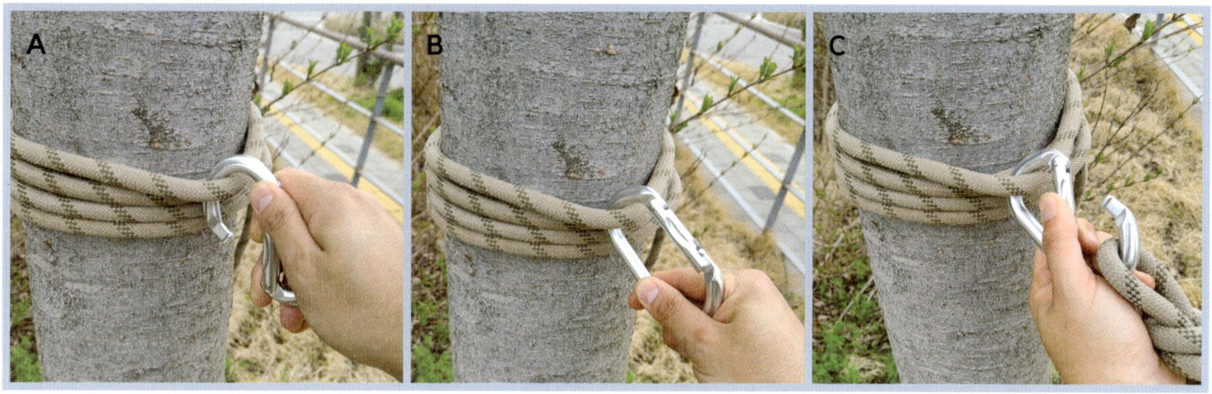

그림 11-15
카라비너 올바른 사용법.

왼쪽에 오도록 한다(그림 11-15).

카라비너 재질은 알루미늄 합금이나 스틸이며, 인장강도는 제품별로 표시되는데 일반적으로 종 방향으로 25 kN~30 kN, 횡 방향으로 8 kN~10 kN정도이다. 스틸로 제작된 카라비너의 경우 강도가 10~20%정도 우수하므로 하중이 많이 나가는 곳에 설치하는 것이 좋다(그림 11-16). 일반적으로 구조상황에서 일반사고와 산악사고의 작업에서 동일한 카라비너를 사용하고 있으며 구조인 경우 인장강도를 큰 것과 들것에 적합한 카라비너를 사용하도록 권한다.

구조자를 매달거나 구조대원이 하강할 경우 한 개의 카라비너에 한 가지의 장비나 한 가지 매듭을 걸고 사용하여야 하며, 중복 설치할 경우 많은 불편함과 위험을 초래할 수 있다(그림 11-17).

② 등강기

등강기류의 장비들은 로프를 당기기 위한 목적과 추락방지를 위한 목적의 등강기로 구분되며 운용 능력에 따라 그 사용범위가 매우 넓다. 로프를 활용하여 등반하거나 이동할 때 보조장치로도 사용되며 로프에 결착하여 수직 또는 수평으로 이동할 수 있도록 고안된 기구이다. 톱니가 나 있는 캠이 로프를 물고 역 진행을 하지 못하도록 함으로써 한 방향으로만 움직이게 된다. 수많은 등강기의 종류가 있지만 형태에 따라서 각각 특징을 가지고 있어 작업환경에 따라서 적절하게 선택을 해야 한다(그림 11-18).

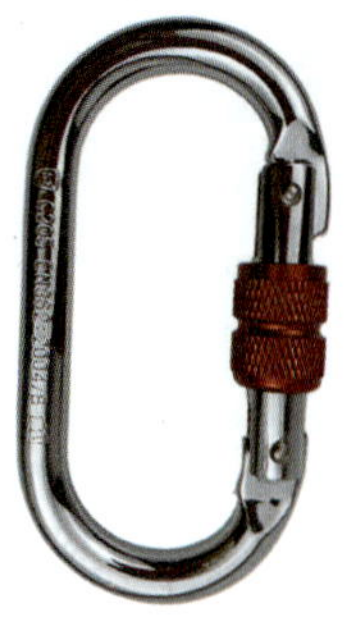

1. O형 카라비너
장비활용과 인명구조의 호환성이 용이하다.

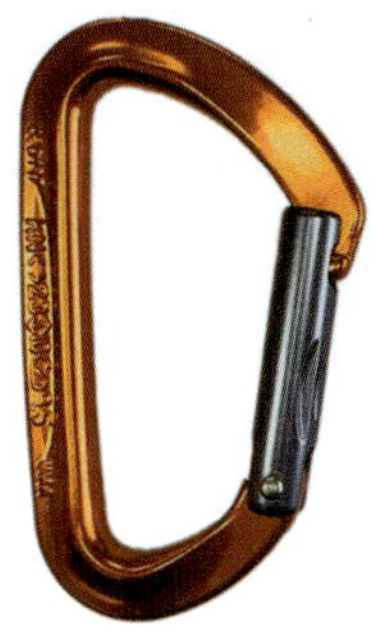

2. 스피릿 형 카라비너
빨리 설치하고 회수하는 해야 하는 작업에 용이하며, 보통 퀵드로와 함께 사용한다.

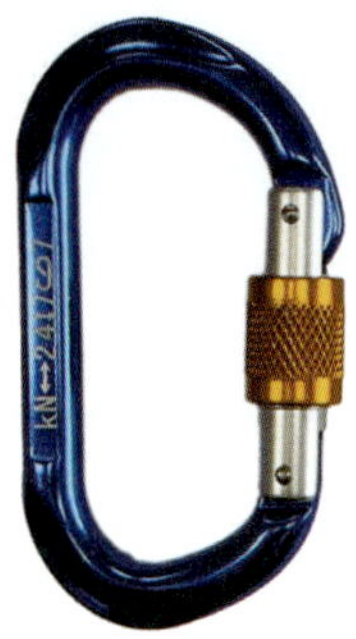

3. D형 카라비너
구조적으로 인장강도와 안정성이 뛰어나다.

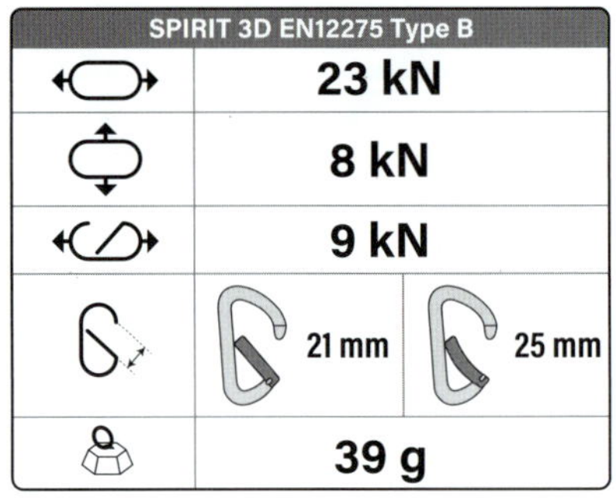

4. 인장강도 N(뉴턴)
- 1 N은 0.1 kg을 1 m 움직일 수 있는 힘
- 1 kN은 100 kg을 1 m 움직일 수 있는 힘

그림 11-16
카라비너 형태와 인장강도.

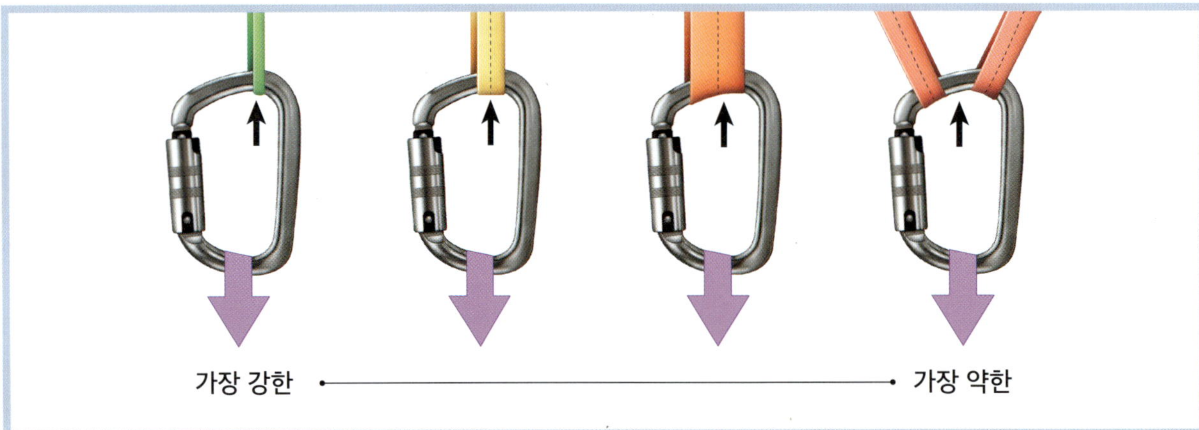

그림 11-17
카라비너 사용법(3축 방향으로 사용 제한).

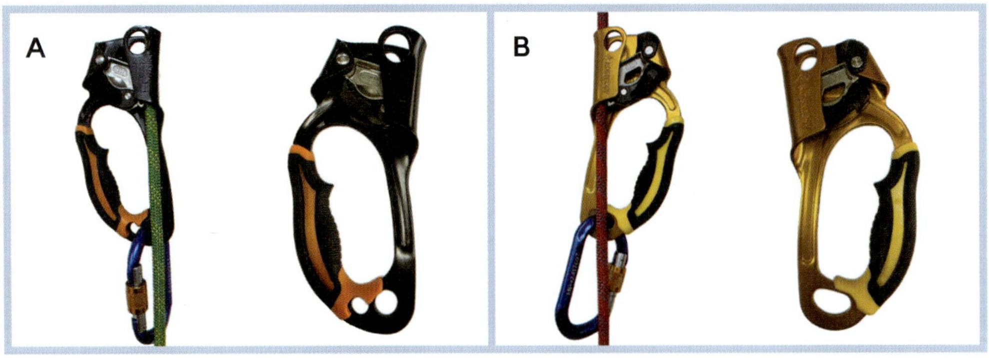

그림 11-18
한손 등강기. **A.** 왼쪽 한손 등강기, **B.** 오른쪽 한손 등강기.

③ 하강기

로프를 이용해서 하강할 때 사용하며 하강기는 하강지점의 형태와 하강목적, 로프의 굵기에 따라 적합한 장비를 선택해야 한다. 8자 하강기는 큰 고리 안쪽에 로프를 넣고 카라비너를 작은 고리를 카라비너에 걸고 바깥쪽에 감아 마찰력이 생기도록 하는 원리이다. 구조용 8자하강기는 두 줄의 로프를 통과하여 제동이 용이하고, 한 줄의 로프를 사용할 경우는 하강기의 작은 구멍을 통과하여 마찰력을 높이는 방법도 있다. 하강기는 여러 종류가 있으며 사용목적과 방법에 따라 적합한 하강기를 선택하는 것이 중요하며 사용 전에 항상 점검하여 문제가 발생하지 않도록 한다(그림 11-19).

④ 도르래

도르래는 형태에 따라 틀이 고정되어 있는 경우 고정도르래, 틀이 회전되는 경우 개방도르래, 활차가 가로로 정열 된 경우 횡도르래, 활차가 겹친 경우 종도르래라 한다. 도르래는 구조와 운반에 필수적인 장비이며 구조자 뿐만 아니라 물체를 이동시키고 힘의 방향을 전환해 주는 역할을 한다(그림 11-20).

⑤ 로프

로프(Rope)는 자일(seil), 꼬드(cords) 등으로 불리기는 하나 우리나라에서는 대부분 '로프'란 명칭으로 사용되어지며, 우리말로는 바, 줄, 끈 등으로 불린다.

로프는 1970년대에 속심은 나일론 섬유를 꼬아서 만

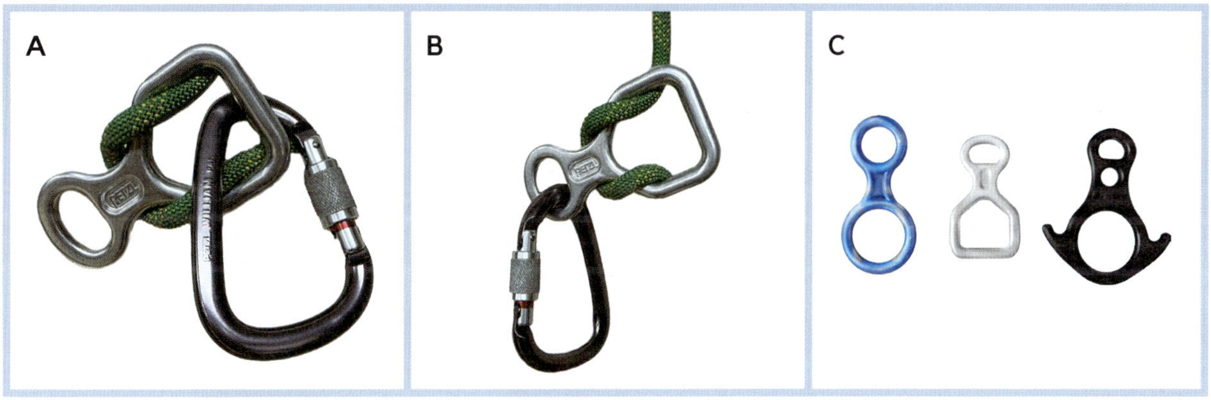

그림 11-19
하강기 종류와 하강기 적용. **A.** 사용 중 하강기의 추락을 방지하기 위하여 안전벨트의 카라비너에 먼저 하강기의 큰 고리를 걸고 하강할 로프를 큰 고리에 통과 시킨다. **B.** 하강기의 큰 고리의 카라비너를 분리하여 다시 하강기의 작은 고리에 카라비너에 걸고 사용한다. **C.** 8자하강기와 구조용 하강기.

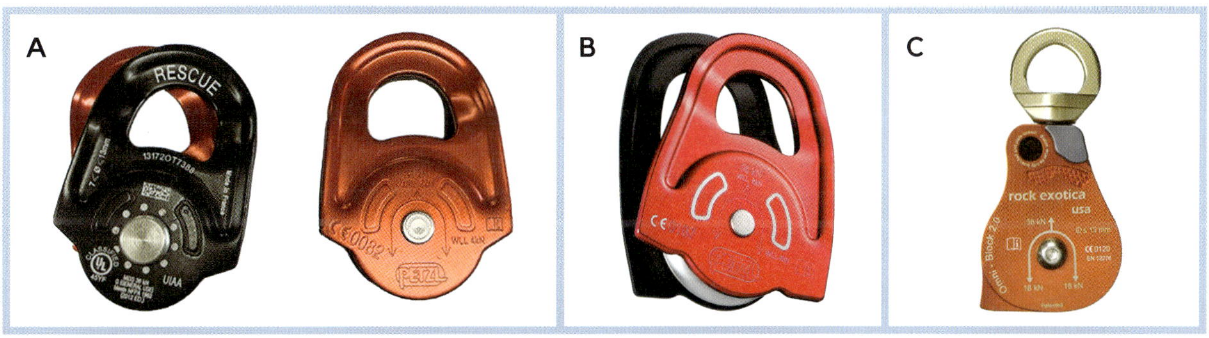

그림 11-20
도르래의 종류. **A.** 일반 홀도르래, **B.** 마인딩 도르래, **C.** 스위벨 도르래.

들고 외피는 짜서 감싼 케른 맨틀(kern mantle)로프가 개발되었으며 현재 사용하고 있는 로프와 같은 구조로서 적당한 부드러움과 높은 강도, 그리고 내마모성을 지니고 있으면서 많아 늘어나지 않는다. 현재에 산악용·인명구조용 로프는 그 강도와 취급 등이 가장 좋은 폴리아미드계열의 나일론 로프가 가장 많이 사용되고 있다(그림 11-21).

⑥ 웨빙과 슬링

웨빙(Webbing)은 소모성으로 사용하는 넓은 면적의 슬링(sling)이며 한 겹으로 되어 있는 테이프형과 두 겹으로 되어 있는 튜브형으로 그 사용범위가 매우 넓다. 웨빙의 용도는 로프의 꺾임을 보완해 주거나, 암각이나 나무 등 확보지점을 만들거나 확보물을 연결하고 또는 여러 개의 확보물에 하중이 균등하게 걸리게 하는 것이다. 두께가 얇고 폭이 넓어서 로프보다 꺾임에 대한 부담이 적어 확보물에 설치하는 확보줄로 많이 사용된다. 웨빙은 안전벨트를 만들거나 구조자를 들것에 고정할 경우 등 사용자의 능력에 따라 다용도로 활용할 수 있다(그림 11-22).

⑦ 캠

캠(Cams)은 자연확보물이 없을 때 설치하는 인공확보물로 바위틈에 끼워서 사용한다. 구조작업의 경우에는 인장력에 의한 부담이 커서 여러 개를 사용하여 부담을 분산시켜야 한다. 캠은 크랙이 잘 발달된 곳에서는 설치와 회수가 간편한 확보장비이며, 구조작업을 할 경우 큰 캠을 이용하여 안정성을 확보하여야 한다. 작은 캠은 바위에서는 가용범위가 적고 회전 각도는 커서 빠지기 쉬

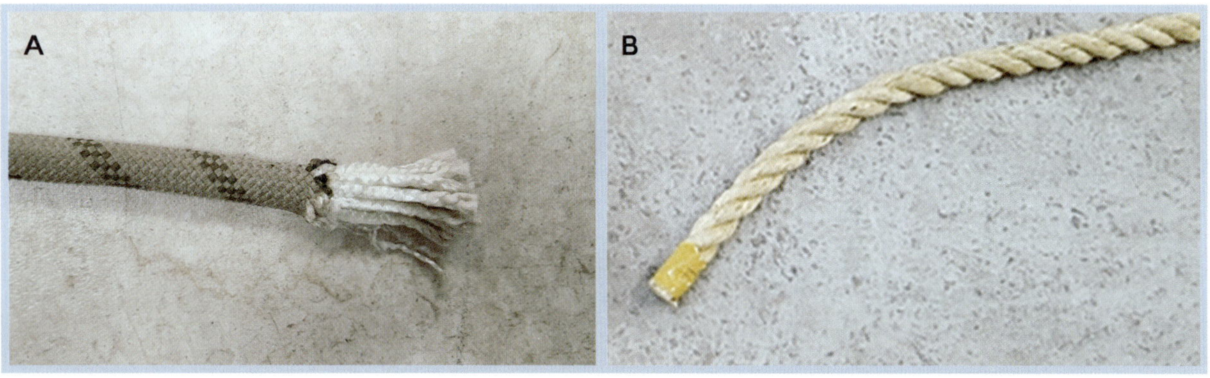

그림 11-21
로프의 종류. **A.** 케른 맨틀(Kern Mantle) 로프, **B.** 마닐라 로프.

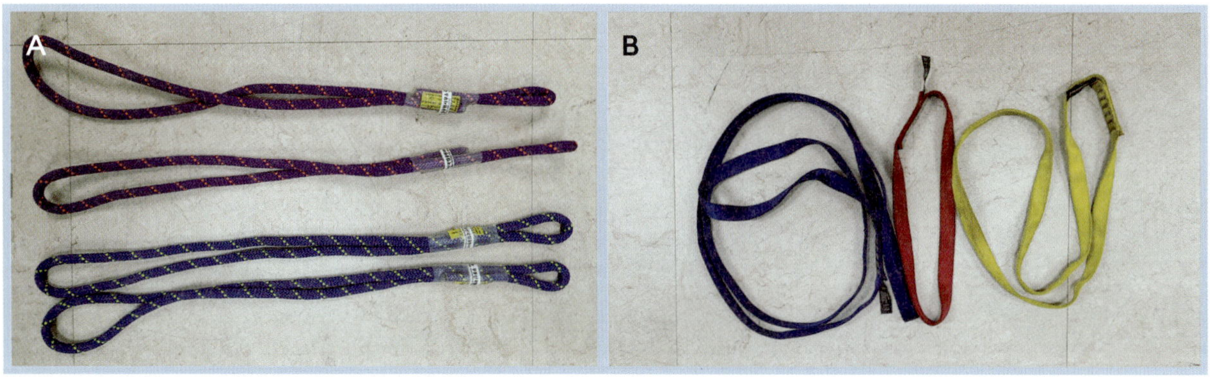

그림 11-22
웨빙과 슬링. **A.** 코드 슬링, **B.** 웨빙 슬링.

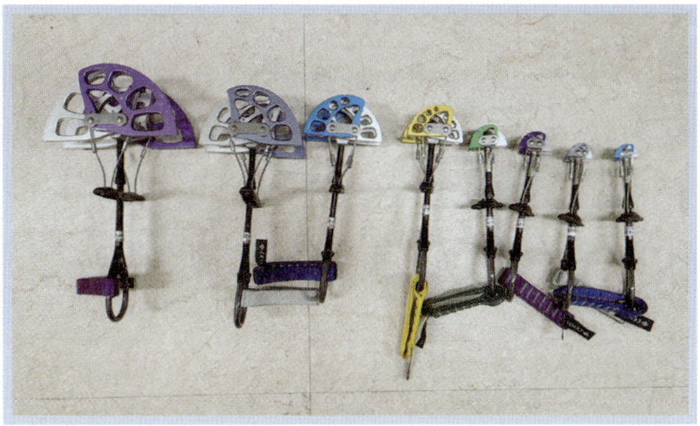

그림 11-23
캠 세트.

워 적당한 각도를 유지하도록 설치해야 한다(그림 11-23).

14) 수난구조장비

수난구조장비는 급류 구조장비 세트, 잠수장비, 안전확보장비 등으로 구분하고 있다.

① 구명부환과 레스큐 튜브

구명부환은 익수자가 발생하였을 경우 사람을 구하기 위해 선박 또는 해상에서 던져 주는 원형의 부력물체로 일정한 길이의 로프(구명줄)가 부착되어 있다. 익수자를 향해서 구명부환을 던질 때에는 로프를 잡고 구명부환이 익수자의 위치를 넘어서 떨어지도록 충분히 멀리 던져서 익수자가 로프를 잡을 수 있도록 한다(그림 11-24).

② 스쿠버 공기통

수중 구조가 필요할 경우 수중에서 구조자가 지속적으로 호흡할 수 있도록 일반 공기를 압축하여 물속에서 휴대하여 사용할 수 있도록 하는 장비다(그림 11-25).

③ 다이브 컴퓨터

수중 구조에서 구조대원(다이버)은 최대 수심과 잠수시간을 계산하여 안전한 구조가 되도록(감압병이 걸리지 않도록) 잠수 시간을 계산하여야 한다. 다이브 컴퓨터(Dive computer)는 수심과 시간뿐만 아니라 감압에 대한 정보를 알려주는 것이다. 또한 다이버의 공기통의 공기 소모율을 계산하여 최대 잠수가능시간과 현재의 공기압으로 수중활동가능시간을 알려준다. 최근 제품에는 스마트

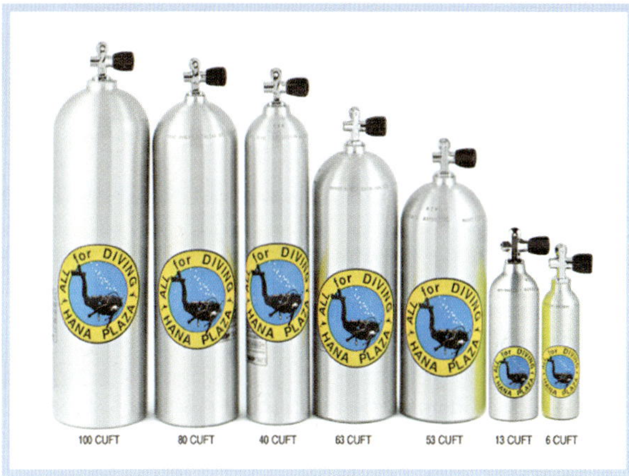

그림 11-25
스쿠버 공기통(스쿠버다이빙 알루미늄 공기통).

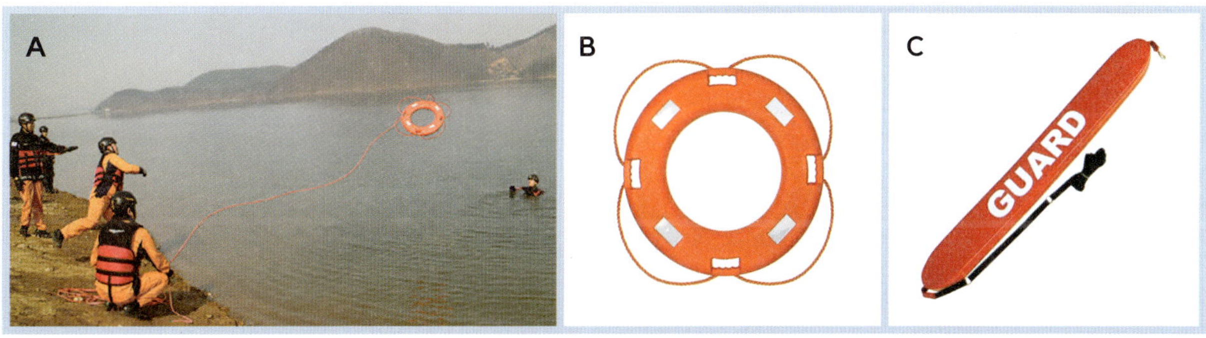

그림 11-24
구명부환과 레스큐 튜브. **A.** 구명부환 이용법, **B.** 구명부환, **C.** 레스큐 튜브.

표 11-5
스쿠버 공기통.

규격	CUFT	용량 (L)	길이 (cm)	지름 (cm)	무게 (빈통 kg)	비중 (500 psi)
C-100	100	13.2	69.3	20.3	21.0	중성
S-80	80	11.1	65.4	18.4	14.3	+2.7
S-63	63	9.0	55.0	18.4	12.3	+1.1
S-53	53	7.6	48.6	18.4	11.6	-1.0
S-40	40	5.8	63.3	13.3	7.2	+0.6
S-30	30	4.4	50.7	13.3	6.2	-0.6
S-19	19	2.7	44.2	11.1	3.5	중성
S-13	13	1.9	32.5	11.1	2.6	-0.6
S-6	6	0.9	27.4	8.1	1.2	-1.1

기기와 연결되어 잠수 위치와 활동영역이 나타나며 기타 잠수에 필요한 여러 가지 정보를 제공해 준다(그림 11-26).

④ 잠수호흡기세트

잠수호흡기(Regulator)는 고압의 공기통의 공기를 구조다이버에게 편하게 호흡할 수 있도록 주변의 압력과 같게 조절하여 주는 장치이다. 구조대원은 호흡기를 통해서 수중에서 편안하게 공기로 숨을 쉬면서 구조 작업을 진행할 수 있다. 호흡기는 2단계에 압력 감소 시스템으로 되어 있으며, 1단계에서는 탱크의 압력을 9~11 kg(125~150 Psi)까지 감소시키고, 2단계를 거쳐 주위의 압력과 같아지게 된다(그림 11-27).

⑤ 부력조절기

부력조절기(Buoyancy compensator, BC)는 수중에서 중성부력을 유지하여 구조활동을 용이하게 하는 장비다. 수면에서는 양성부력을 제공하여 구조대원에게 휴식을 줄 수 있으며 비상시에는 구조장비 역할까지 담당할 수 있다. 부력조절기는 강한 충격에도 찢어지지 않는 재질을 사용하여 제작된 것으로 천의 손상으로 터짐을 불안해할 필요는 없다. 부력조절기는 사용 후 깨끗한 물로 씻어야 하고 내부도 물로 헹구어서 공기를 넣어 바람이 잘 통하는 곳에서 말려야 한다(그림 11-28).

⑥ 중량벨트

중량벨트(Weight belt)는 잠수복을 착용한 구조대원에게 물속에서 중성부력을 갖게 하기 위해 착용한다. 웨이트(Weight)라고 부르며 납으로 만들어져 있다. 구조 다이

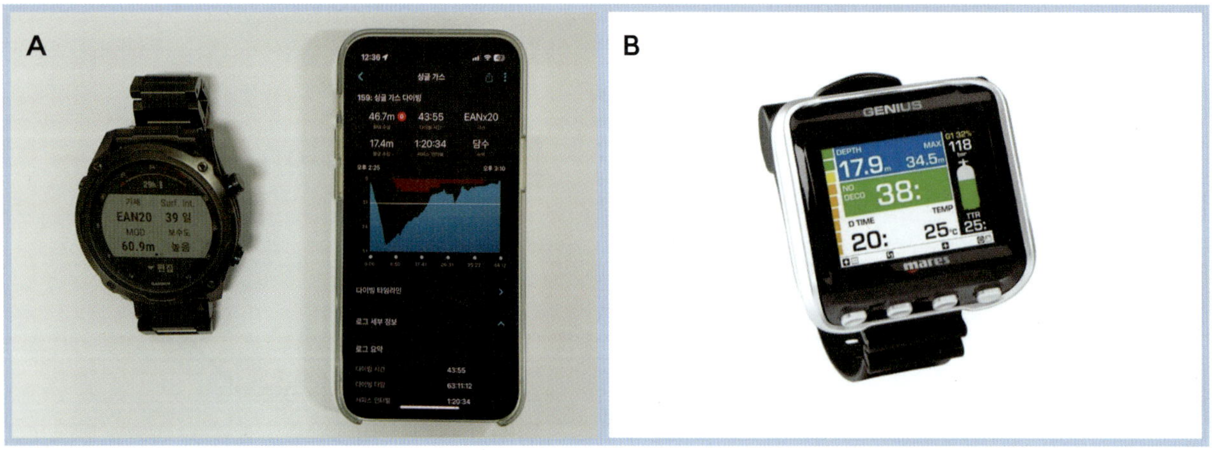

그림 11-26
다이브 컴퓨터. **A.** 다이브 컴퓨터 type 1, **B.** 다이브 컴퓨터 type 2.

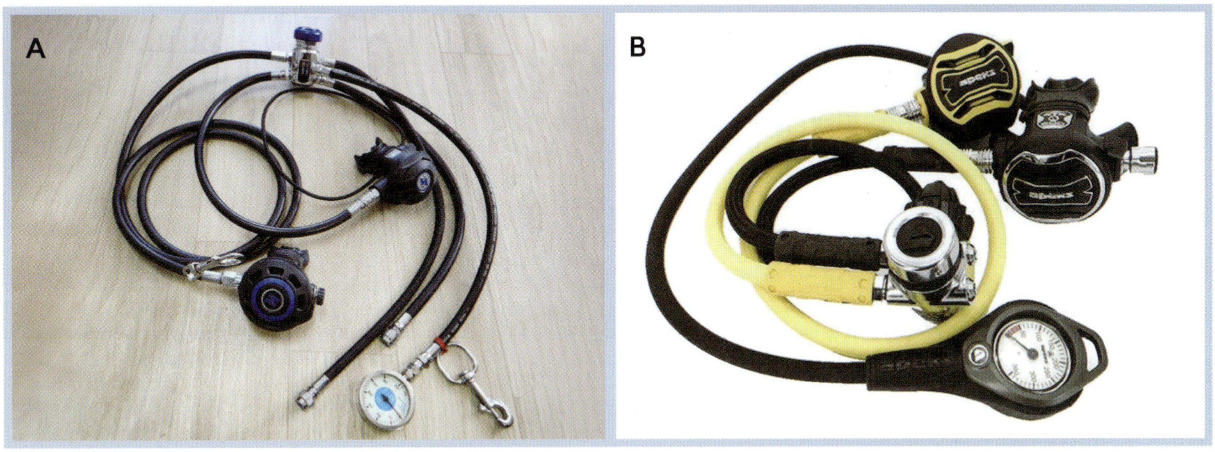

그림 11-27
잠수 호흡기(regulator). A, B 회사별로 차이가 있으나 압력감소시스템 및 사용방식은 동일함.

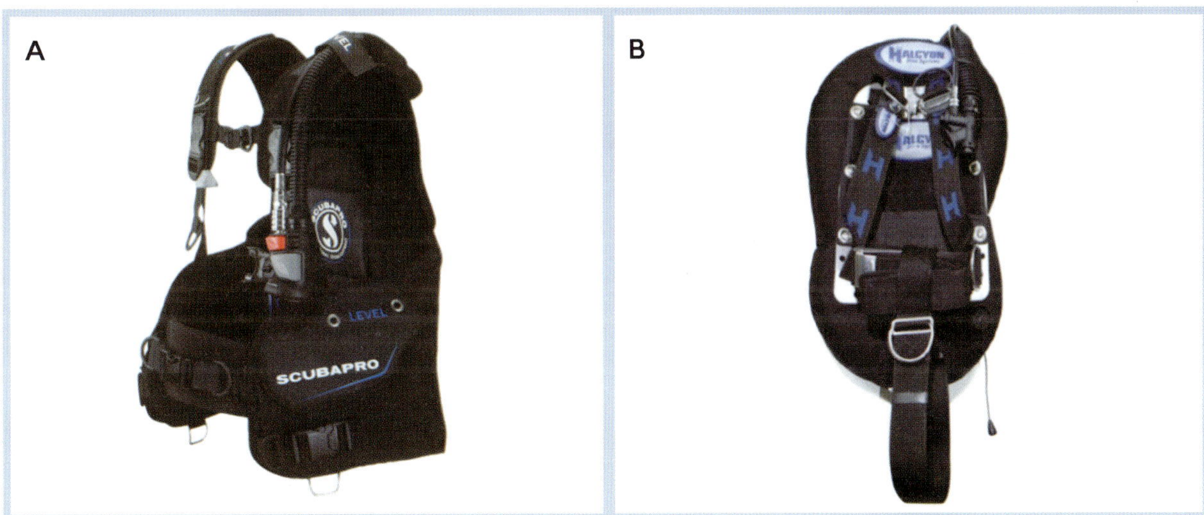

그림 11-28
BCD 부력조절기. **A.** 조끼형, **B.** 싱글윙.

버는 적당한 무게(중성부력)의 중량벨트를 착용해야 하며 잠수 활동에서 매우 중요한 부분이다. 구조대원 자신에게 알맞은 중량벨트의 선택은 모든 장비를 착용한 상태에서 눈높이에 수면이 위치하도록 하는 것이다. 이때 호흡을 하여도 수면이 눈높이에서 크게 이탈되지 않고 위아래로 움직임을 알 수 있다(그림 11-29).

⑦ 수경과 핀

수중구조에서 수경(mask)은 사물을 관찰할 수 있도록 눈을 보호하고 코로 물이 들어가는 것을 방지해 준다. 수경을 착용하지 않는 수중 구조는 있을 수 없다. 수중구조에서 사용하는 수경은 수경 내에 반드시 코가 들어가 수경압착에 대한 방지를 할 수 있어야 하고 구조대원 개인의 얼굴에 잘 맞으며 사용하는 데 불편하지 않아야 하는 개인 장비이다.

수중구조에서 핀(pin)은 수중에서 추진력을 극대화 시켜 줄 수 있는 장비로 모양에서처럼 넓은 표면면적을 통해 물에서의 저항을 이겨 내는 장비이다. 일반적으로

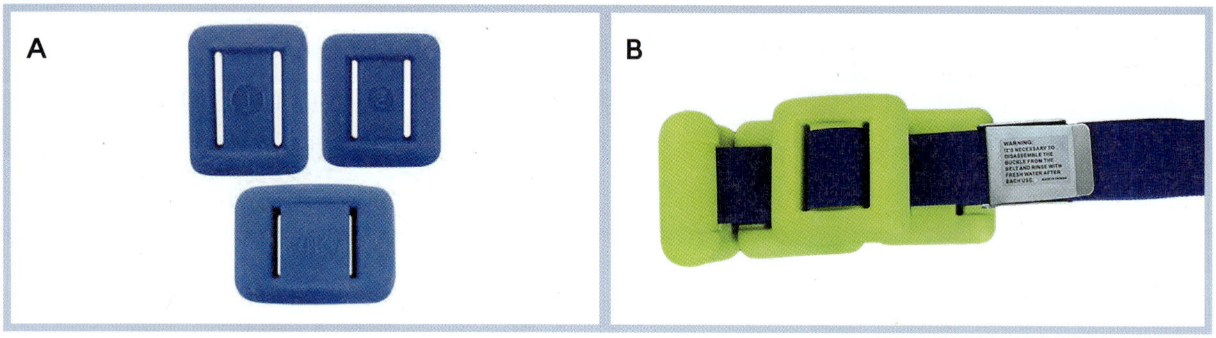

그림 11-29
중량벨트. **A.** 코팅납(크기에 따라 무게가 다름), **B.** 중량벨트.

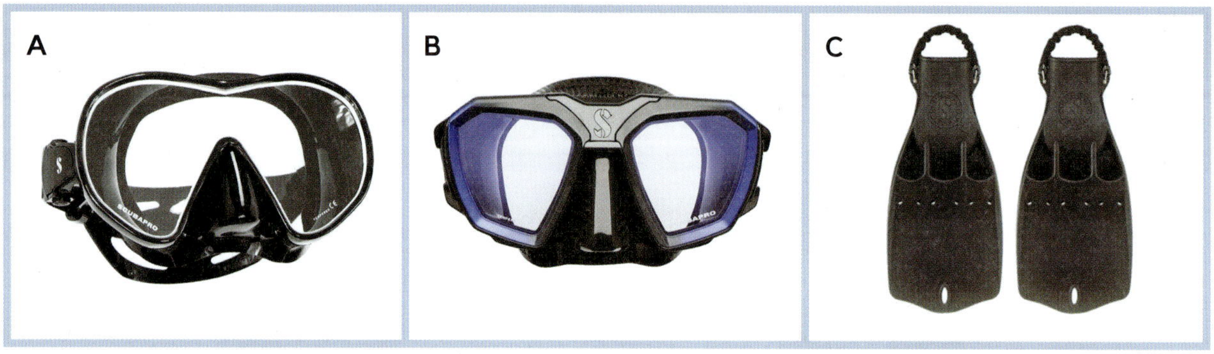

그림 11-30
수경(Mask)과 핀(Pin). **A.** 1안식, **B.** 2안식, **C.** 핀(조절형).

슈트용 부츠(슈즈)를 신고 착용하는 조절형을 많이 사용한다(그림 11-30).

⑧ 잠수복

수중에서 구조작업을 진행할 경우 구조대원의 신체는 물속에서는 열손실이 아주 빠르며 물 밖에서보다 25% 손실이 오기 때문에 체온을 보호해 주어야 한다. 잠수복(Suit)은 바닷가나 수중에서 입을 수 있는 상처, 수중생물로부터 몸을 보호해 주고 비상시 상승할 경우 잠수복이 양성부력이므로 체력소모를 줄여 준다. 잠수복은 신체로 물이 들어오는 습식(wet suit)과 물을 완전히 차단하여 열의 손실을 막아주는 건식(dry suit)이 있으며, 습식이지만 두꺼운 재질로 물이 신체로 들어오는 것을 최소화 하는 반 건식이 있다. 수온이 24℃ 이하에서는 습식잠수복을 착용하고 수온이 13℃ 이하로 낮아지면 건식잠수복을 착용하도록 권장한다. 건식잠수복은 장비사용법이 다르기 때문에 별도의 교육을 받은 후 구조대원만 사용한다(그림 11-31).

⑨ 기타장비

수중구조에서 탐색을 위해 모든 잠수에 공통적으로 사용되는 개인 잠수장비 외 수중랜턴과 수중 나침반, 탐색로프와 수중 릴, 휴대용 위치 표시용 부표, 수중 메모판 등의 개인장비가 필요하고 그 밖에 탐색 및 인양 잠수를 지휘할 보트와 상승 하강 줄과 닻, 여러 가지 로프와 카라비너, 고정용 수면부표 등이 필요하다. 응급환자에 대비한 응급처치에 사용할 산소와 심장충격기 그리고 수상용 들것 및 구급상자 등도 필요하다.

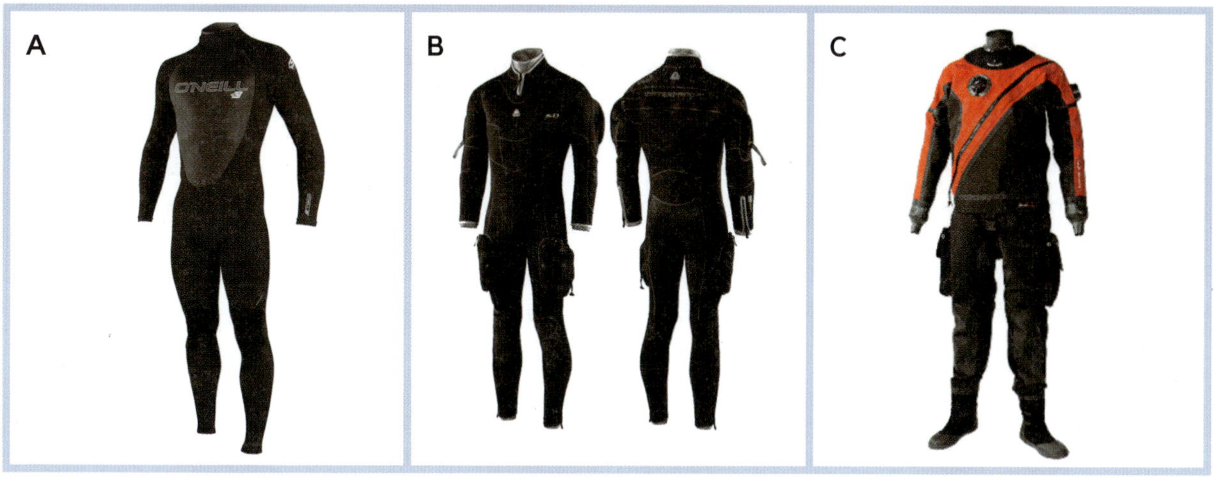

그림 11-31
잠수복 종류. **A.** 습식 잠수복, **B.** 반건식 잠수복, **C.** 건식 잠수복.

3 구급장비

응급구조 상황이 발생한 현장은 다양한 환경적 제약이 발생하는 경우가 많다. 험난한 지형과 사고로 인해 구조물의 변형 등은 응급구조사의 현장 활동에 어려움이 있다.

응급구조사는 다양한 사고 현장 여건을 반영하여 적절한 장비를 선택하고 사용할 수 있어야 한다.

1) 기도확보장비

(1) 입인두 기도기

① 개요

통증 반응 이하를 보이는 응급환자는 스스로 기도 개방상태를 유지할 수 없는 경우가 많다, 대부분 혀에 의한 기도 폐쇄와 함께 기도를 유지하지 못하며 자발 호흡능력이 나빠 환기 장애를 나타낼 수 있다.

입 가장자리에서부터 인두 뒤쪽까지 해부학적 형태를 고려한 플라스틱 재질의 입인두 기도기를 사용하여 효과적인 기도를 개방할 수 있다.

② 장점

효과적으로 기도를 개방할 수 있으며 입인두 기도기 자체에 있는 구멍을 통해 흡인을 할 수 있으며, 일정 교육을 받으면 누구나 쉽고 신속하게 삽입할 수 있다.

③ 단점

빠르게 기도를 유지할 수 있지만, 입천장 반사가 남아 있는 경우 구토를 일으킬 수 있으며 의식이 회복되는 단계에서도 심한 구역 반사를 일으킬 수 있어 신속한 제거를 해야 한다.

입이 효과적으로 벌어지지 않는 경우 무리한 삽입은 입술과 치아 손상을 일으킬 수 있으므로 주의해야 한다.

적절한 크기를 선정하지 못하면 효과적인 기도개방이 어렵다.

④ 길이 선정 방법

- 입 가장자리에서 귓불 끝까지의 길이 선정
- 입 중심에서부터 아래턱 각까지의 길이 선정

(2) 코인두 기도기

① 개요

구토 반사가 남아 있어 입인두 기도기를 사용할 수 없는 환자에게 상기도 유지를 위해 사용할 수 있다. (언어 자극에 반응하는 환자에게 적용이 가능하지만, 구토 발생에 대비해야 한다.)

② 장점

의식이 남아 있는 환자에게 큰 거부감 없이 사용할 수 있으며, 상황에 따라 양쪽 콧구멍으로 삽입할 수 있다.

코인두 기도기를 삽입한 상태에서 안면 마스크 사용이 가능하다.

이송 중 의식변화와 호흡정지가 있는 경우 전문기도기와 함께 사용할 수 있으며, 의식이 회복될 때도 병원 이송까지 유지할 수 있다.

③ 단점

머리 손상이 있는 환자 중에서 머리뼈 기저부 골절이 의심될 때 코인두 기도기가 천막을 뚫었다는 보고가 있어 될 수 있으면 사용하지 않도록 한다.

코안을 통과할 때 무리하게 힘을 주면 코피를 일으킬 수 있어 윤활제를 충분히 묻혀 사용하여야 한다.

충분한 삽입 깊이를 유지하지 못하면 기도유지가 되지 못해 코인두 기도기를 끝까지 삽입하여야 한다.

너무 긴 것을 삽입할 경우 식도로 들어가 구토를 일으킬 수 있다.

④ 길이 선정 방법

- 길이: 코끝에서 귓불 끝까지의 길이 선정
- 크기: 환자의 콧속을 눈으로 확인하여 충분히 들어갈 수 있는 크기를 선정

(3) 성문상(위)기도기

① LMA (후두마스크)

어려운 기관내 삽관을 대신하여 후두경 없이 성문 위를 막아 기도를 유지할 수 있도록 개발되었지만, 삽입 상태를 유지하기 어려워 기도유지가 어려운 경우가 많았다.

최근에는 LT (후두튜브), I-Gel 등의 다양한 성문상기도기들이 개발되어 국내에서는 거의 사용하고 있지 않다.

후두 마스크 기도기(Leal mask airway)는 튜브 끝에 후두개 입구 위치에 고무 마스크를 부풀려 환기하는 방식이다.

후두 마스크 기도기의 삽입법은 후두로 마스크의 공기를 뺀 상태에서 밀어 넣으면 하인두(hypopharynx)까지 들어가게 되고 이때 저항이 느껴지면 마스크 안으로 공기를 주입하여 후두구 입구를 막은 후 튜브 안으로 환기할 수 있게 한다.

② LTS-D (후두튜브)

흔히 LT (Lyryngeal Tube)라고 하며 LTS (Suction)는 흡인기능이 추가되었고, LTS-D (Disoisable)는 1회용 사용이라는 의미이다.

후두튜브 기도기는 튜브의 끝이 식도를 막고, 중간에 있는 구멍을 통해 기도로 공기가 들어가는 형식으로 과거 식도-기관 콤비 튜브처럼 생겼다.

식도 기관 콤비 튜브와 달리 식도로만 삽입되도록 작

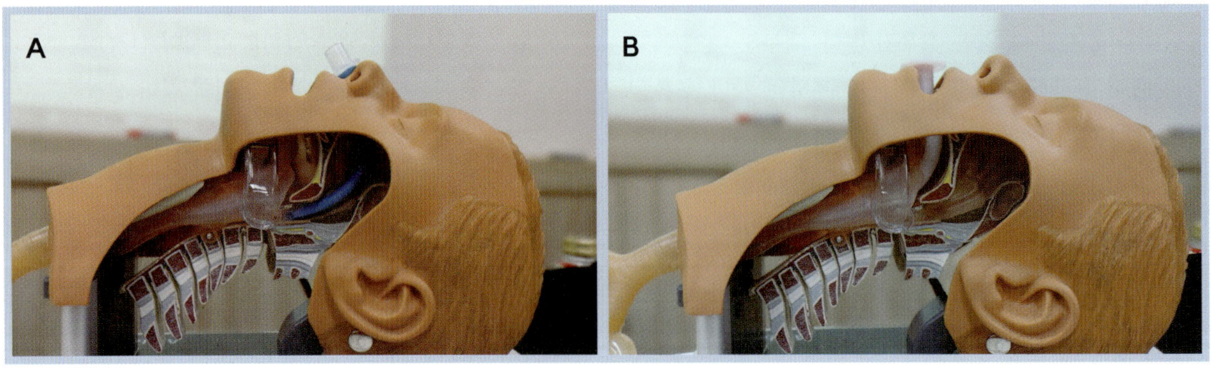

그림 11-32
코인두 기도기와 입인두 기도기의 삽입 모습. **A.** 코인두 기도기(NPA) 삽입 모습, **B.** 입인두 기도기(OPA) 삽입 모습.

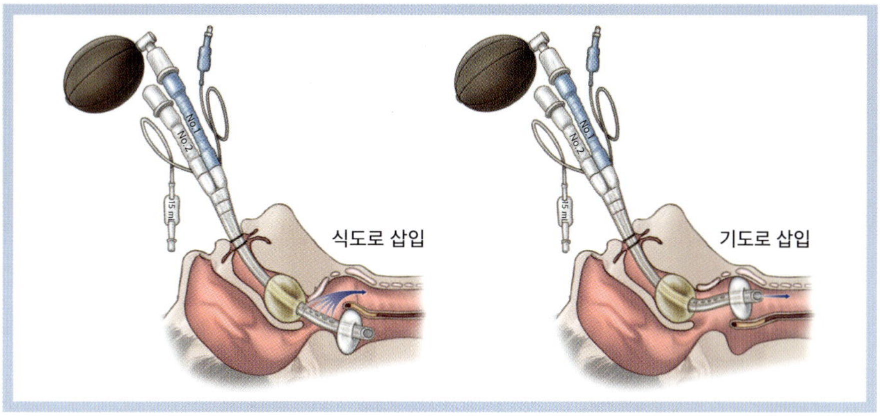

그림 11-33
후두튜브의 삽입 모습.

고 간단하게 제작되었다.

식도-기관 콤비 튜브는 식도와 기도 아무 곳에나 삽입되어도 환기가 가능했었다.

하지만, 튜브가 식도와 기도 어디에 삽입되어 있는지 확인한 후에야 환기가 가능했기 때문에 번거로워 더는 사용하고 있지 않다.

LTS는 식도-기관 콤비 튜브와 유사하게 생겼지만 좀 더 작고 간단하며, 식도 기관 콤비 튜브와는 달리 식도로만 삽입되며 성공률(96.8%)이 높다.

후두튜브 기도기는 하나의 튜브 안에 분리된 2개의 관이 있다.

하나는 튜브 중간(인두 위치)의 큰 풍선과 튜브 끝에 작은 풍선으로 구성되었다.

기관내 삽관이 어려울 때 직접 기관을 확인할 필요 없이 삽입할 수 있다.

③ I-gel

I-gel은 최근 들어 병원전 단계에서 가장 활발하게 사용되는 전문기도기로, 후두개 입구 부위를 막는 탄성체 젤(열 가소성 소재)이 인두에 밀착되도록 구성되었다.

LMA나 LT처럼 공기를 주입하지 않아도 되고, 신속한 삽입이 가능하다.

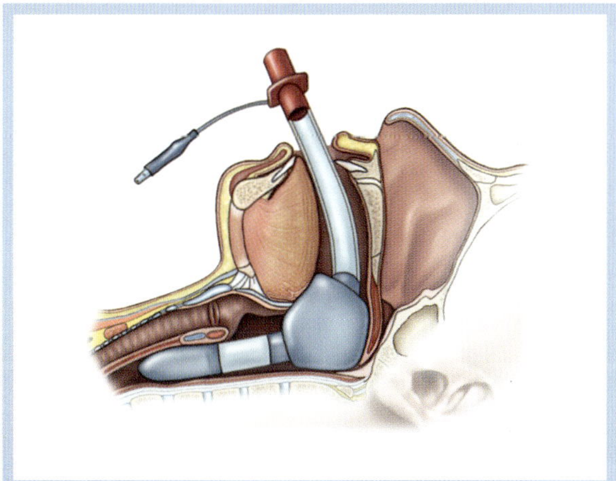

그림 11-34
후두튜브의 올바른 삽입 형태.

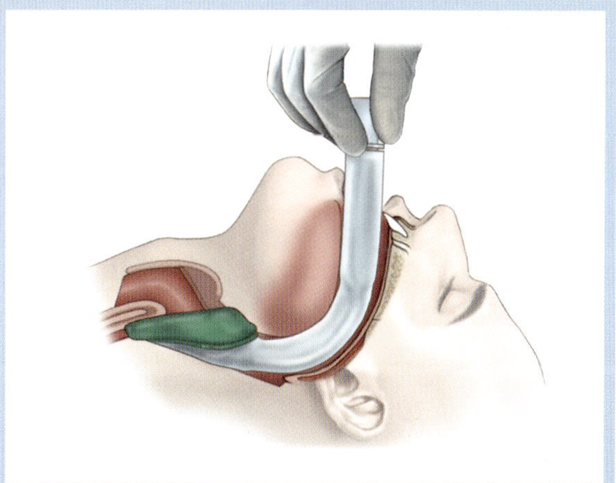

그림 11-35
I-Gel의 삽입 형태.

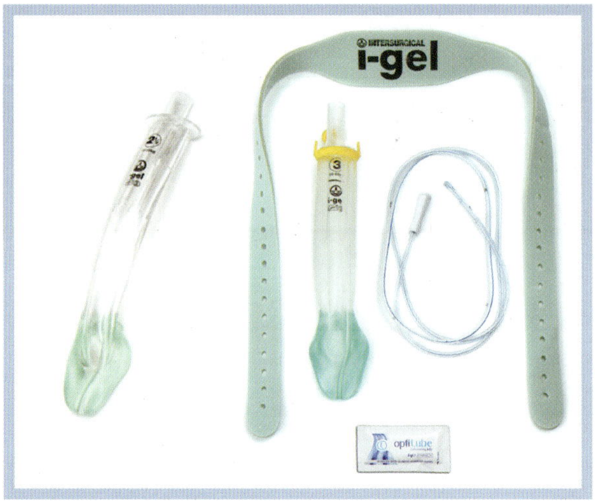

그림 11-36
I-Gel과 I-Gel Resus의 모습.

최근에는 I-gel resus라는 개선품에서 흡인포트/산소포트와 함께 고정끈을 결착하는 장치가 포함되어 더욱 유용하게 사용할 수 있다.

④ 기관내 삽관튜브

기관삽관은 전문기도기 중에서 가장 안정적인 환기를 제공하는 기도기로 병원과 병원 밖에서 가장 널리 쓰이고 있다.

기관내 튜브는 기도를 유지하여 원활한 환기를 제공하며, 기도 내 분비물을 흡인하는 기능을 할 수 있다.

기관내 튜브는 튜브 끝에 작은 커프를 부풀림으로 인해 성문 위에서 흡입되는 액체나 공기가 기관내로 들어

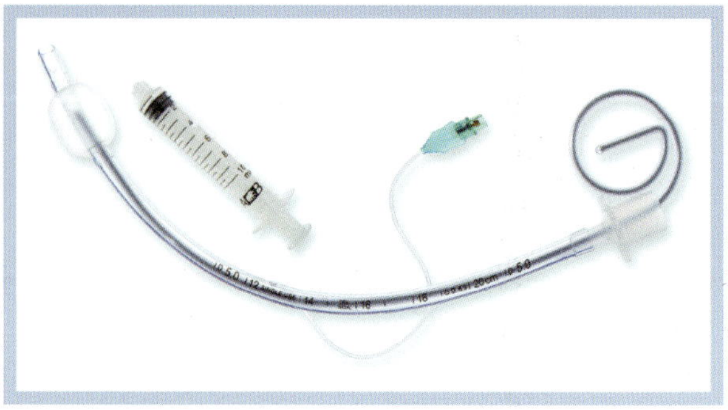

그림 11-37
기관내 삽관튜브.

가지 않도록 하고 있다.

⑤ 직접 후두경

직접 후두경((laryngoscope) 또는 비디오 후두경을 통해 후두개와 성대를 눈 또는 모니터로 성문을 확인한 후에 기관 내에 튜브를 삽입하게 된다.

직접 후두경은 손잡이와 날개(blade)로 구성되어 있으며 손잡이 부분에 충전용 건전지가 들어 있으며, 날 끝에 전구가 있어 어두운 기도안을 보이게 한다. (최근에는 LED 램프가 장착되어 더욱 밝게 확인된다.)

후두경은 사용 전에 점등 상태를 미리 확인하여야 한다. 후두경의 크기는 영아용에서 큰 성인용까지 다양하게 있으며, 후두경 날 형태는 용도에 따라 곡선형(macintosh형)과 직선형(miller형)이 있다.

ㄱ. 만곡형(Macintosh형)은 입안 구조와 비슷한 곡선형으로 입안으로 삽입될 때 혀를 젖혀 성문을 확인할

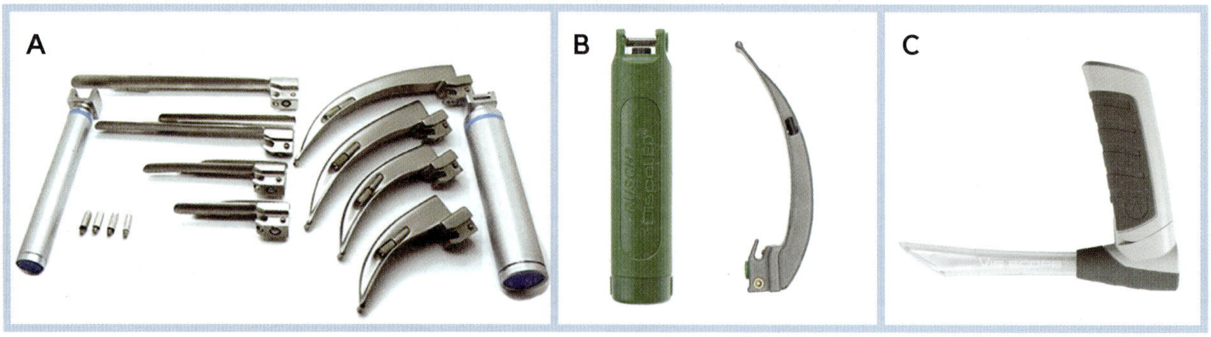

그림 11-38
수동 후두경의 여러 형태. **A.** (좌) 직선형 후두경 (우) 만곡형 후두경, **B.** 일회용 후두경, **C.** Vie scope.

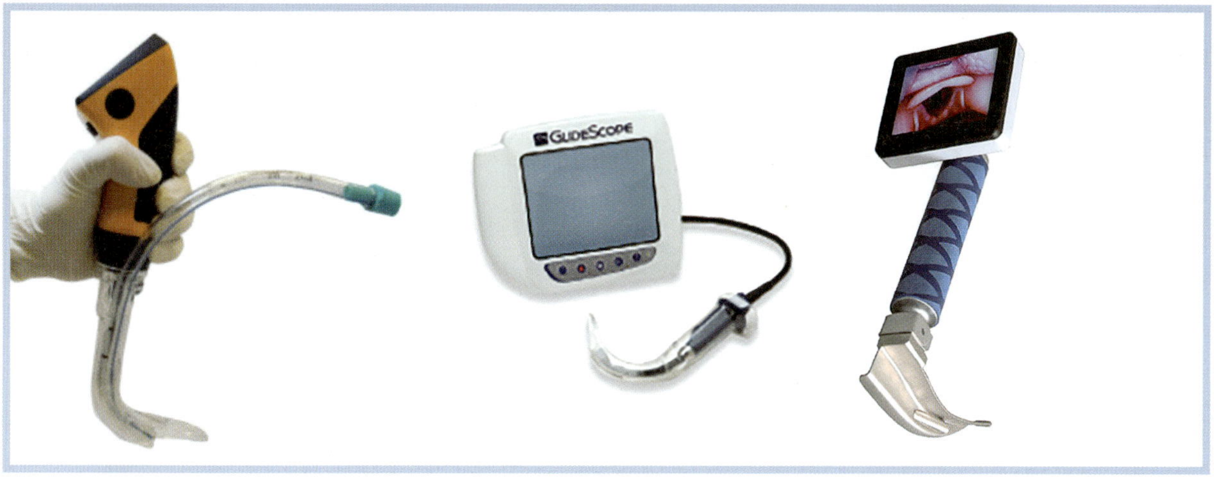

그림 11-39
비디오 후두경의 종류.

수 있도록 만들어져 있다.

주로 성인용으로 날 끝이 후두개 뒷부분 후두계곡에 닿게 한 뒤 후두경을 45° 상방으로 들어 올릴 때 후두개가 열리면서 성문이 확인된다.

ㄴ. 직선형(miller형)은 직선형의 날로 후두개를 직접 들어 올려 성문을 확인할 수 있는 구조이며 주로 소아나 유아에 사용하는 데 편리하다.

⑥ 비디오 후두경

비디오 후두경은 직접후두경에서 눈으로 직접 성문을 확인하기 어려운 것을 해결하고자, 블레이드 끝에 광학카메라를 장착되어 목 손상이 있는 환자나 어려운 기도를 가진 환자에게 쉽고 안전하게 사용할 수 있다.

비디오 후두경은 크게 블레이드와 튜브가 결합된 L자형, 블레이드 굴곡이 큰 D형 블레이드, 수동후두경의 곡선형 날과 같은 모양의 매킨토시형으로 사용자 특성에 따라 개발되었다.

비디오 후두경은 입안을 보다 자세하게 관찰할 수 있어 기관내관의 위치를 보다 정확하게 확인할 수 있으며 기도폐쇄 환자에서 이물질 확인과 제거가 편리하다.

2) 흡인장비

질병이나 심각한 외상이 환자가 자신의 기도를 유지할 수 없을 만큼 의식변화가 있을 때 응급구조사는 기도유지에 문제가 있는지 확인해야 한다.

현장처치와 이송 중에 구토나 입안 출혈, 기도 이물질이 있다면 기도로 넘어가지 않도록 진공압력이 있는 기계를 이용하여 흡인할 장비가 필요하다.

병원전 단계에서는 수동형 흡인기와 전동식 흡인기를 사용하도록 준비되어 있다.

(1) 수동형 흡인기

① 개요

압력펌프와 같이 손으로 쥐어짤 때 음압이 형성되어 흡입통 안으로 이물질이 빨려 들어오는 원리이다.

쥐어짤 때 순각적인 압력은 1회당 100~150 mL 정도를 많은 양을 흡입할 수 있다.

가장 빠르게 꺼내 쉽게 사용할 수 있는 장점이 있다.

② 구성품

기본적으로 제공하는 직경이 성인 13 mm, 소아 6 mm, 길이 272 mm의 굵은 흡인 카테터는 큰 이물질이나 순간적으로 다량의 타액류를 흡입하는 데 유용하다.

- 손 펌프 핸들

• 흡인통 300~320 mL

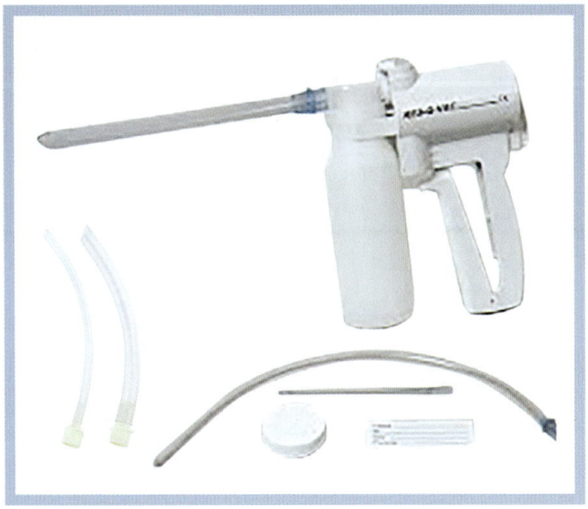

그림 11-40
수동형 흡인기 구성품.

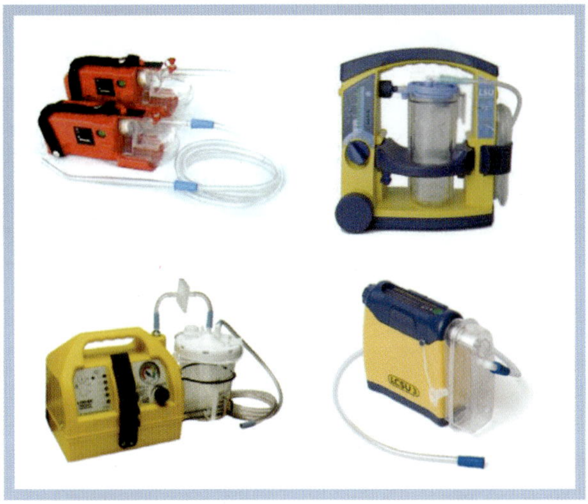

그림 11-41
전동형 흡인기의 여러 형태.

• 성인용, 아동용 흡인 카테터 각 1개씩

③ 장단점

손으로 쥐어 짤 때 흡입튜브 위치가 이동하므로, 평소 훈련이 필요하고 흡입통 용량이 작아 현장에서 비우거나 여분의 흡입통이 반드시 필요하다.

재난 등의 상황에서 전력이나 배터리를 사용할 수 없을 때 유일한 대안이 된다.

효과적인 흡입을 위해서는 순간적으로 2~3차례 흡입을 하는 것이 추천된다.

(2) 전동형 흡입기

① 개요

차량 내부에 설치되어 있는 벽면 흡입기와 현장으로 이동이 가능한 형태가 있으며 차량 전원과 배터리를 동력으로 사용한다.

배터리 형식의 흡입기도 벽면 흡입기와 동일한 압력을 제공하고 있어 효율적인 흡입이 가능하다.

최근에는 더욱 작은 형태의 흡입기가 개발되어 산악지형이나 구급차에서 거리가 먼 현장에 적용하기 편리하게 개발되었으나 흡입통 용량이 적은 단점이 있어 사용자는 여분의 흡입통을 확보할 필요가 있다.

② 종류(그림 11-41)

(3) 흡인 카테터

① 개요

흡인 카테터는 흡입기 끝에 연결하여 이물질을 흡입하는 데 쓰이며, 병원전 단계에서는 이물질 종류와 양에 따라 3가지 유형을 사용하게 된다.

② 종류(그림 11-42)

③ 장단점

굵은 이물질과 양이 많은 경우 양카우어 카테터를 사용하며, 일반적인 가래 등에는 라픽스, PVC 카테터가 쓰이고 있다.

하지만, 라픽스 카테터 같은 경우는 카테터 자체 힘이 없고 흡입구멍이 작아 타액이나 무른 가래 정도에만 사용해야 한다.

3) 호흡보조장비

응급구조사는 호흡곤란 증상을 호소하는 환자에게 적절한 산소공급을 제공하여야 하며, 호흡정지가 있는 심정지 상황에서는 양압환기를 제공하여 한다.

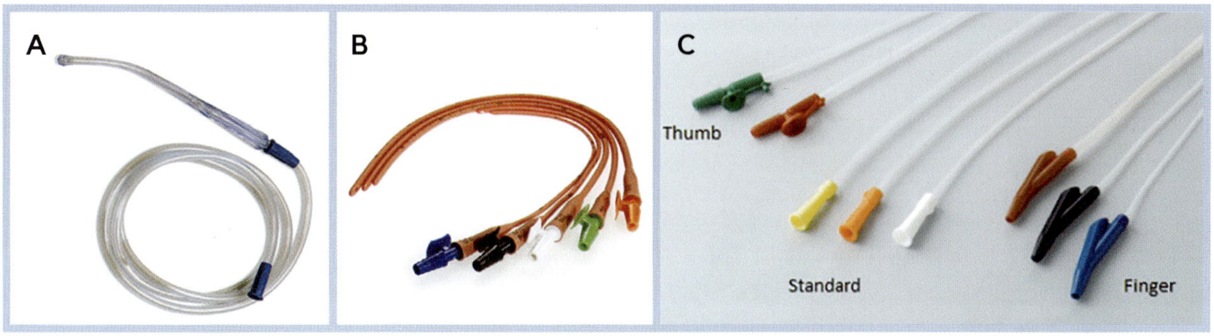

그림 11-42
흡인 카테터의 형태. **A.** 양카우어 카테터, **B.** 라텍스 카테터, **C.** PVC 카테터.

병원전 단계에서는 수동식 산소소생기와 자동식 산소소생기를 현장 단계와 구급차량 안에서 제공하는 장비를 통해 제공할 수 있다.

환기에 대한 해부생리학적 개념이 부족하게 되면 부족한 환기량은 효과가 낮게 되며, 많거나 높은 압력은 기압손상과 용적손상에 의한 부작용을 일으킬 수 있으므로 주의해야 한다.

(1) 수동식 산소소생기

① 개요

수동식 산소소생기는 개발자 이름을 본따 AMBU Bag으로 흔히 불리지만 이것은 상품명으로 구성품의 역할처럼 bag-valve-mask (BVM)으로 불러야 한다.

제품에 따라 Bag은 1~1.5 L로 구성되어 있다.

AHA 2020 지침에 따라 성인은 환기낭의 1/3 또는 2/3 압박하여 6~7 mL/kg(500~600 mL)의 일회환기를 권고되고 있다.

전문기도기가 삽입된 경우는 6초마다 1회 환기(10회/분)를 하여야 한다.

BVM은 저장낭을 부풀리지 않고 사용할 경우 최대 50~55%로 공급되며, 산소(15 L/min) 연결 시 90% 이상으로 공급이 가능하며 저장백 연결할 경우 100% 농도로 가능하다.

② 구성품(그림 11-43)

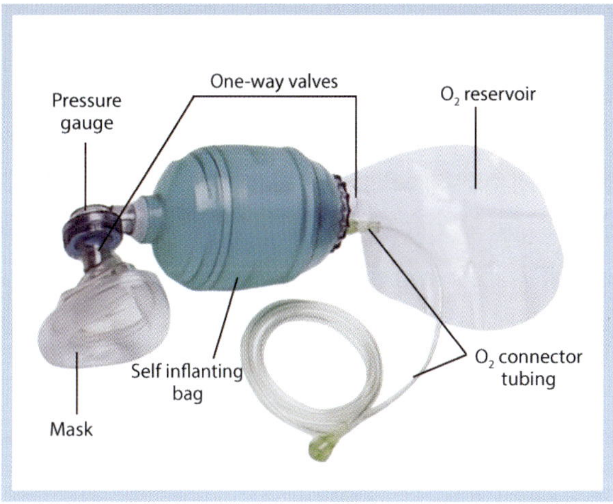

그림 11-43
백밸브 마스크의 구조.

(2) 자동식 산소소생기

① 개요

아직까지 병원전 단계의 응급구조사는 호흡량, 압력, 시간을 별도로 설정할 수 있는 인공호흡기가 없다.

대부분은 자동식 산소소생기가 인공호흡기를 대신하고 있다.

3가지 정도(수동모드, 자동모드, 양압모드[수요밸브])의 기능을 할 수 있는 자동식 산소소생기가 있다.

수동 모드는 기계 몸체의 산소공급 버튼(triger)을 누르면 밸브가 열리면서 100% 농도의 산소를 분당 40 L의 속도로 주입할 수 있다.

양압모드는 수요밸브라고도 부르며 자발 호흡 능력이 약한 환자가 흡기할 때 음압이 밸브 부위에서 감지되며

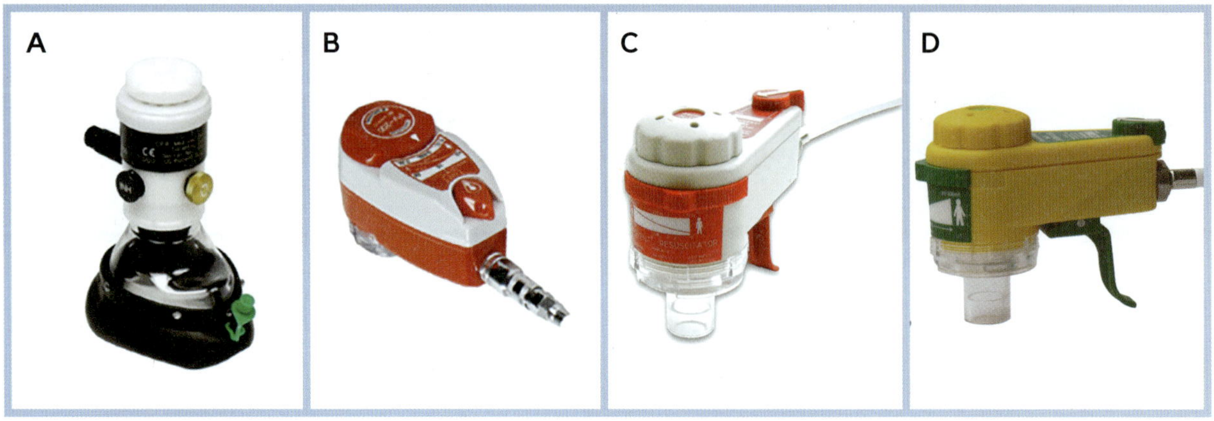

그림 11-44
자동식 산소소생기의 종류. **A.** Oxylator, **B.** Oxylife, **C.** Microvent, **D.** Microvent-CPR.

밸브가 열려 기도 내압에 따라 계산된 산소가 공급되며, 흡기를 멈추면 자동으로 중단된다.

자동모드는 기계 제조사에서 호흡이 없는 심정지 상황에서 사용할 수 있도록 1회 환기량을 설정한 기계이다 (Microvent-CPR은 AHA 2015 Guideline을 따른다).

② 종류(그림 11-44)

③ 주의점

수요 밸브의 단점은 산소가 과다 주입되어 가슴을 과팽창 시킬 수 있으며, 과팽창으로 폐 손상이나 공기가슴증, 피하기종을 유발할 수 있다.

가슴 손상이 있거나 기관삽관 중인 환자에서 폐 손상이 발생하지 않도록 주의해야 하며, 10세 이하에서는 폐 탄력성이 약해 사용할 수 없다.

(3) 휴대용 산소탱크

① 개요

병원 밖 현장에서 응급환자에게 산소를 공급하기 위해 휴대용과 차량 고정형 산소탱크를 주로 사용하고 있다.

② 종류

크기에 따라 휴대용과 차량 고정용으로 사용되고 있다.

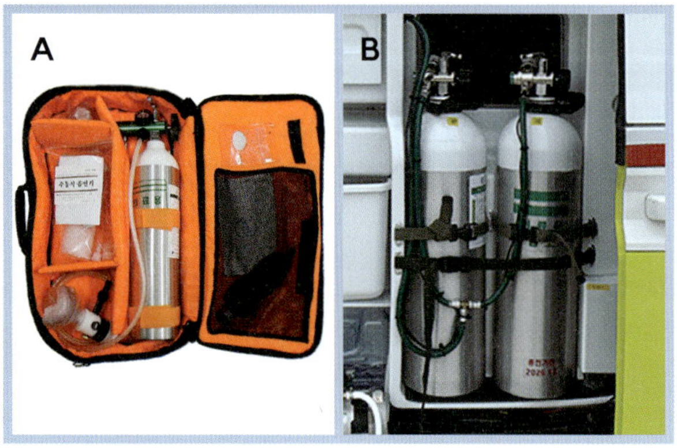

그림 11-45
구급차에서 사용하는 산소소생기의 형태. **A.** 휴대용 산소소생기, **B.** 차량 고정식 산소소생기.

- 4.9 L(중량 8 kg, 휴대용 산소소생기 구성품)
- 10.2 L(중량 16 kg/ 165 mm × 720 mm, 재질 고강도 망간강): 일반적으로 구급차 내 사용
- 40.2 L(중량 46 kg 뚜껑[보호대 포함]): 주로 병원급에서 사용

③ 주의사항

구급차량에 싣고 다니는 휴대용 산소탱크는 크기 제한으로 인해 오랜 시간 사용하는 데 제한이 따른다.

이것은 환자에게 제공하는 산소 투여량이 많을수록 사용시간은 비례하게 되므로, 사용하기 전에 남은 산소량 계산해야 하며 출동 전에 항상 잔여량을 확인해야 한다.

④ 산소 잔량 계산식

사용가능 시간(분) = (현재 압력 - 안전 잔류량) × 상수 ÷ 공급유량

- 산소통 1개당 안전 잔류량: 통상 200 psi로 계산
- M60 모델의 경우 상수: 0.79(산소통마다 차이가 있음)
- 유량: 환자에게 사용하는 분당 사용량

예제) 호흡곤란 환자에게 비재호흡마스크를 이용하여, 분당 15 L 산소를 공급하려고 한다. 현재 산소통에 압력이 1,020 psi인 경우 사용할 수 있는 산소투여 가능한 시간은?

답) (1,020 - 200) × 0.79 ÷ 15 = 43.19분

4) 순환보조장비

(1) 심장충격기

① 개요

심실세동, 무맥성 심실빠른맥에 대한 부정맥 치료 심장충격기는 혈역학적 감시(심전도, 혈압, 맥박 산소포화도 측정, 호기말이산화탄소 측정, 가슴압박 품질 측정 등)와 심장충격(defibilation)/심율동전환(cardio version)기능, 심조율(cardio pacing)기능을 하고 있다.

② 종류

병원전 단계에서는 자동모드와 수동 모드를 함께 사용할 수 있는 '반자동 형식'의 심장충격기만 사용하고 있다.

심장충격기 파형은 과거 단상파형을 사용하였으나 높은 에너지(360~400 J)로 인해 심근의 손상 위험이 있었다. 최근에는 기술의 발달로 이상파형을 사용하여 절반에 가까운 에너지(120~200 J)로 더욱 효과적으로 사용할 수 있게 되어 우리나라 병원전 단계에서는 모두 이상파형을 사용하고 있다.

병원전 단계에서는 병원 단계와 달리 패들을 사용하지 않는다, 패치 방식을 사용하여 이동 중이나 인력이 부족한 현장에서 유리하기 때문이다.

(2) 기계식 가슴압박장치

① 개요

기계식 가슴압박 장치는 사람 대신 가슴압박을 제공하기 위해 압축된 산소나 배터리를 동력으로 작동한다.

② 종류

크게 피스톤 방식과 흉곽 띠를 조절하는 방식을 사용하며, 혈류를 만들어 내는 형태는 직접가슴압박방식(lucas), 하중분배밴드 방식(autopulse), 이중혈류 유발 방식(easypulse)로 구분하고 있다.

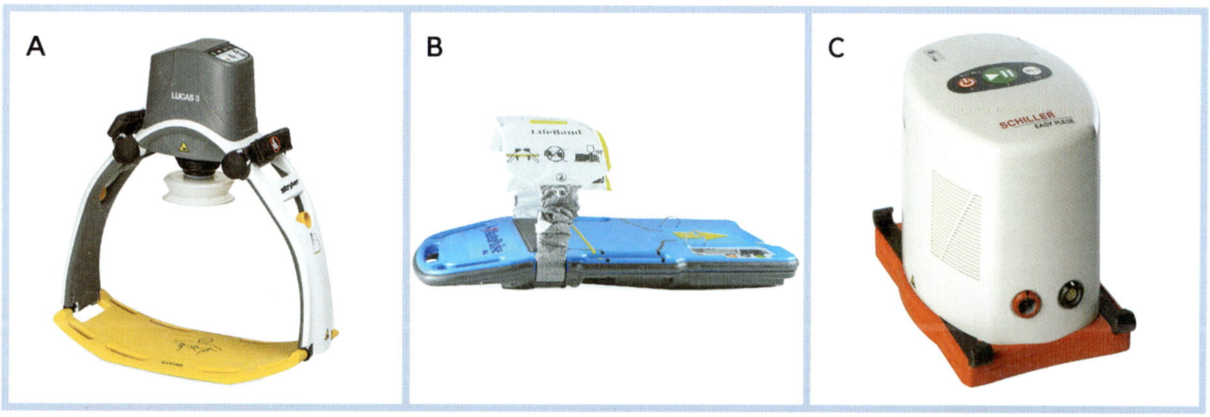

그림 11-46
기계식 가슴압박 장치의 종류(기능적 분류에 따름). **A.** 직접가슴압박방식(Lucas 3), **B.** 하중분배밴드 방식(Autopulse), **C.** 이중혈류 유발 방식(Easypulse).

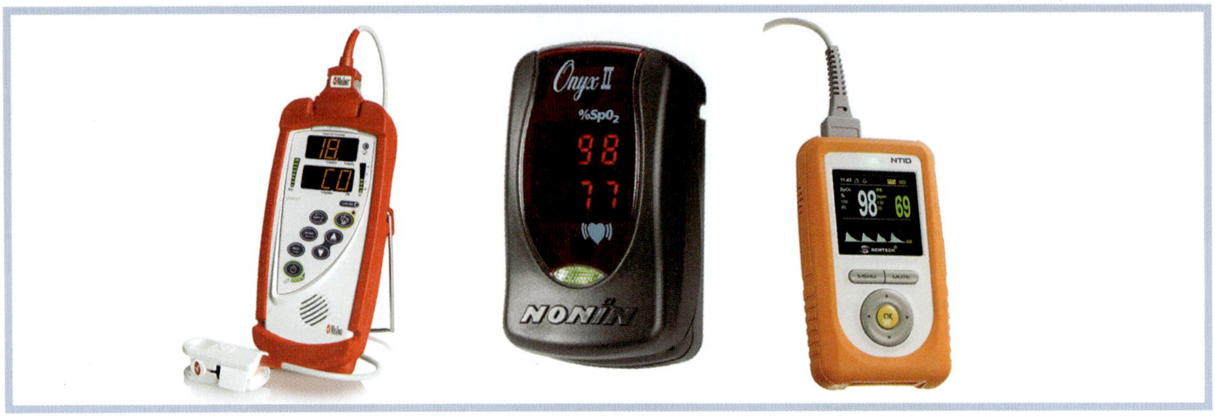

그림 11-47
휴대용맥박산소포화도 측정기 종류.

③ 특징

아직까지는 사람을 대신해서 사용하는 것이 더 효과적이라는 근거가 부족하여 소생술 초기 단계부터 사용하는 것은 아니다.

만약 현장 소생술을 하는 응급구조사의 교대 인력이 부족하거나, 현장 상황이 어려운 경우에는 Hand-off-Time을 최소화 할 수 있도록 평소 충분한 기기 적용 훈련을 해야 한다.

충분히 소생을 위한 노력을 하고 다음과 같은 상황에서 적용하도록 한다.

ㄱ. 들것으로 이동하거나, 운행 중인 구급차 안, 열차나 항공기 안에서 사용할 경우

ㄴ. 소생술이 길어져 교대 인력이 모자란 경우

ㄷ. 응급처치 인력의 피로도가 높아져 고품질의 가슴압박이 어려운 경우(한여름, 장시간 등)

ㄹ. 감염병 노출 위험이 높은 경우

ㅁ. 환자가 고립되어 있고 구조작업이 필요한 심정지 환자

④ 금기증

ㄱ. 환자를 기계에 올바른 장착이 어려운 경우(체형이 너무 크거나 작은 환자)

ㄴ. 18세 미만(근거가 부족하다)

ㄷ. 외상에 의한 가슴손상이 있는 경우

ㄹ. 흉곽의 선천적 기형이 있는 경우

ㅁ. 임산부(근거가 부족하다)

(3) 맥박산소 포화도 측정기

① 개요

환자의 맥박과 산소 포화도를 함께 측정하는 장비로 활력징후를 평가하는 가장 기본적인 장비로 쓰인다.

혈류가 신체의 말초(손가락 끝이나 발가락)를 지나 갈 때 맥박수와 혈액 속 적혈구의 헤모글로빈이 산소와 얼마나 결합했는가를 확인하게 된다.

보통 SaO_2와 비교해서 2~3%의 오차범위가 나타나게 된다,

② 종류

기계 자체가 작아 손가락이나 발가락에 직접 적용하는 형태와, 측정 센서와 기기 본체가 분리된 형태, 맥박 파형과 관류지수(perfusion Index)* 를 평가할 수 있는 기기가 있다.

* 관류지수는 말초조직의 비박동성 혈액에 대한 박동성 혈류의 비율을 나타내는 것으로 최근에 판매되는 Pulse Oximeter에서 말초까지 혈류의 흐름 강도를 확인하는 보조도구로 쓰이고 있다.

③ 특징

손가락이나 발가락 두께가 두껍거나, 매니큐어가 발라져 있는 경우, 주변 빛이 강한 경우, 추운 환경에서는 국소 관류가 떨어져 정확한 측정이 어렵다.

일산화탄소 중독 환자는 실제 값보다 높게 측정되므로, 임상적인 상태와 함께 평가되어야 하므로 기계값만 믿어서는 안 된다.

(4) 호기말 이산화탄소 측정기

① 개요

심정지 소생술을 하는 동안 호기말 이산화탄소의 측정은 폐포로 전달된 산소가 폐에서 얼마나 잘 순환이 되었는지를 확인하는 데 효과적이다.

소생술이 얼마나 잘 되고 있는지를 알 수 있다는 의미이며, 소생술 동안 10 mmHg 이하가 유지되고 있다면 기본소생술이 효과적이지 않으므로 즉시 확인해야 한다.

정상값은 35~45 mmHg이며, 35 mmHg 이하는 hyperventilation(과환기) 또는 hypocapnia (저탄산증), 45 mmHg 이상은 hypoventilation(저환기) 혹은 hypercapnia (과탄산증)이라고 한다.

최근에는 수치로만 표시되지 않고 그래프로 표시되는 기능이 있어, 환기 상태를 파악하는 데 더욱 편리해졌다.

② 종류

측정하는 방식에 따라 3가지 유형의 기계가 보급되고 있다.

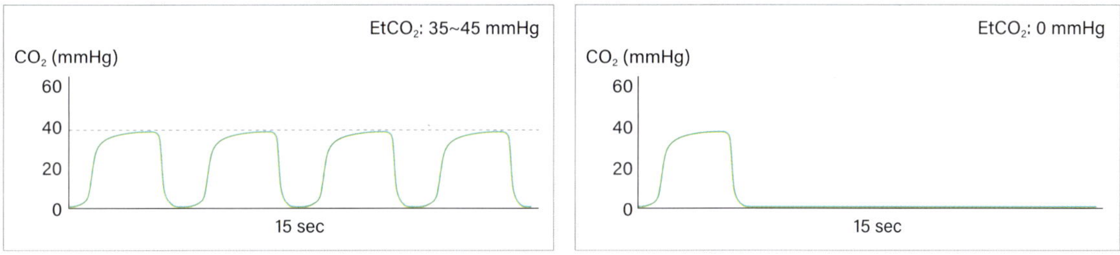

정상 환기

무호흡. 전문기도기가 빠진 상태
파형이 갑자기 사라진다.

그림 11-48
호기말 이산화탄소 그래프의 정상 파형과 무호흡 상태의 파형 비교.

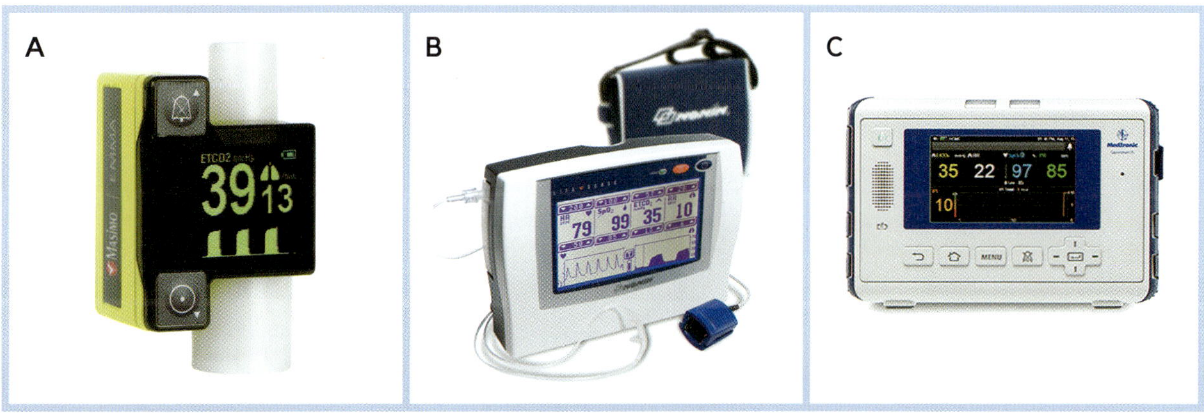

그림 11-49
호기말 이산화탄소 측정기의 종류(기능적 분류에 따름). **A.** Main Stream 방식, **B.** Side Stream 방식, **C.** Micro Stream방식.

ㄱ. Main Stream 방식: 전문기도기 끝에 튜브를 연결하고, 기계 본체에서 CO_2를 읽어 내는 방식

ㄴ. Side Stream 방식: CO_2측정 센서가 기계 본체에 있고, 전문기도기 끝에 별도의 연결 커넥터를 통해 측정하는 방식

ㄷ. Micro Stream방식: CO_2 분자가 적외선을 흡수하는 원리를 이용한 방식으로, Side Stream방식과 연결 형식은 동일하다.

③ 특징

Main Stream 방식은 측정 시간이 빠르고 휴대성이 좋으나 튜브 끝에 연결되어 이동할 때 전문기도기를 빠지게 하는 원인이 되기도 하며 작아서 분실 가능성이 있다.

Side Stream 방식은 측정 시간이 길고 습기로 인한 고장 위험이 있고, 현장에서 환자를 이동할 때 연결선이 있어 불편하며 별도의 장비를 하나 더 운반하는 느낌을 갖게 한다.

Micro stream 방식은 작은 호흡량에도 측정이 가능하다.

5) 고정장비

사고 현장에 도착한 응급구조사는 손상 기전에 따라 손상 정도를 파악하여 적절한 응급처치를 수행하여야 한다.

사지 손상이 있는 경우 손상 정도에 따라 상처에 대한 드레싱과 부목 고정을 해야 한다.

만약 척추 손상이 의심된다면 목 고정, 머리고정대와 척추고정판에 고정되어야만 환자 운반과 병원 이송 중에 2차 손상을 예방할 수 있다.

부목 고정은 손상 부위와 정도, 환자 발생 위치에 따라 응급구조사의 판단에 따라 결정되나 부목 고정의 원칙을 따라야 한다.

척추고정장치는 구조 현장에서부터 적용되어야 하며, 이송 중에 특별한 상황이 아니라면 고정된 형태로 병원까지 이송되어야 한다.

환자는 이송 중에 단단한 목 고정과 긴척추고정판 위에서 통증과 불편감 등의 여러 가지 부작용을 느낄 수 있으므로 응급구조사의 계속된 환자 평가를 해야 한다.

간혹, 이륜자동차나 자전거 레저 활동을 위해 헬멧을 착용한 환자가 있다면, 의식과 ABC 평가, 신경학적 평가를 통해 제거할 것인지를 결정해야 한다.

환자가 의식이 있고, 신경학적 손상의 징후가 있다면 헬멧 그 자체가 고정 역할을 할 수 있으므로 머리 고정대가 부착된 긴척추고정판에 함께 고정하는 것도 좋은 방법이 될 수 있다.

이것은 헬멧을 제거할 때 신경 손상을 더 일으킬 수도 있기 때문이다.

이번 장에서는 이러한 장비들의 특징과 사용법을 통해 응급구조사가 현장에서 어떤 장비를 선택해야 할 것인지를 알아보고자 한다.

(1) 개요

부목은 삠이나 골절된 부위 아래쪽 움직임을 제한하여 통증 감소와 골절된 뼈끝이 근육, 신경, 혈관을 손상하는 것을 예방하는 역할을 한다.

응급구조사는 팔다리 손상을 입은 모든 환자는 손상 정도와 관계없이 부목 고정이 원칙이라는 것을 잊지 말아야 한다.

① 부목 고정의 일반적 원칙

ㄱ. 골절과 함께 열린 상처는 오염물을 제거하고 세척한 뒤 멸균거즈로 덮어 보호한다.

ㄴ. 근육과 인대가 연결되어 있으므로 부목을 적용할 때는 반드시 손상 부위 위·아래 관절을 함께 고정해야 한다.

ㄷ. 부목 고정 시 손상 부위가 압박받지 않도록 부드러운 천이나 패드를 충분히 덧대어 준다.

ㄹ. 완전한 고정이 되기 전까지 보조자가 손상 부위를 양손으로 잘 받쳐야 한다.

ㅁ. 신체 정렬을 해야 하나 잘 펴지지 않거나 저항이 있다면 그대로 고정한다.

ㅂ. 부목 고정 전과 후에는 순환 기능(맥박 또는 모세혈관

재충혈, 신경 기능 상태[감각과 운동])을 확인한다.

ㅅ. 변형된 넙다리 손상에서 견인 부목을 적용할 때 과도한 견인은 손상된 팔다리를 악화시킬 수 있으므로 주의한다.

(2) 부목의 종류

부목은 재질에 따라 경성무목, 연성 부목, 견인 부목으로 구분하고 있지만, 병원전 단계에서는 고정력과 기능에 따라 분류하기도 한다.

① 경성 부목(패드[나무]부목, 알루미늄부목, 철사부목)

경성 부목은 나무판자나 알루미늄, 철사 등의 단단한 재료를 사용하여, 연성 부목에 비해 높은 고정력을 지닌다.

단단한 재질로 만들어지며 손상된 팔다리의 측면과 전면, 후면에 부착할 수 있다. 경성 부목은 성형 부목, 패드 부목, 알루미늄 부목, 철사 부목 등이 쓰이고 있다.

일반적으로 경성 부목을 사용하기 위해서는 한 사람은 상처를 고정하고, 한 사람은 부목을 적용하게 된다.

ㄱ. 패드(나무)부목

아주 오래전부터 나무판자 등으로 골절된 팔다리에 사용했으므로 주로 골절 부목이라고 부르며, 최근에는 찍찍이(벨크로)가 부목 옆면에 부착되어 신속하게 고정할 수 있는 장점이 있다.

3가지 크기(대, 중, 소)로 구성되어 짧은 팔에서부터 긴 다리까지 고정할 수 있으며, 사용법이 매우 간단하여 혼사서 적용할 수도 있나.

부목을 착용한 상태에서도 X-Ray 촬영이 가능하다.

한 명의 응급구조사가 손상부위를 평가하고 움직이지 않도록 고정한 뒤에 손상 부위에 알맞은 크기를 선택하고, 부목 바닥에 쿠션을 덧대고 손상 부위의 위·아래 관절을 포함하여 고정한다.

이때, 고정 찍찍이가 상처를 직접 압박하지 않도록 하며, 무릎 오래 손상이 있는 경우 쿠션을 이용하여 발목 움직임을 제한하도록 한다.

표 11-6
부목 고정의 적응증

- 삠 손상 또는 골절
- 관절 움직임에 문제가 있는 타박상
- 외상에 의한 힘줄(tendon) 열상, 힘줄염(tendinitis)
- 손발 또는 관절 부위 관통상
- 손발의 동물 교상(부목 고정은 독소가 퍼지는 것을 느리게 한다)
- 움직임에 문제가 있는 관절부 감염, 급성 관절염

ㄴ. 알루미늄부목

알루미늄 재질로 경성 부목 중에서 가장 가볍고, 폴리비닐로 구성된 표면은 상처 부위를 부드럽게 감쌀 수 있어 산악구조나 구급차에서 멀리 떨어진 곳에 환자가 있는 경우 널리 쓰이고 있다.

아주 다양한 크기로 구성되어 있어 응급구조사는 손상 부위에 따라 응용해서 적용할 수 있다.

부목 적용한 상태에서 X-ray 촬영이 가능하며, 가위나 칼로 필요한 크기로 쉽게 잘라 쓸 수 있지만 날카로운 표면에 의한 상처 자극에 주의해야 한다.

하지만, 고정력이 크지 않아 팔 외에 큰 움직임이 있는 다리에 단독 적용은 어려우므로, 다른 부목과 함께 사용해야 단단한 고정력을 얻을 수 있다.

ㄷ. 철사부목

알루미늄 부목처럼 가볍고 비교적 자유롭게 크기를 변형할 수 있는 장점이 있다.

팔 다리 골절에 주로 사용할 수 있으며, 고정력을 높이기 위해서 두 개 이상을 덧대어 사용할 수 있다.

철사부목 양옆은 굵은 철사가 있어 구부리는 네 세한이 있다. 부목을 적용한 상태에서 X-ray 촬영이 가능하기는 하지만 철사와 골절 부위가 겹치는 경우 진단에 어려움이 있는 경우가 있다.

② 연성부목(공기부목, 진공부목)

부드럽고 가벼운 소재로 제작되어 삠 손상과 골절에 적용하기 좋게 만들어져 있다. 가장 많이 사용되는 연성 부목은 공기부목과 진공부목이다.

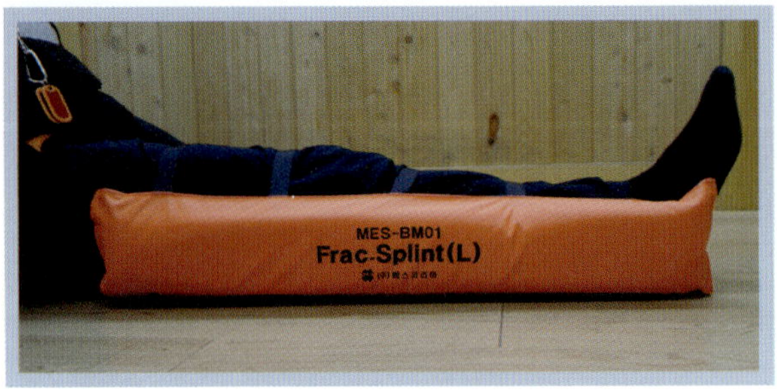

그림 11-50
손상 부위에 따른 적절한 부목적용의 예.

ㄱ. 공기부목

- 개요: 투명한 비닐로 구성되어 있으며, 입으로 공기를 불어 팽창시킬 수 있으며 최근에는 적정 공기압을 주입하는 펌프로 단단히 고정할 수 있다.
  대부분 플라스틱 지퍼가 부착되어 손상 부위를 쉽게 감쌀 수 있다.
  손상 부위에 따라 다양한 길이와 형태로 제작되어 있다.
- 장점
  - 상처 부위를 눈으로 확인할 수 있다. (출혈이 있는 경우 추가적인 출혈의 유무를 확인하기 싶다.)
  - 환자가 편안함을 느낀다.
- 단점
  - 시간이 지나면서 공기가 빠질 수 있으며, 이동 중에 고정 밸브를 건드리면 압력이 제거될 수 있다.
  - 여러 사람이 사용할 경우 감염발생 위험이 있다.
  - 온도변화가 심한 곳에서 압력 변화가 발생한다. (낮은 온도에서는 수축하고, 높은 온도에서는 팽창하지만 짧은 시간을 적용하는 경우 임상적인 의미가 미비하다.)
  - 내구성이 약하다. (날카로운 물체에 의해 손상되기 싶다.)

ㄴ. 진공부목(Vacuum Splint)

- 개요: 진공 부목은 작은 폴리에틸렌 알갱이를 넣어 밀봉된 주머니 형태로 제작되어 있어, 압력 제거 펌프를 작동하면 부목 내부가 진공상태가 되면서 단단하게 고정된다.
- 장점: 가볍다.
  손상부위를 부드럽게 감쌀 수 있다.
  신체 다양한 부위에 쉽게 적용할 수 있다. (팔, 다리, 몸통, 엉덩이 관절, 전신)
- 단점: 진공펌프가 없으면 적용할 수 없다.
  부목 접합부에 열이나 날카로운 물체에 의해 손상되면 진공이 되지 못한다.
  부목세트 전체 부피가 크다. (대, 중, 소 3종 세트)

ㄷ. 견인부목

- 개요: 견인 부목은 넙다리뼈 간부 골절(femur shaft fracture)에서 날카로운 뼛조각에 의한 2차 손상을 예방할 목적으로 궁둥뼈 거친 면에 고정점을 두고 발끝으로 수직적으로 견인하여 골절 부위를 고정하는 장치이다.
  이것은 부러진 뼛조각에 의한 통증을 감소시키고, 신경 손상을 예방, 연부 조직의 추가적인 출혈을 예방한다.
  2차 세계대전 중에 넙다리 골절 환자에게 적용하여 사망률을 낮추는 데 도움이 되어 사용하게 되었고, 개발자 이름을 본떠 thomas splint라 불린다.
  견인 부목은 적용하는 데 복잡한 절차와 시간이 걸리므로 충분히 숙달된 2명의 응급구조사가 필요하다.

AAOS(미국정형외과학회)에서는 체간 골절이 있는 경우 견인 부목 고정할 때 견인하는 힘은 체중의 10% 또는 2~6 kg 최대 7 kg을 넘지 못하는 것으로 말하고 있다. 견인력을 설정한 배경에는 과도한 견인은 신경 손상을 발생시킬 우려가 있기 때문이다.

- 주의사항
  - 골반 손상이 동반될 때는 사용하지 않는다.
  - 무릎 손상, 하지 종아리 1/3 아래 골절이 있을 때 사용하지 않는다.

표 11-7
부목의 종류와 추천용도

구분	부목명	추천 용도	형태
연성부목	공기부목	삠, 골절	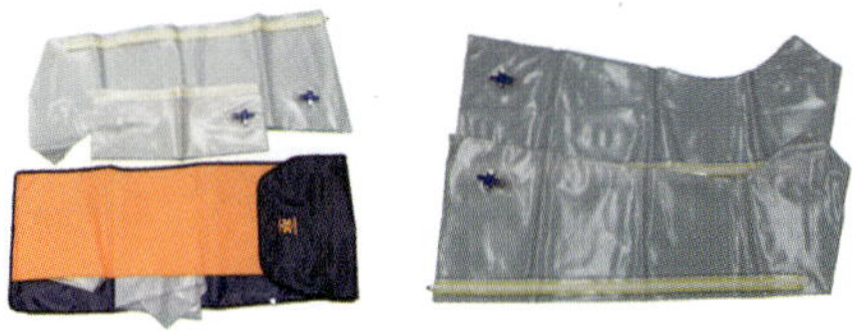
	진공부목	삠, 골절	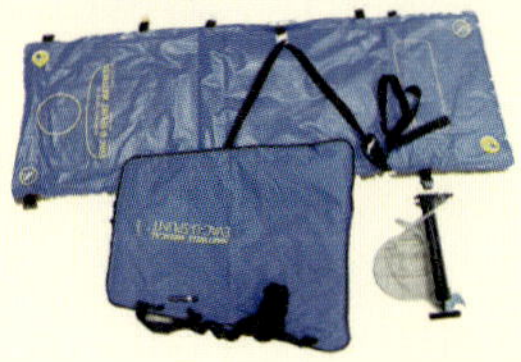
경성부목	패드(골절)부목	삠, 넓적다리 체간 단독골절 또는 엉덩관절 손상	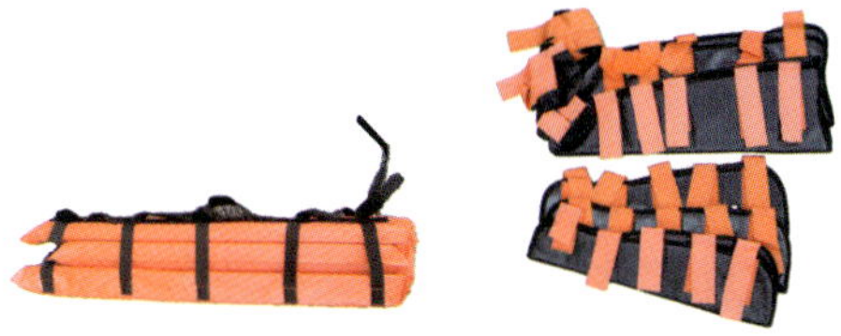
	알루미늄부목	삠, 골절	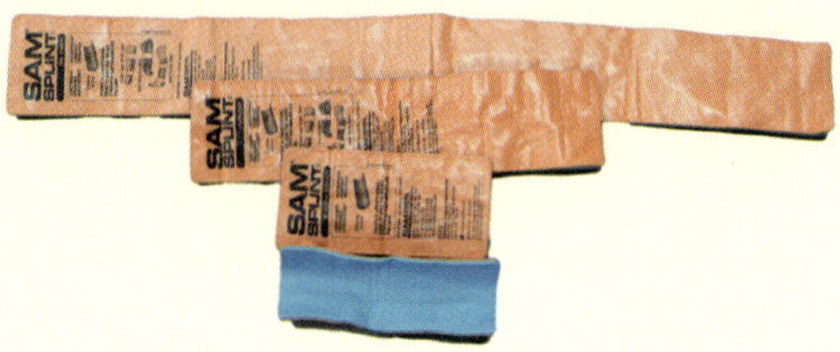
견인부목	견인부목	목손상, 차량 또는 협소한 곳에서 자력 탈출이 어려운 경우	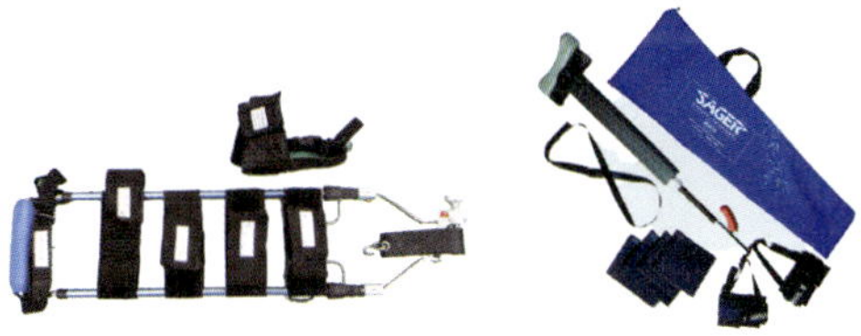

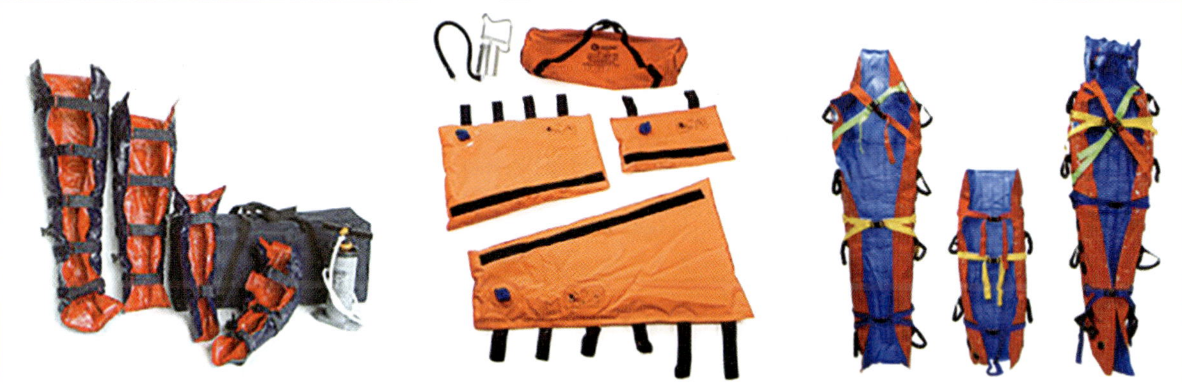

그림 11-51
진공 부목의 다양한 형태.

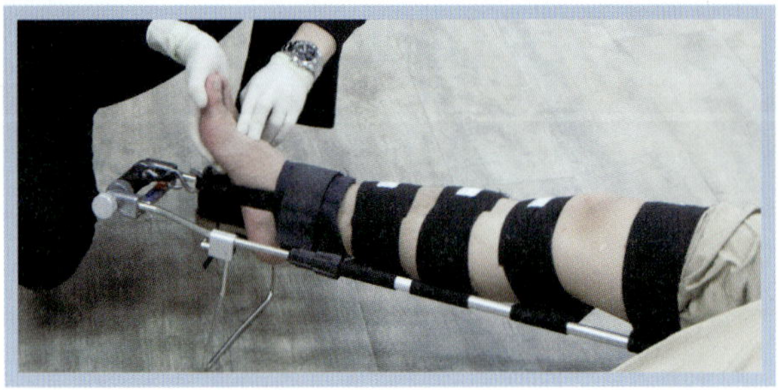

그림 11-52
견인 부목의 적용 예.

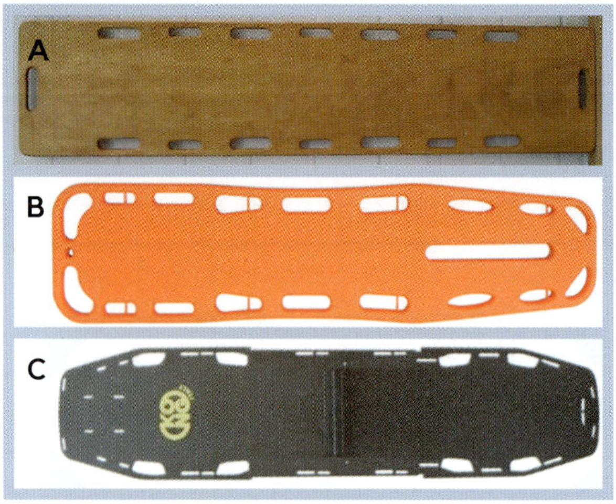

그림 11-53
척추고정판의 여러 형태. **A.** 나무판, **B.** 플라스틱, **C.** 카본.

- 부목 적용 전·후에 맥박 움직임 감각 평가해야 한다.
- 과한 견인력인 말단 부위 혈액 순환장애를 일으킬 수 있다.
- 견인 후 손상되지 않은 다리와 함께 고정할 수 있도록 한다.

(3) 척추고정장치

중증 외상으로 의심할 만한 증거가 있는 유형의 사고를 당환 환자들은 XABCDE에 대해 신속한 평가와 처치가 현장 단계에서 진행되어야 한다.

대량 출혈을 동반한 환자는 골든타임 이내에 신속한 병원 이송을 우선으로 해야 하며, 그렇지 않은 척추손상의 명백한 증거가 있거나 의심할 만한 환자들은 현장 단계에서부터 척추고정을 단단히 해야 한다.

환자를 운반하거나 병원으로 이송하는 과정은 척추의 움직임을 증가시킬 뿐 아니라, 이송 중에 교통사고나 다시 옮기는 과정에서 손상을 악화시킬 수 있기 때문이다.

① 목 고정장치

흔히 c-collor라고 부르는 목 고정장치는 목과 목의 지름을 합쳐 부르는 명칭이다.

크게 hard type과 soft type으로 구분하고 있으며, 병원전 단계에서는 단단한 형태의 고정장치를 사용하는 것을 권장한다.

Soft type과 hard type의 고정력에 관한 여러 연구에서 soft type은 고정력이 현저히 떨어지는 것으로 알려져 있다.

단단한 목 고정장치는 목의 굴곡(59%), 신전(47%), 측면(34%) 움직임을 제한하는 기능을 하지만, 목 고정대 단독 착용만으로는 고정력이 높지 않아, 긴척추고정판에 결합한 머리고정대와 함께 고정되어야만 90% 이상의 고정 효과를 기대할 수 있다.

부적절한 척추 운동 제한의 합병증은 통증을 넘어 두개 내압 상승, 욕창, 현장 장시간의 지연, 기관 내 삽관과 같은 생명을 구하는 절차 수행의 어려움과 같은 잠재적으로 심각한 상태를 포함하기 때문에 병원전 제공자 교육의 중요성은 분명합니다.

② 긴척추고정판

척추 손상이 의심되는 모든 환자에게 적용되는 장비이며, 과거에는 나무와 강화플라스틱을 사용했지만 최근에는 가볍고 더욱 단단한 카본(carbon) 재질의 고정판이 사용되고 있다.

바닥이 딱딱한 소재로 되어 있어 척추 손상 환자를 이송 중에 움직임이 일어나지 않도록 고정할 수 있다.

머리고정대를 긴척추고정판에 결합할 수 있어 머리 움직임을 더욱 단단히 고정되고, 몸통의 움직임은 3세트 이상의 고정끈으로 고정할 수 있다.

나무와 플라스틱 형태의 장비는 부력이 있어 수난 구조와 얼음판 붕괴 사고에 널리 쓰이고 있으며, 들것 테두리 전체에 고정끈 결합부가 많아서 붕괴지 수직구조나 산악구조에도 쓰이고 있다.

하지만, 딱딱하고 몸을 단단히 감싸는 형태는 이송 중에 환자로 하여 바닥 면에 닿는 피부의 통증과 흉곽의 움직임을 과도하게 제한하여 호흡곤란 등의 부작용을 나타내기도 하므로 응급구조사는 이송 중에 환자의 상태를 지속해서 관찰하여야 한다.

③ 헬멧 제거법

레저 활동 인구가 늘어남에 따라 오토바이, 자전거, 킥보드 등을 통한 사고 현장에서 헬멧을 제거해야 하는가는 환자 의식상태와 호흡, 신경학적 손상 여부를 종합적인 판단에 따라야 한다.

의식이 없고, 호흡에 문제가 있는 상태라면 최대한 머리와 목의 움직임이 없도록 헬멧을 제거하고 호흡 보조를 해 주어야 한다.

만약, 의식과 호흡에 장애가 없으나 척추손상이 의심되는 증상이 있다면 헬멧을 착용한 상태 그대로 긴척추고정판에 고정하는 것이 더 나을 수도 있다.

이것은 헬멧을 제거할 때 추가적인 움직임에 의해 척추손상이 더 악화할 수 있기 때문이다.

그러나, 헬멧 제거가 쉽고 충분한 훈련이 되어 있는 응급구조사라면 제거하는 것이 좋다.

이륜자동차와 레저용 헬멧은 크게 세 가지 종류로 구분되고 있다. 머리 전체를 감싸는 형태의 full-face type helmet, 아래턱 부분이 노출되는 형태의 open-face helmet 모터 스포츠용 헬멧과 머리 윗부분만 감사는 자전거 헬멧 형태가 있다.

Full-face helmet은 얼굴 전체를 보호하기 때문에 가장 안전하지만, 시야감이 좁고 갑갑하다.

Open-face helmet은 개방감과 시야 확보가 좋으나, 아래턱 부분을 효과적으로 보호하지 못한다.

Half-face helmet은 안면을 효과적으로 보호하지 못하지만, 시야감이 좋고 패션을 더 중요시하는 사람들에게 널리 사용되고 있다.

헬멧 착용 시 오히려 목 손상의 위험성이 증가한다는 연구가 있다.

헬멧은 머리 무게를 증가시키므로 정면충돌 때에는 목 손상의 심각성이 낮지만, 후미와 측면 충돌, 오토바이에서 떨어지는 사고에서 심각한 목 손상을 일으킨다는 연구가 있다.

응급구조사는 헬멧 착용 환자에 대한 목 손상을 의심해야 한다.

ㄱ. 헬멧을 그대로 놔두어야 하는 경우

(척추 손상이 의심되는 경우)

- 헬멧이 꽉 끼어 벗겨지지 않은 경우
- 호흡기계 문제가 없거나, 호흡보조 하는 데 방해되지 않는 경우
- 헬멧을 제거할 때 아래턱 손상을 더 악화시키는 경우
- 헬멧이 적당한 크기라서 구조와 이송 중에 긴척추고정판에 고정에 어려움이 없는 경우

ㄴ. 헬멧을 제거해야 하는 경우(신경학적 손상 의심을 포함)

- 헬멧 때문에 환자의 입이나 코에 접근하기 어려운 경우에 얼굴, 목, 척추의 응급치료와 기도관리 또는 심폐소생술 등이 필요할 때는 헬멧을 제거해야 할 수 있다.
- 호흡기계의 심각한 장애로 전문기도기 처치가 필요

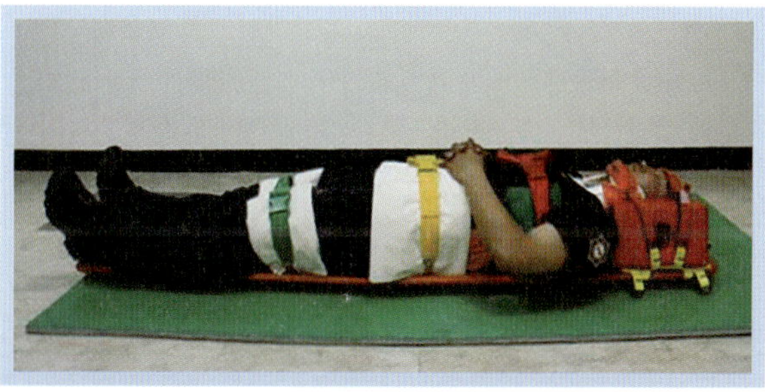

그림 11-54
머리고정대와 함께 고정된 모습.

헬멧의 유형

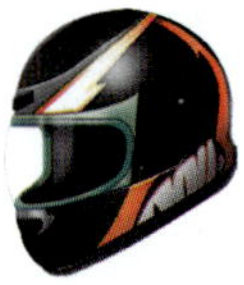

얼굴 전체 보호: 오토바이, 자동차 경주자

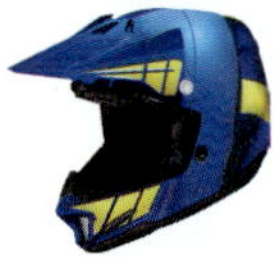

얼굴 전체를 보호: 모터크로스

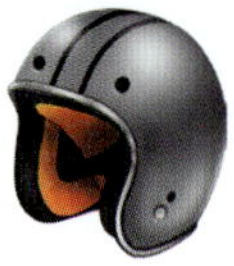

얼굴 부분 보호용: 오토바이, 자동차 경주자

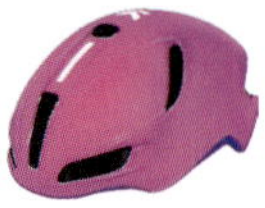

가벼운 머리 보호용: 자전거, 카약, 인라인 스케이트 등

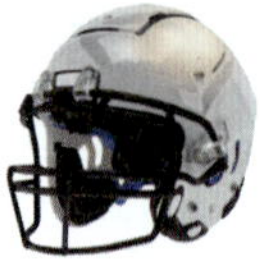

미식축구용 헬멧

헬멧 제거

오토바이와 스포츠헬멧의 크기, 형태, 구성이 다양하므로 적절한 헬멧 제거에 대한 이해가 필요하다. 헬멧을 잘못 제거하면 의도하지 않은 목 손상을 악화시킬 수 있다.

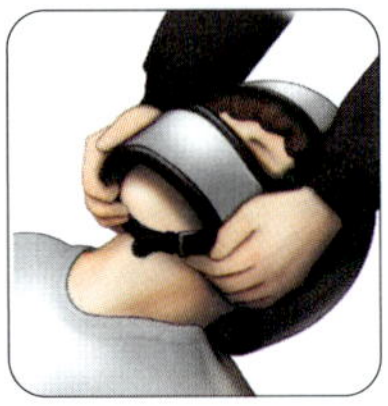

한 구조자는 환자의 하악골에 손가락을 얹은 채 헬멧 양쪽을 잡고 중립자세를 유지한다. 턱끈을 자를 때 헬멧이 미끄러져 움직이는 것을 방지할 수 있다.

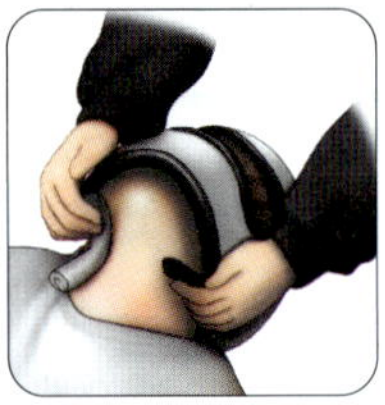

두 번째 구조자가 턱 끈을 자르거나 풀어 준다.

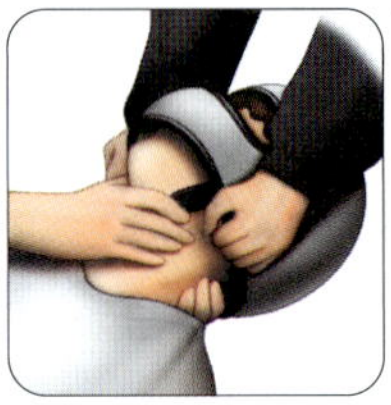

두 번째 구조자는 한 손을 하악골에 비스듬히 대고, 한손 엄지, 다른 한 손은 긴 손가락과 검지를 맞춘다. 두 번째 구조자는 오른손으로 하악골을 감싸듯 고정하고, 왼손으로 후두부를 고정하여 목의 전체적인 움직임을 제한한다.

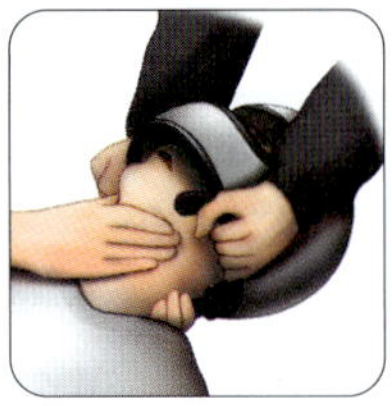

첫 번째 구조자가 헬멧을 잡아 당기듯 서서히 제거한다.
세 가지 요소를 주의한다,

- 헬멧은 둥근 형태이므로 귀 부분을 지날 때 헬멧을 옆으로 벌리는 것이 도움이 된다.
- 안경이 있다면 미리 제거한다.
- 코에 걸려 벗기기 어려우면, 헬멧을 머리 뒤로 기울여 제거한다.

단, 목 움직임을 최소화해야 한다.

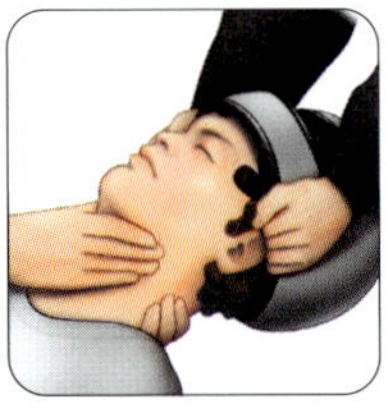

두 번째 구조자는 헬멧 제거 중에 불필요한 목 움직임을 방지하기 위해 단단히 고정하고 있어야 한다.

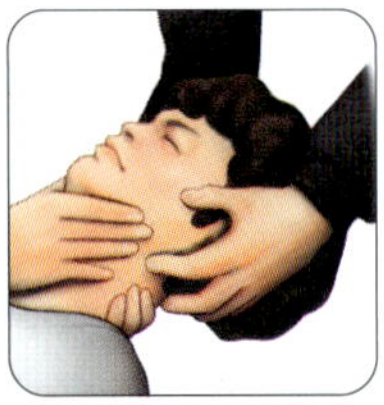

헬멧을 제거한 첫 번째 구조자는 목 움직임을 방지하기 위해 머리 양쪽에 손으로 단단히 고정한다.

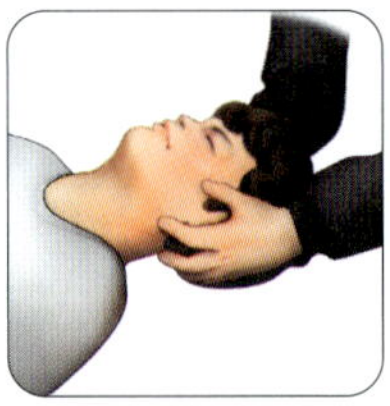

중립자세는 목 고정대와 긴 척추 고정판이 적용될 때까지 유지된다.

요약

헬멧 제거는 머리와 목의 움직임을 단단히 고정한 상태에서 시행해야 한다.

- 중립자세로 먼저 고정한 후에 진행한다.
- 두 번째 구조자가 턱과 후두부를 중립 자세로 단단히 고정한다.
- 헬멧의 제거
- 중립자세의 단단한 고정은 재 안정화 후에 이루어진다.

그림 11-55
손상환자에 대한 헬멧 제거법.

한 경우(심폐소생술을 포함한다)

- 머리 크기보다 큰 헬멧을 착용하여 머리 고정력이 약해 머리가 움직이는 경우
- 헬멧이 커 구조와 이송 중에 긴척추고정판에 고정될 수 없는 상태

6) 이송장비

응급환자에 대한 현장 단계와 이송결정이 되었다면, 구급차까지 이송에 대한 구체적인 계획을 수립하여야 한다.

단순히 구급 차량에서 병원까지 이송하는 개념이 아니다.

현장에서 구급차까지 운반에 필요한 들것과 액세서리, 환자를 구급차량으로 들이는 들것 등을 포함하게 된다.

그러므로 이송장비는 현장단계에서 적용된 고정장비와 연관되기도 하며, 현장 인력의 여유와 지형 등에 따라 응급구조사의 판단을 필요로 한다.

이송 장비를 사용하는 데에는 특별한 기술이 필요하다. 모든 장비는 응급구조사가 환자를 안정시키고 옮기는 데 이용될 수 있다. 응급구조사는 환자를 옮기는데 이용될 수 있는 모든 도구를 완벽하게 숙지하여야 하며, 조작 미숙이나 부적절한 사용 등으로 환자에게 손상이 가해지는 일이 없도록 한다. 환자를 신속하고 안전하게 운반하고 이송하기 위해서는 다양한 환자 운반과 고정 및 구출 등에 필요한 장비의 사용법을 익히고 빠르고 정확한 환자의 구출과 장애물 제거요령 등을 습득해야 한다.

목적에 따라 구급차 주들것, 보조들것, 가변형 들것, 다목적 들것, 계단형 들것, 항공용 들것으로 구분하고 있다.

(1) 구급차 주들것

환자를 차량 안으로 싣고 내리는 주된 용도로 바퀴가 달려 있어 평탄한 곳에서 이동이 가능하고, 의자 형태로 접을 수 있어 승강기가 있는 빌라나 아파트에서 환자 운반용으로 쓰인다.

- 용도 환자를 현장에서 병원으로 이동하기 위해 차량 안으로 싣고 내리는 용도

① 장점

- 의자 형태로 접는 기능
- 등받이 기울림 기능(0~85°)
- 바퀴가 있어 비교적 좁은 통로 이동과 승강기를 통한 이동 가능
- 들것 자체에 안전벨트가 3개 장착되어 있다.
- 수직으로 접어 바닥에 내릴 수 있다.

② 단점

- 들것 자체가 무겁다(35 kg).
- 무거운 들것과 환자 체중을 더할 때 싣고 내리는 과

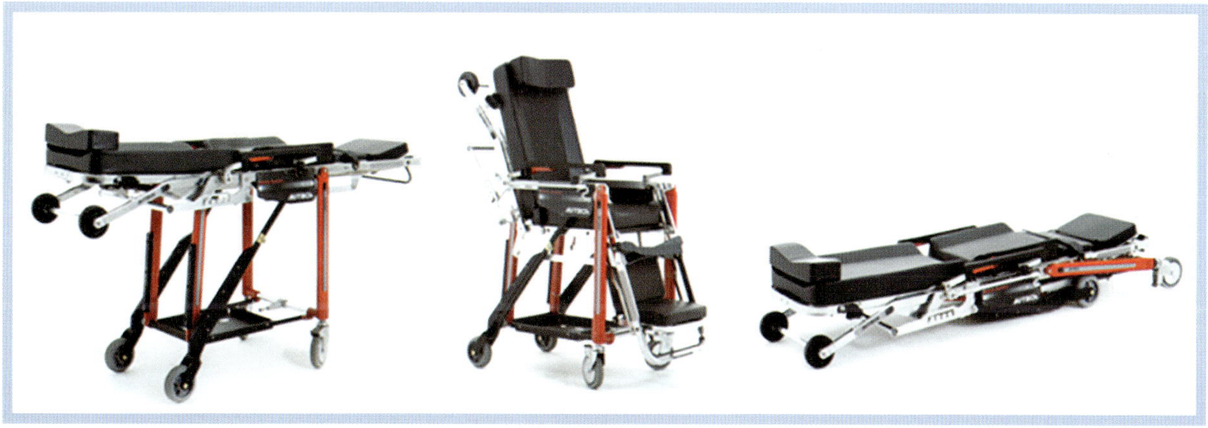

그림 11-56
구급차 주들것의 변형 모습.

정에서 허리에 부담이 크다.

- 폭이 좁아 좁은 회전반경을 가지는 움직임에서 넘어질 위험이 크다.
- 충분한 훈련이 없다면 조작 중에 구급대원과 환자가 다칠 수 있다.

③ 사용방법

- 안전을 위해 될 수 있으면 2인이 함께 사용하여야 하며, 환자 발이 진행 방향이 될 수 있도록 한다. (회전 바퀴가 앞에 위치하고 있는 것은 환자가 어지러움과 불안감을 덜 느끼게 하고 이동 중에 응급구조사가 환자를 관찰하기 위함이다.)
- 구급차에 실을 때는 환자의 머리가 앞으로 향하도록 한다.
- 들것을 구급차 바닥에 충분히 닿아 무게중심이 이동될 때 손잡이를 당겨 접어 넣는다.
- 환자를 구급차로 옮긴 후에는 구급차에 들것을 고정해야 한다.

(2) 분리형 들것

환자의 움직임을 최소화하여 바닥에서 들것으로 환자를 옮길 수 있는 장비로, 척추 손상에 따른 신경학적 손상이 없는 요통환자나 엉덩관절 손상 환자를 옮기는 데 사용하기 편리하다.

척추손상이 심할 것으로 의심되는 환자에게 적용하는 것에는 고정력이 약하다.

최근에는 무거운 철 재질을 개선하여 가벼운 카본 형태로 제작되고 있다.

분리형 들것은 중앙이 뚫려 있어 결합할 때 환자의 등이나 엉덩이 부분의 끼임현상으로 결합될 때 어려움이 있어 충분한 연습을 필요로 한다.

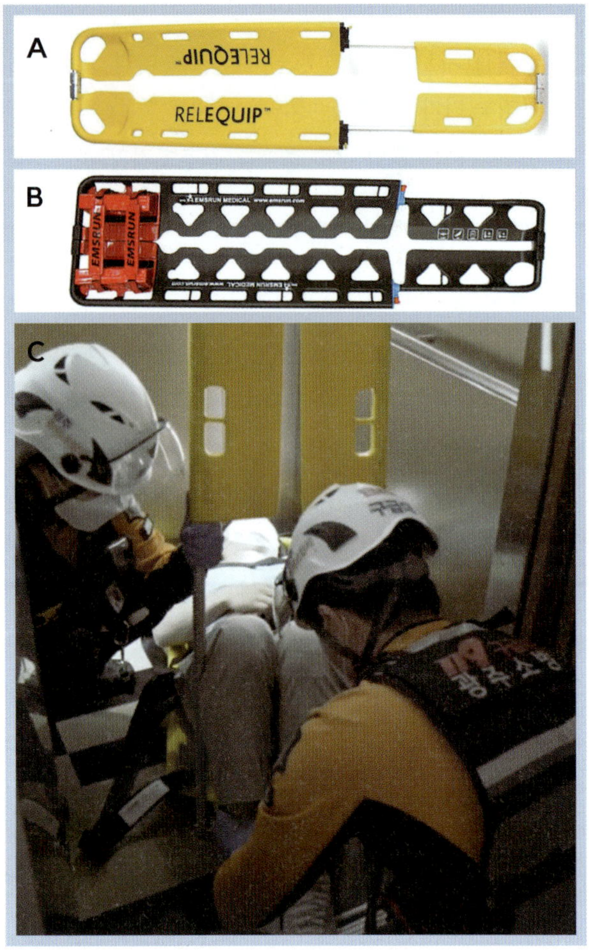

그림 11-57
분리형 들것의 종류와 계단에서의 응용방법(출처: 광주소방). **A.** 접이식 분리형 들것, **B.** 카본 재질의 분리형 들것, **C.** 좁은 공간에서의 응용법.

① 장점

ㄱ. 양쪽으로 분리되므로 누워 있는 환자를 움직이지 않는 상태에서 들어 올려 추가 손상을 방지하면서 운반할 수 있다.

ㄴ. X-선 투시가 가능하다.

ㄷ. 결합이 잘 되는 경우 신속한 이동이 가능하다.

ㄹ. 병원 이송 후 들것을 제거할 때 환자의 추가적인 움직임을 최소화할 수 있다.

ㅁ. 제품에 따라 좁은 승강기 안으로 이동할 때 길이 조정 부분을 빼내어 접으면 전체 길이를 줄일 수 있다.

② 단점

ㄱ. 들것 중앙에 받침이 없으므로 척추손상 환자를 고정하는 데에는 효과가 작다.

ㄴ. 들것 자체에 고정띠가 없으므로 별도의 고정끈을

장착해야 한다.

ㄷ. 계단이나 꺾어진 좁은 통로를 이동할 때 허리에 무리가 간다.

③ 사용방법

ㄱ. 누워 있는 한자의 키와 분리형 들것 길이를 조정한다.

ㄴ. 두 명의 응급구조사가 구령에 맞추어 양 끝(상단과 하단)의 결합 버튼을 눌러 분리형

ㄷ. 들것을 분리한다.

ㄹ. 환자 양 측면에서 환자 등 아래에 조심스럽게 삽입한다, 환자 체형이 커 결합이 어려우면 한쪽 끝을 먼저 결합하고 신체 한쪽을 조심스럽게 들어 올리며 결합한다.

ㅁ. 위아래 결합 상태를 확인한 뒤에 고정 벨트로 고정하고 구급차 들것 위에 옮긴다.

(3) 가변형 들것

가변형 들것은 형태를 바꿀 수 있는 것을 뜻하는데 들것의 용도를 바꾸는 것이 아닌 들것 자체가 단단하지 못하여 구김성이 있는 것을 말한다.

응급소형 들것, 접이식 들것, 진공형태의 들것 등이 여기에 속한다.

① 소형 들것(휴대용 들것)

가벼운 폴리에스테르와 비닐을 혼합한 형태의 재질을 사용하여 가볍고 구김성이 좋아 휴대가 간편하다.

제품에 따라 150 kg 가량의 환자를 이동할 때 사용된다.

척추손상이 의심되는 경우 들것 바닥면이 단단하지 못해 가변형 들것 자체만으로는 사용하지 말아야 한다.

② 접이식 들것

들것을 절반 크기로 접어서 휴대가 가능한 형태이다.

한 방향으로 접고 펼칠 수 있으며 펼친 반대편에 환자를 눕혀 사용할 수 있다.

신속하게 이동하여 옮길 수 있는 장점이 있지만, 척추손상 환자에게 적용하는 것에 대해서는 적합하지 않다.

③ 의자형(아파트형) 접이 들것

다양한 들것의 개발과 계단형 들것 기능과 유사하여 최근에는 거의 쓰이지 않고 있다.

하지만, 누워서 이동하다 좁은 승강기나 꺾어진 공간을 이동할 때 유용하게 쓰일 수 있다.

④ 계단형 들것

계단이 많고 승강기가 없는 건물에서 환자를 이송하기

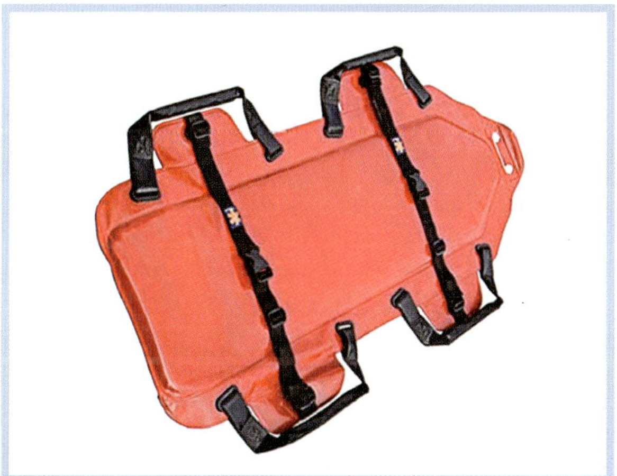

그림 11-58
소형 들것.

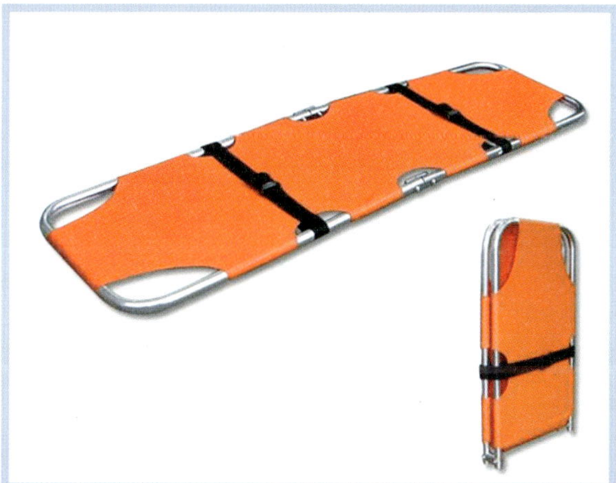

그림 11-59
접이식 들것.

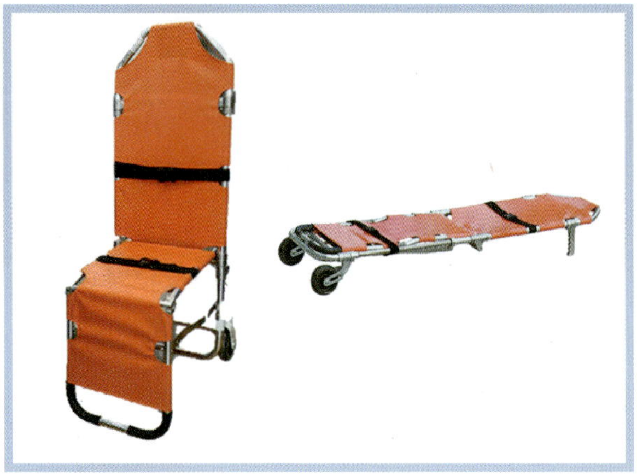

그림 11-60
의자형 들것.

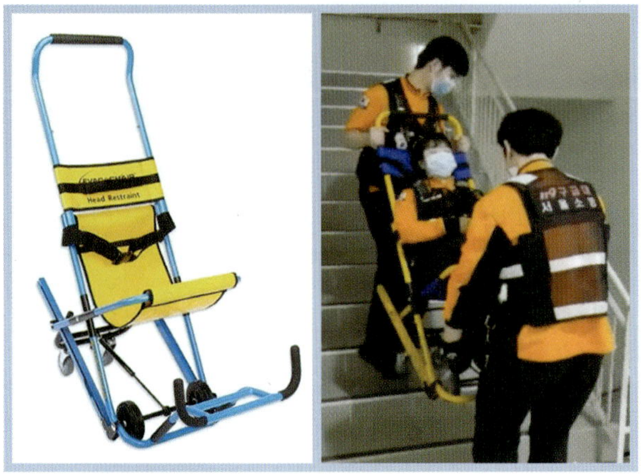

그림 11-61
계단형 들것.

위해 개발된 장비이다.

접은 상태에서 이동 후 의자 형태로 펼쳐 환자가 앉아서 이동할 수 있다.

들것 바닥은 고무 재질의 궤도로 구성되어 앉은 상태에서 쉽게 밀려 내려가지 않는다.

이것은 환자의 안전을 위한 설계이다.

계단을 내려가기 전에 뒷바퀴를 발로 밀어 접을 수 있다.

평지를 이동할 때 뒷바퀴를 발로 잡아당겨 사용한다.

환자의 의식상태에 따라 머리 고정을 할 수 있는 띠가 장착되어 있다.

수직이동 중에 흔들림은 환자로 하여 많은 불안감을 느끼므로, 대원 한 명이 밑에서 받쳐 주는 형태로 환자를 관찰하여 심리적으로 지지를 하는 것이 좋다.

(4) 항공용 들것

구급차량에서 사용하는 들것 외 산악구조와 항공 이송에 사용하기 위해 특수한 목적으로 개발된 들것이 있다.

가벼운 재질과 분리된 형태로 구성되어 있어 구조대원이 나눠서 이동할 수 있으며, 간편하게 조립할 수 있다.

이동 중 추락 방지를 위해 환자를 감쌀 수 있도록 구성되어 있으며 별도의 덮개가 있어 항공기 하양풍에 의한 손상을 방지할 수 있도록 제작되어 있다.

① 바스켓 들것

주로 산악지역에서 환자를 이동 중이거나 항공기, 로프를 이용한 구조작업에 사용되는 장비로, 환자를 감싸는 형태의 바구니 모양으로 구성되어 있다.

손잡이가 들것 가장자리에 많이 있어 다수의 구조대원이 들것을 잡을 수 있으며, 헬기나 수직 구조 등의 작업에서 로프를 연결하기 편리하다.

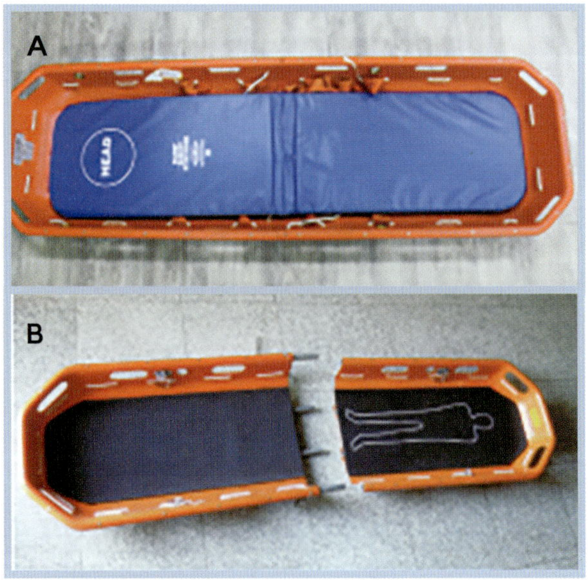

그림 11-62
바스켓 들것.

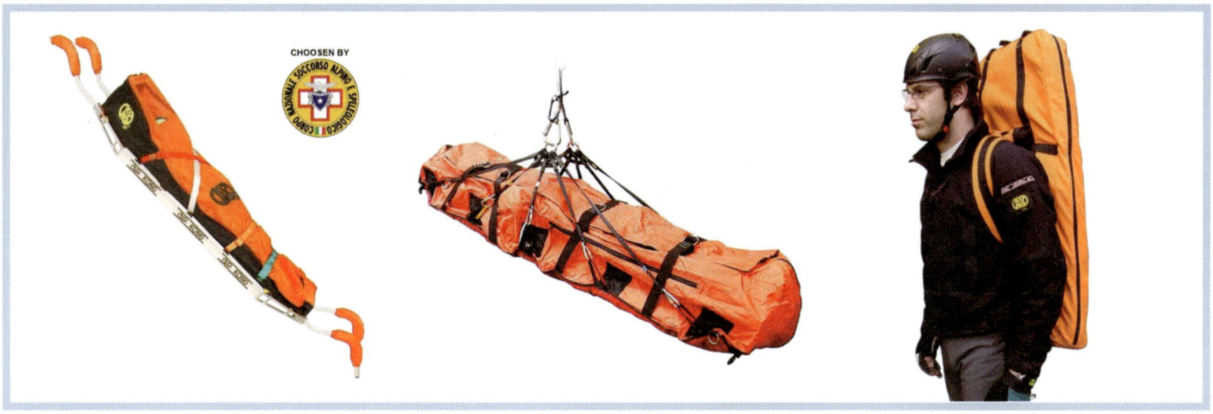

그림 11-63
항공이송 들것.

눈이 많은 겨울철 환자를 썰매 형태로 끌거나, 얼음판, 수상 구조에서도 유용하게 쓰이고 있다.

또한, 바닥면이 편평하여 척추손상이 의심되는 환자에게 긴척추고정판과 함께 사용할 수도 있다.

② 항공이송 전용 들것

산악과 항공 이송에 특성화된 장비로, 들것 전체가 작은 가방에 들어갈 정도로 수납이 가능하여 가볍고 이동이 쉽다.

환자를 이송하기 위해 들것을 쉽고 빠르게 조립 가능하며, 환자 고정 후 항공기 하양풍에 의한 손상을 예방하기 위해 들것 전체를 감싸는 포가 포함되어 있다.

주로 쓰이는 장비로 Kong사의 lecco stretcher와 everest stretcher가 있다.

그 외 좁은 맨홀, 붕괴 건물, 산악지역에서 다양하게 적용할 수 있으며, 머리 고정대와 복부 하지를 고정할 수 있는 끈이 있어 항공구급대에서 널리 사용 중이다.

4 응급의료기관 장비

응급실에서 응급구조사들이 사용하는 장비들은 점점 늘어나고 있다. 의료기술의 발달과 환자 처치에 편의와, 효과적인 치료를 위해 응급실에서도 다양한 장비들이 사용되고 있기 때문이다. 하지만 병원마다 혹은 응급실마다 응급구조사들이 사용하는 장비들은 다소 차이가 있다. 그래서 이 장에서는 응급실에서 사용하는 장비 중에서 대부분의 응급구조사들이 직접 사용하거나 관리하고 있는 장비들에 대해 다루고자 한다.

1) 기도관리 장비(Airway Management Device)

(1) 굴곡 내시경을 이용한 삽관 (Flexible Endoscopic Intubation)

① 개요

굴곡 내시경을 통한 기관내 삽관은 후두경을 통해 삽관이 어렵거나 불가능한 경우에 유용하다. 응급실에서 사용하는 굴곡 내시경은 60 cm의 길이에 굴곡성이며 직접 눈으로 기관내 삽관의 진행을 확인할 수 있기 때문에 어려운 기관내 삽관이 예상되는 경우에 신경근 차단제를 사용하지 않고 확실한 기도를 확보할 수 있는 방법이다.

② 적응증 및 금기증

ㄱ. 적응증

- 3-3-2법으로 검사했을 때 입벌림이 불충분하거나 아래턱이 작거나 후두의 위치가 높은 경우, 또는 말람파티 척도 4에 해당하는 경우
- 감염증이나 혈종, 혈관부종 등으로 입안이 막힌 경우

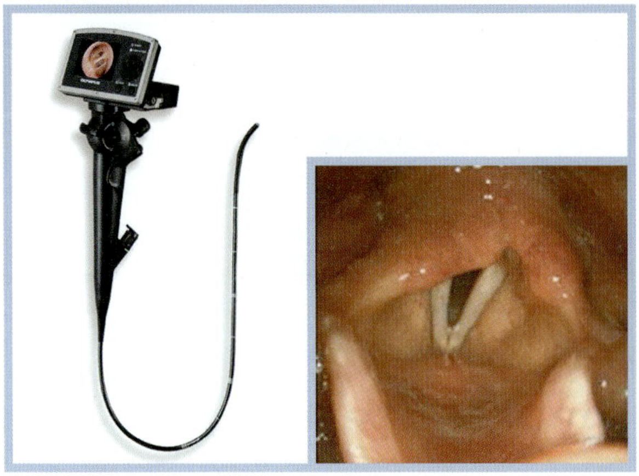

그림 11-64
굴곡 내시경과 후두덮개.

- 종양이나 수술, 심한 안면 외상 등으로 기도의 해부학적 구조가 변형된 경우로 직접 또는 비디오 후두경으로 후두를 관찰하지 못하는 경우
- 경추 고정이 필요한 경우이면서 특히 어려운 기도가 예상되는 경우
- 딱딱한 경추보호대착용으로 기도조작이 어려운 경우

ㄴ. 금기증

- 상부기도에 다량의 출혈과 분비물로 시야가 가려지는 경우
- 심한 후두 또는 기관 폐쇄인 경우
- 이물의 흡인과 같은 급격한 성대 상부의 폐쇄 등
- 시간적 여유가 없는 경우(시행하는 데 5~20분 정도가 걸림)

※ 대부분 상대적 금기 증으로 절대적 금기 사항들은 아니다.

③ 장비 구성

- 포트엑세스(Port acess)로 구성된 몸체
- 조절부
- 비디오 및 섬유광학부품이 있는 길고 유연한 줄

④ 장비 사용법

1. 장비 사용 전 보호장구를 착용한다.
2. 환자에게 설명하고 침분비 억제제(glycopyrrolate), 국소마취제, 필요시 진정제 준비를 한다.
3. 기관내 삽관에 필요한 장비들을 확인한다. (기관내 삽관 장비 및 대체 기도확보장비)
4. 전원을 키고 카메라 작동 유무를 확인하다.
5. 삽관
   - 정중앙으로 굴곡 내시경을 위치시키고 이를 유지 한다. 내시경관에 윤활용 젤을 바른 기관내관을 끼워서 코나 입을 통해서 기관지 내시경을 시행한 뒤에 기관에 내시경 관을 유지한 상태로 기관내관을 삽입한다.

※ 기관내관 내·외부에 윤활제를 뿌린다. 굴곡경에 윤활제를 뿌리면 미끄러워서 조작하기 힘들어진다.

6. 삽관 후 고정 및 확인
   - ET의 위치 확인(ETCO$_2$, chest x-ray상 carina 상방 3 cm)
   - cuff inflation 40 cmH$_2$O 이하로 유지해야 한다.(10 cc)

2) 호흡 보조 장비(Breathing Support Device)

(1) 이동형 기계적 인공호흡기

① 개요

이동형 기계적 인공호흡기는 현재 서울 및 경기지역에서 병원간 중환자 이송 시 이용되는 중환자 구급차에서 주로 사용되는 장비이다. 병원 내에서도 영상촬영을 시도하거나 병실이동을 위해 기계 환기 중인 환자에게 손쉽게 적용할 수 있는 장비이다. 이동형 기계적 인공호흡기는 장기간 산소를 전달하고 환기를 유지할 수 있는 양압 또는 음압 호흡장치이다.

② 구성품(그림 11-65)

③ 적응증 및 금기증

ㄱ. 적응증

- 병원간 중환자 이송 시 기관내 삽관을 하고 있는 환자
- 기계 환기 도중 영상촬영이 필요하거나 병동이전을

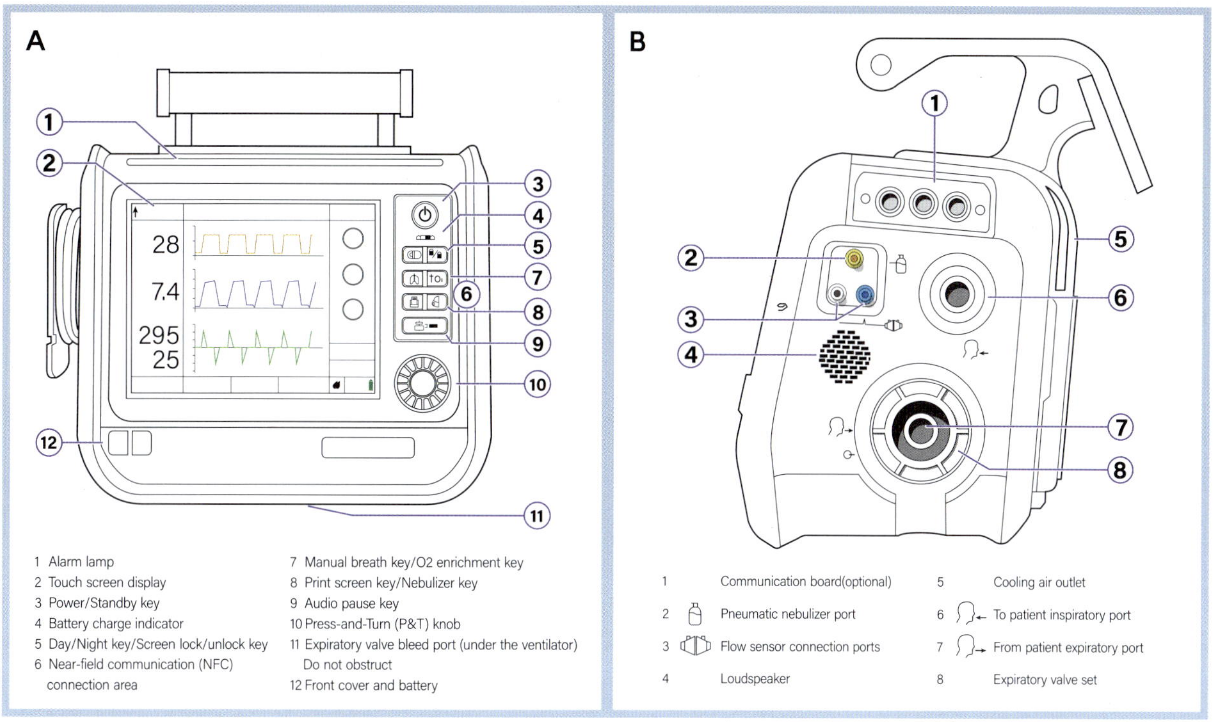

그림 11-65
호흡 보조 장비 구성품(휴대용 인공호흡기).

해야 할 경우

- 병원간 이송 시 의식이 저하되어 이송 도중 기관내 삽관이 필요할 수도 있는 환자

ㄴ. 금기증

- 기관내 삽관이 필요 없는 환자
- 이송중 기계적 환기가 필요하지 않은 환자

④ 장비 사용법

1. Ventilator를 연결할 수 있는 전용 어댑터가 연결된 산소통과 산소라인 부속품을 준비, 연결한다.
2. 전원 버튼을 3초 이상 누른다.
3. Patient set up 화면에서 환자의 정보를 입력한다.
   - 성별
   - Height, Weight
4. Standby 화면에서 환자에게 적용 중인 세팅 값을 설정한다.
   - Mode 설정: CMV (PC/VC), SIMV (PC/VC), PSV, ASV
   - Oxygen (FiO_2)
   - PEEP
5. Start ventilation 버튼을 누른다.
6. 전원을 끌 때는 전원 스위치를 누르고 Standby 화면으로 들어간 뒤 3초 이상 전원 스위치를 누른다.

(2) 고유량 비강캐뉼라 산소 요법 (High Flow Nasal Cannula)

① 개요

고유량 비강 캐뉼라 산소요법은 호흡 곤란이 있는 소아와 성인을 대상으로 고유량(소아 2 L/min, 성인 15 L/min 이상)의 가온·가습된 산소를 투여하는 비침습적 호흡기 보조요법이다. 산소를 가습(절대습도: 44 mg/L), 가온(31~37°C)하여 흡기산소분율(FiO_2)를 0.21~1.0, flow rate 10~60 L/min로 투여 할 수 있다. 강한 O_2 flow로 Dead space를 감소시켜, CO_2의 재 흡입을 감시시켜 환자의 저산소증을 해결하는 데 도움이 많이 된다. 또한 산소를 가

습, 가온 하여 투여할 경우 기도의 염증을 감소시키고 점막세포의 청소기능을 개선하여 급성호흡곤란증후군에서의 칼로리 소모를 감소시키는 작용을 한다.

② 구성품(그림 11-66)

③ 적응증 및 금기증

ㄱ. 적응증

- 비재호흡 마스크(15 L) 적용 후에도 해결되지 않는 저산소증
- 자발호흡은 있으나 low flow (nasal cannula, reserve mask)의 산소를 공급했을 때 효율적인 호흡을 하지 못하는 경우
- 호흡근 기능부전 및 제한성 폐질환(만성 폐쇄성 폐질환, 폐렴, 만성기관지염, 천식, 결핵 등)
- 의식이 있거나 자발 호흡이 가능한 환자에서 산소요법이 필요할 때 사용
- Nasal cannula로 flow 60 L/min까지 최적의 가온 가습된 산소를 제공해야 할 때
- Low flow인 nasal or mask 적용 환자가 RR이 빠르거나 호흡 부속근을 사용하여 효과적인 호흡을 하지 못할 때 사용 → 환자의 자가 호흡이 거칠면 full O_2로 아무리 Fio_2를 제공한다 해도 폐포까지 전달되지 못하기 때문이다.
- Ventilator 하기 전이나 weaning 후에 적용한다.

④ 장비 사용법

High flow nasal cannula는 본체와 일회용 키트를 연

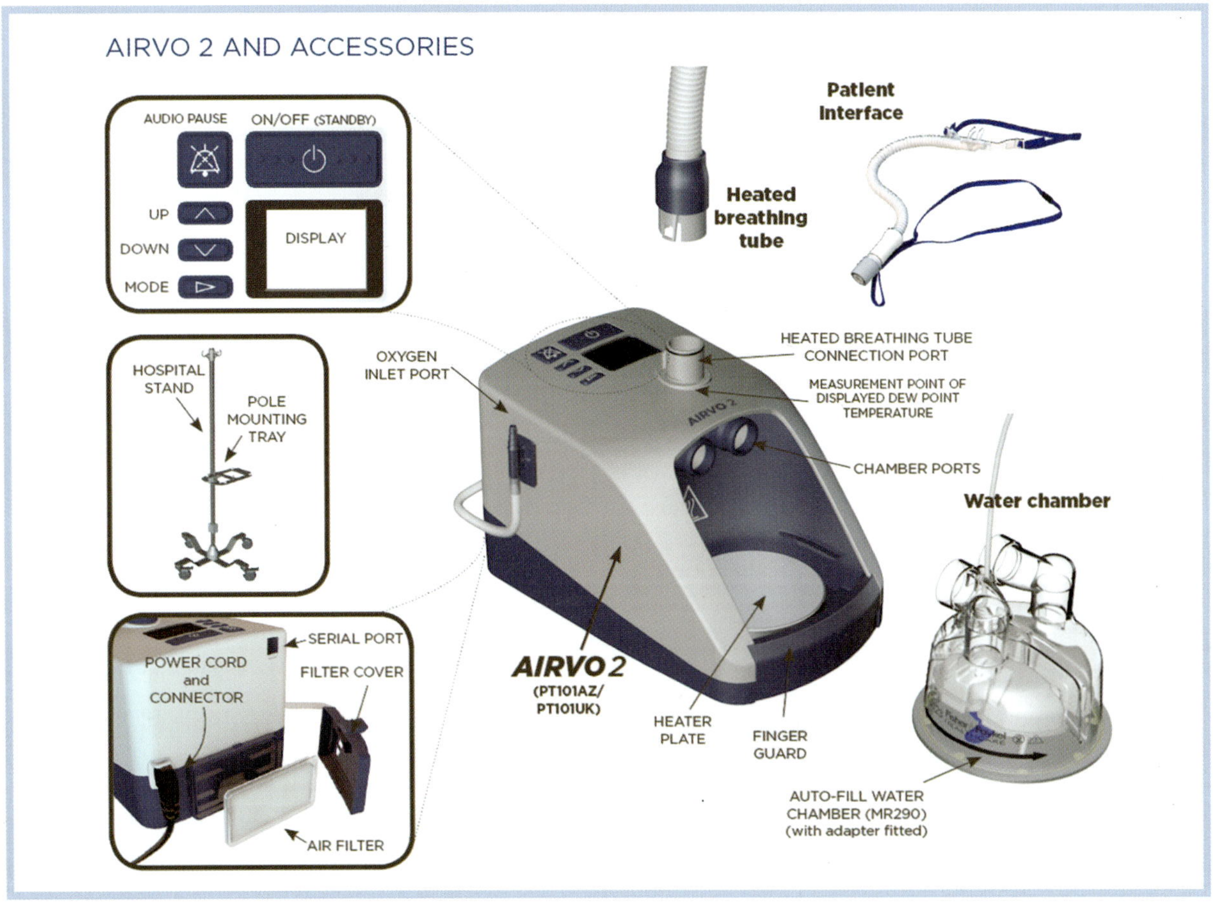

그림 11-66
고유량 비강캐뉼라 산소 요법 구성품.

결하여 사용한다. 산소를 투여하는 장비이기에 산소탱크가 필요하다.

(3) 호기말 이산화탄소 분압측정기(End-Tidal CO_2)

① 개요

호기말 이산화탄소 분압은 하부기관지의 가스교환 상태를 직접적으로 반영하는 장비로서 심박출량이나 폐관류 저하 상태의 혈역학적 변화를 효과적으로 측정하는 데 도움이 된다.

② 적응증

- 기계적 환기보조 또는 자발호흡(spontaneous breathing)이 있는 환자에서 환기상태 평가
- 기관내 튜브가 제대로 기관내에 삽입되었는가를 확인할 경우
- 심폐소생술 질을 평가할 때(15 mmHg 이상 유지할 수 있도록 압박)
- 약물 중독환자에게서 의식저하가 진행될 것으로 의심되는 환자
- 대사장애로 인한 환기 장애가 발생할 수 있는 환자
- 저환기 상태가 의심되는 환자를 평가하기 위해서

③ 장비 사용법

- 환자에게 시행목적과 방법에 대해 설명한다.
- 모니터링 기계의 전원을 켠다.
- 측정기를 모니터링 기계와 연결한다.
- 환자에게 적용한다.
- Wave 확인 및 수치 확인한다.

3) 순환 유지 장비(Circulatory Maintain Device)

(1) 환자 모니터 장비

① 개요

환자 감시 장치는 환자의 혈압, 맥박, 체온, 혈중 산소포화도 등을 체크하여 그래프로 보여줌으로써 의료진에게 알리는 기능을 하는 장치이다. 감시 장치의 추가 장치를 통해 이산화탄소 분압도 측정 가능하고, 심전도 그래프도 같이 감시할 수 있는 장치이기 때문에 의료진들은 실시간 환자의 상태를 확인할 수 있다. 이는 병원 내 응급의료센터, 중환자실, 병실, 수술실 등 장착되어 있으며, 병원전 단계인 구급차 내에서도 활용하고 있다. 특히, 중

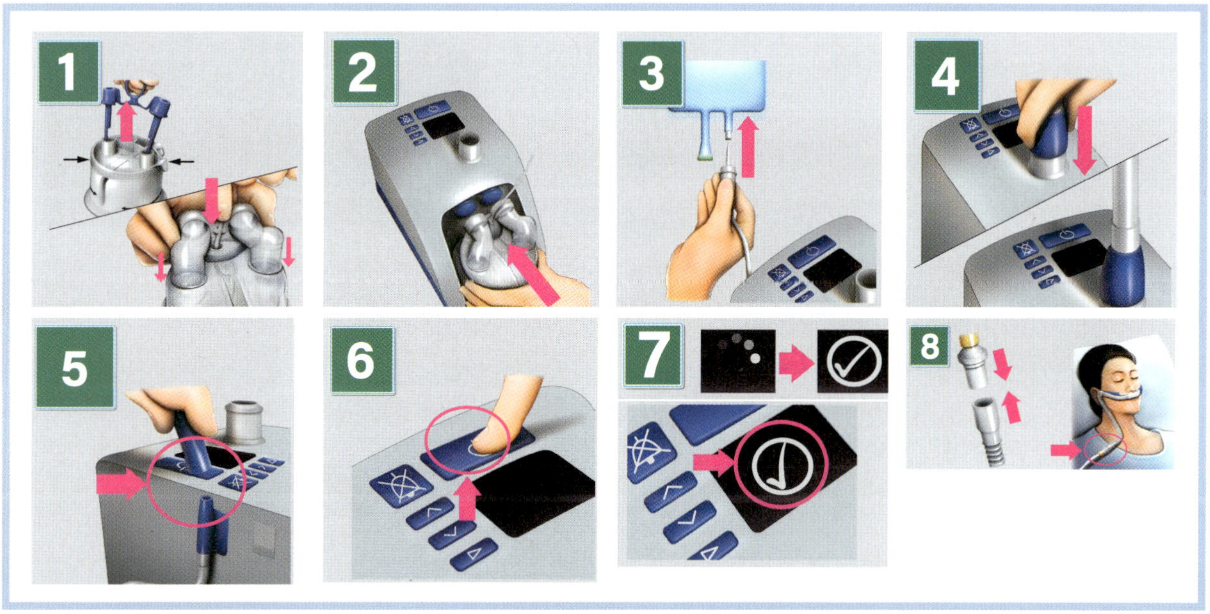

그림 11-67
고유량 비강캐놀라 장비 사용법.

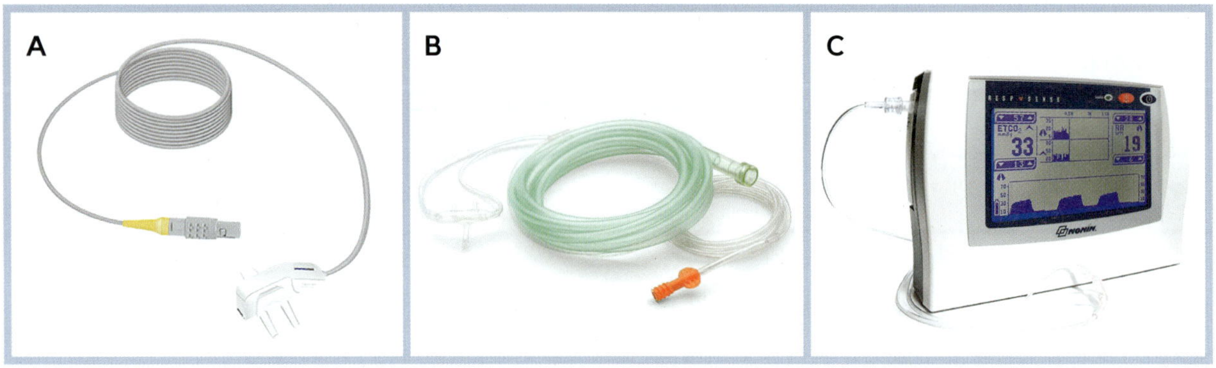

그림 11-68.
A. ET tube용, **B.** Nasal cannula용, **C.** Capnography 혼합형.

환자실이나, 응급실에서 자주 사용하는 동맥 내의 침습적인 방법으로 혈압을 실시간 측정하는 것도 모니터에서 가능하다.

② **구성품**(그림 11-69)

③ **적응증 및 금기증**

ㄱ. 적응증

- 모든 환자에게 측정할 수 있다.

ㄴ. 금기증

- 혈압 측정 시 투석관이 있거나 유방암 수술한 부위의 팔은 피한다.

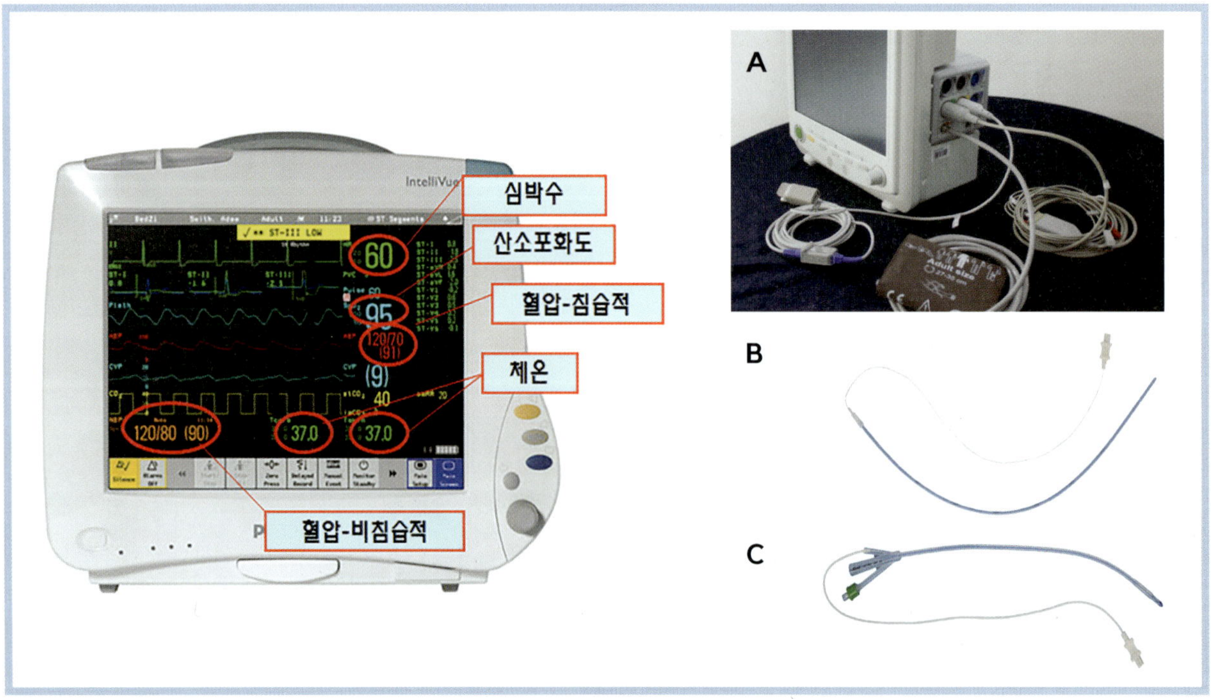

그림 11-69
A.NIBP 커프, 산소포하도, 심전도 측정 연결선, **B.** 직장 체온 센서, **C.** 방광 체온 센서.

④ 장비 사용법

- 환자와 접촉 시, 항상 감염 방지를 위해 손 소독을 시행하고 장갑을 착용한다.
- 환자의 윗팔에 적정한 커프계를 감아 혈압을 측정한다.
- 산소포화도 모니터를 위해 환자의 검지에 측정기를 위치시킨다.
- 체온은 보통은 고막체온계로 설치되어 있으며, 환자의 고막에 위치시켜 측정한다.
- 모니터에 이산화탄소 분압을 측정할 수 있는 장치가 있다면, 코나, 입을 통해 측정 가능하다.
- 모니터에 침습적 동맥혈압 측정이 가능하다면, 기계의 설정 방법을 익혀 두고 사용한다.

(2) 맥박 산소 측정기(Pulse Oximetry)

① 개요

환자의 산소포화도를 측정하는 비침습적인 방법이다. 더불어 맥박수도 감시가 된다. 환자가 CT를 찍거나 환자분류소에서 간단하게 호흡 상태를 확인할 수 있는 방법이다. 그래프로 나오는 제품도 있는데 이런 그래프를 plethysmograph라 한다. 이 그래프로 PVC (premature ventricular contraction)나 다른 정보들을 얻을 수 있다.

② 구성품(그림 11-70)

③ 적응증 및 금기증

- 환자의 호흡 감시가 필요한 경우
- 중환자를 옮길 때 모니터링이 필요한 경우
- 전동되거나 병원 내 검사실로 이동할 때

④ 장비 사용법

- LED가 나오는 부분이 손톱에 닿아야 한다. 반대로 끼워도 작동하기는 한다.
- 1회용 sensor를 사용할 경우 손가락의 굵기에 따라 감는 법을 다르게 한다.
- 수치를 확인한다.

(3) 동맥압 감시(Arterial Monitoring)

① 개요

혈압은 중환자의 감시에 가장 기본이 되는 혈역학적 지표로, 혈압의 측정은 비침습적 혈압측정과 동맥혈관에 카테터 삽입을 통해 지속적으로 동맥 혈압을 측정할 수 있는 침습적 혈압 감시 방법이 있다. 동맥혈관을 이용한 침습적 혈압 감시 방법은 비침습적인 방법보다 더 정확한 것으로 알려져 있으며 응급실, 중환자실에서 주로 사용되는 방법이다.

ㄱ. 동맥혈압모니터링의 이점

- 정확한 평균 동맥압 계산으로 혈역학적으로 불안정한 환자에게 최적의 중재를 할 수 있다.

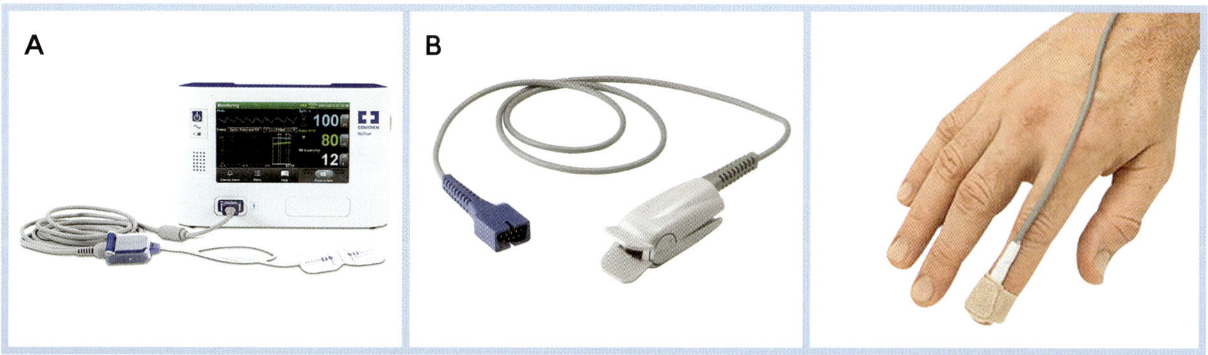

그림 11-70.
A. 맥박 산소 측정기, **B.** Finger sensor 종류.

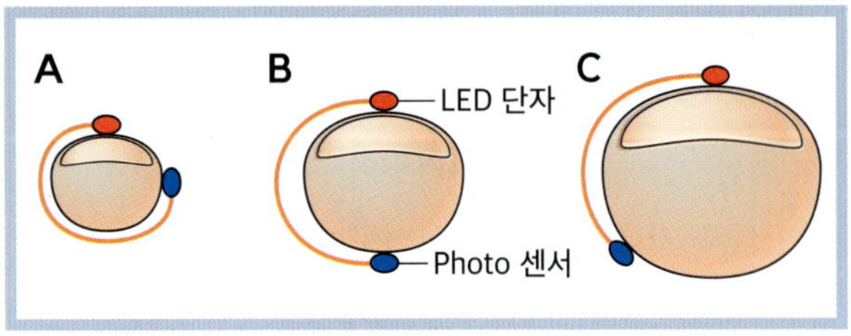

그림 11-71
체외형의료용 전극(상품명: MAXNI, MAXAI).

• 동맥관은 조직관류 저하나 저혈압 환자에서 지속적으로 혈압을 감시할 수 있다.
• 동맥혈 가스분석을 위한 혈액 채취와 여러 혈액을 채취하는 데 유용하다.

② 구성품

동맥압을 감시하기 위해서는 전용 키트가 필요하며, 키트에 transduser를 모니터에 연결해 동맥압을 모니터한다. 정확한 동맥압을 측정하기 위해서는 zeroing, leveling 작업이 필요로 하다. Zeroing은 transduser를 대기압 0에 맞추는 작업이며, leveling은 stop cock를 우심방축(phlebostatic axis: 중앙액와선과 4번째 갈비뼈 사이 공간)에 위치시킨다. Transducer가(정확히는 stop cock의 위치이다.) 우심방축보다 낮을 경우 혈압은 높게, 우심방축보다 높을 경우 혈압은 낮게 측정된다.

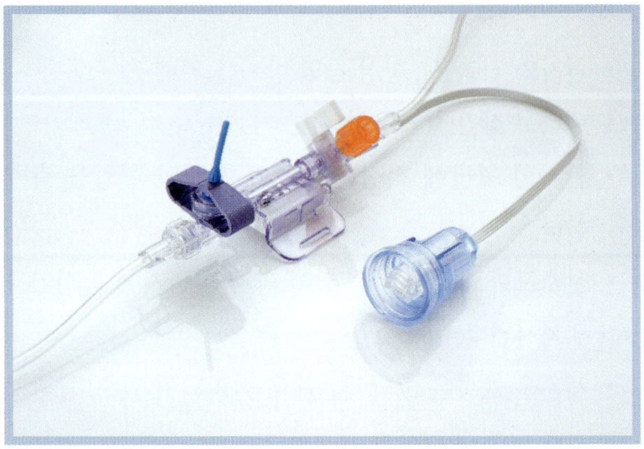

그림 11-73
구성품(좌: 동맥관 키트, 실제 사진).

(4) 뇌파검사(Electroencephalogram)

① 개요

뇌파검사는 대뇌의 신경 활동을 파형으로 나타내어 뇌의 전기기능 상태를 알아보는 검사로, 주로 경련성질환, 뇌종양, 뇌혈관질환, 의식장애의 유무나 정도, 뇌막염, 뇌사 등의 질환을 진단하는 데 사용한다(그림 11-74). 뇌파검사는 지정된 뇌파검사실에서 여러 의료진에 의해 진행되며, 검사시간은 대략 40분-1시간 정도 소요된다. 이러한 뇌파검사의 경우 정규 스케줄을 잡아 검사를 시행하여야 하며, 환자를 뇌파검사실로 옮겨 검사를 시행해야 하기에 응급실 환자가 시행하는 데 제한점이 있다. 응급실에서의 EEG는 심정지 후 자발순환회복이 된 환자에

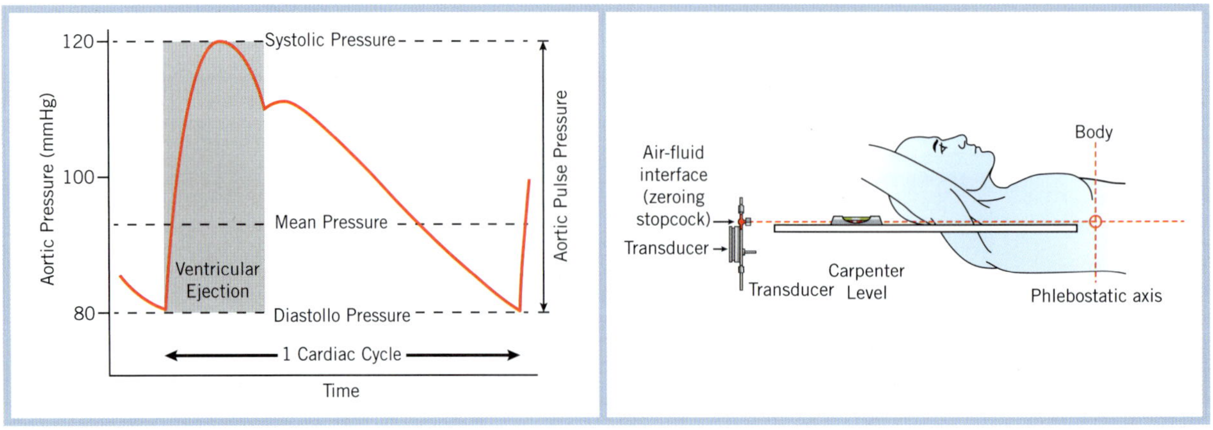

그림 11-72
동맥압 모니터닝 웨이브와 설치 위치.

서 신경학적 예후를 판단하기 위한 도구 중 하나로 사용할 수 있다. 자발순환 회복 후 다음과 같은 6가지 검사 결과 중 최소한 2개 이상의 소견이 관찰되면 나쁜 신경학적 예후를 추정할 수 있다. 응급실에서는 2채널에서 6채널 정도를 사용한다.

② 구성품

Masimo사의 Next Generation SedLine Brain Function Monitoring®에 대해 설명하려 한다. 본체와 뇌파모니터링센서를 부착하여 사용한다. 뇌파모니터링센서는 이마 부위에 부착하며, 침대 옆에서 지속적으로 뇌파를 모니터링 할 수 있다는 장점이 있다.

▶BOX 11-1 ROSC 후 나쁜 신경학적 예후 예측 인자

- 초기 뇌전산화단층촬영에서 회백질/백질 밀도비 감소 혹은 2~7일째 겉보기 확산계수를 포함한 확산강조 자기공명영상에서 광범위한 확산 제한
- 24시간 이후 몸 감각 유발전위검사에서 양측 N20 피질 반응 소실
- 72시간 이후 뇌파에서 돌발 억제 발생 혹은 진폭통합 뇌파 감시에서 36시간 이내에 정상 파형이 발견되지 않음
- 24~72시간에 측정한 신경특이에놀라제 고농도 혈청값
- 목표체온치료를 받고 있는 환자가 치료가 종료되는 시점인 72시간 내에 근간대 경련(myoclonus)이나 경련(seizure), 몸떨림(shivering)을 감별할 수 있도록 관찰, 72시간 이후 양측 동공반사 및 각막반사의 소실

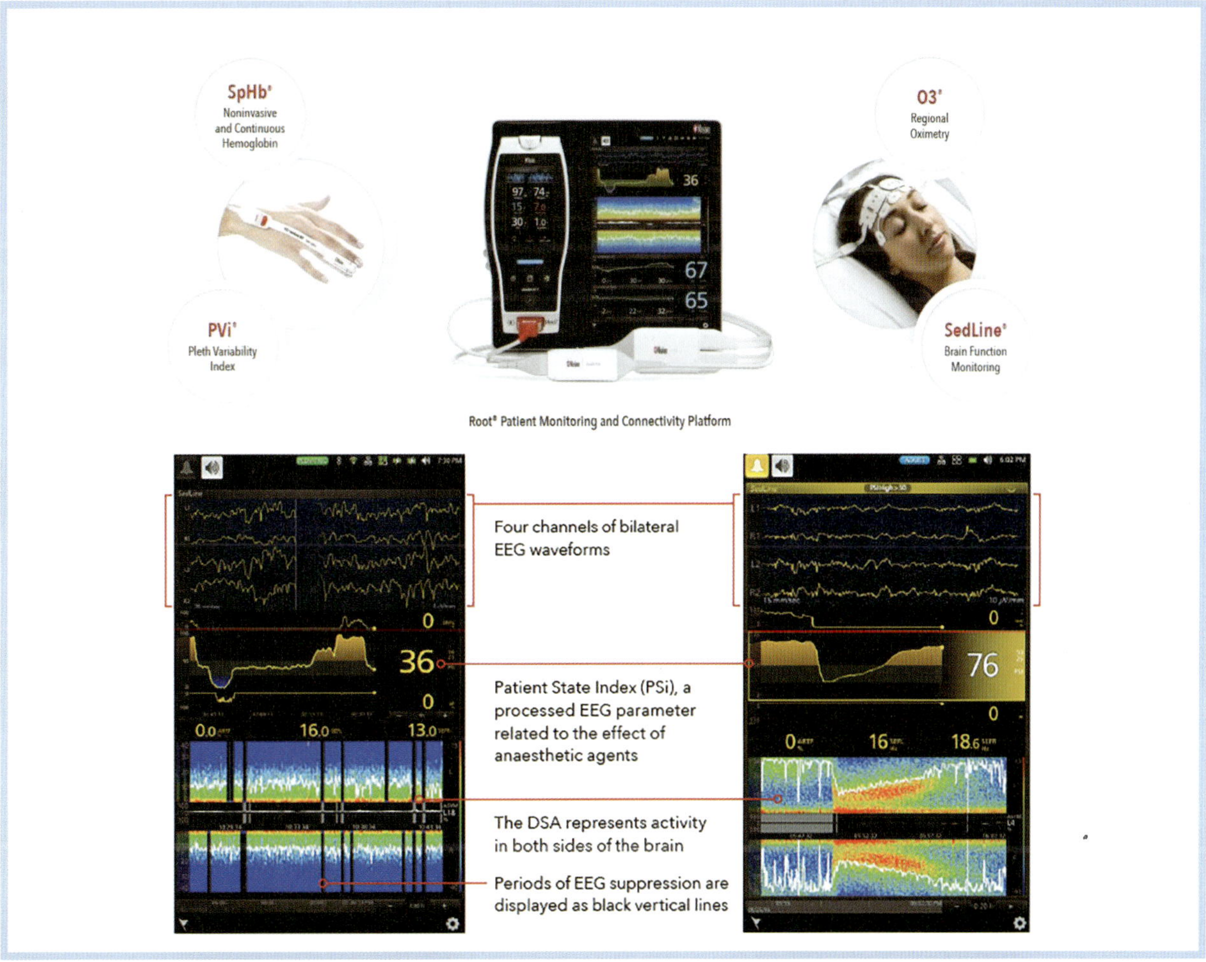

그림 11-74
뇌파 검사 장비.

(5) 제세동기(Defibrillator)

① 개요

제세동기는 심실세동을 제거하기 위해 전류를 전달하여 인위적으로 심장근육을 탈분극시키는 것을 말한다. 발명 초기에는 수술장과 같은 제한된 공간에서 의료인에 의해서만 사용되었으나, 현재는 의료기관뿐만 아니라 119구급대, 공항과 지하철 같은 공공장소에서도 적절한 교육을 받은 일반인들이 사용할 수 있도록 하고 있다.

② 구성품(그림 11-75)

③ 적응증 및 금기증

ㄱ. 적응증

- 심실잔떨림(심실세동)
- 무맥성 심실빠른맥(무맥성 심실빈맥)
- 불안정 심실빠른맥(혈역학적으로 불안정한 다형 심실빈맥)

④ 장비 사용법

1. 제세동기의 전원을 켠다.
2. 전극을 부착한다.
3. 심전도 리듬을 관찰한다.
4. 제세동이 필요한 경우 우측 빗장뼈아래, 좌측 겨드랑이 사이에 패들 또는 패드를 위치시킨다.
5. 이상파형은 120~200 J 단상파형은 360 J을 선택 또는 제조사의 권장사항 에너지를 선택한다.
6. 주위의 안전을 확인하고 제세동을 시행한다. (단, 패들 이용 시 10 kg 이상의 힘으로 패들을 눌러 제세동을 실시해야 한다)
7. 제세동 이후 환자의 리듬과 상관없이 가슴압박을 2분간 시행한다.

(6) 자동 가슴압박 장치

(Mechanical Device For Chest Compression)

① 개요

병원전 단계에 시행하는 심폐소생술은 환자의 생존율에 중요한 역할을 한다. 일반인에 의한 심폐소생술의 경우와 운행 중인 구급차, 비행 중인 헬기 안과 같은 특수한 상황과 공간에서의 심폐소생술의 경우 술기 자체의 질과 효과가 떨어질 수 있다. 또한 심폐소생술의 시간이 길어짐에 따른 구조자의 피로도 증가로 인해 심폐소생술의 질이 떨어질 수 있다. 이에 일정한 수준의 심폐소생술의 질과 효과를 유지하기 위해 기계 흉부압박 장치가 개

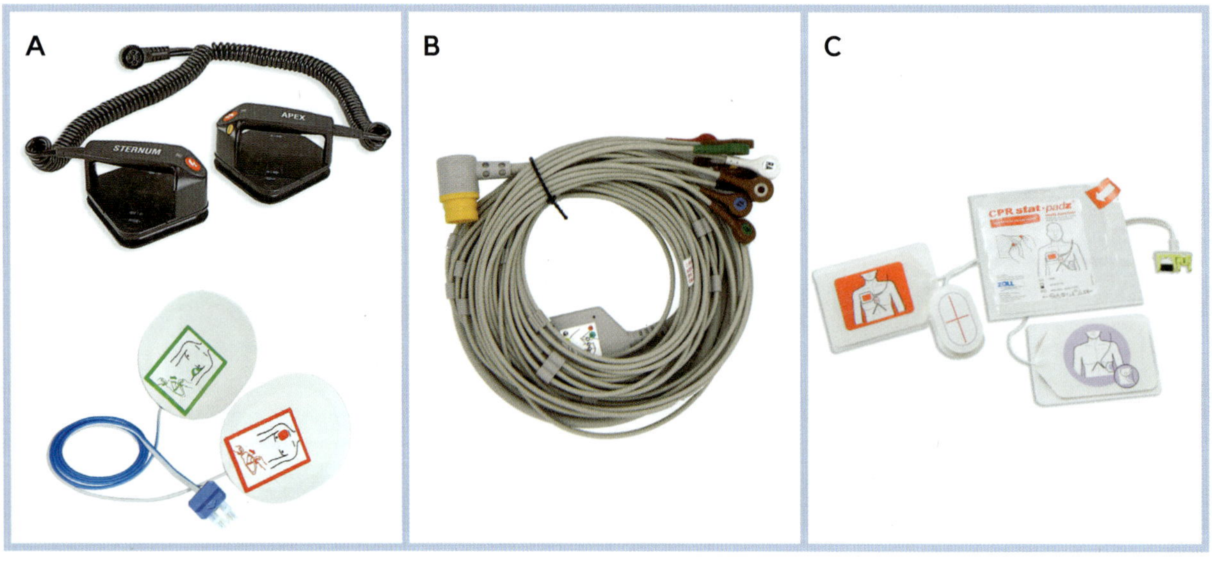

그림 11-75
제세동기 구성품. **A.** 패들 & 패드, **B.** 연결선(ECG, Spo2), **C.** Feedback device.

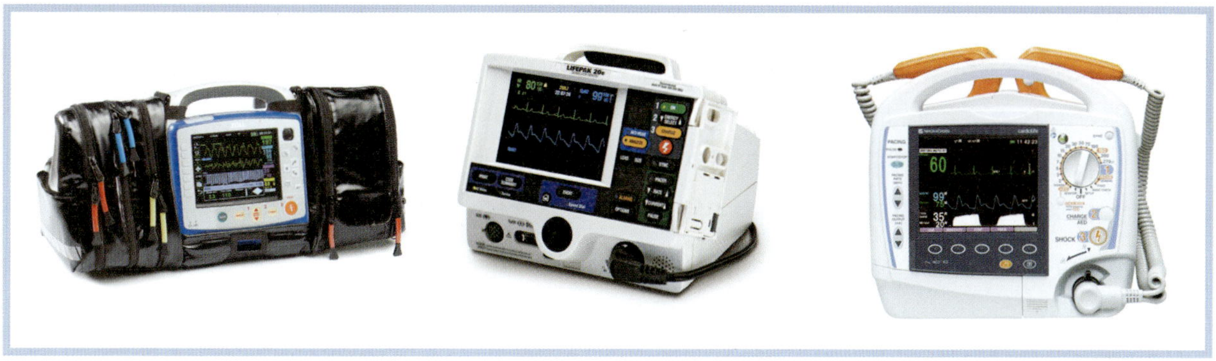

그림 11-76
응급실에서 사용하는 제세동기 종류.

발되었다.

② 구성품(그림 11-77)

③ 적응증 및 금기증

병원에 따라 사용하는 지침이 다를 수 있어 각 기관의 현실에 따라 사용 지침을 따르도록 한다.

ㄱ. 적응증

- 심폐소생술 교육을 받았다고 하더라도 경험이 적은 의료진이 심폐소생술을 해야 하는 경우
- 운행 중인 구급차, 열차 내, 좁은 항공기 내 혹은 비행 중인 헬기
- 심폐소생술을 시행할 인력의 부족

ㄴ. 금기증

- 상대적 금기증
- 체구가 작은 노인 또는 소아 환자에서는 사용이 불가능하다.

④ 장비 사용법

- 제조사의 매뉴얼 권장 사항을 따른다.

(7) 체외막산소공급 (Extracorporeal Membrane Oxygenation, ECMO)

① 개요

ECMO(체외막산소공급)는 환자의 심폐기능이 정상적이지 않은 경우 부착하여 환자의 순환 기능을 보조하는 방법이다. 응급실에서는 심정지 환자중 지속적인 심실잔떨

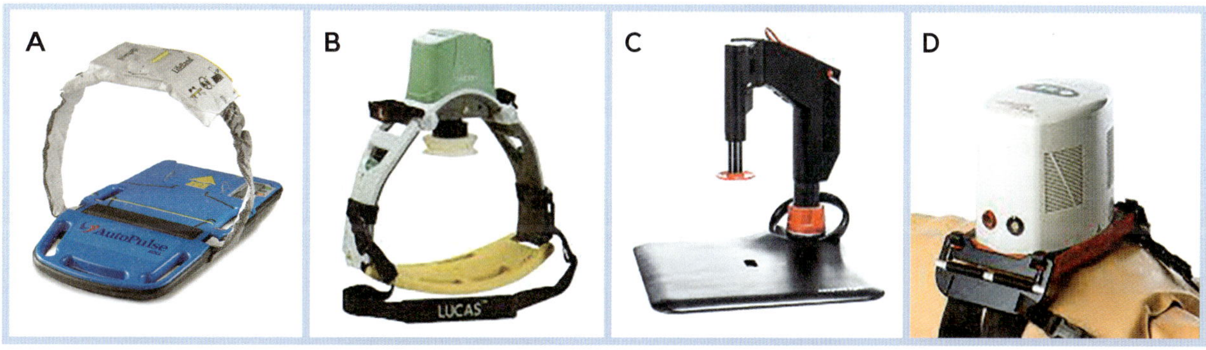

그림 11-77
응급실에서 사용하는 자동가슴압박장치 종류. **A.** Auto pulse (ZOLL), **B.** LUCAS, **C.** Corpuls X-CPR, **D.** Easy pulse.

림이 나타날 경우 ECMO를 사용하여 빠른 자발 순환 회복을 일으켜 원인 교정하기 위한 치료에 집중하기 위해 사용한다.

※ 체외막산소공급기 즉, 해당 의료기기를 의미하는 ECMO와 혼용하여 사용하기도 한다. ECMO는 ECLS(extracorporeal life support)라고도 알려져 있다.

② **구성품**(그림 11-78)

ㄱ. ECMO Type

a. VV-ECMO (Veno-Venous ECMO)

ECMO의 Pump를 이용하여 대상자의 정맥(하대정맥, inferior vena cava, IVC)으로부터 카테터(drainage catheter)를 통해 정맥혈을 뽑고, 혈액을 oxygenator로 보낸다. Oxygenator에서는 정맥혈의 가스교환 및 산소공급이 이루어지고, 산화된 혈액은 다시 정맥(상대정맥, superior vena cava, SVC)으로 들어가기 전 heart exchanger를 지나며 체외순환으로 발생한 열손실을 회복한 뒤에 카테터(perfusion catheter)를 통해 대상자의 정맥으로 들어간다.

b. VA-ECMO (Veno-Arterial ECMO)

ECMO의 Pump를 이용하여 대상자의 정맥(하대정맥, IVC)으로부터 카테터를 통해 정맥혈을 뽑고, 혈액을 oxygenator로 보낸다. Oxygenator에서는 정맥혈의 가스교환 및 산소공급이 이루어지고, 산화된 혈액은 대상자의 동맥(대퇴동맥, femoral artery)으로 들어가기 전 heart exchanger를 지나며 체외순환으로 발생한 열손실을 회복한 뒤에 카테터를 통해 대상자의 동맥으로 들어가야 한다.

c. 차이점

VV-ECMO는 가스교환과 산화된 혈액의 공급이 우심방으로 전달되기 때문에 대상자 심장의 박출 기능이 저하되어 있을 경우에는 전신순환이 잘 안될 수 있지만, VA-ECMO는 가스교환과 산화된 혈액 공급이 동맥으로

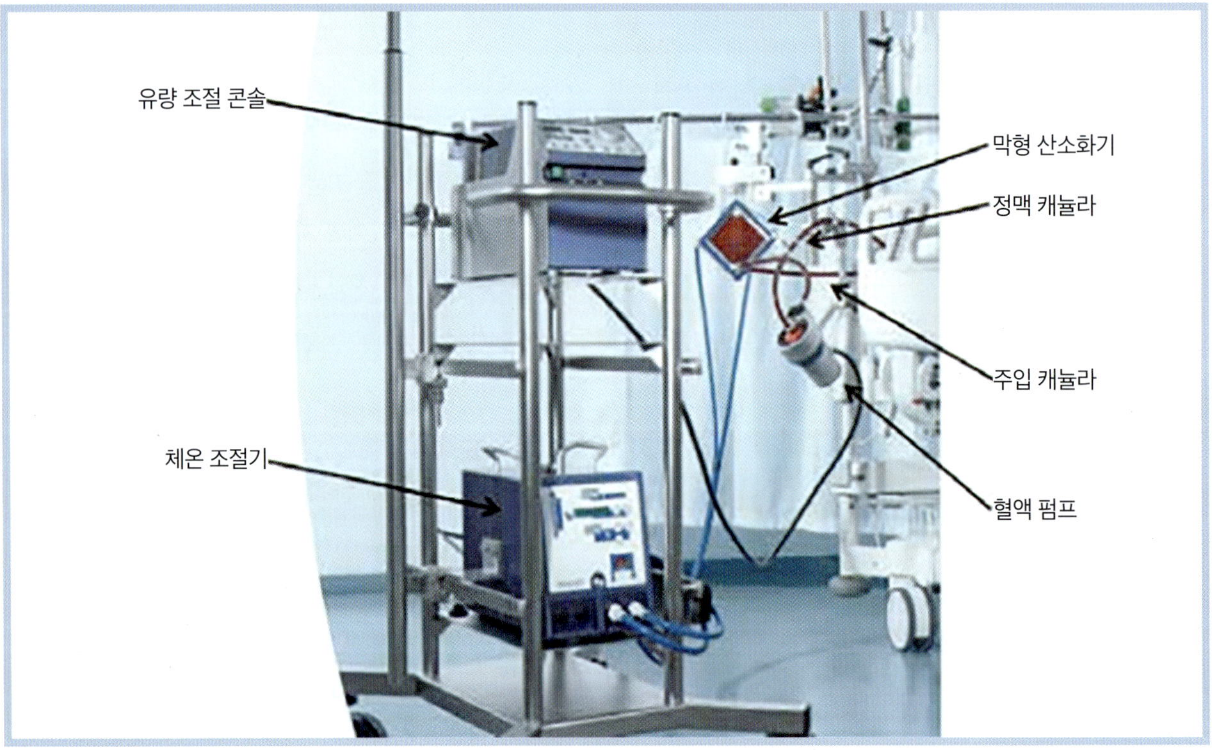

그림 11-78
ECMO 구성.

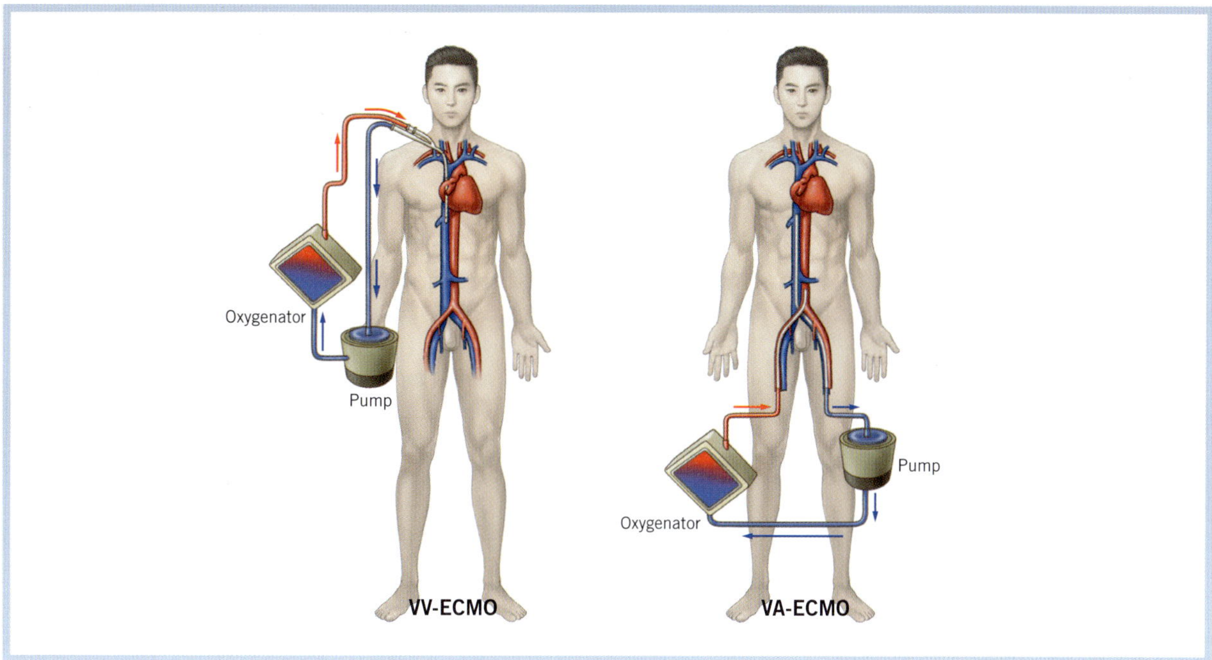

그림 11-79
ECMO Type.
(출처: Squiers JJ, Lima B, DiMaio JM: Contemporary extracorporeal membrane oxygenation therapy in adults: Fundamental principles and systematic review of the evidence. J Thorac Cardiovasc Surg 2016; 152(1): 20-32)

공급되기 때문에 대상자의 심박출 기능이 저하되어 있더라도 전신순환에 지장이 없다. 즉, VV-ECMO는 폐의 역할을 대신하고, VA-ECMO는 심/폐의 역할을 대신한다고 볼 수 있다.

③ 적응증 및 금기증(표 11-8)

④ 부작용 및 합병증

시술 과정에서 출혈이나 시술부위 손상과 같은 혈관 손상의 발생률은 5~15% 가량이 보고되고 있으며 치료 과정 중 발생할 수 있는 문제점들은 다음과 같다.

- 전신합병증: 저혈압으로 인한 허혈성 손상, 항응고 치료로 인한 출혈성 손상
- 심혈관계: 부정맥, 심근의 부종, 혈괴 형성, 색전증
- 신경계: 뇌경색, 일시적인 운동손상, 뇌출혈
- 신부전, 간부전 등 다발성 장기부전
- 도관 삽입 부위 하방의 괴사 및 감염

(8) 급속가온주입기(Rapid Infusion System, RIS)

① 개요

응급실에 내원하는 중증 외상 환자나 다량으로 혈액이 소실된 환자들에게는 최대한 빠르게 혈액을 투여하여야 한다. 일반적인 혈액투여방법으로 혈액을 투여할 경우 혈액 투여 속도가 느리며 차가운 혈액이 투여되므로 위와 같은 환자들을 처치하는 데 어려움이 생길 수 있다. RIS-level1은 일반적으로 혈액을 투여하는 방법과 달리 혈액을 빠르고 따뜻하게 투여할 수 있다. 일반적으로 응급실이나 외상센터, 수술실에서 사용하게 된다. RIS-level1은 따뜻한 혈액을 300 mL/min의 속도록 투여할 수 있으며, 최대 750 mL/min까지 투여 할 수 있다. RIS-level1 은 36~40°C의 온도를 유지하여 혈액을 투여해 환자의 체온을 유지하는 데 도움이 된다. RIS-level1에 채결하는 일회용세트에는 공기제거기능이 있어 공기색전증의 위험을 최소화한다.

② 구성품(그림 11-80)

표 11-8
적응증 및 금기증

	VV-ECMO	VA-ECMO
적응증	[Common] Severe Pneumonia Status Asthmaticus Pulmonary Vasculitus ARDS from primary lung injury Acute graft failure following lung transplantation [Possible] Pulmonary contusion or haemorrhage Bridge to lung transplantation Secondary ARDS (pancreatitis, burns etc.)	Profound unresponsive shock from: Myocarditis Myocardial infarction Pulmonary embolism Drug overdose Cardiomyopathy Primary graft failure post heart transplant Bridge to heart transplantation or VAD Post cardiotomy (outcome often poor)
금기증	[General Exclusions] Age: > 70 years Active malignancy Severe brain injury Previous Bone marrow transplant Previous heart, lung, renal transplant (>30 days) AIDS defining illness despite antiretroviral therapy Cirrhosis End-stage renal failure (dialysis) [Specific Exclusions] Chronic lung disease not eligible for transplant Profound shock with multiorgan failure	[General Exclusions] Age: > 70 years Active malignancy Severe brain injury Previous Bone marrow transplant Previous heart, lung, renal transplant (>30 days) AIDS defining illness despite antiretroviral therapy Cirrhosis End-stage renal failure (dialysis) [Specific Exclusions] Aortic dissection Severe aortic regurgitation Multiorgan failure

③ 적응증 및 금기증

- 저혈량증(다량의 혈액소실, 중증외상)
- 저체온증

④ 장비 사용법

1. 콘센트를 연결한다. (콘센트 분리 시 전원이 꺼진다)
2. 초록색 ON버튼을 눌러 전원을 켠다.
3. [DI-100]을 연결한다. (우측 그림의 순서대로 연결)
4. Clamp 1,2,3을 모두 잠든 후 한쪽 DI-100라인에 수액을 연결한다.
5. Drip chamber에 수액을 걸고 덮개를 닫은 후 drip chamber 위쪽의 레버를 [+]방향으로 돌려 양압을 걸어 준다.
6. Clamp 2,3을 열어 line을 수액으로 코팅한 후 모든 clamp를 잠근다.
7. 다른 쪽 D-100라인에 조심스럽게 혈액을 연결한 다음, clamp 1,2를 열어 혈액백이 적당히 부풀어질 정도로 수액을 채운 후, clamp2를 잠근다. (clamp 1은 열려 있다.)
8. 적당히 부푼 혈액백을 수액 반대쪽 drip chamber에 걸고 덮개를 닫은 후 레버를 [+]방향으로 돌려 양압을 걸어 준다.
9. Clamp 3을 열어 환자에게 수혈을 시작한다.

(9) 수액 가온기(Hot-Line)

① 개요

겨울철 응급실에는 체온이 낮은 환자들이 종종 내원한다. 환자가 체온이 낮아진 이유는 물에 빠졌을 수도 있고,

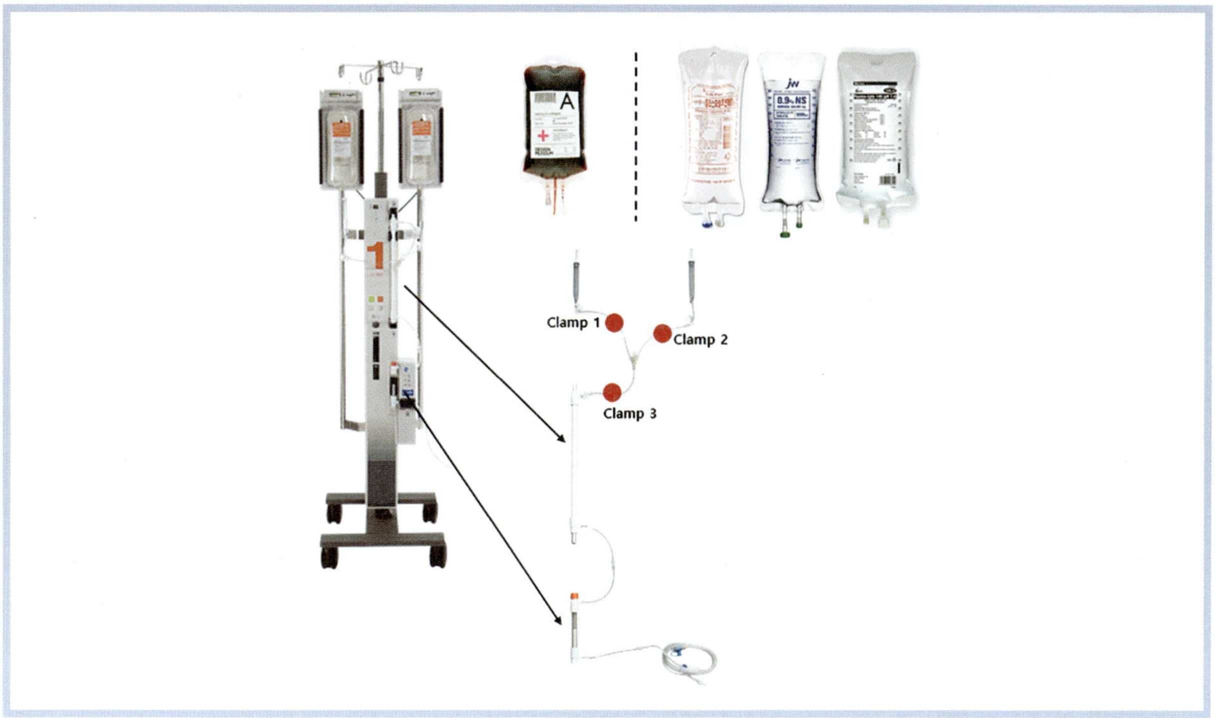

그림 11-80
급속가온주입기기.

추운 날 밖에서 의식을 잃고 쓰러졌을 수도 있다. 이처럼 체온이 정상보다 낮은 환자에게 우리는 가온법을 시행한다. 이 중 체온이 30°C 이하로 떨어졌을 경우 우리는 능동적 내가온법을 시행하여야 하며, 이때 우리는 hot-line을 사용해 수액을 따뜻하게 환자에게 줄 수 있다.

② 구성품(그림 11-81)

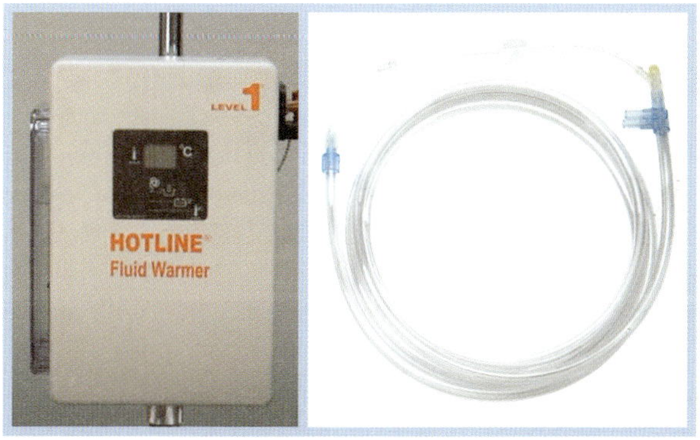

그림 11-81
Hot-line 본체와 일회용 키트.

③ 적응증 및 금기증

- 외상환자
- 중증의 패혈증 환자
- 저체온증 환자

④ 장비 사용법(그림 11-82)

(10) 약물 자동 주입기(Infusion Pump)

① 개요

응급실 환자들에게 일정한 양의 약물을 주입하기 위해 사용하는 장비이다. 또는 병원간 환자 이송 시 환자들이 승압제, 마약성 진통제, 신경안정제 등 용량을 적절하게 조절해야 하는 약물들이 필요하며, 이러한 약물들을 환자의 상태에 따라 정확한 용량으로 조절해야 하므로 주입의 정확성을 지키기 위해 환자 이송 시 반드시 필요한 장비이다.

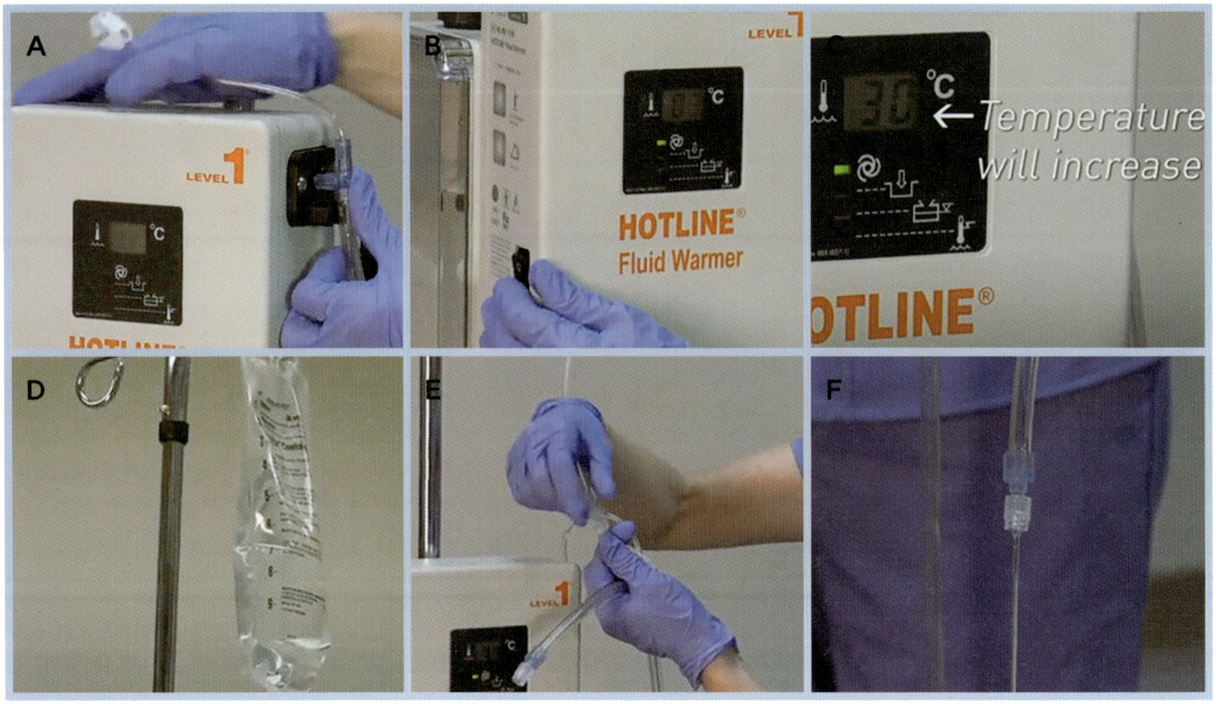

그림 11-82
장비 사용법. **A.** 본체 커버를 열어 라인 커넥터 연결한다. **B.** 전원을 켠다. **C.** 본체에 온도가 상승하는 것을 확인한다. **D.** 수액을 연결한다. **E.** 수액라인과 hot-ine을 연결한다. **F.** 수액을 틀어 air를 뺀다.

② 구성품(그림 11-83)

③ 장비 사용법

1. Infusion pump 전용 수액세트를 연결한 약품을 준비한다.
2. 전원 버튼을 1초 이상 눌러서 켠 후 사용 약물의 주입 속도를 설정한다.
   - 속도변경 조작방법: [F.RATE] 버튼을 누르고 표시부 깜빡임을 확인 후 증가 또는 감소 버튼으로 속도를 설정한다.
3. 앞면 양쪽 손잡이(Door handle)를 당겨 도어를 연다.
4. Tube lamp를 위쪽으로 밀어 올려 열어주고 수액세트를 기기 옆으로 부드럽게 당기면서 홈에 맞춰 끼워 준다.

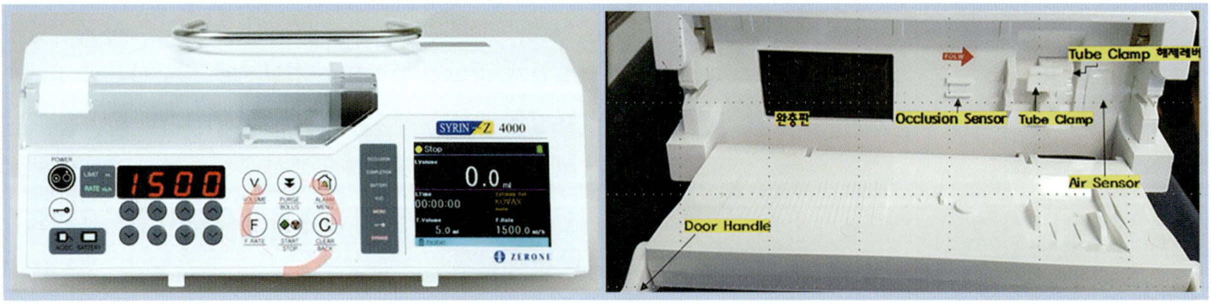

그림 11-83
약물 자동 주입기(Infusion Pump) 구성품.

5. 도어를 닫고 설정된 값을 확인 후 [Start] 버튼을 누른다.

4) 고압산소치료 장비

(1) 고압산소치료

① 개요

ㄱ. 정의

일상생활의 대기압(1기압)이 아닌 고압산소챔버를 통해 2~3기압을 만들고 그 상태에서 100% 산소를 인체에 공급해 주는 치료이다. 혈액과 조직 내에 높은 산소 농도를 유지시켜 다양한 효과를 발생시킨다.

ㄴ. 효과

a. 산소 조직 내에 충분한 산소 공급을 이루어지게 하고 혈관생성증가(angiogenesis)를 통한 산소 및 영양분 공급을 증가시킨다.

b. 백혈구 및 세포 기능을 향상시켜 감염(infection control) 및 염증반응(anti-inflammatory effect)을 조절하고 일반적 치료에 잘 회복되지 않는 상처의 회복을 돕는다.

c. 부종을 줄여 준다.

d. 일산화탄소를 비롯한 유해한 가스성분을 제거한다.

e. 잠수로 인한 질환 발생 시 원인이 되는 미세질소가스 방울을 제거하고 염증반응을 줄인다.

② 적응증(표 11-9)

③ 국내외 고압산소챔버 치료시스템

ㄱ. 고압산소챔버 원리 및 종류

고압산소챔버는 1.4 기압 이상의 압력을 사용하여 치료하며 1인용과 다인용으로 구분된다.

ㄴ. 국내외 고압산소치료 시스템

a. 미국

- Undersea and Hyperbaric Medical Society (UHMS)

표 11-9
국내보험인정 적응증 (2018.12.03. 건강보험심사평가원 급여기준)

응급치료	나만성 상처 치료	기타
• 일산화탄소중독 • 감압병(잠수병) • 가스색전증 • 혐기성세균감염증(가스괴저증) • 시안화물중독증 • 급성 중심 망막 동맥폐쇄 • 수혈이 불가능한 경우의 과도한 출혈에 의한 빈혈	• 화상 • 버거씨병 • 식피술 또는 피판술 후 • 수지접합수술 후 • 방사선치료 후 발생한 조직괴사 • 당뇨병성 족부궤양 • 난치성 골수염 • 머리 농양	• 돌발성난청

표 11-10
고압산소치료기의 유형별 특징

일인용(Monoplace chamber)	다인용(Multiplace chamber)
• 한 번에 한 명의 환자만 치료 • 산소 또는 공기로 가압 • 상대적으로 적은 운영인력 필요 • 상대적으로 저렴 • 중환자치료에 부족(고가의 추가 장비 필요) • 폭발이나 화재의 위험	• 2인 이상의 환자를 동시에 치료 • 공기로 가압, 마스크로 산소호흡 • 최소 4인 이상의 운영인력 필요 • 상대적으로 고가 • 의식, 자발호흡이 없는 중증환자 치료 가능

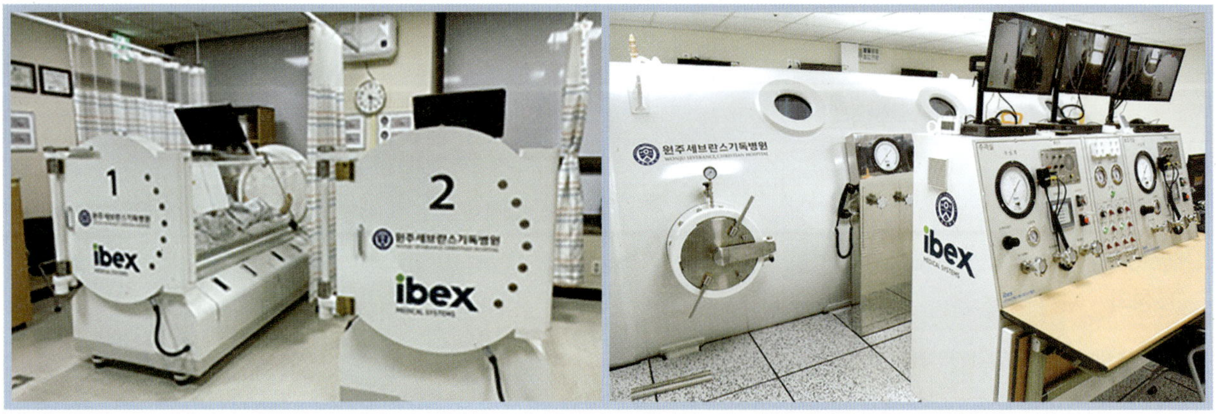

그림 11-84
고압산소챔버.

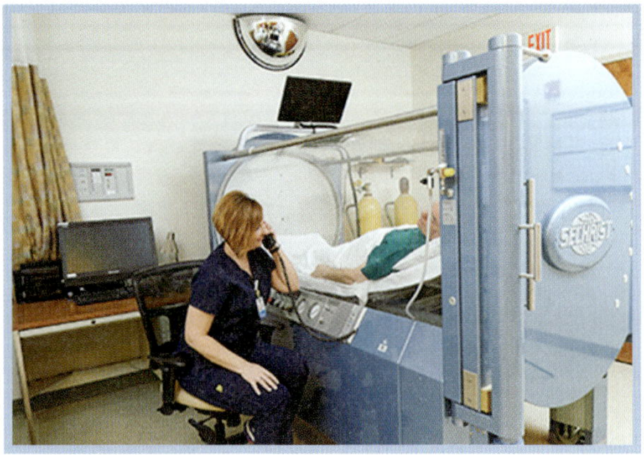

그림 11-85
미국 펜실베니아의 고압산소치료실(일인용 치료기).

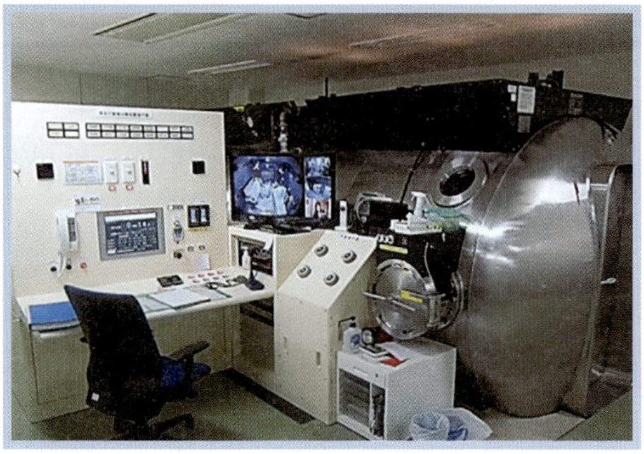

그림 11-86
일본의 고압산소치료실(다인용 치료기).

에서 고압 의학과 관련된 의료진과 시설 인증, 교육 등을 관리

- 고압의학 전문의, 인증된 고압의학 기술자(CHT), 인증된 고압의학 간호사(CHRN) 등으로 인력 구성

b. 일본

- Japanese Society for Hyperbaric and Undersea Medicine (JSHUM)에서 고압의학과 관련된 인력, 인증, 시설, 교육 등을 관리
- 고압의학 전문의, 고압의학 서비스 전문가 등으로 인력 구성

c. 한국

- 대한응급의학회 산하단체인 대한고압의학회에서 고압의학과 관련된 교육 등을 주관

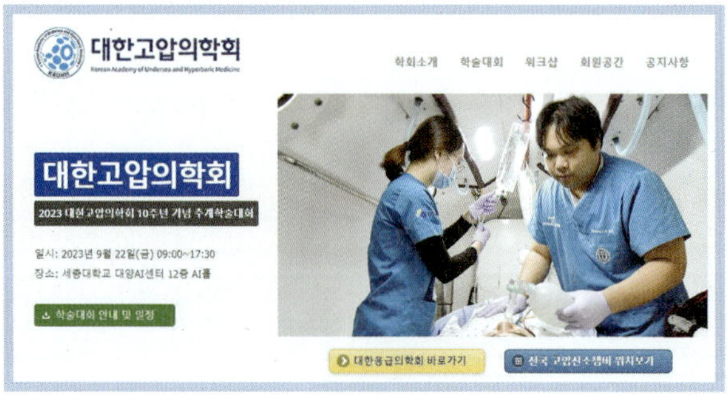

그림 11-87
대한고압의학회 홈페이지.

- 고압의학 전문의, 간호사, 응급구조사, 고압산소 안전관리자 등으로 인력 구성

④ 고압산소치료의 과정

ㄱ. 치료 전 환자평가

- ABCs의 확인
- 과거력 확인: 고혈압, 당뇨, 심부전, 천식, 정신과 병력, 안과 병력 등
- 흉부 X-ray: 기흉 여부 확인
- V/S, M/S, BST 확인
- 고막상태
- pacemaker, ICD, insulin pump 여부
- 폐소공포증, 불안장애
- 환자 자세 및 거동 여부
- 마스크 착용 가능 여부

ㄴ. 소지 금지 물품 확인

- 라이터, 손난로 등 열을 일으킬 수 있는 물건
- 핸드폰, 스파크를 일으킬 수 있는 장난감 등의 전자기기
- 알코올, 기름, 가스 등의 가연성 물질
- 헤어스프레이, 헤어오일, 바디오일, 로션, 화장품, 향수 등의 발화성 물질
- 실크, 울, 나일론 등의 정전기가 잘 일어날 수 있는 섬유질

ㄷ. 가압 중 압력 평행법(Equalizing)

- 하품, 침삼키기, 물 마시기 능
- 발살바(Valsalva): 코잡고 바람불기, 가장 흔히 쓰이는 압력 평행법
- 프렌젤(Frenzel): 코를 막고 혀로 연구개를 밀기
- 토인비(Toynbee): 코 잡고 침삼키기
- 로우리(Lowry): 발살바와 토인비를 동시에 진행

⑤ 고압산소치료 금기증

- 절대 금기증: 치료되지 않은 기흉, 안전성이 확인되지 않은 페이스메이커, 선택적 약물들(항암제: Doxorubicin, adriamycin, bleomycin, cisplatin/그 외 Disculfiram, mefenide)
- 상대 금기증: 상기도 감염, 간질, COPD with CO_2 retention, 고열, 기흉의 과거력이 있는 경우, 흉부 수술력, 시신경염

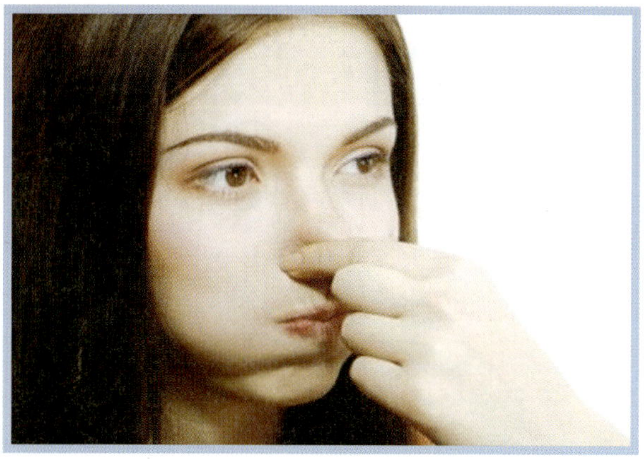

그림 11-88
발살바(Valsalva manuver).

⑥ 고압산소치료 합병증

- 압력손상: 대부분 중이손상, 기흉
- 산소독성: 중추신경계(경련), 폐(기관내 및 기관지 자극), 눈(근시,녹내장)
- 저혈당증
- 폐소불안증

⑦ 현재 국내 현황(운영 중인 병원 등)(그림 11-89)

⑧ 고압산소챔버에서의 응급구조사의 역할

ㄱ. 내부보조자(Inside attendant): 일반환자 교육 및 중환자 진료보조

ㄴ. 기기작동(Operating): 고압산소챔버 운용 및 관리

ㄷ. 진료보조: wound care 등

ㄹ. 행정업무: 운용 기록지 작성, 스케쥴 관리 등

전국 고압산소챔버 운영 현황

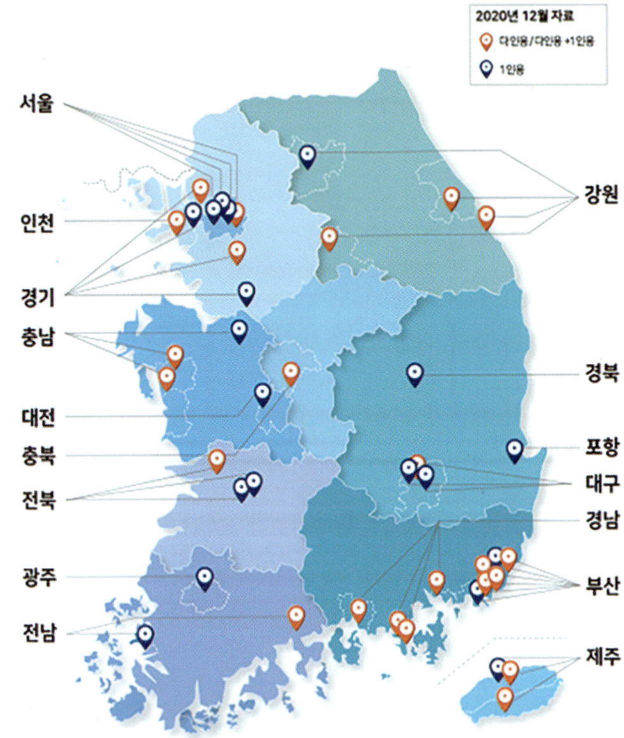

지역	병원명	제품형태	전화번호
서울	서울아산병원	다인용(10인)+1인용(1대)	02-3010-3343
	한양대학교병원	1인용(1대)	02-2290-8787~8
	구로성심병원	1인용(1대)	02-2067-1515
	삼육서울병원	1인용(1대)	02-2210-3566
경기	순천향대학교 부천병원	1인용(1대)	032-621-5117
	한림대학교 동탄성심병원	다인용(10인)+1인용(1대)	031-8086-3200
	명지병원	다인용(12인)	031-810-7135
	굿모닝병원	1인용(1대)	031-5182-7582
인천	인하대학교병원	1인용(1대)	주 032-890-2622 야 032-890-2300
강원	원주세브란스기독병원	다인용(10인)+1인용(3대)	주 033-741-1133 야 033-741-1641
	강릉아산병원	다인용(10인)	033-610-4601~2
	한림대학교 춘천성심병원	1인용(1대)	033-240-5220
충남	단국대학교병원	1인용(1대)	041-550-6840
	홍성의료원	다인용(8인)+1인용(3대)	041-630-6583
대전	건양대학교병원	1인용(1대)	042-600-9119
경북	안동병원	1인용(1대)	054-840-0119
포항	포항세명기독병원	1인용(1대)	054-289-1713
경남	통영고려병원	다인용(10인)	055-644-8275
	삼천포서울병원	다인용(12인)	주 055-830-9064 야 055-835-9900
	신세계로병원	다인용(12인)	055-648-8275
대구	영남대병원	1인용(1대)	1522-3114
	계명대학교 동산병원	1인용(2대)	1577-6622
	광개토화상병원	다인용(10인)	053-565-1190
부산	부산대학교병원	1인용(1대)	051-240-7067
	고신대학교복음병원	1인용(1대)	051-990-6175
	정관일신기독병원	다인용(10인)	051-780-0545
	파크병원	다인용(10인)	051-294-8330
	서호병원	다인용(12인)	051-902-7777
전북	예수병원	1인용(2대)	063-230-8114
	대자인병원	1인용(1대)	063-240-2000
	원광대학교병원	다인용(12인)+1인용(1대)	1577-3773
전남	목포한국병원	1인용(1대)	061-270-5666
	순천성가롤로병원	다인용(12인)	061-720-2000
광주	전남대학교병원	1인용(1대)	062-220-5555
제주	제주한라병원	1인용(1대)	064-740-5000
	서귀포의료원	다인용	주 064-730-3075 야 064-730-3000~3
	제주의료원	다인용+1인용(1대)	주 064-720-2275 야 064-720-2222

지역	병원명	제품형태	전화번호
강원	동해해양특수구조대	다인용	033-741-2000
충북	공군항공우주의료원	다인용(8인)	주 043-290-5533 야 043-290-5642
충남	오천보건지소	다인용(7인)	041-932-4303
경남	해군해양의료원	다인용	055-549-0912
부산	중앙해양특수구조단	다인용	051-664-2701

대한응급의학회 대한고압의학회

그림 11-89
전국 고압산소챔버 운영현황.

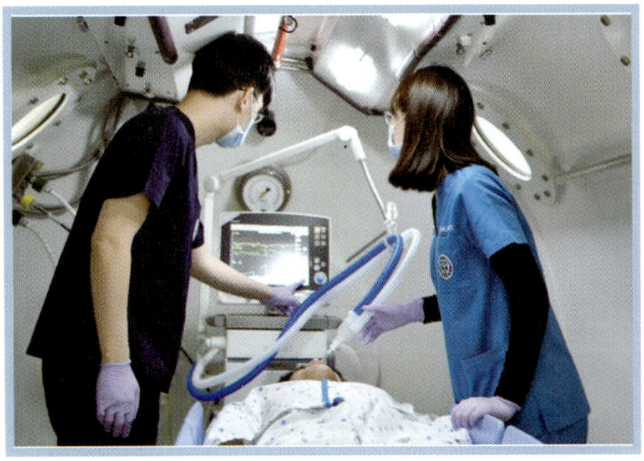

그림 11-90
내부 보조자(IA) 역할을 하는 응급구조사.

5) 기타 장비

(1) 상처 세척 장비

① 개요

외상성 상처를 세척하는 것은 상처 관리에 필수적인 과정이다. 상처 세척은 상처의 양상 파악에 도움을 주며 이물질을 제거하여 감염과 오염을 최소화할 수 있다. 상처 세척은 상처 길이당 50~100 cc 및 5~8 psi 압력으로 세척하는 것을 권장하며 생리식염수를 사용한다. 30~50 mL 주사기에 18~19 바늘을 부착하여 분무하는 것을 추천한다.

② 상처 세척

- 세척 전 장갑, 고글을 착용하여 감염을 최소화한다.
- 환자의 상처를 개방하고 생리식염수가 아래 방향으로 흐를 수 있도록 자세를 변경한다.
- 준비된 생리식염수로 세척을 한다(1 cm 길이당 50~100 cc).

③ 상처 세척 시 주의사항

- 상처를 눈으로 확인하는 상황에서 혈액이 얼굴로 튈 수 있기에 주의해야 한다.
- 오염이 심한 상처에만 고압세척(47 kPa, 6.8 psi 압력)을 시행한다.
- 고압세척 시 조직 손상을 야기할 수 있기 때문에 연조직 부위 세척 시 주의한다.

④ 응급실에서 사용하는 상처 세척 장비 종류(그림 11-91)

(2) 손가락 부목(Finger splint)

① 개요

상지 손상의 기전은 매우 다양하고, 손상 기전에 따른 손상 종류도 매우 다양하여 임상에서 이를 구분하고 적절한 처치를 시행하는 것이 중요하다.

② 구성품

- Aluminum splint 제품
- 코반
- 가위 (외상용 가위 혹은 재봉 가위)

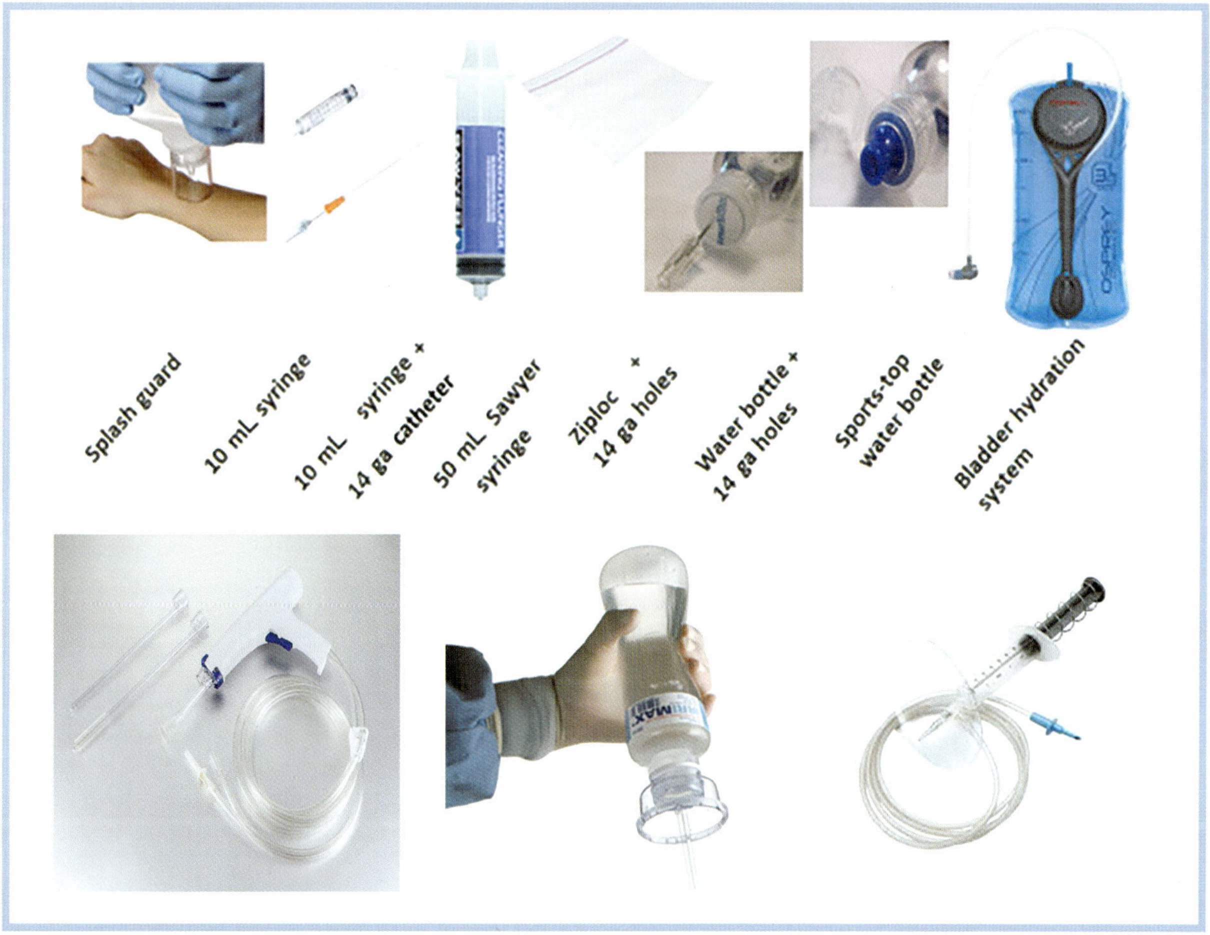
Splash guard
10 mL syringe
10 mL syringe + 14 ga catheter
50 mL Sawyer syringe
Ziploc + 14 ga holes
Water bottle + 14 ga holes
Sports-top water bottle
Bladder hydration system

그림 11-91
응급실에서 사용하는 상처 세척 장비 종류.

- 접착 테이프
- 거즈

③ 적응증 및 금기증

- 먼 쪽 손가락(Distal phalanx) 골절
- 손가락 힘줄 손상(Mallet finger, Jersey finger, Boutonnière injury)
- 먼 쪽 손가락뼈사이관절(Distal interphalangeal joint) 탈구
- 버디 테이핑으로 제대로 고정되지 않은 불안정한 손가락 염좌/탈구
- 손가락 봉합 후 고정

④ 장비 사용 방법

- 거즈로 손상 부위 손가락을 감싼다.
- 손상 부위 손가락에 aluminum splint를 적용한다.
- 코반으로 고정한다.

⑤ 합병증

- 고정에 의한 욕창
- 관절 경직
- 감염
- 알러지 반응

(3) 혈당 측정기(Blood sugar test)

① 개요

혈당이란 혈액 속에 포함된 포도당을 의미한다. 포도당은 신체활동의 중요한 에너지원으로 사용되므로 항상 적절한 양을 유지해야 한다. 그런데 이를 조절하는 호르몬인 인슐린의 분비나 활동에 문제가 생겨 혈당 조절 능력이 떨어진 상태를 당뇨병이라고 한다. 응급실에서 시행되는 혈당측정은 기존의 당뇨병 환자들의 혈당 변화를 확인함과 동시에 의식저하의 원인을 찾는 데도 도움이 된다.

② 구성품

- 혈당 측정기
- 혈당 스트립
- 주사침
- 알콜솜

③ 적응증

- 기존 당뇨 진단을 받은 사람
- 갑작스런 의식 변화 환자
- 뇌경색 의심 환자

④ 장비 사용방법

- 검사 목적과 방법에 대해서 설명한다.
- 전원을 키고 혈당 측정기에 스트립을 연결하고 준비

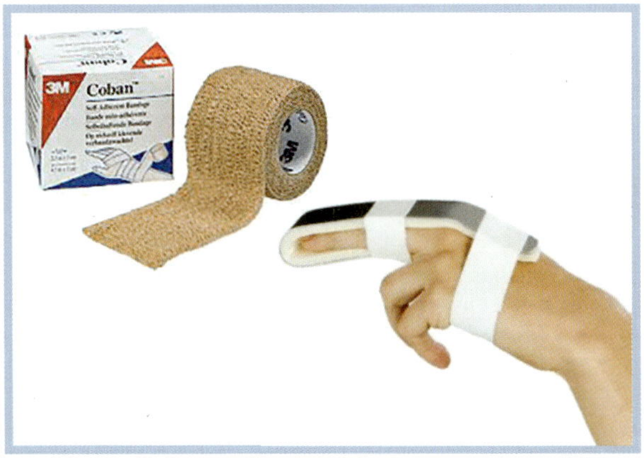

그림 11-92
알루미늄(aluminum splint) 적용.

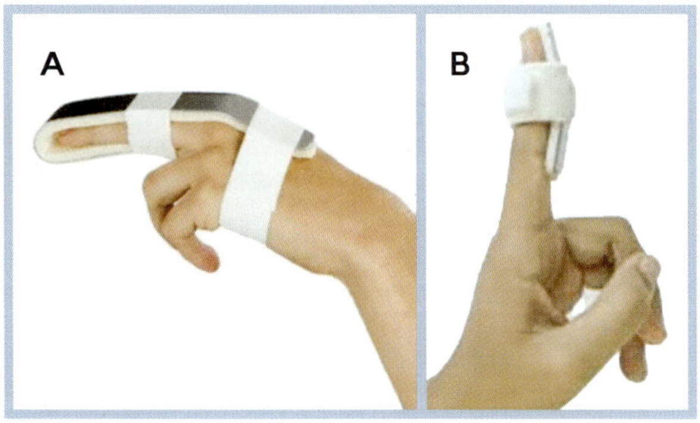

그림 11-93
손가락 부목 방법. **A.** Neutral position, **B.** Mallet finger.

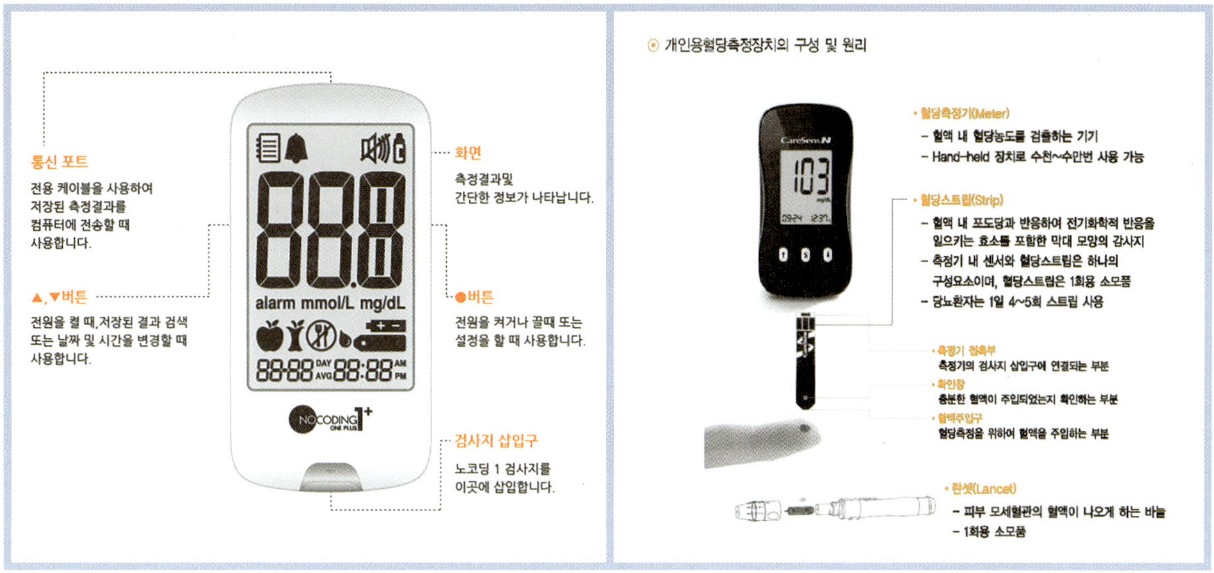

그림 11-94
혈당측정기 구성 및 원리.

한다.

- 측정 부위를 소독하고 말초 부위(손가락 끝 혹은 발가락 끝)에 주사침을 결합하고 채혈한다.
- 혈당측정기에 결합한 스트립에 혈액이 스며들게 한다.
- 측정 부위를 압박하여 지혈한다.

(4) 합병증 및 주의 사항

환자의 통증을 유발하기 때문에 검사시행 전에 환자에게 충분한 설명 후 시행한다. 혈액을 충분히 스트립에 흡수시키지 않으면 오류가 날 수 있으므로 충분히 고려하여 측정할 수 있도록 한다.

5 응급의료기관에서 사용하는 중환자 치료 장비

응급실에서는 중증 환자들이 많이 내원하기 때문에 응급으로 처치하기 위한 장비들이 몇 가지 있다. 이러한 장비들은 장비를 관리하고 준비하는 과정이 복잡하다. 그래서 응급실에서는 이러한 장비들은 준비시키고 관리하는 데 응급구조사들의 역할이 중요하다. 이 장에서는 응급의료기관에서 사용하는 장비 중에서 중환자를 치료하기 위한 특수 장비들을 소개하고자 한다.

▶BOX 11-2 혈당 수치

■ **당뇨병 진단 기준**

- 공복(최소한 8시간 이상 금식 후) 정맥 혈당이 126 mg/dL 이상인 경우, HbA1c ≥ 6.5%
- 갈증, 소변량의 증가 또는 체중감소 등의 당뇨병 증상이 있으면서 무작위혈당
- 식사 여부를 안 따지고 하루 중 아무 때나 측정한 혈당이 200 mg/dL를 넘는 경우
- 병원에서 경구 당부하검사(공복 시에 75g의 포도당을 마시는 것)를 하여 2시간 혈당이 200 mg/dL를 넘는 경우

공복 상태 혈당검사 (정상 수치)	당뇨병 진단기준
70~99 mg/dL	8시간 이상 공복 후 측정 혈당 126 mg/dL 이상인 경우

1) 지속적 신대체 요법
(Continuous Renal Replacement Therapy, CRRT)

① 개요

지속적 신대체 요법(CRRT)은 저하된 신장 기능을 장기간 대체하기 위해 개발된 체외 순환 혈액 정화 요법을 통칭하는 용어이다.

지속적 혈액여과법은 혈액정화, 특정약물중독, 중증의 심부전, cardiopulmonary bypass 수술 중과 후의 volume control, 항암치료의 독성감소를 위해 사용된다. 특히 중증의 패혈증에 가능한 보조적 치료법이 연구 중이다. 혈액투석으로 인한 빠른 체액, 전해질의 교환을 감당하지 못하는 중환자에게 사용된다.

Hemodynamic status가 불안정한 다장기부전(multiple organ failure) 및 기타 여러 가지 합병증들이 동반된 급성 신부전의 치료 방법이다.

② CRRT의 원리

ㄱ. 확산(Diffusion)

투석막을 경계로 하여 양쪽에 있는 공간에 용질이 동일한 농도로 분포하기 위해서 용질이 이동하는 현상으로, 실제적으로 분자의 이동방향이 보다 더 농축된 구획에서 덜한 구획으로 이동한다(저분자 물질의 제거에 유용하다).

- CRRT에서 투석액의 주입속도는 시간당 1~2 L(17~37 mL/min)로서 혈액투석과 달리 저분자 제거율은 상당히 떨어지는 단점이 있다. (B.F 50~120)
- 혈류량은 분당 100 mL로 혈류량에 비례하여 증가한다. 혈류량이 100 mL/min 이상일 경우에는 혈류속도와 상관없이 용질의 제거율이 유사하다.

ㄴ. 대류(Convection)

용질의 이동이 반투과막을 통과해서 일어나며, 용질이 용매와 함께 여과 과정을 수단으로 하여 투석막을 통과한다. 여과는 막투과압(transmembrane pressure, TMP)에 반응하여 일어난다. 한 번 한외여과가 일어나면 용질이 투석막 반대편으로 이동한다.

- 분자량이 500 이상인 중분자 물질의 제거에 유용하다.
- 분자량이 300 이하의 저분자 제거는 낮다.
- Hemofiltration 시 시간당 1~3 L를 여과한다.

ㄷ. 한외여과

이 과정은 혈장수분과 비교질성물질이 전혈에서 분리되어 TMP에 반응하여 반투과막을 통과하는 것이다.

③ CRRT의 유형

CRRT의 다양한 형태로 인해 때로는 혼선을 일으키기도 한다. 모든 완만하고 지속성 치료법들로서, 흔히 조작이 단순하고, 용질과 수분을 장시간에 걸쳐서 천천히 제거한다. 이들의 기본적인 차이는 혈관접근과 용질 제거 방법에 있다.

ㄱ. Hemodialysis (HD)

저투과성 셀룰로스막을 사용하여 혈액과 투석액을 역류방식으로 순환시켜 확산적 치료를 정의한다. 한외여과율은 계획된 체중감소에 근접한다. 이 치료는 매주 3회에 4시간 정도, 매일 2~4시간 혹은 지속적으로 사용하며, 동정맥 혹은 정정맥 방식 모두 가능하다.

ㄴ. Hemofiltration (HF)

고투과성막을 사용하는 전문적인 대류적 치료이다. 한외여과액의 생성은 무균적 용액으로 완전 혹은 부분적으로 대치되어 혈액 정화나 수분 제거가 일어난다. 이 치료는 간헐적(30 L/매회, 3회/매주), 혹은 매일(10~30 L 교환) 혹은 지속적으로 하며 모두 동정맥 정정맥 방식을 가지고 있다.

ㄷ. Hemodiafiltration (HDF)

고투과성 막을 사용하여 확산과 대류를 함께 사용하여 치료를 하는 것으로 혈액과 투석액이 혈액투석 치료처럼 순환한다. 수분균형을 유지하기 위해서 무균적용액이 적당한 비율로 재주입된다. 이 치료법은 간헐적(3~4시간, 9~15 L 교환/매회, 3회/매주), 혹은 매일 3시간 9 L 교환, 혹은 지속적으로 사용된다. 동정맥 및 정정맥 모두 사용가능하다.

ㄹ. High- Flux Dialysis (HFD)

고투과성 막을 한외여과 조절 시스템과 결합하여 사용하는 것이다. 혈액과 투석액이 혈액투석 치료처럼 순환하지만, 고투과성막 때문에 한외여과가 필요한 환자체중 감량분을 넘어서게 된다. 그러므로 투석액 부분에서 양압을 걸어서 한외여과량을 감소시키고 보충액 필요를 피한다.

④ 적응증

- 급성 신부전을 동반하는 경우
- 동반하는 심혈관계기능의 이상이 있는 경우
- 뇌부종을 수반하는 뇌출혈 및 뇌경색 환자, hyper-catabolic state의 급성신부전(sepsis, burn, traumatic ARF등) 다량의 용액을 주입해야 하는 급성신부전 환자의 경우

⑤ 장비 사용법(그림 11-95)

⑥ 지속적 신대체 요법(CRRT)의 합병증

ㄱ. 출혈

항응고제로 인해 야기됨

ㄴ. 저혈압

초여과율이 높은 여과기를 이용하여 짧은 시간에 다량의 수분과 용질이 제거되므로 이에 따른 저혈량 상태나 저혈압이 발생할 수 있다. 항고혈압제가 투여되는 환자라면 CRRT 시작 전에 투여를 일시 중지하거나 치료 중 보충액 투여량 조절 또는 여과 속도를 조절하거나 교질성 삼투압을 높일 수 있는 알부민 투여, 100~200 mL 정도의 생리식염수 용액 등으로 중재할 수 있다. 기타 전해질 이상, 기왕의 심장기능 부전, 출혈도 저혈압의 원인이 될 수 있다.

ㄷ. 저체온

노폐물과 과잉 수분을 제거하기 위해 빠른 속도로 신체의 수분이 배출되고 이에 맞추어 몸 밖에서 다량의 보충액 투입이 반복되므로 인체는 많은 열을 빼앗기게 된다. 환자를 따뜻하게 덮어 주고 보충액과 투석액의 온도를 적절히 높여야 한다.

ㄹ. 전해질 및 산-염기 불균형

단시간에 다량의 수분과 함께 용질이 함께 제거되므로 보충액이나 투석액의 성분 함량이 적절해야 한다. 혈액검사와 활력징후, 심전도 모니터 등을 통한 산-염기 및 전해질 불균형 증상을 지속적으로 사정해야 하며, 투석액은 반드시 중탄산 투석액을 사용한다. 환자가 혈역학적으로 불안정하지 않는 고칼륨혈증이나 산증 등 응급상태인 경우에는 CRRT보다 간헐적 혈액투석법이 더욱 효율적일 수 있다.

2) 혈관내 풍선확장에 의한 대동맥 차단소생술 (Resuscitative Endovascular Balloon Occlusion of the Aorta, REBOA)

(1) 개요

REBOA는 대동맥(aorta)에 풍선(ballon)을 넣어 풍선보다 먼 쪽(distal)로 가는 혈액을 막아서 지혈을 하는 방법이다. REBOA는 환자의 대퇴 풍선관을 천자하여 유도관을 삽입한 후 그 안으로 풍선이 달린 카테터를 넣어 복부와 골반 등에 출혈이 있을 때 대동맥을 차단힘으로써 심장과 뇌로 가는 관류를 유지시키고 풍선으로 막힌 원위부 출혈을 감소시켜 수술까지의 시간을 벌 수 있는 장점이 있다. 대동맥의 차단 부위는 각각 Zone I(쇄골하동맥 하방부터 복강동맥 상방까지), Zone II(복강 동맥 하방부터 신장동맥 상방까지), Zone III(신장동맥 하방부터 대동맥 분기까지)로 출혈이 의심되는 부위의 상부 위치에서 대동맥을 차단하여 일시적으로 출혈을 억제하고 혈압을 유지시킨다.

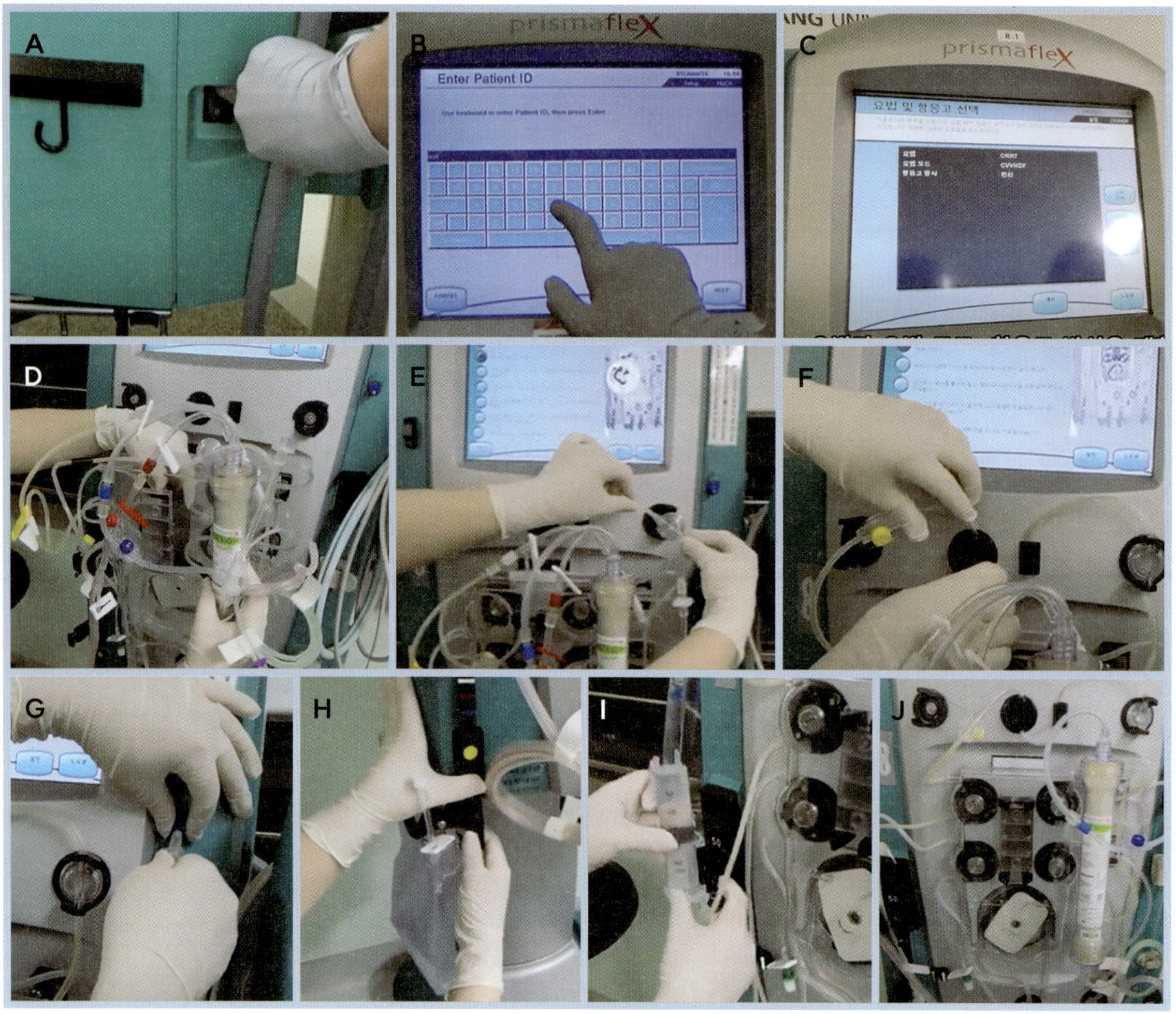

그림 11-95
A. 본체 옆에 전원을 켠다. **B.** 환자 ID를 입력한다. **C.** 요법과 요법모드 하응고 방식 확인한다. **D.** 캐리어를 앞으로 당겨 카트리지를 삽입한다. **E.** 유입, 필터, 배액, 압력 포드를 장착한다. **F.** 혈액 유입 감지 포트를 장착한다. **G.** 공기제거 챔버를 홀더에 놓고 반환압력 포트를 꽂는다. **H.** 배액관을 결합한다. **I.** heparine을 결합한다. **J.** Priming을 시작한다.

(2) 구성품(그림 11-96)

(3) 적응증

- REBOA is indicated for traumatic life-threatening hemorrhage below the diaphragmin patients in hemorrhagic shock who are unresponsive or transiently responsive to resuscitation.
- REBOA is indicated for patients arriving in arrest from injury due to presumed life-threatening hemorrhage below the diaphragm. No evidence exists for the recommended duration of arrest and use of REBOA but should be used within the same time period as would resuscitative thoracotomy.
- The balloon catheter may be inflated at the distal thoracic aorta (Zone 1) for control of severe intra-abdominal or retroperitoneal hemorrhage, or those with traumatic arrest.

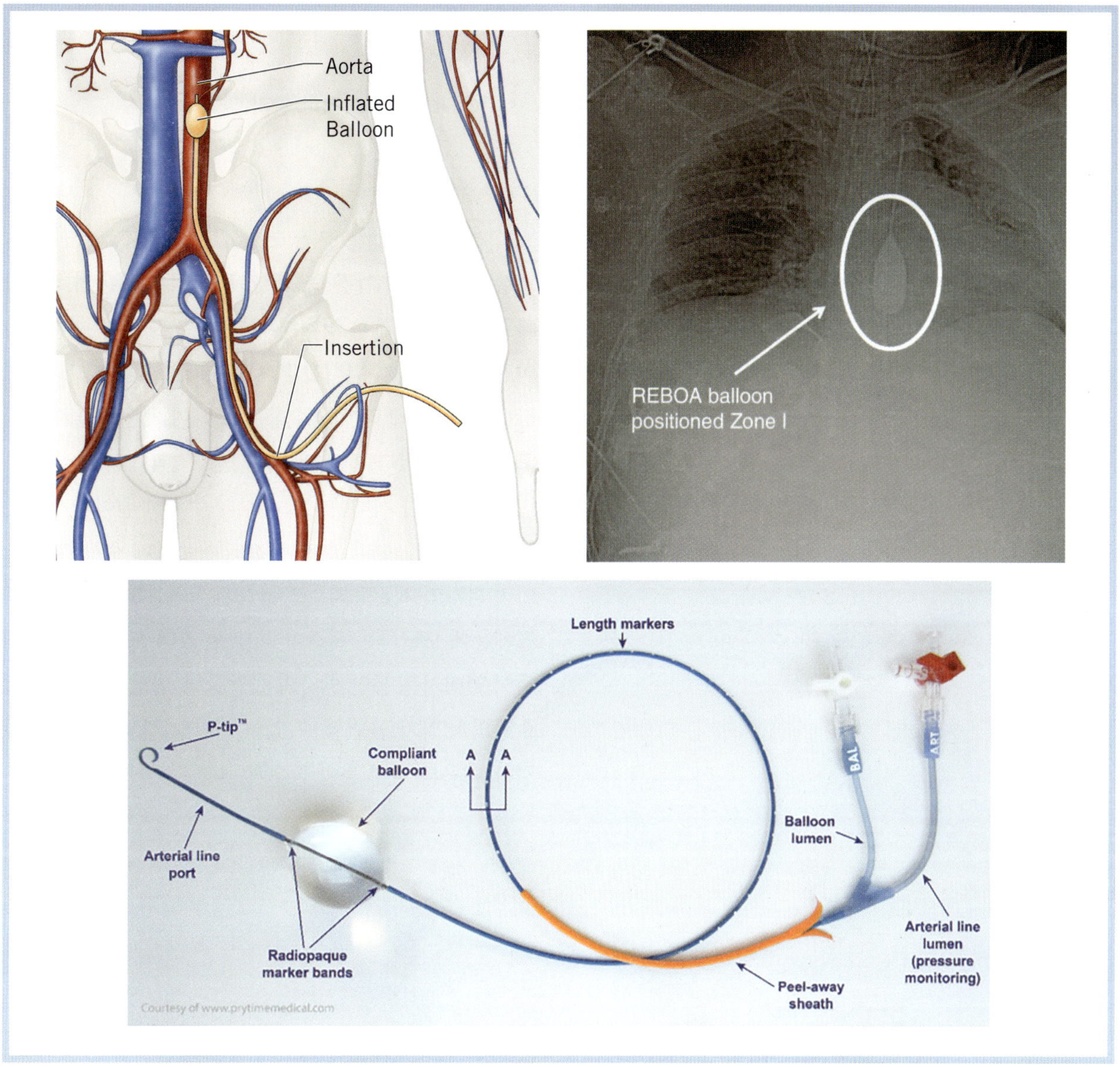

그림 11-96
REBOA 카테터와 Xray.

- The balloon catheter may be inflated at the distal abdominal aorta (Zone 3) for patients with severe pelvic, junctional, or proximallower extremity hemorrhage.

(4) 합병증

- Disruption, dissection, pseudoaneurysms, hematoma, thromboemboli, extremity ischemia.
- Complex arterial reconstructions, bypasses, limb ischemia, and amputations.
- Intimaltear, dissection, thrombosis, rupture which may be fatal or cause limb loss.
- Balloon rupture may occur with over inflation of the balloon relative to the aortic diameter.
- Unintended inflation of the balloon in the iliacvessels may lead to rupture or thrombosis.
- Prolonged aortic occlusion alone may lead to fatal complications or spinal cord injury due to

prolonged organ ischemia.

3) 저체온 요법 치료기기 (Target Temperature Management, TTM)

(1) 개요

최근 들어 저체온 요법이 각광을 받고 있다. 이는 심정지 환자들을 대상으로 한 저체온 요법의 뇌 신경보호 효과가 다기관 무작위 대조 연구를 통해 확인된 것이 결정적 계기가 되었다. 이후 신생아의 저산소 허혈 뇌병증에서도 그 효과가 입증되었으며, 기타 신경계 질환에서도 의학적 근거가 점차 형성되고 있다. 더불어, 저체온 요법을 위한 각종 새로운 기구들이 개발되어 진료 현장으로의 보급이 늘어나고 있는 추세이다.

(2) 구성품(그림 11-97, 그림 11-98)

(3) 적응증 및 금기증

- ROSC된 환자
- GCS < 8인 의식저하 환자

(4) 장비 사용 방법

ㄱ. 유도(Induction)

유도단계에서 가장 중요한것은 목표한 체온에 최대한 빠르게 떨어뜨리는 것이다. 저체온 유도기가 개발되기 이전에는 얼음 주머니를 환자의 피부에 갖다대거나, 냉장 보관해 둔 생리 식염수를 주입하여 체온을 떨어뜨리고자 노력하였다. 하지만 최근 연구결과에서 이러한 방법들의 효과가 저체온 유도기보다 현저히 떨어지기 때문에 추천하지 않는다. 현재 추천되는 목표체온은 32~36도이며 환자의 체질량지수(Body Mass Index, BMI)에 따라 목표체온에 도달하는 시간이 다를 수 있다. 또한 환자의 체온이 떨어지는 동안 환자의 심장상태, 혈당 수치, 전해질 수치의 변화가 급변할 수 있어 시간당 혈액검사와 혈당검사, 초음파 검사 등이 필수적이다.

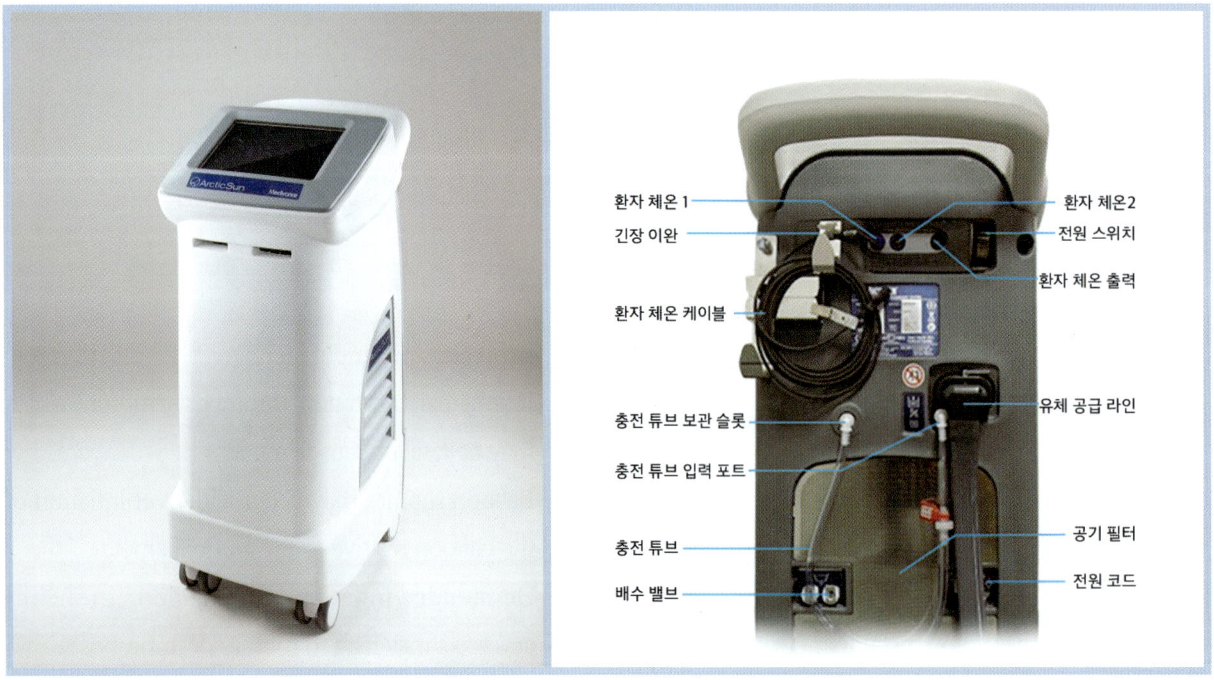

그림 11-97
본체 앞면 및 후면.

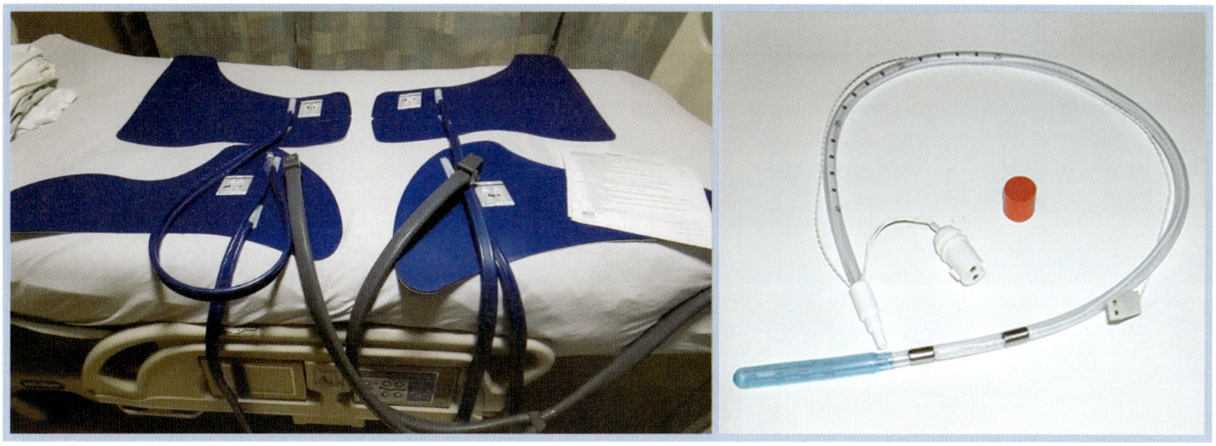

그림 11-98
패드 및 체온 측정기(식도용).

ㄴ. 유지(Maintenance)

유지 단계에서는 목표 범위에 도달한 체온을 일정하게 유지해야 한다. 현실적으로, 목표 체온을 약간씩 벗어나는 것은 불가피하지만 그 편차가 최소화되도록 한다. 유지 기간은 질환에 따라 다를 수 있다. 심정지(12~24시간) 혹은 신생아 저산소허혈뇌병증(72시간)처럼 뇌신경 보호 효과를 기대하여 저체온요법을 시행하는 경우에는 짧은 기간 동안 적용하는 것이 일반적이다. 하지만 뇌부종이나 뇌압 상승의 치료가 저체온요법의 목표일 경우 1주일 이상 저체온 상태를 유지할 수도 있다.

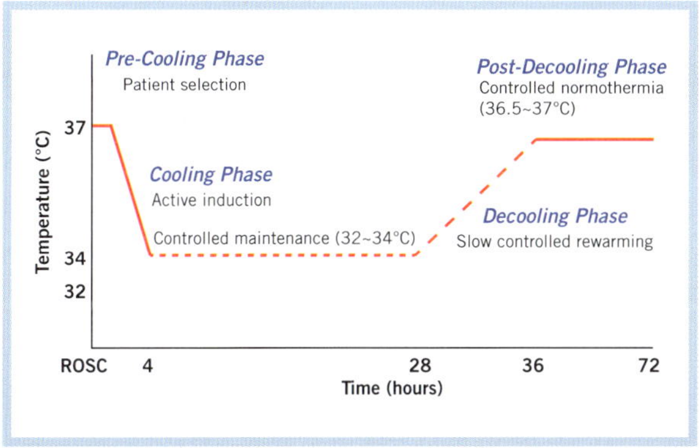

그림 11-99
목표체온유지치료 단계.

ㄷ. 재가온(Rewarming)

재가온 시에는 천천히 일정한 속도로 체온을 올린다. 체온이 상승하는 동안 뇌혈관의 확장과 뇌혈류의 증가로 인하여 뇌압이 상승할 뿐 아니라 동반된 전신의 혈관 확장으로 인해 저혈압과 뇌관류압 저하가 발생할 수 있다. 따라서, 뇌압 상승의 우려가 있을 경우에는 시간당 0.1℃ 이하의 속도로 재가온 속도를 낮추고, 뇌압 상승이 문제되지 않을 경우에는 시간당 0.25℃ 이하의 속도로 재가온 속도를 설정하는 것이 일반적이다.

4) 초음파(Ultrasoundsonography)

(1) 개요

초음파(Ultrasound)는 인간의 귀로 들을 수 없는 높은 주파수를 갖는 음파이다. 인간이 들을 수 있는 가청음역의 주파수는 20~20,000 Hz 사이이며 그 이상을 초음파라 한다. 초음파 영상(Ultrasound imaging)이란 우리 귀에 들리지 않는 높은 주파수의 음파를 인체 표면에서 인체 내부로 보낸 후 내부에서 반사되는 음파를 영상화시킨 것을 말한다. 초음파검사(Ultrasound examination, ultrasonography, sonography)는 초음파 영상을 실시간으로 얻기 때문에, 장기의 구조뿐 아니라 운동까지도 관찰할 수 있으며, 혈관 내부의 혈류도 측정할 수 있다. 인체에 해로운 방사선을 사용하지 않으며, 통증 없이 신속하게 검사를 할 수 있어 환자가 가진 질환을 진단하거나 그 치료 경과를 판단하기에 매우 쉽고 편리한 영상검사법으로 응급실에서도 환자 평가 시 사용되며 술기를 시행할 때도 많이 사용하고 있다.

(2) 구성품

① 탐촉자

ㄱ. 위상 배열 탐촉자, 부채꼴 탐촉자
(Phased array, Sector)

- 심장 검사 시 사용

ㄴ. 곡선형 배열 탐촉자(Convex array)

- 복부비뇨기계 검사 시 사용
- 저주파수의 탐촉자로 심부 장기까지 검사가 가능하나 해상도가 낮음
- 보통 FAST 검사 시에 사용되는 probe

ㄷ. 직선형 배열 탐촉자(linear array)

- 혈관, 피부조직 검사 시 사용
- 고주파수로 영상의 해상도가 높음

탐촉자의 진동수는 음파에 의한 영상의 해상도와 조직 투과도를 결정한다.

- 높은 진동수 → 높은 해상도, 낮은 조직 투과도
- 낮은 진동수 → 낮은 해상도, 높은 조직 투과도

즉, 주파수가 높으면 영상의 질은 좋아지고 영상의 깊이(depth)는 낮아진다.

② 본체(그림 11-101)

(3) 적응증

① E-FAST (Extended Focused Assessment with Sonography in Trauma)

본래 FAST 검사는 외상 환자의 pericardial, perihepatic, perisplenic, pelvic 초음파를 확인하여 심낭강, 복강 내 출혈을 감별하는 것이다. Extended FAST는 FAST 검사에 pleural space를 추가로 확인하여 흉강 출혈 및 기흉을 진단할 수 있는 검사법으로 외상 환자에게 신속한 처치가 이루어질 수 있도록 도움을 준다. 초음파 검사상 체내에 액체가 고여 있으면 장기 손상으로 인한 출혈을 의심해야 한다. 액체가 확인되면 FAST positive(양성)이라고 표현하며, 눈에 보이는 액체가 없으면 FAST negative(음성)라고 표현한다.

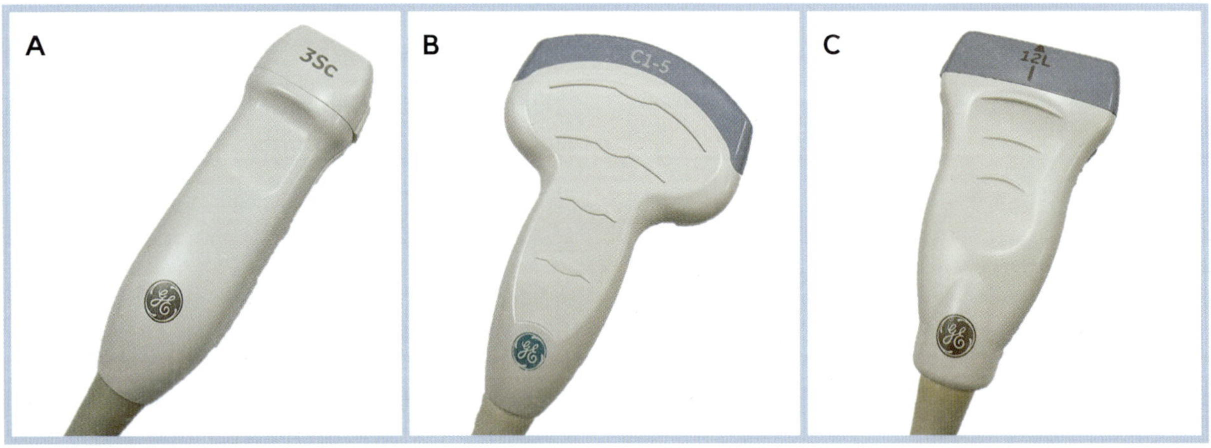

그림 11-100
탐촉자. **A.** 위상 배열 탐촉자, 부채꼴 탐촉자(Phased array, Sector), **B.** 곡선형 배열 탐촉자(Convex array), **C.** 직선형 배열 탐촉자(linear array).

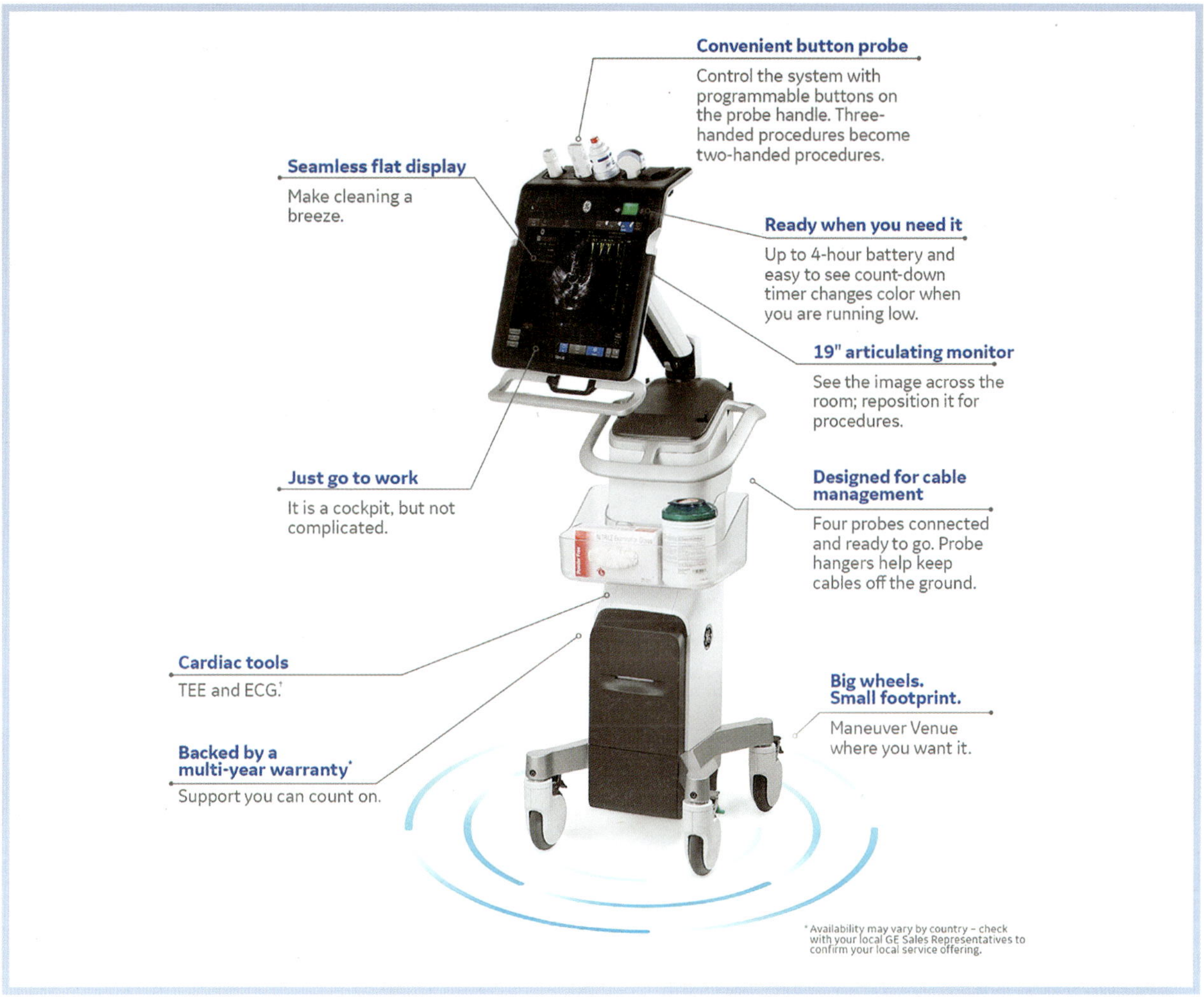
Convenient button probe
Control the system with programmable buttons on the probe handle. Three-handed procedures become two-handed procedures.
Seamless flat display
Make cleaning a breeze.
Ready when you need it
Up to 4-hour battery and easy to see count-down timer changes color when you are running low.
19" articulating monitor
See the image across the room; reposition it for procedures.
Just go to work
It is a cockpit, but not complicated.
Designed for cable management
Four probes connected and ready to go. Probe hangers help keep cables off the ground.
Cardiac tools
TEE and ECG.*
Big wheels. Small footprint.
Maneuver Venue where you want it.
Backed by a multi-year warranty*
Support you can count on.
* Availability may vary by country – check with your local GE Sales Representatives to confirm your local service offering.

그림 11-101
탐촉자 본체(출처: venue fit manual).

ㄱ. 이점

- 신속하게 환자를 평가할 수 있다.
- 비침습적으로 검사가 가능하다.
- 방사선 노출이 없기 때문에 여러 번 검사를 반복 진행할 수 있다.
- 환자의 혈역학적 징후가 불안정 할 때에도 검사가 가능하다.

ㄴ. 단점

- CT보다는 정확성이 떨어지므로, 자세한 내부 장기 손상을 확인하기 위해서는 CT 검사가 필요할 수 있다.

(4) E-FAST 측정 위치

- RUQ (Morison's pouch, Hepatorenal)
- LUQ (Splenorenal)
- Pelvic
- Subxiphoid (Subcostal)
- Rt. anterior chest
- Lt. anterior chest

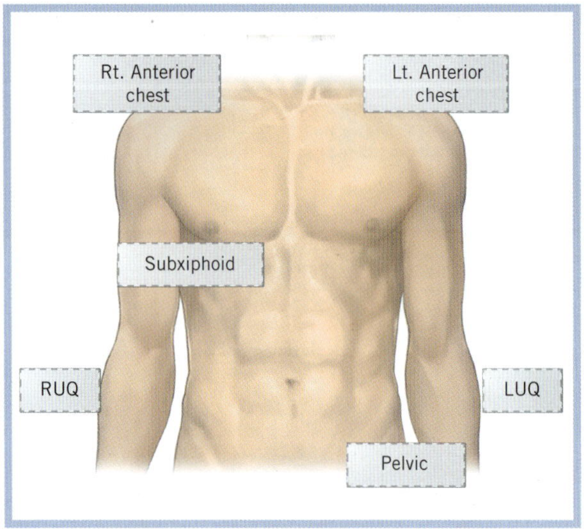

그림 11-102
E-FAST 측정 위치.

■ RUQ – Morison's pouch, Hepatorenal

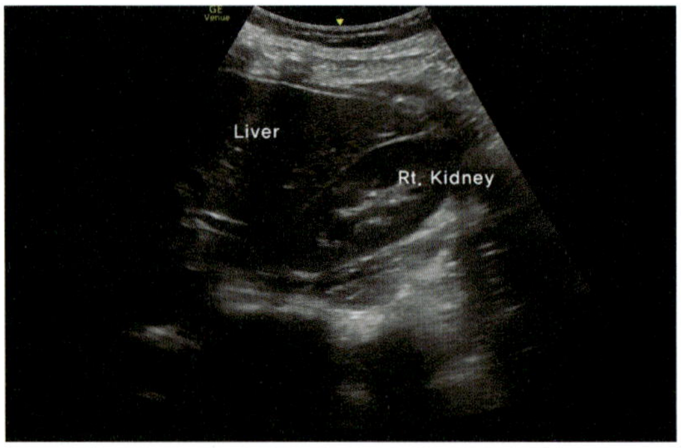

- Negative: Liver와 Rt.Kidney 사이공간이나 장기 주변에 fluid collection이 보이지 않는 정상 image

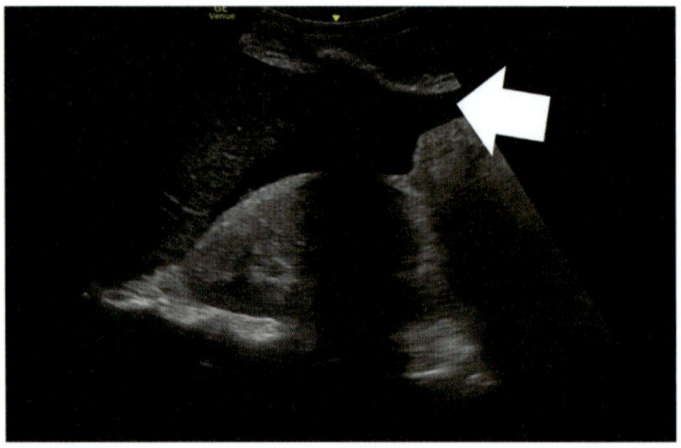

- Positive: Liver와 Rt.Kidney 사이 공간(morison's pouch)에 있는 free fluid

■ LUQ – Splenorenal

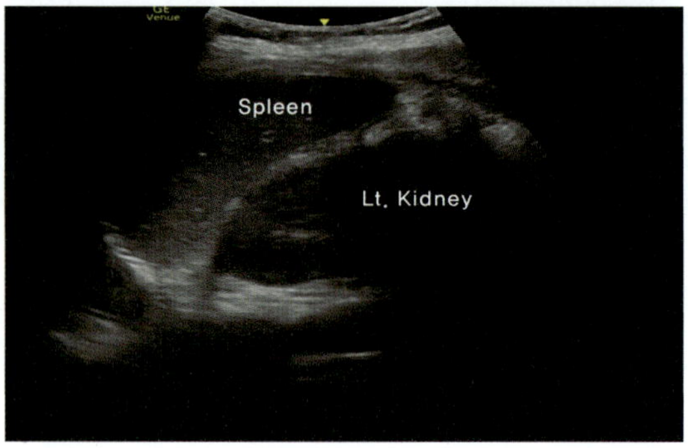

- Negative: Spleen, Lt.Kidney 사이공간이나 장기 주변에 fluid collection이 보이지 않는 정상 image

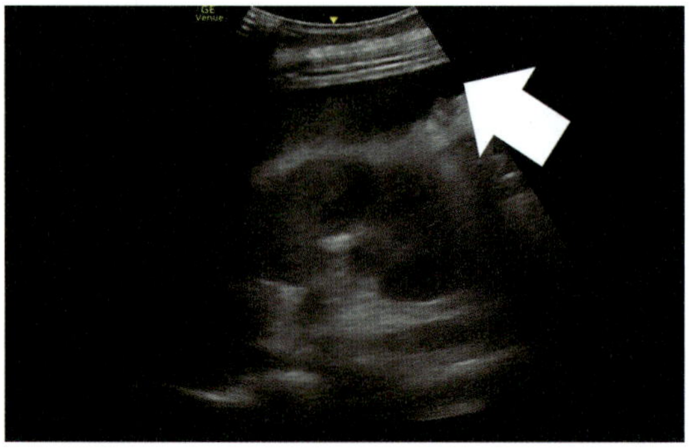

- Positive: Spleen 위쪽에 있는 free fluid

■ Pelvic

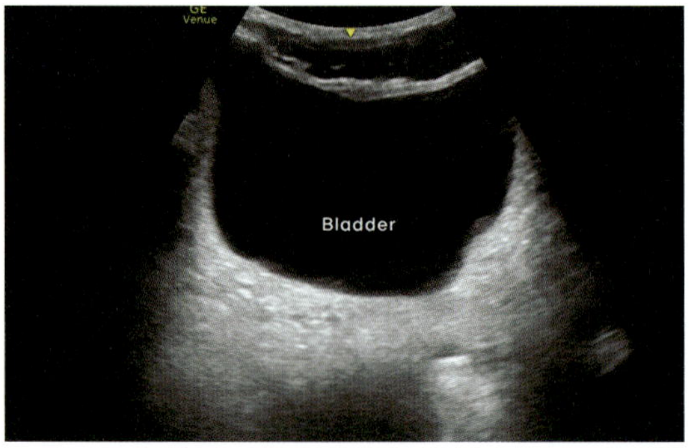

- Negative: Bladder 위쪽, 옆쪽, 뒤쪽에 fluid collection이 보이지 않는 정상 image

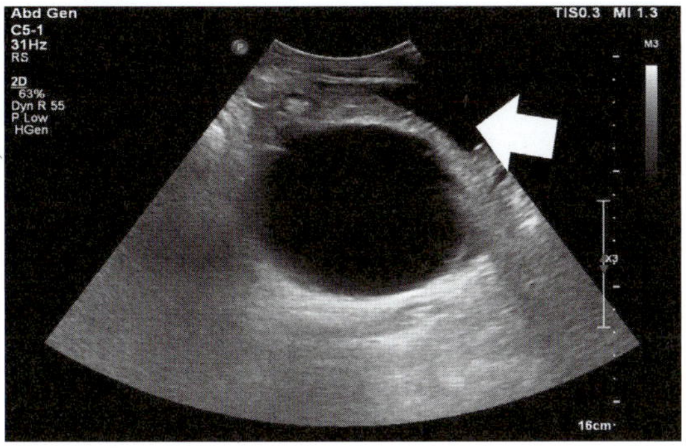

- Positive: Bladder 위쪽에 있는 free fluid

■ Subxiphoid (Subcostal)

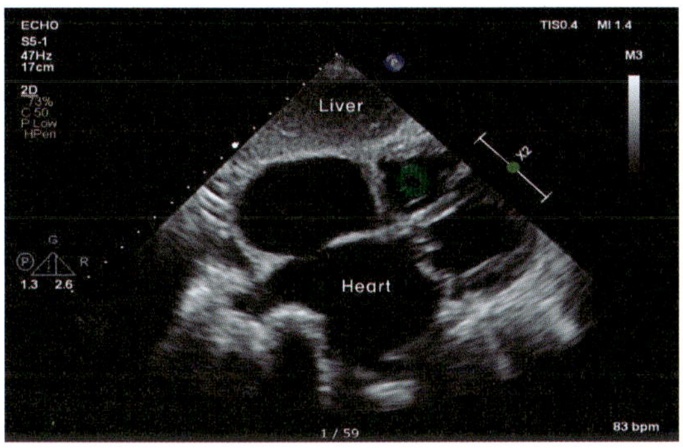

- Negative: Liver 밑으로 정상적으로 움직이고 있는 Heart가 보이고, pericardial effusion이 없는 정상 image

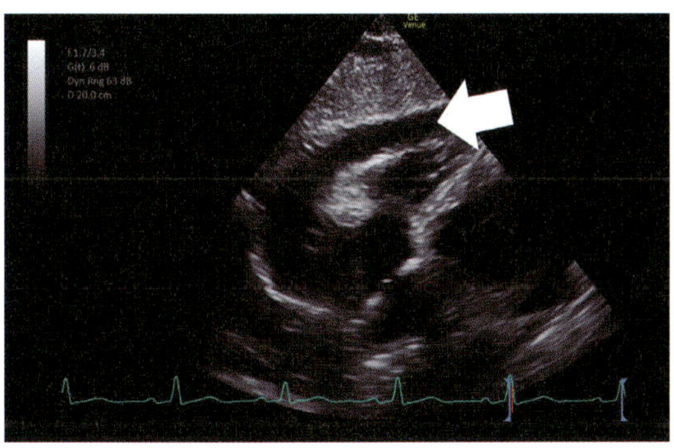

- Positive: Pericardial effusion이 증가되어 있는 모습

■ Anterior chest – Lung slinding 확인, Pneumothorax 감별

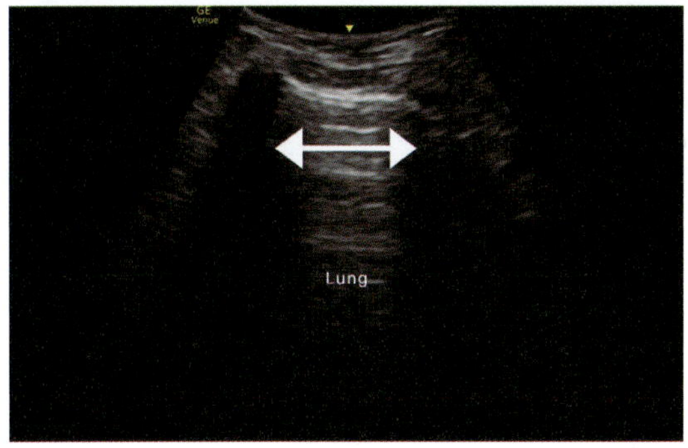

- Negative: 정상 lung은 환자가 숨을 쉴 때마다 좌, 우로 움직이는 lung sliding을 보임

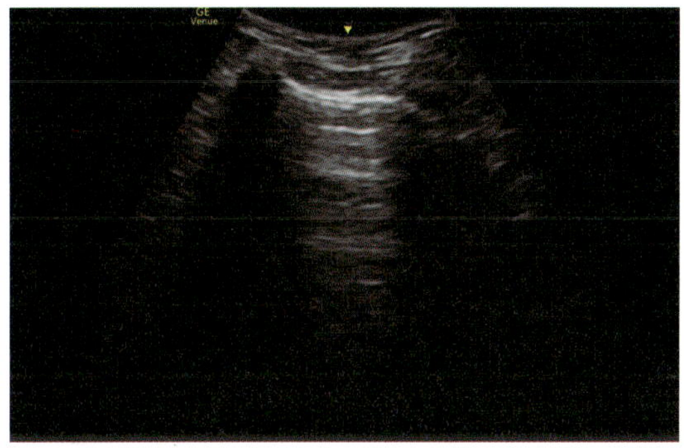

- Positive (Pneumothorax +): 환자가 숨을 쉬어도 흉막 움직임이 보이지 않음

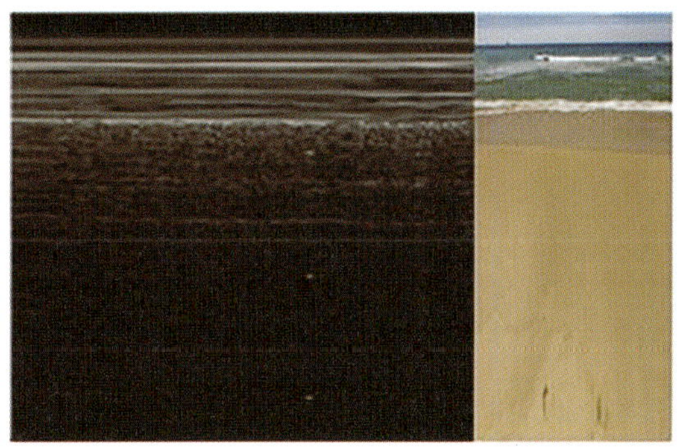

- Negative
  - M-mode: seashore sign
  - 정상 lung은 하늘, 바다, 모래와 같은 layer를 보임

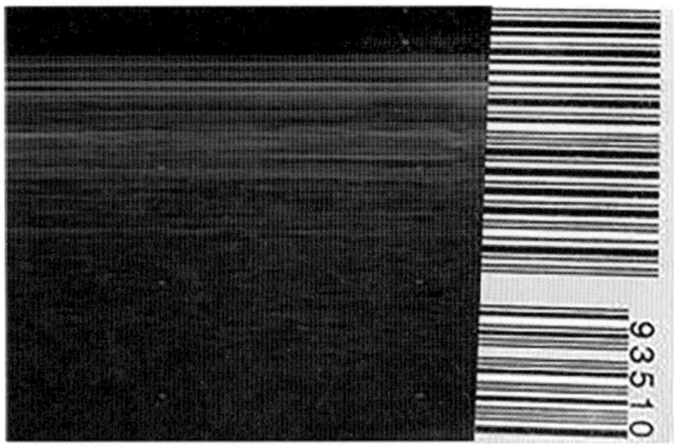

- Positive (Pneumothorax +)
  - M-mode: barcode sign or stratophere sign
  - 기흉이 있을 시에는 lung slinding이 없기 때문에 가로선이 일직선으로 반복되는 특징을 보임

■ Anterior chest – Pleural effusion

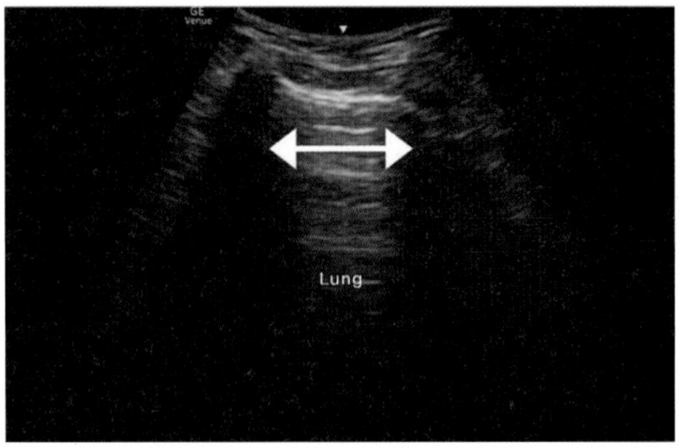

- Negative: lung sliding이 정상적으로 보이며 effusion이 보이지 않음

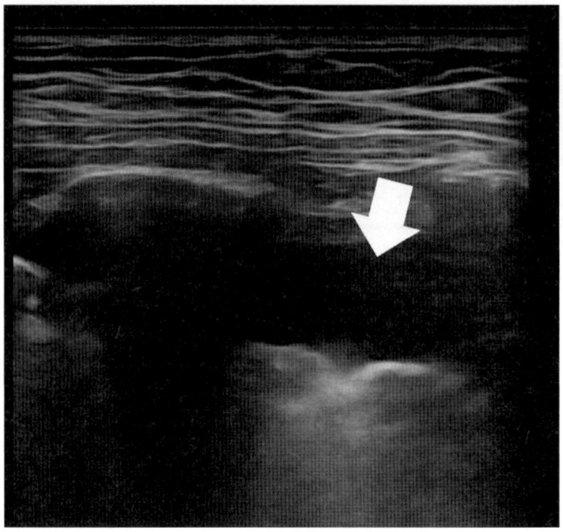

- Positive: 벽측 흉막과 장측 흉막 사이에 pleural effusion이 고여 있음

■ Posterior chest – Pleural effusion

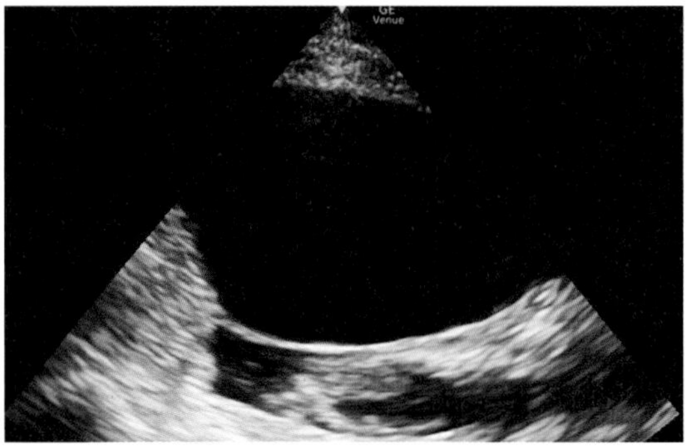

- Positive: 만약 anterior chest area에서 pleural effusion이 불명확하게 보이거나, 좀 더 자세한 검사를 진행하고 싶다면 posterior chest area에서 pleural effusion을 확인할 수 있음

참고문헌 REFERENCE

1. 김병권. 잠수의학. 수중과학회. 2020.
2. 김복현, 김유성, 박창열 외. 응급처치 Bible. 대경북스. 2015.
3. 김진우 외. PHTLS: 병원 전 외상 소생술. 군자출판사. 2016. p. 332.
4. 대한응급의학회. 응급의학. 군자출판사. 2019.
5. 박윤택, 윤형완. 119현장 사례로 본 구급장비 운영론. 한미의학. 2021.
6. 박윤택. 구급, 아는 만큼 살린다 - 엉덩이 관절손상(Hip Joint Injury) [cited 2023 Oct 19]. 소방방재신문. Available from: https://www.fpn119.co.kr/132098
7. 소방방재청. 수상인명구조 매뉴얼. 2014.
8. 소방청. 119구급대원 현장표준지침. 2023.
9. 소방청. 구급대원 현장표준지침. 2023.
10. 연세대학교 원주의과대학 응급의학교실. 응급구조와 응급처치. 제9판. 군자출판사. 2022.
11. 윤형완, 김주연, 박창열. 응급의료종사자를 위한 방사선의 이해. 2020.
12. 윤형완, 이재민, 이현경 외. 이것은 알아야 한다 현장전문응급처치학. 아카데미아. 2020.
13. 이재민, 윤형완, 안주영 외. 응급구조학개론. 제2판. 군자출판사. 2022.
14. 이재민, 윤형완. 환자구조 및 이송. 제2판. 군자출판사. 2022.
15. 임상술기교육연구회. 임상술기. 군자출판사. 2012.
16. 전국응급구조학과 교수협의회. Emergency care(일반응급처치학). 제13판. 대학서림. 2017.
17. 전국응급구조학과 교수협의회. Emergency care(일반응급처치학). 제9판. 대학서림. 2001.
18. 조병준 외. 구조학개론. 대학서림; 2022.
19. 해양경찰청. 연안체험활동 안전교육교재. 2022.
20. AAOS. Emergency care and transfortation of the sick and injury. 10th ed. Jones & Bartlett Learning. 2011.
21. Barati K, Arazpour M, Vameghi R, Abdoli A, Farmani F. The Effect of Soft and Rigid Cervical Collars on Head and Neck Immobilization in Healthy Subjects. Asian Spine J. 2017;11(3):390-395.
22. Ooi SS, Wong SV, Yeap JS, Umar R. Relationship between cervical spine injury and helmet use in motorcycle road crashes. Asia Pac J Public Health. 2011;23(4):608-19.
23. Squiers JJ, Lima B, DiMaio JM. Contemporary extracorporeal membrane oxygenation therapy in adults: Fundamental principles and systematic review of the evidence. J Thorac Cardiovasc Surg. 2016;152(1):20-32.
24. Venue fit manual

INDEX

찾아보기

ㄱ

가변형 들것 _ 325
간접의료지도 _ 10, 152
간접의료지도의 종류 _ 152
간접의료지도 평가 _ 153
감염관리 _ 108, 112
감염방지 _ 115
감염병 _ 106
감정적 안녕 _ 98
강제 구금 _ 139
개발도상국 응급의료체계 _ 206
개인보호장비 _ 108
개인안전보호 _ 67
개인위생 _ 67
갱신 _ 69
거점 병원 기반형 직접의료지도 _ 152
건강 _ 77, 78
건강검진 _ 117
건강식단 _ 79
건강증진 _ 78
건강 체력 _ 83
격리 _ 103
견인부목 _ 318
결핵 _ 106
경계구역 _ 287
경고반응 _ 93
경성 부목 _ 317
경증외상환자 _ 284
경증응급환자 _ 285
계단형 들것 _ 325
계속 교육 _ 69
고위험 기구 _ 254
고유량 비강캐뉼라 _ 329
고임목 _ 292
고지된 동의 _ 135
공감대 형성 _ 66
공소 시효 _ 131
공정성 _ 75
공평성 테스트 _ 122
과밀화 _ 199
과부하 _ 81
과실 _ 130
관습법 _ 127
교정 의학 _ 72
구급구명사 _ 27
구급상황관리요원 _ 198
구급상황관리자 _ 20
구급의약품 _ 273
구급의학의사 _ 197
구급장비 _ 305
구급지도의사 간접의료지도 평가 _ 154
구급지도의사의 업무 _ 153
구급지도의사의 운영에 관한 규정 _ 153
구명부환 _ 301
구심성 수축 _ 85
구조 _ 55
구조장비관련 표준 _ 289
구출형조끼 _ 283
구타 _ 139
국군의무사령부 의료종합상황센터 _ 157
군무원 _ 73
군에서의 의료지도 _ 157
굴곡 내시경을 이용한 삽관 _ 327
권역외상센터 _ 15
권역응급의료센터 _ 11, 13
근력 _ 83
근지구력 _ 83
급성 스트레스 반응 _ 95
급속가온주입기 _ 339
기관지확장제 _ 206
기록 _ 63
기록 열람 _ 133
기록 증거 _ 143
기본소생술 _ 197
기본응급구조사 _ 197
기여 _ 131
긴급구조표준시스템 _ 21
긴급이동 _ 281
긴급출동지시 _ 20
긴척추고정판 _ 320

ㄴ

난폭한 환자 _ 139
내부환경 _ 78
노출 _ 114
뇌파검사 _ 334
니트로글리세린 _ 206

ㄷ

다이브 컴퓨터 _ 301
다중출동 _ 22
닥터 응급의료헬기 _ 217
닥터헬기 _ 219
단계화 _ 30
대변인 _ 64
대분류 _ 290
대사당량 _ 86
대한구급지도의사협회 _ 151
대한응급의료지도의사협의회 _ 151
델타 _ 27
도르래 _ 299
독불형 응급의료체계 _ 203
돌턴의 법칙 _ 223
동경소방청 _ 28
동기부여 _ 66
동력장비 _ 290
동맥압 감시 _ 333
동물포획장비 _ 295
동아시아 응급의료체계 _ 152, 205
동의 _ 123, 134
동의의 철회 _ 136
두개골 기저부 _ 280
들것 _ 73
들어 올리기 _ 60
들어 올리기 자세 _ 91
들어 올리는 기술 _ 81
등강기 _ 297
등속성 운동 _ 85
등장성 운동 _ 84
등척성 운동 _ 84
디아제팜 _ 203

ㄹ

레벨 D 보호복 _ 113
로프 _ 299
리더십 _ 66

ㅁ

맥박 산소 측정기 _ 333
면책 특권 _ 131
면허 _ 129
멸균 _ 111
명시적 동의 _ 126, 135
명예훼손 _ 134
목 고정장치 _ 320
목표심박수 _ 86
목표심박수 계산법 _ 87
무전 _ 63
묵시적 동의 _ 126, 135
문제 환자 _ 137
물리적 증거 _ 143
미국심장협회 _ 86
미성년자 _ 136
민간이송업체에 대한 의료지도 _ 158
민법 _ 128
민사 소송 _ 128
민첩성 _ 88

ㅂ

바스켓 들것 _ 326
방임 _ 129
벌집제거장비 _ 295
범죄 현장 _ 144
법률 체계 _ 127
법적 의무 _ 127
베르나르 _ 78
병원간 이송 _ 43
병원 단계 _ 48, 54
병원전 단계 _ 48, 54
보수 교육 _ 16
보일의 법칙 _ 220, 223
보편화 가능성 테스트 _ 122
보험 _ 132
보호복 _ 112
복귀 _ 63
부당행위 _ 130
부력조절기 _ 302
부정 _ 103
분노 _ 103
분리형 들것 _ 324
분산 _ 199
불법행위 _ 130
브라보 _ 27
비밀보호 _ 118
비밀유지 _ 132
비방 _ 134
비번 _ 65
비외상환자 _ 284
비용 지불 _ 202
비위험 기구 _ 254
비응급이동 _ 284
비자의적 동의 _ 136

ㅅ

사고발생기전 _ 58
사망 _ 102
사생활 침해 _ 134
사설구급차 _ 158
사설구급차의 의료지도 _ 158
사전연명의료의향서 _ 140
사회주의 응급의료체계 _ 208
산악구조장비 _ 295
산업 의학 _ 71
상급응급구조사 _ 197, 198, 202, 203
상담 _ 55
상호타당성 테스트 _ 122
상황근무자 _ 21

상황보고 근무자 _ 22
상황실 _ 198
상황전파시스템 _ 22
색명 _ 74
생물학적 위험물 _ 111
샤를의 법칙 _ 223
선서 _ 119
선한사마리안법 _ 131
선행 _ 121
설명된 동의 _ 135
세척 _ 111
소독 _ 111
소방공무원 _ 153
소방 구급지도의사 _ 153
소방에서의 의료지도 _ 153
소분류 _ 290
소생불가지시 _ 140
소생 시도 _ 122
소진 _ 94, 95
손가락 부목 _ 347
손상기전 _ 76
손상예방 _ 76
손상예측지수 _ 77
수경 _ 303
수난구조장비 _ 301
수보요원 _ 198
수액 가온기 _ 340
수용 _ 104
순환 유지 장비 _ 331
스마트 119상황관제지원 시스템 _ 23
스마트의료지도 _ 154
스트레스 _ 91
스트레스 관리 능력 _ 97
스트레스 반응 _ 92
스트레스 인자 _ 92
스포츠 의학 _ 71
슬링 _ 300
슬픔 _ 103
습관 _ 89
승강기 비상키 _ 294
시간관리 _ 68
식이요법 _ 78, 89
신체분비물격리 _ 108
신체역학 _ 280
신체적 안녕 _ 98
신체적 특성 _ 73
신체질량지수 _ 87
실질적 피해 _ 130
심리 _ 99
심폐소생술포기지시 _ 140
심폐지구력 _ 86

ㅇ

아나필락시스 _ 198
아동 폭행 _ 129
아미오다론 _ 206
아스피린 _ 198, 206
악행 금지 _ 118, 121
안녕 _ 75
안전 _ 56, 75
알루미늄부목 _ 317
알파 _ 27
약물 자동 주입기 _ 341
양질 _ 69
업무범위 _ 54, 55, 127
업무지침 _ 10
에어앰뷸런스 _ 220
에코 _ 27
에피네프린 _ 198, 203, 206
연구 _ 126
연성부목 _ 317
열람 _ 133
영미형 응급의료체계 _ 152, 202
영상 의료지도 연결 시 주의할 점 _ 156
영상통화 _ 155
영상통화시스템 _ 155
예방법 _ 111
예방프로그램 _ 69
오메가 _ 27
옹호자 _ 69
완곡어법 _ 105
외관 _ 67
외상환자 _ 284
외상 후 스트레스 장애 _ 95, 96
외양 _ 67
요추 _ 280
우선순위 _ 60
우울 _ 104
우회 _ 199
원격의료 _ 199
원심성 수축 _ 85
웨빙 _ 300
웨이트 트레이닝 _ 83
웰니스모형 _ 79
웰빙 _ 78
위기상황 스트레스 _ 100
윈슬로 _ 78
유기 _ 137
유발요인 _ 94
유압램 _ 293
유압장비 _ 293
유압전개기 _ 293
유압절단기 _ 293
유연성 _ 87
윤리 _ 115
윤리 강령 _ 120
윤리적 문제 _ 122
윤리적 책임 _ 127
응급구조사 _ 7, 48, 197, 202, 203

응급구조사 국가 면허관리국 _ 197
응급구조사 선서 _ 119
응급구조사에 대한 의료지도 지침 _ 152
응급구조사의 업무 _ 48
응급상황 _ 63
응급실 _ 73, 199, 202
응급의료기관 _ 9, 11, 199
응급의료기관 장비 _ 327
응급의료반응자 _ 197, 202
응급의료서비스 _ 214
응급의료에관한법률 _ 131
응급의료에 관한 법률 제52조 _ 158
응급의료전달체계 _ 30
응급의료전화상담원 _ 4
응급의료종사자 _ 150
응급의료지침서 _ 10
응급의료체계 _ 4, 202
응급의료체계의 구성요소 _ 6
응급의료코디네이터 _ 44
응급의료행위 _ 158
응급의료헬기 _ 214
응급이동 _ 283
응급질환 _ 58
응급처치 _ 56
의도적 손상 _ 76
의료배상책임보험 _ 132
의료윤리 _ 118
의료정보 _ 59
의료조정 상시대기부 _ 28
의료종합상황센터 _ 156
의료지도 _ 10, 132, 150
의료지도 요청 _ 158
의료지도 요청 방법 _ 158
의료책임 _ 130
의무 불이행 _ 130
의사소통 _ 68
의약품 _ 57
의자형(아파트형) 접이 들것 _ 325
이동형 기계적 인공호흡기 _ 328
이서슨 _ 122
이송 _ 55, 198, 202
이송체계 _ 20
이차평가 _ 63
이태원 참사 _ 75
이학적 검사 _ 59
인계 _ 63
인계점 _ 224
인력 _ 197, 202
인성특성 _ 74
인플루엔자 _ 106
일반구조장비 _ 292
일반적응증후군 _ 93
일차반응자 _ 197
일차처치 _ 62, 71
임기응변 _ 75
임종 _ 104

ㅈ

자격 _ 129
자동 가슴압박 장치 _ 336
자동심장충격기 _ 197
자동차 법 _ 129
자세의 교정 _ 90
자신감 _ 67
자원 분배 _ 124
자율성 존중 _ 118, 121
잠복기 _ 107, 108
잠수복 _ 304
잠수호흡기 _ 302
장기기증 _ 140, 142
장축 _ 283
재난상황 _ 21
재난신고 _ 22
저체온 요법 치료기기 _ 354
저항 _ 93
적응단계 _ 93
전구기 _ 107
전문가 태도 _ 64
전문기도관리술 _ 198
전문소생술 _ 154, 197
전문응급구조사 _ 197, 198, 202, 203
전문응급의료센터 _ 11, 15
전문체력 _ 88
전술적 _ 72
전원단계 _ 48, 54
전파 _ 107
접이식 들것 _ 325
정당한 완력 _ 139
정신건강 _ 101
정신적 안녕 _ 98
정신질환자 _ 139
정신질환자응급의료센터 _ 15
정의 _ 118, 121
제세동 _ 198, 203
제세동기 _ 336
존중 _ 66, 69
죽음 _ 102
준위험 기구 _ 254
중급응급구조사 _ 197
중도개입의사 _ 152
중독 _ 89
중량벨트 _ 302
중분류 _ 290
중상 _ 134
중앙구급지도협의회 _ 154
중앙구급지도협의회의 협의 조정 사항 _ 154
중앙응급의료센터 _ 11
중앙형 모델 _ 152

중증도 분류 _ 50, 60, 61, 199
중증외상환자 _ 284
중증응급환자 _ 25, 284
중증환자 이송 _ 46, 71
중환자소생술 _ 197
중환자실 _ 199
증거 _ 145
지도시스템 _ 150
지도의사 _ 150
지도의사의 역할 _ 151
지속적 신대체 요법 _ 350
지역외상센터 _ 15
지역응급의료기관 _ 15
지역응급의료센터 _ 15
지역응급의료센터 및 지역 응급의료 기관 _ 11
지역응급의료시행계획 _ 32
지역응급의료체계 _ 32, 33
지역화 _ 30
지연 스트레스 반 _ 95
지침 _ 152
직무윤리 _ 66
직업윤리 _ 115, 118
직접의료지도 _ 10, 151, 198
직접의료지도를 요청하는 경우 _ 152
직접의료지도의사 _ 153
직접 후두경 _ 308
진공부목 _ 318
진단기준 _ 100
질 개선 _ 17
질 관리 _ 17

ㅊ

찰리 _ 27
책임 _ 56
책임감 _ 63
척추체 _ 280
천골 부위 _ 280
철사부목 _ 317
철학 _ 115
철회 _ 136
체력 _ 80
체력단련 _ 80
체외막산소공급 _ 337
초기평가 _ 59
초음파 _ 355
총상 _ 144
최대심박수 _ 86
최초반응자 _ 7
추가적인 책임 _ 69
추간판 _ 280
축적 스트레스 _ 95
출동 _ 57
치료 거부권 _ 136

ㅋ

카라비너 _ 296
캠 _ 300
퀴브레르-로스 _ 103

ㅌ

태만 _ 130
통신 _ 54, 198, 202
통합성 _ 66
트레이닝 _ 81
특별구급대 _ 154
특수 _ 99
특수한 동의 _ 136
팀워크 _ 68

ㅍ

파상풍 _ 110
파워 그립 _ 91
파워 리프트 _ 91
패드(나무)부목 _ 317
패러다임 _ 77
평형성 _ 88
포도당 _ 203
폭행 _ 139
품질관리 _ 152
풍진 _ 110
프로토콜 _ 152
피로 _ 101

ㅎ

하강기 _ 299
하인리히 _ 76
하프백보드 _ 283
학대 _ 129, 145
한국형 중증도 분류법 _ 50
항공용 들것 _ 326
항공 응급의료 _ 214
항공의료이송 _ 214
항공 이송 _ 71
항공이송 전용 들것 _ 327
항원 _ 108
항체 _ 108
해양경찰에서의 의료지도 _ 157
해양응급의료시스템 _ 157
해양 응급환자 이송시 의료지도 _ 157
행위 의무 _ 130
허리의 안전 _ 90
헌법 _ 127
현장에서의 의료지도 _ 153
현장응급처치 표준지침 _ 25
현장평가 _ 58, 285
혈당 측정기 _ 348
협동성 _ 75
협상 _ 104
형법 _ 128

호기말 이산화탄소 분압측정기 _ 331
호기말 이산화탄소 측정기 _ 315
확대된 업무 _ 70
환자 배분 _ 60
환자보호 _ 69
환자 옹호 _ 64
환자 이송 _ 49, 288
회복기 _ 107
효율성 _ 66
후두마스크 _ 206, 306
후두 마스크 기도기 _ 306
후두튜브 _ 306
후향적 의료감독 _ 152
훈련 _ 197, 202

A

Abandonment _ 137
Acute stress reaction _ 95
advanced emergency medical technician (AEMT) _ 197, 202
advanced life support _ 197
Advance Medical Directives _ 140
agreement _ 134
AHA _ 86
alarm _ 93
Alpha _ 27
antibody _ 108
antigen _ 108
Arterial Monitoring _ 333
Assault _ 139
autonomy _ 121

B

B형 간염 _ 106
bag-valve-mask (BVM) _ 311
basic life support _ 197
Battery _ 139
beneficence _ 121
biohazard _ 111
Blood sugar test _ 348
body mass index (BMI) _ 87
Body Mechanics _ 280
body substance isolation (BSI) _ 108
Bravo _ 27
Buoyancy compensator (BC) _ 302
burn out _ 94
bypass _ 199

C

C형 간염 _ 106
call taker _ 198
Cams _ 300
C. E. A. Winslow _ 78
Charlie _ 27
Circulatory Maintain Device _ 331
CISD _ 100
civil law _ 128
Claude Bernard _ 78
cleaning _ 111
common law _ 127
Communication _ 198
Compulsory agreement _ 136
concentric contraction _ 85
constitutional law _ 127
Continuous Renal Replacement Therapy (CRRT) _ 350
criminal law _ 128
Critical are units _ 199
Critical incident stress (CIS) _ 100
critical items _ 254
critical life support _ 197
Cumulative stress reaction _ 95

D

debrieng _ 102
defamation _ 134
Defibrillatior _ 336
Delayed stress reaction _ 95
Delta _ 27
Denial _ 103
Depression _ 104
dereliction _ 130
Dietetic therapy _ 78
disinfecting _ 111
dispatch center _ 198
Dive computer _ 301
diversion _ 199
document evidence _ 143
Do not resuscitate[DNR] order _ 140
DSM-Ⅲ _ 100

E

eccentric contraction _ 85
Echo _ 27
E-FAST (Extended Focused Assessment with Sonography in Trauma) _ 356, 357
Electroencephalogram _ 334
Elisabeth kubler Ross _ 103
emancipated minor _ 136
emergency medical dispatcher (EMD) _ 198
emergency medical responder (EMR) _ 197, 202
emergency medical technician (EMT) _ 197, 202
Emergency Moves _ 281
EMS-physician _ 197

EMT−basic _ 197
EMT−intermediate _ 197, 198
EMT−paramedic _ 197, 198
End−Tidal CO_2 _ 331
euphemism _ 105
Eurgency Moves _ 283
exhaustion _ 94
explained agreement _ 135
Express agreement _ 135
expressed consent _ 126
Extracorporeal Membrane Oxygenation (ECMO) _ 337

F

Facilities _ 199
fatigue _ 101
Finger splint _ 347
first responder _ 197

G

general adaptation syndrome (GAS) _ 93
GIS (geographic information system) _ 20
GPS (global position satellite) _ 20

H

Hans Selye _ 92
health _ 77
Hemodiafiltration (HDF) _ 350
Hemodialysis (HD) _ 350
Hemofiltration (HF) _ 350
HEPA _ 110
Herbert W. Heinrich _ 76
high−efficiency particulate air filter (HEPA) _ 110
High Flow Nasal Cannula _ 329
HIV/AIDS _ 106
Hot−Line _ 340

I

impartiality test _ 122
Implied agreement _ 135
implied consent _ 126
incubation period _ 108
infection control _ 108
Infectious diseases _ 106
Infusion Pump _ 341
in−Hospital _ 54
interpersonal justifiability test _ 122
invasion of privacy _ 134
Iserson _ 122
isokinetic exercise _ 85
isometric _ 84
isotonic exercise _ 84

J

justice _ 121

K

KED _ 283
KF−94 _ 110
Korea Triage and Acuity Scale _ 50
KTAS _ 50

L

laryngoscope _ 308
Leal mask airway _ 306
level D _ 112
libel _ 134
long axis of the body _ 283
LTS−D _ 306

M

malfeasance _ 130
Manpower _ 197
mask _ 303
material damages _ 130
Mechanical Device For Chest Compression _ 336
mechanism of injury _ 76
MET (Metabolic Equivalen)t) _ 86
MHR% (Maxial Heart Rate _ 86
Minor _ 136
misfeasance _ 130
MPDS (Madical Priority Dispatch System) _ 26

N

National Registry of Emergency Medical Technicians (NREMT) _ 197
non−critical items _ 254
nonfeasance _ 130
nonmaleficence _ 121
Nonurgency Moves _ 284

O

Omega _ 27
Organ Donation _ 142

P

paramedic _ 197, 202
Permanancier Auxiliairede Régulation Médicale (PARM) _ 28
personal protective equipment (PPE) _ 108
physical evidence _ 143
post−traumatic stress disorder (PTSD) _ 95, 96
Power Grip _ 91
Power lift _ 91
pre−Hospital _ 54

protocols _ 10
Pulse Oximetry _ 333

Q

Quality Assurance _ 17
Quality Improvement _ 17

R

Rapid Infusion System (RIS) _ 339
Regulator _ 302
renewal _ 69
resistance _ 93
rubella or German measles _ 110

S

safety _ 75
semicritical items _ 254
Seoul Mobile Intensive Care Unit (SMICU) _ 46
Service d'Aide Médicale Urgente _ 28
slander _ 134
sling _ 300
squat lift position _ 91
sterilizing _ 111
Suit _ 304

T

Target Temperature Management (TTM) _ 354
TEAM CPR _ 155
telemedicine _ 199
THR: Target Heart Rate _ 86
Training _ 197
transfer _ 54
Transportation _ 198

U

Ultrasoundsonography _ 355
universalizability test _ 122

V

VA–ECMO (Veno–Arterial ECMO) _ 338
VV–ECMO (Veno–Venous ECMO) _ 338

W

Webbing _ 300
Weight belt _ 302
well–being _ 78

기타

1차 진료 _ 69, 70
119구급대원 _ 153